现代外科手术并发症的预防与处理丛书

仲剑平　方国恩　总主编

腹部外科手术并发症的预防与处理

方国恩　主编

中国协和医科大学出版社

图书在版编目（CIP）数据

腹部外科手术并发症的预防与处理／方国恩主编. —北京：中国协和医科大学出版社，2012.6
ISBN 978 – 7 – 81136 – 665 – 5

Ⅰ. ①腹…　Ⅱ. ①方…　Ⅲ. ①腹腔疾病 – 外科手术 – 并发症 – 防治　Ⅳ. ①R656.06

中国版本图书馆 CIP 数据核字（2012）第 055263 号

现代外科手术并发症的预防与处理丛书
腹部外科手术并发症的预防与处理

主　　编：方国恩
责任编辑：庞红艳
文字助理：谢　秋

出版发行：**中国协和医科大学出版社**
　　　　　（北京东单三条九号　邮编 100730　电话 65260378）
网　　址：www. pumcp. com
经　　销：新华书店总店北京发行所
印　　刷：北京佳艺恒彩印刷有限公司

开　　本：889×1194　　1/16 开
印　　张：17.5
字　　数：500 千字
版　　次：2012 年 7 月第一版　　2012 年 7 月第一次印刷
印　　数：1—3000
定　　价：80.00 元

ISBN 978 – 7 – 81136 – 665 – 5/R · 665

作者名单（按书中出现顺序）

薛绪潮　第二军医大学附属长海医院　　　普外科

卢正茂　第二军医大学附属长海医院　　　普外科

魏　国　第二军医大学附属长海医院　　　普外科

毕建威　第二军医大学附属长海医院　　　普外科

聂明明　第二军医大学附属长海医院　　　普外科

方国恩　第二军医大学附属长海医院　　　普外科

柴　琛　兰州大学第一附属医院　　　　　普外科

申晓军　第二军医大学附属长海医院　　　普外科

张　卫　第二军医大学附属长海医院　　　普外科

孟荣贵　第二军医大学附属长海医院　　　普外科

杨　宁　第二军医大学附属东方肝胆医院　肝脏外科

杨广顺　第二军医大学附属东方肝胆医院　肝脏外科

金　刚　第二军医大学附属长海医院　　　普外科

张永杰　第二军医大学附属东方肝胆医院　胆道外科

徐　斌　第二军医大学附属长海医院　　　普外科

邵成浩　第二军医大学附属长海医院　　　普外科

胡先贵　第二军医大学附属长海医院　　　普外科

胡旭光　上海交通大学附属新华医院　　　普外科

李继辉　第二军医大学附属长海医院　　　普外科

郑成竹　第二军医大学附属长海医院　　　普外科

罗天航　第二军医大学附属长海医院　　　普外科

吴　波　中国人民解放军第八十八医院　　普外科

万小健　第二军医大学附属长海医院　　　麻醉科

邓小明　第二军医大学附属长海医院　　　麻醉科

庞　涛　第二军医大学附属长海医院　　　普外科

杨　丰　上海市第七人民医院　　　　　　普外科

钱宝华　第二军医大学附属长海医院　　　输血科

前　言

随着科学技术的进步，当代腹部外科的理论和实践也取得了很大的进展，新的理论和知识不断涌现，新的手术治疗方法层出不穷，但是，手术并发症仍旧是临床关注的热点问题。

腹部重要器官多，解剖结构复杂，各器官功能相互联系又相互依赖，术后并发症的发生率及严重性远远高于其他类型的手术。同时，腹部外科手术并发症往往可能导致全身情况变化，如全身水、电解质和酸碱平衡紊乱、感染、营养障碍、免疫功能障碍以及全身多器官功能障碍等，如不及时有效治疗，将最终导致病人死亡。因此，腹部外科手术并发症往往是手术及临床治疗成败的关键。科学认识并发症，认真预防并发症，努力减少并发症，正确处理并发症，是保证手术成功的重要措施。

有鉴于此，我们邀请了国内从事腹部外科专业的多位专家，通力合作完成了这部《腹部外科手术并发症的预防与处理》一书。本书是一部关于腹部外科手术并发症的专著，全书共分14个章节。编写者结合自己的临床经验和腹部外科的最新研究进展，从临床应用出发，系统而深入地阐述了各种腹部外科手术并发症的解剖基础、发生机制、发生原因、临床表现、防范措施和处理方法等方面内容。本书既有作者临床经验介绍，又有最新学术研究进展，既有丰富理论内涵，也有翔实临床案例，是一部临床外科医师具有十分参考价值的专业参考书。本书可供外科专业各级医师、进修医师、研究生、医学生、尤其是基层医院的医师参考，希望本书为大家在预防和处理外科手术并发症的临床实践中带来更大的裨益。

由于作者水平有限，书中存在缺点和不足在所难免，真切希望各位读者提出批评意见。

本书在编写过程中，得到了《现代外科手术并发症的预防与处理系列丛书》总主编仲剑平教授和长海医院华积德教授的精心指导，使本书增色不少，谨此表示衷心地感谢。

方国恩

2011 年 6 月

目　　录

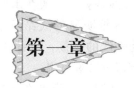 **第一章 腹部外科手术后一般并发症**

第一节 切口并发症

I 切口感染

一、概述

切口感染是指手术切口部位内细菌大量生长和繁殖所引起的组织急性炎症、坏死、化脓等改变。它是切口并发症中最常见的一种。术后切口感染发生率的报道不一，总体上切口感染率在3%～4%左右，清洁切口感染率约为0.5%～2%，而对于可能污染的切口感染率将近10%，污染切口感染率有时可达30%以上。近年来，由于对切口感染认识的提高，采取的预防措施增多，特别是抗菌药物（包括抗厌氧菌药物）的正确使用，营养支持条件的改善，切口感染率已有所下降。如果通过简单方法就能治愈，为轻度切口感染，如缝线周围化脓；如果切口感染造成病人病情加重或推迟出院，则为重度切口感染。

二、病因及病理生理

切口发生感染的机会，主要取决于病人机体抵抗力与细菌侵袭力之间的消长，以及医疗介入对两者的影响。实际上，绝对无菌的手术是不存在的，而发生感染的毕竟为少数。引起感染的原因主要有以下几个方面：

（一）全身性因素

1. 年老体弱者　老年患者发生切口感染的概率明显高于一般患者，这是因其机体的免疫功能减退，且多患有动脉粥样硬化，影响了切口区域的血液循环及毛细血管的再生能力，同时对致病菌侵入的炎性反应能力下降。

2. 慢性消耗性或代谢紊乱性疾病　有贫血或糖尿病，糖尿病患者的胰岛素分泌功能下降，脂肪，蛋白质及糖代谢异常，血糖超过11.2mmol/L时，可影响白细胞的功能，糖尿病所导致的微血管病变可使毛细血管的基底膜增厚，影响正常组织的

毛细血管渗出及炎症性反应，细胞免疫和体液免疫均受影响。糖尿病还可减弱成纤维细胞肉芽组织的形成能力。高血糖环境有利于细菌生长。

3. 营养不良、低蛋白血症　蛋白质是细胞和细胞因子及炎性介质构成的基本物质。低蛋白血症影响免疫细胞的生成及其功能，可妨碍淋巴细胞的生成，严重的低蛋白血症常伴有中性粒细胞功能下降，T淋巴细胞、B淋巴细胞、补体及炎症反应的异常。

4. 维生素C缺乏　维生素C缺乏，赖氨酸、脯氨酸不能完成羟化过程，胶原合成障碍，延缓切口的正常愈合，增加了感染机会。

5. 有免疫缺陷及长期应用糖皮质激素，或近期接受化疗、放疗　皮质激素抑制吞噬细胞的活动，影响淋巴细胞DNA、RNA的合成，机体免疫功能明显受抑。许多化疗药物均可对免疫功能产生影响，对免疫细胞、特别是淋巴细胞的代谢和功能可产生严重损害。在化疗过程中，机体内白细胞除数量的减少外，同时可伴有质量的改变，外周淋巴细胞染色体畸变率增高。以上因素均可导致机体抗感染能力的明显下降。

（二）细菌感染

可分为外源性细菌感染和内源性细菌感染。外源性细菌感染是指感染源来自周围环境，如I类切口感染多属外源性，常见于术前住院时间较长、医用器械、物品灭菌不严格、医务人员违反无菌技术、手术室内空气悬浮细菌数量超标，手术室人员咳嗽、谈话、频繁走动、人数过多等均可增加手术室环境污染机会。随着手术时间过长，细菌污染数量增多，切口附近毛囊内细菌随汗腺分泌增加而排出增多。内源性感染系指感染源来自病人自身，主要来源于胃肠道及胆道的细菌。胃肠道手术部位越靠近远端，切口感染率越高，因为远端肠道细菌数量增多。

（三）手术操作、切口异物及引流不当

1. 手术操作　是影响切口感染的一个重要因

素。手术区组织损伤范围过大，止血不彻底可形成血肿，无论是局部组织的损伤还是形成的血肿都是良好的细菌培养基，失活组织本身还可抑制白细胞对细菌的吞噬和杀伤。无菌操作不严格，消化道内容物外溢、切口未妥善保护均可导致细菌污染切口。切口电灼范围过大，造成组织坏死、脂肪液化等。切口处缝线过密，张力过大也可造成切口局部缺血坏死而继发感染。

2. 切口异物、引流不当　异物（缝线、坏死组织碎片等）会降低切口局部抵抗力，增加切口感染机会。动物实验证明，结扎线头的存在为细菌提供了良好的着床环境，细菌可大量繁殖而导致感染。引流安置不当、引流时间过长或引流不畅，均可导致致病菌大量繁殖而引起切口感染。另外，肥胖病人由于手术的创伤及不恰当的使用电刀易发生切口部位脂肪液化、坏死和感染，这类患者切口感染率较一般患者高出约一倍。

（四）抗生素使用不当

未能选用敏感抗生素、使用时间不当（如手术结束后才开始使用，而非预防性使用抗生素的有效浓度未能覆盖整个手术过程）、使用时间过长（3天以上）等容易造成切口感染。

三、临床表现及诊断

通常情况下，术后第一天切口疼痛最明显，术后2～3天，在静息状态下切口疼痛可以明显减轻，体温可略有上升，但很少超过38℃，在此期间脉搏、白细胞计数可逐渐趋于正常。凡是术后3～4天病人出现原因不明的发热或切口由疼痛减轻转为加重，都应怀疑切口感染的可能。疼痛多呈刺痛、胀痛或跳痛，夜间加重明显，伴发热、脉搏加快、白细胞计数及中性粒细胞升高，严重时可有全身中毒症状。根据以下表现可以诊断为切口感染：

（一）一般情况

1. 切口疼痛，局部红肿、有硬结形成、皮温升高、有压痛甚至波动感；对于较深的切口感染局部症状往往不明显，可对切口进行B超探查，如有脓肿形成，可探及液性暗区，穿刺检查，如抽出脓液可确诊。

2. 切口有脓性液体渗出。

3. 切口或切口邻近部位有脓肿形成。

4. 切口部穿刺或拆开一针缝线见有脓性液体，并作革兰染色及培养发现有病原菌。

（二）局部情况

1. 缝线脓肿　一般在术后10天左右发生，之前切口多有较明显的线结反应，也可在拆线后发生。多为表浅的脓疡，以针孔为中心呈点状红肿，挤压可有黄色脓液流出。

2. 蜂窝织炎　患者在术后数天仍诉切口自发性疼痛、胀痛或跳痛，局部有较明显的炎性水肿，切口红肿可使缝线陷入皮肤，缝线下可见散在浓液或血痂形成，缝线之间可有血浆渗出等症状。

3. 迟发性切口感染　指切口一期愈合或切口感染Ⅱ期愈合后数周至数年，伤口再度发生炎症，以深部脓肿多见，主要是由于已局限的感染性肉芽肿再度扩散所致。病因可能为首次切口处理不当或在污染切口应用不可吸收缝线等。感染细菌通常和原来手术时污染的细菌相关。症状多数发生在术后6周～10年之间，多表现为切口局部化脓、红肿、疼痛、全身寒战、发热。也可呈间歇发作性切口感染，严重时可有切口局部破溃流脓，形成窦道，长期不愈。

（三）特殊感染

1. 气性坏疽　多见于有肌肉撕裂挤压者的手术伤口，致病菌多为产气荚膜杆菌、水肿杆菌、溶组织杆菌，以产气荚膜杆菌为主。气性坏疽的潜伏期较短，先兆症状为切口剧痛，常在术后12～72小时即可发生。发病时患者多有全身毒血症表现，包括高热（通常高于38℃）、呼吸急促、脉搏加快，达120～140次/分钟，表情淡漠、躁动及恐惧感，严重时因大量的组织坏死和外毒素的吸收可出现低血压，感染性休克等症状。腹部手术切口创缘早期皮肤水肿、发红，以后呈暗棕黑色，最后因腐败而发黑。有的患者皮肤切口周围发红区转为淡棕黄色或古铜色，是本病的特征。切口皮下可有捻发音，局部疼痛剧烈并伴有明显的压痛。切口内肌肉肿胀，呈紫红色或土灰色，失去弹性。挤压切口局部可有含气泡的脓液及棕色血性液体流出，伴有特殊的"死鼠臭味"。

2. 坏死性筋膜炎　是一种以皮下蜂窝组织和筋膜广泛坏死伴有严重全身重度感染症状的疾病。该病可发生在四肢、腹壁、肛周、空腔脏器开放性手术后的切口和严重感染性切口一期缝合后。致病菌多为多种细菌混合感染，以溶血性链球菌、大肠杆菌和厌氧菌为主。本病发病急骤，起病时出现红、肿、热、痛，并迅速向邻近及远处发展。皮肤逐渐变色、坏疽，呈紫红色和暗灰色相间，发硬，局部感觉减退甚至消失，晚期还可出现血泡和皮肤坏死。全身中毒症状明显，可出现烦躁和意识模糊，甚至可以发生贫血。

3. 阿米巴性切口溃疡　临床上较少见，主要是在患有肠道阿米巴感染患者的肠道手术中，肠液感染或手术器械的医源性感染所致。切口感染后可形成溃疡，扩展迅速，腹壁皮肤与筋膜大片坏死脱落，局部疼痛不显著，切口挤压或破溃后可排出较多的脓液，常常能发现阿米巴滋养体。

四、预防

预防工作主要有以下几个方面，首先要提高病人的机体抵抗力，其次要减少切口细菌侵袭数量，同时需要外科医师不断提高手术操作技巧。

具体措施有：①术前控制慢性疾病，改善病人一般状况，如维持水、电解质平衡，控制血糖，纠正贫血、低蛋白血症，补充维生素 C，术前尽量停用皮质激素及其他免疫抑制药物；②保持手术室无菌条件及病区清洁，严格遵守无菌技术原则；③涉及空腔脏器手术病人，术前应行肠道准备；④对于污染伤口，在手术开始时就应当作是感染伤口处理，必要时甚至可以开放伤口，待 24 小时后检查伤口，如比较清洁再作延迟缝合；⑤对于可能污染或污染切口术前要使用抗生素，以减少血液中或流到术野的细菌；⑥选择合适的切口位置，对切口进行保护，防止污染；术中严格遵守无菌技术要求，操作轻柔，避免过度牵拉；减少对组织损伤，保护组织活力；止血要彻底，防止血肿形成；切口按层次缝合，松紧适宜，不留死腔；合理使用电刀，避免脂肪液化；⑦提高术者手术熟练程度，尽量缩短手术时间。

术野皮肤准备工作，传统的是在手术前晚上进行。已有研究表明，毛发不比皮肤含有更多的细菌，在皮肤准备过程中如造成皮肤的损伤，可增加伤口感染，且细菌在破损处的定植和入侵会随着时间段推移而加重。因此，目前的观点认为：细小、稀疏的毛发如果不影响术野和切口缝合可不必剃毛，如果需要备皮，可在手术前采用修剪的方法或使用褪毛剂，这种方法引起的伤口感染率为 2%。而在手术前晚行常规剃毛的方法，感染率则可达 5%。

五、治疗

（一）一般治疗

早期发现和处理是加速治愈切口感染的前提。

重视对患者早期的体温反应、切口的自觉症状和愈合过程的观察。在感染早期，脓肿尚未形成前，可选用对致病菌有效的抗生素和局部物理治疗。通常情况下：部位表浅，无菌手术切口感染，其致病菌来源于病人皮肤和手术室空气内细菌，以革兰阳性球菌为主。而涉及消化道的手术切口则多为肠源性革兰阴性杆菌及厌氧菌感染。切口局部的磁热振荡疗法可抑制炎性渗出，减轻水肿，提高毛细血管生成能力，在促进切口愈合的同时也可提高白细胞的吞噬能力而达到杀灭细菌的作用。

（二）切口的局部处理

适当的切口局部处理是控制感染，加速愈合的关键。

1. 较轻的切口感染　发生线脚感染后，在及时拆除缝线、手术适当处理后，往往可以自愈。如有切口脓肿形成，切开引流是唯一有效的方法。抗生素只是在有全身感染征象时的一种辅助治疗。伤口必须敞开，去除缝线、缝钉，清除伤口内坏死组织，局部冲洗或加优琐尔、新霉素液清洗，并用凡士林纱布或优琐尔纱布疏松塞入伤口以利引流。

2. 严重的切口感染　多指深筋膜以下各层次受到感染，主要发生在下腹部和会阴部手术后。治疗主要是在良好的麻醉条件下，拆除缝线，敞开受累各层组织，清除积脓积血和线结，剪除已经没有生机的组织。针对致病菌多为大肠杆菌、变形杆菌、绿脓杆菌、金葡菌，积极降低细菌浓度，造成不利于细菌生长的条件。可依次用 3% 过氧化氢、0.5% 甲硝唑和 1‰ 新洁尔灭液加压冲洗伤口，各层次及隐匿间隙均应达到。再用凡士林或优琐尔纱条疏松填塞、引流创口。填塞时切忌过紧。经过上述处理的创口于 1 周左右，肉芽组织多生长良好，已具有一定的抗感染能力，适时可进行二期缝合。因两周之内的伤口，肉芽组织新鲜、柔软、血运良好，彻底冲洗伤口后，剪除残存坏死组织后缝合。缝合时伤口内置橡皮条引流，大切口可从两端向中央各置一条，而缝线针距比一期缝合应稍大。二次手术时仍需要预防性使用敏感抗生素。

3. 窦道、瘘管形成的处理　应用泛影葡胺作窦道、瘘管的造影，以明确窦、瘘的深度、走向、有否异物存留、与腹腔脏器的关系。对于窦道，可刮除窦道周围瘢痕组织至基底部，用胰岛素、高渗盐水纱布填塞、引流，促进愈合；不能愈合者，可手术切除窦道及其周围的瘢痕组织，并同时取出异物，行一期缝合。

4. 特殊切口感染的治疗　气性坏疽在诊断明确后应尽早手术探查，作切口局部清创，在扩创时及手术后均以 1:5000 高锰酸钾，3% 过氧化氢冲洗创口，并注射抗毒素血清，首次剂量要足够大。一般要选用高效广谱抗生素及甲硝唑行静脉注射。高压氧治疗对本病效果显著。此外，患者需严格隔离，特殊护理，并积极做好抗休克治疗。坏死性筋膜炎的治疗必须早期广泛切开并切除坏死筋膜组织，充分清创，可用 3% 过氧化氢或 1:5000 高锰酸钾液彻底冲洗切口，并用含生理盐水的湿纱布疏松填塞，每日更换敷料 3~5 次，24 小时后应再次探查伤口，清除残留坏死组织，必要时行多次清创。根据脓液细菌培养结果选用敏感抗感染治疗，并加用甲硝唑或替硝唑。纠正脱水、电解质紊乱、贫血低蛋白血症和低钙血症（脂肪广泛坏死引起），加强营养支持。阿米巴性切口溃疡在彻底清除切口坏死组织和脓液后，治疗可同时用甲硝唑静滴及局部冲洗，并辅以全身支持治疗及抗阿米巴治疗。

（三）全身支持治疗

对于无全身症状或无伴随疾病的感染切口，不必作全身处理 对于伴有全身症状，甚至发生感染性休克者，可根据切口感染情况及细菌培养 + 药敏结果，全身应用有效的抗生素及其他相应治疗。糖尿病患者应在控制饮食的基础上应用口服降糖药或注射胰岛素，使血糖、尿糖控制在正常范围。重度营养不良和贫血，因蛋白质耗竭影响愈合，可少量多次输新鲜全血、血浆、白蛋白及经静脉补充氨基酸及能量合剂，并改善饮食，达到正氮平衡。另外，与切口愈合有关的维生素 C、维生素 A、维生素 D 及微量元素锌的补充对提高机体抵抗力及加速切口愈合也是有益的。

Ⅱ　切口裂开

一、概述

腹壁切口裂开是指手术切口部分（任何解剖层）或全层裂开。国外报道切口裂开发生率为 0.5%~3.0%，多数报道不到 1%，根据 Tweedie 统计 15711 例腹部手术，切口裂开者 74 例（0.47%）。各年龄段的患者均可发生腹壁切口裂开，但年龄大于 65 岁或小于 2 岁的患者为切口裂开的高发年龄。男性比女性多见，约为 4~5:1。

腹壁的全层裂开常有腹腔脏器（多为大网膜与肠管）从裂口脱出，国内报道切口裂开发生率为 1% 左右，但危重病人肠管脱出有近 20% 的死亡率。另外，约有一半的切口全层裂开并发切口感染，后期尚有 30% 发生切口疝。

二、病因及病理生理

导致腹部切口裂开的病因繁多，有切口的选择问题、有缝合技术及所用材料问题、术前术后腹压升高、电刀的不恰当使用、年老体弱、营养不良、急诊手术、肥胖、糖尿病、贫血、黄疸、腹水、肾功能不全、维生素 C 缺乏、锌缺乏、恶性疾病、切口感染、免疫抑制剂或糖皮质激素应用、围术期的放、化疗等。根据 Hadded 统计 18 000 例腹部手术切口裂开的原因主要为肥胖（占 40%）、腹压高、肠胀气（占 35%）、切口感染（占 33%）。根据以上原因，大致可分为：

（一）全身因素

患者机体状况影响切口愈合：

1. 年龄　通常情况下，30 岁以下患者很少发生切口裂开，而 60 岁以上患者将近有 5% 的发生率。高龄患者机体新陈代谢缓慢，组织愈合速度减慢，身体抵抗力差，切口感染的发生率较一般患者高，切口裂开的发生率也相应增高。同时高龄患者术后易并发肺部感染，胃肠功能恢复时间长，易发生咳嗽及腹压升高，也可导致切口裂开。

2. 营养不良　手术应激可消耗大量热量，使病人处于较严重的负氮平衡状态，同时，术后疼痛、失血、失液、精神紧张等可使机体对葡萄糖的利用发生障碍，更加速了机体内脂肪、蛋白质的分解代谢。腹部手术，尤其是胃肠道手术后患者胃肠功能不能恢复，消化液的丢失和禁食也限制了营养物质的摄入。对于术前有营养不良的患者，营养不良状况进一步加重，免疫功能更低下，大大增加了感染的机会，均可导致机体切口愈合能力下降，发生延迟愈合或不愈合。已有研究证明，当患者血清白蛋白低于 35g/L 时，切口愈合的时间会明显延长，愈合的强度也明显降低，其腹部切口裂开的发生率大大高于一般患者。维生素 C 在切口愈合中发生着重要作用，因脯氨酸及赖氨酸的羟化必须经过维生素 C 催化其羟化酶的活性而发生，从而进一步形成前胶原分子。在维生素 C 缺乏时，前胶原分子合成受限，进而影响了胶原纤维的合成。切口愈合速度减慢且愈合强度不高，易发生切口裂开。另外，在微量元素中，镁和锌对切口愈合的作用很大，当缺乏时，切口愈合将会受到影响，切口裂开的概率也会增大。

3. 肥胖 首先肥胖患者的腹壁脂肪层较厚，脂肪层中血供不丰富，在手术过程中切断供血的毛细血管，导致其血循环更差，严重影响了组织愈合。其次手术中使用电刀使脂肪细胞因热损伤而发生变性坏死。最后因脂肪层较厚，切口缝合后张力过大，导致脂肪组织对位不佳及相互挤压而造成血循环进一步恶化，容易发生脂肪组织的无菌性坏死，及脂肪液化，切口容易发生裂开。

4. 糖尿病 糖尿病患者的胰岛素分泌功能下降，脂肪，蛋白质及糖代谢异常，血糖超过 11.2mmol/L 时，可影响白细胞的功能，糖尿病所导致的微血管病变可使毛细血管的基底膜增厚，影响正常组织的毛细血管渗出及炎症反应，细胞免疫和体液免疫均受影响。糖尿病还可减弱成纤维细胞肉芽组织的形成能力。高血糖环境也有利于细菌生长。以上均可影响切口的愈合能力。

5. 黄疸 对于由肝胆疾病导致的黄疸患者，因胆红素代谢异常，可妨碍维生素 K 的吸收，使凝血因子的生成减少，增加创口血肿的发生概率；黄疸患者的皮肤末梢神经受胆红素的浸润而受损，可影响切口的愈合，增加发生感染的机会；黄疸患者多有肝功能不全，也会严重影响蛋白质的合成代谢，不利于切口愈合。

6. 性别 有临床研究指出：男女性在发生腹部切口裂开的比例在 2～3：1。其具体原因不确定，可能与男性多采用腹式呼吸，肌肉较女性发达，力量较强有关，因咳嗽、排便等造成的腹压增加显著；而女性多采用胸式呼吸，腹部肌肉力量弱，张力较低。

7. 肾功能不全、尿毒症、Cushing 病、恶性肿瘤、脓毒症、肝功能衰竭、接受皮质激素治疗及化疗、免疫功能缺陷时因机体抵抗力下降，切口裂开的机会也可增加。

（二）局部因素

影响切口裂开的局部因素多种多样：

1. 切口的部位 腹壁除腹直肌外，其他腹壁的肌肉、筋膜、及鞘膜的纤维大都沿水平方向走行，纵切口切断了这些组织纤维，切口受到横向牵拉的张力大，缝合后容易发生撕裂，同时纵切口切断了肋间神经分支，影响了腹部肌肉的强度。即便在腹部正中切口，根据 Tweedie 的研究显示：上腹部切口与下腹部切口裂开的比例约为 2：1。主要是上腹部肌腱与肋骨较固定，切口张力较下腹部高，上腹部切口处肌肉较发达，咳嗽或疼痛引起的胸廓活动及肌肉收缩对切口产生的张力较大。腹部正中切口的张力保持主要依靠白线，在上腹部脐以上白线较明显，宽约 0.5～1cm，受两侧腹直肌的牵拉，生理上张力较大。所以上腹部切口缝合后承受的张力远较下腹部大。上腹部正中切口也是最容易发生切口裂开的部位之一。

2. 手术操作技术不当 手术中切口保护不佳，或本身为污染、感染手术。以及手术时间过长，均可使切口感染的机会增大而导致切口裂开，术者对缝线选择不当或缝合技术不佳也易造成切口裂开。白线，腹直肌前后鞘等筋膜组织是腹壁最坚韧的部分，也是承受腹压增大的最主要部分，这部分的缝合应选择抗张强度大的缝线缝合，否则容易发生缝线崩断而导致切口裂开。切口两侧 0.5cm 内组织因呈炎症反应有胶原溶解现象，在缝线进针太浅，太近，可发生组织割裂。缝线间距过密，结扎过紧可造成局部缺血、坏死、愈合不良。缝合太松，可使腹腔内容物突出或腹腔渗液经切口流出，影响切口愈合甚或形成切口疝。缝合时止血不彻底，有死腔形成，也可形成积液或血肿增加感染机会。在缝合腹壁时麻醉肌松不佳，因张力过大，导致筋膜本身已有撕裂。或者伤口放置引流条，也易导致愈合延迟。

3. 切口保护不周或拆线时间不当 术后切口换药不及时，或外源性细菌感染，腹带包扎不正确，未能发挥辅助减轻腹壁张力的作用。未能根据切口实际情况调整拆线时间或过早拆除减张线使普通丝线承受压力过大，导致切口裂开。

（三）腹压升高

导致腹压增高的原因多种多样，可能是由于：

1. 术后早期炎性肠梗阻 因手术中的渗出，出血或消化液的影响，以及胃肠道手术对胃肠功能的影响，术后早期发生的肠梗阻绝大部分是炎性肠梗阻，因为胃肠道蠕动减弱，肠壁水肿，肠胀气，炎性粘连导致的机械性或动力性肠梗阻而使腹腔压力大大增加，导致切口张力相应增大而易发生切口裂开。

2. 腹腔积液 低蛋白血症、腹腔内肿瘤广泛腹膜种植转移，门脉高压，腹腔感染可导致术后腹腔积液形成，大量的腹腔积液使腹压增高，同时腹水的浸泡又可加重肠腔胀气，进一步加重腹腔内压力，从而导致切口裂开。

3. **剧烈咳嗽**　患者因全麻插管或留置胃管导致的咽喉部不适，以及因炎症刺激，排痰无力，抵抗力下降，或膈下感染导致肺部感染。术后可发生剧烈咳嗽，尤其是常年吸烟患者。频繁而剧烈的咳嗽可造成腹压明显升高，腹肌急剧紧张或胸廓活动度增大，均可导致切口张力明显增大，不利于切口愈合，也增加了切口裂开的机会。

4. **频繁呕吐**　腹部手术，尤其是胃肠道手术后胃肠功能紊乱，麻醉后遗留反应及留置胃管均可诱发术后恶心、呕吐、呕吐也可引起腹压升高，导致切口张力增大。

5. **尿潴留**　腹部手术后，尤其是肛门、直肠手术后，因骶前神经的损伤，导致膀胱肌肉收缩功能受损，导致膀胱肌无力而膨胀，同时切口疼痛也可反射性引起尿道括约肌痉挛，以及硬膜外麻醉后，脊髓排尿反射受到暂时性的阻断可使膀胱扩张及逼尿肌无力。尿潴留可使腹压升高，以及患者过度用力排尿而增加腹壁张力。

6. 其他病人术后有顽固性呃逆、喷嚏、排便困难时，可明显增加腹内压。这也是切口裂开的常见诱因。

三、临床表现及诊断

在切口愈合过程中，由于胶原纤维增生使切口部位形成可触摸到的较硬的条索，如无此现象则要注意切口裂开的发生。切口裂开可以发生于术后任何时期，但通常以术后7~9天多见。主要分为急性和慢性两种。

（一）急性切口裂开

可分为早期和晚期切口裂开。早期切口裂开多在术后3天左右，常为切口缝合处组织坏死，缝线脱落，或为突然的腹压增高导致的缝线崩断所致。晚期切口裂开多发生在拆线后1~2天，表面上看伤口已经愈合，如遇腹压剧烈增高即可出现切口裂开。急性切口裂开常突然发生，多无明显的前驱症状，患者术后的恢复情况大多正常，仅可能有低热或轻微腹胀，切口外观正常。若术后3天仍有淡红色血性液体渗出，应高度警惕切口裂开的可能。若此时在渗出最明显处拆除皮肤1~2针缝线，即可见切口深处各层组织均已裂开。有些患者可在剧烈咳嗽、喷嚏或用力排便时突然听到切口部哆开的声音并伴有腹部切口松开的感觉，随即发现有肠管或大网膜突出切口外（图1-1）。

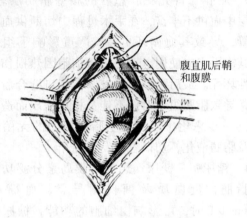

腹直肌后鞘和腹膜

图1-1　腹部切口组织结构

（二）慢性切口裂开

主要是由于切口感染，或本身为污染切口，导致延迟愈合或不愈合。由于切口各层的炎性渗出，尤其是腹膜和筋膜的炎性渗出，在慢性腹壁切口裂开前，腹腔内脏器多已和切口周围腹膜发生粘连，因此内脏较少突出，而多会形成切口疝。慢性切口裂开可分为不完全裂开和完全裂开：

1. **不完全裂开**　仅限于腹壁组织一层和两层裂开，不包括肌层。如裂开的是腹膜，而皮肤外表愈合良好，此时，腹内脏器（肠曲和大网膜）可部分脱出在腹壁组织间，在伤口皮下可见圆形肿块隆起，有时可见到肠蠕动波。若为皮肤或皮下因切口感染而导致愈合不佳，则主要表现为：在术后5~6天或更长时间内仍有静息痛，切口有脂肪液化表现。如果病人在愈合过程中出现切口敷料有不明原因的浸透，应检查伤口，有时可扪及切口皮肤深面有空虚感。有时腹部切口仅剩一层皮肤覆盖，其他全层裂开，肠管膨出于切口皮下，触之软，甚至有波动感，此时务必谨慎，不可贸然认为是切口感染而切开引流，以致形成肠瘘。

2. **完全裂开**　指腹壁各层组织的完全裂开，伴或不伴腹内脏器的脱出。多在切口有严重的化脓性感染或特殊感染（气性坏疽、坏死性筋膜炎等）时，这种切口完全裂开时很少发生明显的疼痛，因此时由于大网膜和肠壁已与切口的深处发生粘连，故一般不会有内脏完全脱出，但可因毒血症而发生感染性休克的症状，及切口下粘连的肠管因感染而发生肠瘘。

四、预防

腹部手术切口裂开是一种较严重的并发症，可增加患者的痛苦，甚至造成死亡。因此在临床实践中应积极预防切口裂开。

（一）围术期处理

1. 正确评估患者的全身状况　术前对患者的全身情况的评估十分重要，要了解患者有无营养不良、贫血、糖尿病、黄疸、肝肾功能不全、心肺慢性疾病、免疫功能状态，并评估其严重程度。

（1）重点对营养不良的评估和处理：需行腹部大手术的患者常常在术前即有胃肠功能紊乱或肝肾功能不全，导致营养的吸收、利用和转换障碍。手术的消耗和术后禁食等原因更加重了营养不良的程度。术前对营养的评估方法很多，简单实用的方法是血浆蛋白、前白蛋白和三酰甘油的测定。在营养不良时，血浆总蛋白和白蛋白都会下降，反映了近期患者的营养状况。前白蛋白的下降则反映了患者的营养储备能力下降。有时，血脂的降低会早于血浆蛋白的降低，可能与营养不良患者的脂肪动员供能更多、更早有关。对于营养不良的患者在术前、术后都要积极进行营养支持。术前可以提高患者承受手术的能力，提高机体的免疫能力，减少术后并发症。术后给予禁食患者完全外胃肠营养（TPN）支持治疗，主要是休息肠道，减少消化液分泌，提供热量，平衡补充脂肪、蛋白质、葡萄糖，纠正负氮平衡，促进蛋白质合成。在补充热量的同时也要注意其他营养素的补充，例如维生素C可以促进胶原纤维的合成，而且可以促进巨噬细胞的趋化、游走和吞噬功能。维生素A可以促进胶原纤维的合成和上皮再生，促进切口愈合。维生素 B_1 可以维持神经的正常功能，促进糖代谢临床实践证明，维生素可以促进创面愈合。微量元素中，镁、锌可以辅助DNA和RNA的合成而促进细胞的合成代谢，从而促进切口愈合。

（2）对糖尿病的评估和处理：对糖尿病患者的评估首先要检测血糖，术前血糖尽量控制在 5.6 ~ 7.9mmol/L，不得超过 11.2mmol/L。若患者是用口服降糖药控制血糖者，术前3天应改用皮下注射胰岛素控制血糖，从小剂量开始逐渐增量到血糖控制在合适范围。同时还要评估肾脏功能，有无糖尿病

肾病。术后患者由于手术的应激反应，生长激素，肾上腺素等升血糖激素的分泌增加，可使血糖明显升高。此时血糖的波动更加剧烈，可使用胰岛素泵来持续注射，同时根据指尖末梢血糖来皮下注射胰岛素补充，以达到平稳控制血糖的目的，因为过高的血糖波动不利于患者的免疫功能的恢复以及切口和腹腔内吻合口的愈合。

（3）对有慢性肺部疾病及常年吸烟的患者的评估：术前即有肺部疾病（慢性支气管炎、哮喘、肺炎）的患者，要积极治疗原发病，同时评估肺功能，而对常年吸烟患者，术前1个月要禁烟。同时要给予雾化吸入，抗生素治疗。通过吹气球或水封瓶等措施以达到锻炼肺功能的目的。术前在护士的指导下练习正确的咳嗽、咳痰方式。术后因麻醉插管、手术、留置胃管等因素导致肺部感染或原发病加重，在痰培养及药敏试验的基础上选择敏感抗生素，积极使用化痰药，继续雾化吸入，定时翻身、拍背等促进痰液排出。务求尽快控制感染，提高机体抵抗力，减少咳嗽、咳痰等切口的影响。

（4）对重症患者的评估：重症患者多有水、电解质平衡紊乱，酸碱失衡，术前应积极补充血容量，纠正电解质及酸碱紊乱。对于休克患者，应根据休克的原因来对症处理，失血性休克患者在补液、输血的同时积极控制失血，感染性休克患者在扩容的同时要积极抗感染治疗。在维持患者机体内平衡的同时还要准确把握手术的时机和适应证——急诊手术还是通过保守治疗后的限期手术。有统计显示：急诊手术发生切口裂开的概率要远大于限期或择期手术。

2. 术后避免增加腹压的处理　术后肠胀气、呕吐、剧烈咳嗽、尿潴留、用力排便等均可导致腹压增加而诱发切口裂开，因此要积极控制。主要措施有：

（1）减轻切口疼痛：手术切口在麻醉作用消失后即会发生疼痛，第1个24小时最明显，48 ~ 72小时后逐渐减轻，持续的疼痛使患者一直处于应激状态，可伴有代谢、内分泌或免疫功能的改变。以致血压、脉搏、呼吸频率的加快，并可使患者精神抑郁，休息不佳，严重影响了疾病的恢复。疼痛导致患者长期处于被动体位，不敢深呼吸及咳嗽排痰。减轻疼痛的措施可通过早期半卧位卧床，减轻切口张力，术后1 ~ 2天内肌注哌替啶、静脉留置镇痛泵或硬膜外留置镇痛泵。

（2）减轻恶心、呕吐：恶心、呕吐在麻醉效应消失后可逐渐停止，但使用吗啡一类镇痛药及留置

胃管时间过长后也可诱发。要及时的止吐。肌注甲氧氯普胺（胃复安）是一种经济有效的治疗方法。在止吐的同时可以促进胃肠蠕动，尽快恢复消化道功能，减轻腹胀，并且可以反复使用。

（3）减轻腹胀：腹部手术，尤其是胃肠道手术后，由于手术的打击，胃肠道的蠕动功能暂时处于抑制状态，大多在术后3天左右逐渐恢复。除胃肠道功能抑制，无法排气或肠道细菌产气而引发腹胀外，另一个主要原因是因切口疼痛等导致患者经常张口呼吸，从而咽下大量的空气。防治措施主要是持续有效的胃肠减压，早期在床上恢复适当的活动，甚至采用扩肛等措施减少气体吸入胃肠道或恢复肛门排气。

（4）解除排尿困难：在盆腔手术或肛门直肠手术后常常会发生排尿困难、尿潴留等，可由于麻醉、切口疼痛或盆腔神经丛的损伤所引起，也可由于患者不习惯床上排尿所致。可以在膀胱区进行理疗，热敷和按摩等促进排尿。必要时继续留置尿管，并间断夹闭尿管锻炼膀胱功能。

（二）切口局部处理

1. 手术中的切口处理　手术时的切口处理与术后切口并发症的发生有着直接关联。

（1）切口的选择和进腹：由于腹壁张力的原因，腹部正中切口发生切口裂开的概率远大于腹部横切口、肋缘下切口。在术前根据手术方式选择适当的切口进腹，预防使用抗生素，在进腹过程中应该逐层切开，合理使用电刀，减少电刀的灼伤范围，进腹后及时用切口保护圈或盐水纱布等保护好切口。

（2）提高切口的缝合技术：首先要在良好的麻醉状态下缝合切口，切口处腹壁肌肉的肌松要理想。否则可导致缝线撕裂筋膜以及遗漏缝合间隙或间隙过大。缝合腹壁各层时最好采用相应型号丝线间断缝合，保证足够的进针距离和深度，以距切口旁0.5cm为佳，针距之间不能太密或太疏，以0.6~0.8cm为佳。打结时张力要适当，避免过松或过紧，对于腹壁较厚、可能污染或已污染的切口要行减张缝合。在关闭腹腔后要用新霉素或生理盐水彻底冲洗腹部切口。

（3）正确放置引流：腹腔内的引流管放置原则为经最短的距离从腹壁引出，但要避免从原切口引出，因为引流管与外界相通，细菌可通过管壁向切口生长，同时引流管的存在也影响切口的愈合。常选择的部位为腹直肌的外缘，注意要把腹膜、鞘膜与皮肤保持在同一垂直线上。

2. 术后切口的处理

（1）预防切口感染：术后早期换药，在严格无菌原则操作下可适当挤压切口，将切口渗液或脂肪组织液化液挤出，避免形成感染性积液。术后选用敏感性抗生素，并兼顾使用抗厌氧菌抗生素，以预防切口感染。

（2）促进局部切口愈合：对于血运差，污染或感染切口，可使用各种促进切口愈合的措施，如物理治疗（微波治疗、磁热振荡、激光治疗等）可促进局部血管再生，扩张，加快血流，减少渗出，加快组织再生，促进切口愈合。也可适量使用生长因子等药物促进切口的生长愈合。

五、治疗

（一）切口部分裂开的治疗

1. 感染或污染切口及术后脂肪液化、切口血肿、积液导致的切口裂开　主要是切口皮肤或皮下组织的愈合不佳，切口内的肉芽组织增生不良。治疗应拆除缝线，去除感染介质，3%过氧化氢、呋喃西林或甲硝唑溶液冲洗切口，清除坏死组织，放置引流，加强换药，并注意刮除陈旧或坏死肉芽。同时根据细菌培养及药敏试验结果进行抗感染治疗，切口局部理疗。待创面干净，肉芽组织新鲜可根据切口情况，予以二期缝合或用宽蝶形胶布拉拢对合切口，并加腹带包扎固定。

2. 裂开范围不大的深层切口裂开而皮肤缝线完整　仅是腹膜或筋膜的小范围裂开的不完全性切口裂开，且没有肠曲或大网膜等脏器脱出腹腔而嵌顿在腹壁中的危险时，仍然可以采用保守治疗，把切口两侧的腹壁组织向中间拉拢后用蝶形胶布固定，以减少切口张力。

3. 较大的深层不完全切口裂开　有肠管或大网膜突出腹腔的情况下，因为有脏器嵌顿坏死的可能，故需要手术治疗。在良好的麻醉肌松条件下，术野严格消毒。剪断缝线，分开皮肤、皮下组织或肌肉，暴露出肠曲或大网膜，观察肠壁颜色或系膜血供是否正常，并仔细将其还纳回腹腔。若腹壁组织水肿坏死较轻，解剖结构尚正常，仍可在清创基础上将各层组织重新分层缝合，但需要做减张缝合，减张线深部要在腹膜与筋膜之间，切忌穿透腹膜，以免压迫肠管导致肠瘘。减张线可以是金属丝或尼龙线，通常要维持2周以上才能拆除（图1-2）。

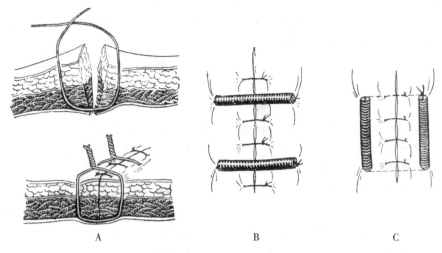

图 1-2　切口全层减张缝合

对于腹壁水肿坏死较严重的切口，因组织较脆弱不能分层缝合，则可用粗丝线、金属丝、尼龙线每隔 2~3cm 做滑车式全层缝合。术后积极营养支持及抗感染治疗（图 1-3）。

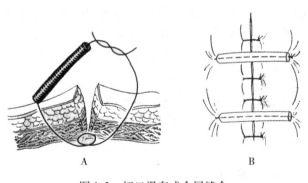

图 1-3　切口滑车式全层缝合

（二）切口完全裂开的治疗

切口完全裂开使腹腔与外界相通，腹内脏器脱出，造成腹腔污染，甚至使患者陷入休克，可带来许多严重后果，应迅速将切口重新缝合。首先要安慰病人，使病人情绪稳定，注意半卧位，屈膝，不要用力或咳嗽，尽量放松腹部，必要时可给予镇静剂，以防躁动导致病情加重。对于切口完全裂开并有内脏脱出腹壁外者，应立即用温热潮湿的无菌敷料覆盖脏器或用消毒碗盖在脱出的肠管或大网膜上，并用腹带稍加压包扎。切忌将未经适当处理的脏器直接还纳回腹腔，以增加腹腔感染的机会。给患者镇静、止痛后，立即送至手术室，在全麻下将突出的肠管、大网膜经温热的生理盐水冲洗干净后回纳腹腔，并用新霉素液清洗切口，对于感染不严重的切口或因腹压增高导致的急性切口裂开，可以分层缝合加减张缝合。对于感染严重的切口裂开，无法一期缝合时，则将脏器还纳回腹腔后将大网膜覆盖在肠曲表面，将长凡士林纱布塞在切口内，一端引出，无菌敷料覆盖后拉拢腹壁，加强换药，待新鲜肉芽组织生长出来后可行二期缝合或直接依靠肉芽组织二期愈合。对于完全裂开的患者，晚期出现切口疝时，疝修补术宜在术后 6 个月左右进行。

第二节　术后心血管并发症

术后循环系统的并发症可严重威胁生命，对于原有高血压病史或心脏疾患的病人，在术前通过适当的准备可以减少并发症的发生。术后持续的心电监护则可以早期发现情况，及时纠正危及生命的心血管疾病。

I　术后心肌缺血或梗死

一、概述

心肌缺血或梗死是有心脏疾病基础患者术后死亡的危险因素之一，也是老年人死亡的主要原因之一。对于腹部手术患者，术后心肌缺血或急性心肌梗死的发生率为8%，而术前有冠心病或近期内有心肌梗死者，术后的心肌缺血或急性心肌梗死发生率可高达40%，应予以重视。

二、病因及病理生理

1. 心肌梗死的基本病因是冠状动脉粥样硬化，造成冠状动脉管腔狭窄及心肌供血不足，而侧支循环又尚未充分建立。当某些诱因出现时，引起冠状动脉血供急剧减少，即可出现心肌缺血，持续1小时以上即表现为心肌梗死。

主要病因为：①冠状动脉粥样硬化，冠状动脉血栓形成；②心肌低灌注；③心肌需氧量增加；④冠状动脉痉挛；⑤术后血栓形成、脱落后引起栓塞。

2. 对于术前有冠心病的患者，术后发生心肌缺血其可能的原因是：①这些患者冠脉病变较重，平时需服用扩张冠脉药物治疗，而术后未能及时服药，在术后应激状态下，心肌需氧量增加时，由于冠脉病变的限制，心肌血流量不能相应增加，因而易于发生心肌缺血。且腹部手术后尤其是胃肠道手术后，不能进食等原因致使术后不能及时给予扩血管药物治疗，导致病情加重；②手术时间的长短：手术时间在1小时以内的心肌梗死发生率为1.6%，6小时以上则可高达16.7%；③麻醉药物对心肌收缩力有抑制效应，如氟烷、甲氧氟烷、恩氟烷、异氟烷等，且抑制程度随吸入浓度而递增。

3. 术后应激及心肌需氧量的增加，机体代偿性以增加心率来满足需要，但老年患者由于冠脉的病变，长时间的心动过速，可进一步加重心肌缺血、缺氧。由于心动过速主要是缩短了心跳的舒张期时间，而冠状动脉的供血主要是在舒张期完成的，因此心动过速时冠脉血供不足，导致了心肌缺血、缺氧。

三、临床表现及诊断

由于麻醉剂和止痛剂的持续作用，半数以上的术后病人发生心肌梗死是无症状的。术后部分病人可有胸痛、胸痛位于胸骨上段或中段之后，波及心前区，呈压迫感，伴烦躁不安、出汗、恐惧感，应与麻醉引起的精神异常鉴别。如果出现心律失常，尤其是频繁的室性期前收缩或出现原因不明的低血压、呼吸困难、发热，应考虑心肌梗死的可能。在

体征上可闻及心脏杂音、奔马律或摩擦音。诊断主要依靠心电图和血清酶谱检查。心电图的特征表现是宽而深的Q波、S-T段弓背向上抬高及T波倒置。注意有些术后的患者心梗可无Q波。血清谷草转氨酶和乳酸脱氢酶升高，肌酸磷酸激酶（CPK-MB）升高对心肌梗死的诊断有特异性。此外，心脏彩超及血流动力学可提示局部心壁运动反常；放射性核素扫描可显示心肌梗死的部分和范围。

四、预防

仔细询问病史，术前常规检查心电图或64排CT检查，对于原有心绞痛或心肌梗死病史的患者，宜延缓手术，有心绞痛者最好延迟3个月，有心肌梗死病史者，应推迟6个月手术，术后因为再发心肌梗死患者的死亡率可高达50%～70%。术前治疗充血性心力衰竭，应用心肌保护药。在有些情况下，对明显心绞痛病人在施行大手术前可先行冠脉成形术或冠脉搭桥手术。术中、术后避免低血压，充分供氧，及时补充血容量，纠正水、电解质紊乱及心律失常。在没有明确胸痛是否为心源性引起之前，需要排除心肌局部缺血或心肌梗死的可能。术后护理观察不能以患者的主观感觉来判断，要注意观察心电图S-T段及T波的改变。若老年人突然出现不明原因的心力衰竭和休克、脑卒中伴严重的心律失常或左心衰竭、消化道出血伴心率缓慢者，应及时检查心电图和心肌酶学，除外心肌梗死的可能性。

五、治疗

缓解患者紧张情绪，保持病人安静，给予适量的镇静剂，充分吸氧，建立适当的血管通路，维持适当的血压，密切监测心律、心率、血压、心功能的变化。纠正水电解质紊乱，解除疼痛，可用哌替啶50～100mg肌内注射。血管扩张药降低心脏前、后负荷；扩张冠状血管，增加心肌供血，可用硝酸甘油或硝酸异山梨酯10mg舌下含服。静滴硝普钠5～10mg加入100ml葡萄糖液中。或加用β-受体阻滞剂或钙通道阻滞剂以减慢心率，减少心肌氧耗。病情严重时可监测肺动脉楔压（PAWP）以指导补液。心肌梗死发作3～6小时内，可考虑给予溶栓治疗。给予尿激酶30分钟内静脉滴注100万～150万U，然后以每分钟0.6万～2.4万U的速度注入。积极纠正心律失常，对于室性期前收缩或室性心动

过速，可致死，应尽快用利多卡因 50～100mg 静脉注射，必要时可 10 分钟重复 1 次，至剂量达 300mg 为止，然后可改为 5% 葡萄糖液 100ml 加 100mg 利多卡因静滴，1～3ml/min。对伴发心衰的患者应积极利尿、扩张血管等治疗，但要注意避免使用洋地黄制剂，以免增加心肌耗氧量。对于严重的心肌梗死，在患者全身条件允许可尽早行冠状动脉造影并行血管球囊扩张或支架内置入等扩展冠脉，恢复血流，减少心肌梗死的范围。必要时可行冠脉搭桥手术。

Ⅱ　术后心律失常

一、概述

心律失常是术后常见的循环系统并发症。据统计，在非心脏病的手术中，其发生率约为 2.5%，大多数病人无明显症状或由于被术后其他不适症状所掩盖。

二、病因及病理生理

常见的原因：①高龄患者往往同时合并有高血压及冠状动脉供血不足，心律失常发生率较高，70 岁以上者，可高达 40%；②手术创伤、疼痛、感染、发热等应激引起交感神经过度兴奋，易诱发房性或室性早搏。还可导致血压波动过于剧烈，高血压可增加心脏后负荷，易引发室性心律失常，低血压可使组织灌注不足，产生代谢性酸中毒，心肌缺氧，也可诱发心律失常；③术后水、电解质、酸碱紊乱易诱发心律失常，如低血压可引起室上性心动过速，低钾可使心肌自律性、应激性降低，引起心电传导及节律异常，可致室性、室上性心动过速，严重时可诱发心室纤颤；高血钾引起房室传到阻滞，心动过缓或心律不齐，严重者甚至发生心脏停搏；低钙可引起 Q-T 间期延长和室性心律失常；高血钙可引起心动过缓或心脏停搏。酸中毒易降低心肌收缩力，引起心律不齐；④低氧血症、洋地黄中毒和麻醉应激反应、血管手术等，也可引起血流动力学方面的急剧变化，导致冠状动脉供血不足，诱发心律失常。

三、临床表现及诊断

多数患者术后出现心律不齐是无症状的，但是有些病人主诉胸痛、心悸、脉搏间歇、头晕、大汗、乏力或呼吸困难，严重时可出现抽搐、发绀、心脏停搏。临床表现出要还是取决于心律失常对血流动力学的影响程度，诊断必须依靠心电图检查。临床多见的类型为窦性心动过速、心缓、窦性停搏、房性早搏、室上性心动过速、房颤、室速、室颤等。

四、预防

1. 术前　要做全面检查，详细询问病史，对于原有心肺疾病患者，应作充分的准备，并进行必要的治疗。

2. 术中　根据有无基础病情酌情采用麻醉方式及用药，全麻插管时要轻巧熟练，减轻对咽喉部刺激，避免迷走神经反射；注意手术过程中血气及电解质变化，保持通气良好，避免二氧化碳蓄积；手术操作轻柔，尤其是胃肠手术，胆道手术，过度牵拉可刺激迷走神经兴奋，导致心动过缓或其他心律失常。

3. 术后　注意维持水、电解质及酸碱平衡，尤其是血钾监控，避免缺氧及其他不良刺激增加应激反应；维持血压平稳，避免血压过高或过低；减少肺部感染以及呼吸功能障碍。

五、治疗

除有基础疾病的病例外，术后大多数患者的心律失常都是暂时性的，在去除诱因后可以得到纠正，如改善呼吸功能、吸氧、补充血容量、纠正水、电解质及酸碱紊乱等。

1. 窦性心动过速　是术后较常见的心律失常，大多是由于情绪紧张、疼痛、体温升高或低氧血症等导致交感神经兴奋或迷走神经减弱所致。据统计体温每升高 1℃，心率可增快 10～15 次/分钟，同时还要注意潜在的血容量不足。治疗首先要针对病因治疗。镇静，止痛，降温，吸氧等。心率在 140 次/分钟以下，可暂时观察，待手术应激过后，可逐渐恢复。若心率大于 160 次/分钟，应考虑有低血容量或心力衰竭等，要考虑药物治疗。通过监测中心静脉压来判断循环血容量，不足的可给予补充，压力过高可给予利尿治疗，同时给予洋地黄类强心治疗。

2. 阵发性房性心动过速或室上性心动过速对于术前心功能正常的患者，一般无严重后果，多为一过性。持续时间长时可能减少心输出量和冠状动脉血供。如在去除诱因后不能控制，应采取进一步措施。如先行按摩颈动脉窦或压迫眼球法，刺激迷走神经。无效后可以缓慢推注三磷腺苷或维拉帕米。出现房扑或房颤时，可给予洋地黄类（毛花苷 C 0.2～0.4mg 静滴）。房性早搏可试用镇静剂或 β 受体阻滞剂，无效时还可选用奎尼丁、普鲁卡因。治疗过程密切检测心电图。

3. 室性心律失常　室性心律失常比室上性心律失常对心功能影响明显，甚至可引起致命性的室颤。发现室性心律失常时应立即静脉推注利多卡因 1～2mg/kg，必要时可重复使用或以 2～4mg/min 静脉点滴维持 24～48 小时，但累计使用量不能超过 1g。如出现心室扑动或颤动，则要立即行心肺复苏，直流电击复律。同时监测电解质，若为血钾异常导致的室性心律失常，应积极纠正血钾异常。

Ⅲ　术后高血压

一、概述

术后高血压绝大多数与术前已存在的高血压有关，少数亦可由其他因素引起，且多数是一过性的中度高血压。然而，术后血压过高，可能诱发脑出血，左心功能衰竭、心律失常、心肌梗死等危险情况，因此必须予以合理的治疗。

二、病因及病理生理

1. 术前原有高血压未得到控制

2. 补液过多使血容量增加或心脏功能障碍继发性反应

3. 与手术相关的诱发因素有：①低氧血症和高碳酸血症；②呼吸功能障碍，体内残留麻醉药或肌松剂的作用，也可使血压升高；③术后疼痛、精神紧张、尿潴留，使交感神经兴奋性提高，儿茶酚胺分泌增多，致血压升高；④术后输血、输液过多或过快，使循环负荷过重；⑤使用升压药、止痛剂不当；⑥腹主动脉手术后。

三、临床表现及诊断

绝大多数病人无明显症状，仅在术后的监测中发现，有些病人偶有头痛、头晕、视力障碍、耳鸣、乏力及精神状态改变等主诉。少数病人血压可急剧升高，可以导致产生心、脑、肾等并发症，如胸痛、意识障碍、血尿等。

四、预防

术前有明显高血压者，应予药物适当控制，但不宜下降过快，一般维持收缩压在 140～160mmHg，舒张压在 90～100mmHg 之间，如得不到控制，手术应予延迟。术中注意避免麻醉剂蓄积，术后适当应用镇静剂及止痛剂，适量补液，防止尿潴留。

五、治疗原则

有症状的高血压需尽快降压，首先去除诱发因素，术后给予吸氧，适当镇静、止痛，吸氧，保持呼吸道通畅，对发生急性尿潴留患者，导尿可以使血压下降。如去除诱因后，血压仍维持在较高水平者，可适当选用降压药，如舌下含服硝苯地平，硝酸甘油静脉点滴也可减轻前负荷。对于手术时间长，有体液潴留者，可用利尿剂，纠正输液过多，以增强降压剂的作用。

第三节　术后呼吸系统并发症

尽管外科技术和麻醉水平不断提高，呼吸系统疾病仍是外科手术后最常见的并发症，在急诊手术后更为常见。25% 术后病人死亡的主要原因是术后肺部并发症，呼吸系统并发症的高危因素主要有吸烟、肥胖、高龄和工业污染。既往有肺部慢性疾患的病人，更易出现呼吸系统并发症。其他还有全麻时间过长、鼻胃管等。腹部手术后，患者因害怕疼痛，而不愿意深呼吸或者咳嗽咳痰，使肺部分泌物不易排出，也可增加呼吸系统并发症的发生率。

Ⅰ　术后肺不张

一、概述

肺不张是指术后肺部小气道和肺泡丧失开放能力，并导致塌陷，是全麻术后最常见的并发症，腹部大手术后肺不张发病率约为 10%～20%，特别是上腹部手术后更常见。

二、病因及病理生理

（一）患者有呼吸道系统基础疾病史

特别是有急慢性呼吸道炎症的病人，肺部有较多的分泌物形成，长期吸烟的患者烟碱及尼古丁可损害支气管黏膜纤毛的活动及防御机制，由于呼吸道防御功能的下降极易合并急慢性呼吸道感染，并导致气道阻塞，呼吸阻力增加，气体交换减弱，肺泡萎缩。另外，老年人、体弱者无力咳嗽将分泌物排出，呼吸道因分泌物堵塞或支气管痉挛，就可以使肺泡内的气体被吸收而导致塌陷，从而引起肺段或肺叶整片不张。如果由于低潮气量或缺乏间断性的深呼吸，可以抑制肺泡表面活性物质的释放，从而阻止肺泡复张，形成临床上常见的斑片状或弥漫性肺不张。

（二）与手术操作相关因素

1. 腹部手术　尤其是上腹部手术使膈肌、腹肌受到一定损伤或者是神经被切断后导致的肌肉萎缩，术后腹腔胀气，膈肌抬高，胸腔变小，使呼吸运动受到限制，同时患者因切口疼痛不愿咳嗽，容易引起肺泡和小支气管内分泌物积聚，而且逐渐变稠厚，更难排出，造成支气管堵塞，肺泡内气体被组织间液和血液吸收，肺泡内压力减低，肺泡塌陷。

2. 术中失血量过大尤其是大于 1500ml 时由于肺血流灌注下降，损伤肺泡 II 型细胞，影响肺泡表面活性物质形成，使肺泡表明张力下降导致肺泡塌陷，形成肺不张。

（三）与麻醉相关因素

全麻插管过程中引起肺部感染且插管可刺激呼吸道分泌物增多，术中麻醉剂量过大，肌松时间过长，术后镇静剂或镇痛剂的使用，抑制了患者的呼吸活动及咳嗽反射，导致气管内分泌物潴留。呕吐物误吸及术后麻醉反应引起误吸的也是重要的诱因。

（四）与术后护理相关因素

术后切口疼痛，患者不敢进行深呼吸，术后限制性体位，伤口包扎过紧等都会影响深呼吸及咳嗽运动，使潮气量减少，肺活量和功能残气量减少，引起小气道的狭窄活关闭，肺泡萎陷，功能性气体交换面积减少，分流量增加，造成肺不张。

三、临床表现及诊断

肺不张根据支气管被阻塞的范围、大小不同而异。有的可能仅有影像学改变，而无临床症状。多发生在术后 24～72 小时内，当一侧肺不张的范围超过 30% 时可出现临床症状。由于堵塞伴大面积肺萎缩，早期由于肺灌注减少，导致换气/通气的失调，以急性缺氧的表现为主，病人烦躁不安、呼吸、心率加快，血压升高，如果持续时间延长，可出现呼吸困难、鼻翼扇动、发绀、血压下降、体温升高，甚至昏迷，主要是因为缺氧和或二氧化碳潴留所致。体格检查，肺不张部位叩诊浊音或实音，以肺底部多见，听诊时呼吸音减弱或消失。如果肺不张超过 72 小时，不可避免要发生肺部感染，患者出现发热等症状。X 线检查可见膈肌抬高，肺叶段容积缩小，肺不张部位透亮度增高，常呈三角形阴影，其顶端对着肺门，严重时可有纵隔移位，伴发炎症时肺部呈毛玻璃样片状阴影。

四、预防

术前常规进行雾化吸入准备，择期手术前必须戒烟，一般要戒烟 2 周以上，最好达 8 周。有急性上呼吸道感染者，应在控制感染后再作手术。术前指导病人练习胸式深呼吸和咳嗽动作，练习吹气球或水封瓶，锻炼肺活量，提高功能性肺泡的使用率。全麻后尽量吸净呼吸道分泌物，同时向肺内吹入一部分空气，而不是 100% 氧气。给予抗生素预防感染。术后指导病人进行恢复性锻炼，鼓励病人早期活动，防止误吸，予雾化吸入，减少和稀释痰液。

五、治疗

肺不张主要治疗原则是清除支气管内的分泌物，促使肺泡恢复膨胀。具体方法是鼓励病人做深呼吸和咳嗽，帮助病人翻身、拍背、通常能有效排出分泌物。痰液黏稠者，可以给予雾化吸入或化痰药物。如果病人无力咳嗽，可以用导管插入气管或支气管吸痰。有整叶或整段肺不张的病人，还可用纤维支气管镜在直视下吸痰或行肺部灌洗。必要时，可用支气管扩张剂和化痰剂作喷雾吸入。有感染的病人可根据痰液培养选用适当抗生素。气管清洁后，肺泡随之就能复张。此外对呼吸较浅病人，适量选用镇痛剂，有助于病人做深呼吸，减少肺不张，但镇痛剂的剂量要避免抑制呼吸中枢。通过以上方法仍不能解除，就有必要行气管插管，并予 IMV 及 PEEP 方式辅助呼吸，同时必须加强吸痰。

Ⅱ　术后肺部感染

一、概述

术后肺部感染是外科病人最常见的感染并发症之一，大多为医源性感染。据统计，腹部术后肺部感染的发生率在20%左右，上腹部手术患者多与下腹部手术，一般来说越靠近横膈的手术发生率越高。而在所有手术医院获得性肺部感染的病例中，约75%是术后病人，而术后重症肺炎的死亡率可达20%~40%。

二、病因及病理生理

（一）误吸

误吸是手术后病人发生肺部感染的最重要致病因素。其实45%的正常人在熟睡时也可以发生误吸，只是程度轻，且正常人机体有良好的咳嗽反射，能立即将吸入物咳出，气管黏膜功能正常，黏液系统完整，肺泡的巨噬细胞活性良好，一般不会引起感染。而气管插管、留置鼻胃管增加了误吸的机会，麻醉后病人神志蒙眬，应用镇静止痛剂及危重状态时，往往咳嗽微弱，不能有效清理气道，加上气管插管和机械通气等侵入性操作，可能损害了气管黏膜的清除功能，加上术中和术后的多种原因，如缺氧、肺水肿及应用皮质激素治疗，破坏了肺泡巨噬细胞功能，从而使机体抵抗肺炎的能力降低。

误吸导致的肺炎分为两种，一种可称为Mendelson综合征，吸入物为化学性的胃内容物，通常是无菌的；另一种即为吸入性肺炎，往往由于吸入含细菌性的物质引起。两者可以同时存在，而后者又往往是前者的并发症。

Mendelson综合征往往发生于麻醉诱导期及拔管时，可发生胃肠道反流或呕吐、导致吸入胃液。胃液中的酸性物质可引起呼吸道化学性烧伤，而小的食物颗粒可到达远端气道，引起严重的炎性反应，大的颗粒则可堵塞气道使部分肺段塌陷。吸入性肺炎的致病菌主要是吸入咽喉部的细菌，以革兰阴性杆菌和厌氧菌为主，常与口腔不卫生及长时间插管和留置鼻胃管有关。这是术后肺炎的最常见原因。

（二）手术因素

1. 吸入污染的空气通过气管插管、麻醉机、呼吸机及湿化、雾化装置吸入到达肺内，下呼吸道深部，达到一定浓度即可引起感染。主要是革兰阴性杆菌，这些细菌常生存在机器潮湿的部位。

2. 一些麻醉药物、镇静药的使用会使患者呼吸中枢、咳嗽反射中枢受到抑制，降低了排痰能力；挥发性麻醉药可刺激呼吸道，使分泌物增加；同时麻醉药抑制呼吸道纤毛运动，使呼吸道分泌物排出困难。

3. 手术持续时间　手术持续时间过长，住院时间过长，都可增加肺部感染的机会。

4. 短期内再次手术　短期内再次手术患者易发肺部感染。

（三）全身机体因素

1. 病人原有严重的基础疾病如慢性阻塞性肺疾患、糖尿病，严重的肝、肾、疾病，免疫功能不全、营养不良、高龄、肥胖、吸烟。此外，不合理应用抗生素引起二重感染。

2. 术后患者的抵抗力下降呼吸道原有的正常吞噬功能及净化功能受损，使病原菌易于侵入并在下呼吸道定植繁衍。

3. 术后切口疼痛患者不敢用力咳嗽、咳痰，使分泌物均在气道积聚，必将导致呼吸功能严重不足，使肺泡通气量减少，死腔通气增加，引起肺组织缺氧，肺泡表面活性物质减少，肺泡塌陷，出现肺不张而致感染。

三、临床表现及诊断

（一）临床表现

由误吸造成的肺炎多见于右侧。Mendelson综合征往往起病急骤，通常在误吸半小时之内出现呼吸困难、发绀、心动过速，肺部可闻及啰音和哮鸣音，胸片提示肺间质水肿，动脉血气分析发生高碳酸血症及低氧血症，而吸入性肺炎则逐渐表现出发热、咳嗽、咳痰，有时伴呼吸急促，肺部有啰音及呼吸音降低或气管呼吸音。X线摄片可见肺部阴影。

（二）术后肺部感染

一般的术后肺部感染主要表现为呼吸急促，咳嗽。咳痰，痰可为黄色或白色黏稠脓性液，体温升高，多超过38℃，病情严重时可有呼吸衰竭和意识障碍。体格检查可发现肺实变，叩诊呈浊音或实音，肺泡呼吸音减弱。实验室检查可见外周血白细胞升高，中性粒细胞比例增加，甚至可有中毒颗粒和核左移。血气分析可有低氧血症和高碳酸血症。胸部 X 线片可表现为一侧或双侧肺部的不规则的片状阴影，边缘模糊，下肺野为著，胸腔有炎性渗出时可有肋膈角变钝。

四、预防

（一）加强术前知识宣教，预防交叉感染

增加营养，提高对手术的耐受力。劝告患者术前两周戒烟，以减少对呼吸道的刺激。术前进食易消化、少刺激的食物，按要求做好术前禁食水及胃肠准备工作，预防术后腹胀、呕吐。

（二）呼吸功能训练

对腹部大手术的患者，要有针对性的制定呼吸功能锻炼计划，以便术前、特别是术后能够学会和应用，减少术后并发症。

呼吸功能锻炼包括：

1. 深呼吸运动　鼓励患者术前 1 周练习慢而深的呼气，呼气末停滞 1~2 分钟后缓慢地呼气，2~3次/天，10 分钟/次，8~12 次/分钟。

2. 有效咳嗽训练　教会患者先深吸气后关闭声门，尔后胸腹肌骤然收缩，将气冲出呼吸道。

3. 束腹胸式呼吸训练　使用腹带束住患者腹部，松紧适宜，以制造术后生理状态，加强患者有效的胸式呼吸，以代偿因术后切口疼痛引起的低效腹式呼吸。

（三）手术麻醉诱导后插管迅速、轻柔

尽量缩短术后气管插管及机械通气时间，及时拔除胃管。应用抑酸剂可能减少 Mendelson 综合征。

五、治疗

主要包括清除气管内分泌物及应用抗生素治疗。

（一）一般治疗

1. 术后定期给予翻身、拍背，指导患者咳嗽、咳痰，鼓励患者早期下床活动。

2. 若痰液黏稠，不易咳出，给予超声雾化吸入及祛痰剂等治疗。可使用糜蛋白酶、生理盐水在雾化驱动器下吸入。祛痰剂可静滴盐酸氨溴索 120mg，2 次/日。从而使痰液稀释，利于排出。对于严重的肺部感染，可行气管插管或气管切开，以保证肺部通气量。

（二）抗生素治疗

直接从气管内吸出的痰液作细菌培养，在培养结果出来前经验性选用合适的抗生素。

1. 轻、中度术后肺部感染　常见致病菌为金黄色葡萄球菌、肺炎球菌、流感嗜血杆菌等，青霉素 G、氨苄西林及第二代头孢菌素效果欠佳。一般用一种 β-内酰胺类广谱抗生素和第三代头孢菌素，与一种氨基糖苷类抗生素联用。对于 β-内酰胺类不敏感时，可选喹诺酮类药物。

2. 重症术后肺部感染　常见病原菌为绿脓杆菌、耐甲氧西林金葡菌、厌氧菌等。抗生素可选用 β-内酰胺类广谱抗生素/β-内酰胺酶抑制剂，也可使用碳青霉烯类，必要时用万古霉素、合并真菌感染时应选用抗真菌药。

Ⅲ　术后肺水肿

一、概述

腹部手术后肺水肿发生率较低，但肺水肿多见于老年、体弱患者及婴幼儿。也多发生于原有心脏疾病并发左心功能衰竭的患者。后果严重，且大部分为医源性原因，应引起临床医师的重视。

二、病因及病理生理

1. 术后低蛋白血症　手术打击或术中失血、失液，尤其是腹部手术后，肝脏功能受损，胃肠道渗出增多，老年体弱患者，术后多有低蛋白血症。血浆胶体渗透压降低，血管内液体渗出到第三间隙，肺泡及肺间质水肿，超过肺部吸收能力时可形成肺水肿。

2. 肺微血管通透性增加　可见于因休克、脓毒血症或氧中毒后造成肺泡膜损伤。同时也可导致毛细血管痉挛，内皮细胞损伤，血管壁通透性增加，血浆渗出增加。

3. 肺毛细血管静水压升高　诱因通常是输液过多或过快，造成血容量迅速增加，心脏负荷过重。在正常情况下，血浆胶体渗透压维持血液在毛细血管内流动，进行肺泡气体交换，少量进入间质的液体可以经淋巴管吸收。在容量过多或左心功能下降时，可使大量血液淤积在肺循环，肺毛细血管静水压力升高，从毛细血管渗出的液体量超过淋巴回吸收时，液体就积聚于间质，并进入肺泡甚至气道内。如果同时输入大量晶体液，可导致血浆渗透压降低或肺泡膜渗透性增大使大量血浆蛋白漏出，则可以加重肺水肿。

三、临床表现及诊断

发病突然，病人常端坐呼吸，呼吸急促、困难，大汗、口唇青紫，颈静脉怒张，有时咳出大量粉红色泡沫样痰，严重时可出现心源性休克。体格检查发现心率增加，呼吸可达 30～40 次/分钟，血压升高，心尖部可闻及奔马律，双肺可广泛闻及湿性啰音及哮鸣音。胸部 X 线片可见肺纹理明显增多、增粗，边缘模糊，肺野密度增高，呈蝴蝶形大片阴影，由肺门向周围扩张。心电图有时可发现心律失常或心肌梗死。

四、预防

严格维持体液平衡，特别是对那些有心脏病史的患者应控制输液量，大多肺水肿是可以避免的。输液同时注意观察颈静脉及双肺听诊情况，有助于提前发现肺水肿征象。对于那些估计需大量输液者，可以在术前置中心静脉导管，以观察中心静脉压指导补液量。术后积极营养支持治疗，维持血管内渗透压，吸氧，保持呼吸到通畅，咳嗽、咳痰，尽早拔出胃管，早期下床活动。积极预防休克，感染。

五、治疗

发现病人有肺水肿时，首先应使病人取坐位或半卧位，减少回心血量，立即减慢输液速度或停止输液，予乙醇雾化吸入，降低肺泡表面张力，静脉注射利尿剂，以降低容量及肺循环血管内静水压。应用强心剂以增加心输出量，并可静脉注射吗啡，或使用血管扩张剂如硝酸甘油、硝普钠等以扩张体静脉；间断轮流四肢环扎，可减少回心血量，同时能减轻病人烦躁不安。应用糖皮质激素可降低毛细血管的通透性，减少炎性渗出，有利于减轻肺水肿。通过以上措施如不能缓解，由于肺水肿可妨碍氧的弥散，可以采用机械通气，呼气末正压呼吸（PEEP），以提高氧饱和度及有效氧交换。

Ⅳ　术后肺栓塞

一、概述

来自体循环静脉系统或右心的血栓进入肺动脉，导致肺动脉主干或其分支的阻塞，即称为肺动脉栓塞或肺栓塞。术后肺栓塞是常见病，以往在欧美国家报道发病率较高，据统计，美国每年约有 20 万人死亡原因是肺栓塞，年发病则超过 50 万人，是术后病人猝死的主要原因之一。术后肺栓塞栓子大部分起源于下肢深静脉和心脏疾病。血栓脱落，循血液流动进入到肺动脉，从而引起肺栓塞。

二、病因及病理生理

年龄是主要因素，此病多见于中老年病人，因术后疼痛长期卧床，缺乏活动导致血液回流缓慢，血液淤滞，以及口服避孕药、妊娠女性或脱水导致血液黏稠度增高，易形成下肢深静脉血栓。一旦血栓形成后，在剧烈活动、用力排便、体位突然改变时，因静脉壁上的新鲜血栓于血管壁粘连并不紧密，极易脱落并随静脉血流进入肺动脉，导致肺栓塞。原有心脏疾病者，尤其是充血性心力衰竭和房颤，易导致血栓脱落，引起肺梗死。妊娠女性除血黏度增高外，子宫压迫盆腔血管使下肢回流受阻，也易发生深静脉血栓及肺栓塞。高脂血症、吸烟及自身免疫性疾病也是血栓形成的危险因素。

三、临床表现及诊断

典型的肺栓塞为突然起病，出现呼吸困难、胸痛及咯血三大症状。部分病人可伴精神症状、下肢水肿，伴有低热，体温大多在 37.7～38.3℃ 之间。查体可发现病人有发绀、低血压及脉压减小，可出现心动过速或奔马律，肺动脉听诊区第二心音亢进。肺部有啰音及胸膜摩擦音。血液检查常出现乳酸脱氢酶（LDH）、胆红素升高而天门冬氨酸转氨酶（AST）正常的三联症。动脉血气分析提示低氧血症，如果无此表现，则不会是肺栓塞。胸片可提示肺纹理减少、透明度增加、肺动脉段加宽和右心室扩大。有时可见栓塞区血管影减少。如有大面积栓塞，后期出现典型的楔形外周浸润，可伴有胸膜反应。有 10% 的病人胸片可完全正常。部分病人心电图出现房颤、异位心律或传导阻滞、P 波增宽，S-T 段下降，T 波倒置（尤其是 Ⅲ 导联及 aVF，V_1，V_3，V_4 多见）。心电图无特异性表现，对诊断价值不大，但在与心肌梗死进行鉴别时，仍有重要意义。

如果胸片没有肺栓塞的特有放射线征象，只有依靠肺动脉造影或肺扫描确定：①肺灌注扫描是静脉内注射[99m]锝或[131]碘标记的大分子人血清蛋白作放射性同位素扫描。该检查可反应肺动脉血流灌注并能发现低灌流区。如发现多发的（多于2~4个）肺段或叶的灌注扫描缺损说明肺栓塞发生概率很高，结合肺动脉造影对于肺栓塞诊断较特异；②肺通气扫描是用¹³⁵氙通气显示吸入气体的分布，区分灌注不足和低通气区域，可提高肺灌注扫描的灵敏性。典型表现是灌注扫描正常通气区域中的缺损；③肺动脉造影是确诊的唯一可靠方法。无论何时，只要诊断有疑点，采用血管造影是合理的。发病48小时内做造影，结果非常可靠。表现为肺动脉分支明确的阻塞或充盈缺损，常涉及肺叶动脉。

四、预防

术前有房颤史或已有血栓栓塞史者，术前应监测凝血酶原时间（prothrombin time，PT）及国际尺度化比值（international normalized ratio，INR），术前复查INR，使之在1.5~3.0，若高于3.0可给予维生素K或使用新鲜冷冻血浆以降低INR。术中防止肝静脉、下腔静脉等大血管破裂，避免空气进入到血循环中。下腹部手术、盆腔手术后主要通过病人使加强活动、抬高下肢等方法促进静脉回流，如不能主动活动者可在家属或护士帮助下进行双下肢的被动活动，由于下肢腓肠肌每收缩一次可排除20~30ml血液，因此是预防术后静脉栓塞形成的有效办法。麻醉苏醒后即可嘱病人在床上做踝关节的屈伸运动。鼓励病人早期下床活动，可以应用弹力袜及预防性应用抗凝剂。应密切观察病人的下肢，一旦发现或怀疑，则必须嘱病人绝对卧床，并及早采取治疗。

五、治疗

肺动脉栓塞起病急，进展快，可引起猝死，常常须抢救。如病人持续性顽固的低氧血症，经肺扫描和肺动脉造影证实有肺栓塞者应卧床休息，吸氧，可给予大剂量阿托品以阻断迷走神经反射，并积极进行心肺复苏，出现呼吸困难、发绀、昏迷等严重缺氧表现者应给予气管插管，呼吸机辅助呼吸，维持呼吸循环稳定。若栓塞位于肺主支气管处，就有开胸手术清除血栓的指征，可行开胸手术直视下肺动脉切开取栓或介入治疗导管取栓。对于肺灌注扫描正常或仅有肺次段扫描缺损者，可以抗凝治疗，应静脉给予大剂量肝素（5000~10000U），并持续7~10天，静脉用药期间要密切检测PT、APTT等凝血指标，控制在正常对照的1.5~2.0倍为合适。在肝素化后几天内还应给予口服抗凝药，一般持续3~6个月。对于有休克、右心衰竭和严重的肺动脉高压的病人，提倡使用溶栓疗法，可用尿激素、链激酶或重组组织纤溶酶激活剂。可每日静脉给予尿激酶24万~60万U，连续使用5天，同时要积极行纤维蛋白原定量检测，调控用药量。

第四节　术后消化系统并发症

I　术后急性胃扩张

一、概述

急性胃扩张是指胃和十二指肠的急性极度膨胀，腔内积聚大量液体和气体，伴有溢出性呕吐、脱水和电解质紊乱。如不及时处理，死亡率较高。常发生于全身情况较差、营养不良、缺钾、酸中毒、尿毒症、肾上腺皮质功能减退、严重创伤、感染的病人。最多见于盆腔手术后，其次是胆管、胆囊、阑尾、疝的手术后。

二、病因及病理生理

真正的发病原因尚不清楚，有的与腹腔手术后幽门持续痉挛有关；有的与麻醉或术后面罩给氧有关，使病人吞入大量空气；胃部周围手术，如胃底折叠术、肝切除术可能抑制胃内在的起步电位。而现在多数认为胃麻痹可能是主要机制。

引起胃麻痹的原因有：①腹部手术后可以引起胃的迷走神经过度抑制或交感神经受到强烈刺激导致反射性胃麻痹，吞入的气体、液体及消化液潴留造成胃扩张；②患者体内毒素吸收或者低钾等作用使胃动力降低。胃麻痹扩张后，将小肠及系膜推向盆腔，肠系膜上动脉被拉紧而压迫十二指肠第三段，使胃内分泌液和空气、十二指肠液、胆汁、胰液大量积存，使胃腔进一步扩张，胃内压力增加导致胃黏膜充血，分泌进一步增加或胃黏膜出血，使胃扩张更加明显，小肠进一步下推，形成恶性循环。

胃极度扩张有时可占据大半个腹腔，胃壁可变得极薄，原有的胃皱襞完全消失，胃黏膜也变得很平，并可有渗血。胃内有大量气体和黑色恶臭液体，严重时胃壁可因缺血而发生坏死穿孔。

三、临床表现及诊断

大多发生于术后 2～3 天，为渐进性，患者先有上腹饱胀不适、恶心、呃逆、出汗，随后出现溢出性呕吐，即频繁、不自主、不费力呕吐，呕出物多为棕褐色，后呈咖啡渣样，呕吐物多含有胆汁，伴有特殊恶臭味，每次呕吐量不多。腹部体检发现腹部膨胀或不对称膨胀，振水音阳性，上腹或全腹有轻压痛，肠鸣音正常或减弱。晚期由于膈肌上抬、心脏移位、下腔静脉回流受阻及脱水等情况，因大量液体滞留于胃十二指肠内，以及频繁呕吐等可造成严重的水、电解质紊乱，病人可有口渴、尿少、皮肤厥冷、脉搏细速、呼吸困难等休克征象，继续进展时可出现急性肾衰竭，甚至死亡。实验室检查可发现低氯、低钾和碱中毒。胃酸潜血可呈阳性。腹部立位平片可见胃区出现巨大液气平面。

四、预防

腹部手术病人术前放置胃管、术后维持胃肠减压，直到胃肠道功能恢复是预防急性胃扩张最有效的办法。腹部手术中要尽量避免不必要的组织损伤。全身麻醉诱导务求平稳。如果伤术前进食，胃内贮有大量食物残渣而胃肠减压又无效时，可在局麻下行胃造口减压术，术后早期进行恢复性锻炼。

五、治疗

确实有效的胃肠减压是治疗和预防急性胃扩张的有效措施。如不及时治疗可引起胃黏膜静脉阻塞、充血和出血，最后引起局部坏死和穿孔。因此早期发现就要行胃肠减压，吸净胃内积液，温盐水反复冲洗，并持续减压至吸出液至正常性质为止。同时纠正水、电解质、酸碱失衡，严格记录 24 小时出入量。若病情允许，可经常改变体位，以减轻肠系膜上动脉的紧张状态，从而解除十二指肠的受压。术后胃扩张一般不需手术治疗。只有在患者暴饮暴食后，胃内有大量食物积滞，不能从胃管抽出时，可以考虑胃切开术，清除其内容物，缝合胃壁，术后继续用胃肠减压。同时使用抗生素，防止感染。

II 应激性溃疡

一、概述

应激性溃疡是因各种原因包括创伤、休克、感染以及某些药物等因素引起的急性胃黏膜糜烂或溃疡，是危重病人发生的一种严重并发症。

二、病因及病理生理

1. 创伤、休克 由于手术创伤和各种原因所致的低血容量性休克引起的应激性溃疡，与创伤和休克的严重程度有关。

2. 严重感染 严重感染病人，应激性溃疡的发生率较高。在腹部外科，最常见于化脓性腹膜炎、急性梗阻性化脓性胆管炎以及腹部手术后并发的严重感染。

3. 药物所致的应激性溃疡 水杨酸制剂、吲哚美辛等非激素类抗炎类药物可使胃黏膜受损。另外，胆汁反流、营养不良以及门脉高压性胃病变也是促使应激性溃疡发生出血的危险因素。

4. 应激性溃疡的发病机制 应激性溃疡的发病机制可能为：手术、创伤等应激使使胃黏膜缺血、黏膜屏障受损、氢离子逆向弥散、胃酸分泌过多等有关。腹部手术后低血压、胆汁反流、高胆红素血症、尿毒症等可使胃黏膜屏障损伤。

三、临床表现及诊断

1. 突发的无痛性呕血和黑便 是应激性溃疡病人大出血的特点，呕血多呈棕褐色、量大时也可呈鲜红色，随后出现的黑便为黑亮的柏油样便。腹部外科术后的应激性溃疡大出血多发生于术后 3～10 天，严重感染病人可早期发生大出血。

2. 术后行胃肠减压 术后行胃肠减压的病人胃管内可吸出大量的鲜血，病人呕血前多有心慌气短、呼吸困难、脉搏加快等内出血症状，严重病人可出现休克。

3. 上腹部疼痛 约有 4% 的患者诉上腹部疼痛。

4. 内镜检查 腹部查体无阳性体征，内镜检查可发现胃黏膜、特别是胃底和胃体黏膜不同程度的充血水肿、糜烂出血及表浅溃疡。

5. 溃疡穿孔 溃疡穿孔时可表现为突发剧烈的上腹部疼痛，继而扩散到全腹，可有压痛、反跳痛、腹肌紧张，肠鸣音减弱或消失，腹式呼吸可消失。腹部立位平片可见膈下游离气体。

四、预防

预防胃黏膜病变发展成溃疡的根本措施在于纠正血容量不足、保护重要脏器功能、预防和控制严重感染等与黏膜病变发生有关的基本病因。手术前后应少用对胃黏膜有损伤的药物，如激素、水杨酸制剂、吲哚美辛等非甾体类抗炎类药。目前为止，预防应激性溃疡的主要措施是降低胃内 H^+ 的浓度。可通过两种方法达到此目的，一是用抗酸剂中和已分泌的胃酸；二是用 H_2 受体拮抗剂或 H-K-ATP 酶抑制剂抑制胃酸分泌。另外，人工合成的前列腺素 E_2 可以口服在局部起作用，维生素 A 也可有助于维持黏膜的完整性及促进黏膜再生。同时注意使用胃黏膜保护剂，据术后胃镜统计约有 60%～90% 患者有不同程度的胃黏膜病变或损伤，因此在抑酸治疗同时可以合并使用硫糖铝等胃黏膜保护剂。

五、治疗

1. 原发病治疗 首先应积极治疗原发病，去除病因、纠正休克、控制感染、维持水、电解质和酸碱失衡、补充营养、改善重要器官功能。卧床休息，禁食，留置胃管，持续胃肠减压，降低胃酸，保护胃黏膜，保持呼吸道顺畅，用镇静、止痛等方法减轻应激。有效的胃肠减压可去除胃液及血凝块，用冷盐水或孟氏液冲洗胃腔。同时应用抗酸剂和抑酸剂来降低胃内氢离子浓度，提高胃内 pH。

密切检测血压、脉搏、血红蛋白、红细胞记数，观察呕血量、黑便量等估计出血量如无效，开放静脉通道，给予补液扩容，必要时输血。

2. 止血治疗

（1）应用止血药：可用巴曲酶、酚磺乙胺，氨甲苯酸等静脉止血药，巴曲酶可静脉和肌内注射各 1kU，必要时可反复使用，但要注意血栓形成；还可使用生长抑素，如善宁、奥曲肽等，皮下注射 0.1mg/次，可以抑制胰酶等消化酶的分泌及减少胃液，十二指肠液等消化液的分泌。

（2）局部止血：可以应用冰盐水 500ml 胃管注入反复冲洗，可使胃血管收缩而有利于止血；8mg 去甲肾上腺素加入到 200ml 冰盐水胃管注入后夹闭胃管保留 30～40 分钟，负压吸出后可每隔 3～4 小时使用 1 次，使黏膜血管收缩；凝血酶 1000U 加入到 50ml 盐水后经胃管注入，每隔 5～6 小时 1 次，凝血酶可作用于局部微血管以提高外源性止血功能。

（3）经内镜止血治疗：可经内镜注射或喷洒药物止血，经内镜热凝固止血等疗法。

（4）介入治疗：经血管造影后找到主要出血血管，行超选择性动脉栓塞，或在弥漫性出血时经胃左动脉注射垂体后叶素也有一定的疗效。

3. 手术治疗 以上措施均无效时，可考虑行手术治疗。手术方式有：胃外血管结扎术、胃大部切除术、选择性迷走神经切断加引流术、迷走神经切断加胃内出血点缝扎术、全胃切除术等。

第五节 泌尿系统并发症

I 术后尿路感染

一、概述

尿路感染是常见的并发症，尤其低位尿路感染是最常见的院内感染，多为逆行性感染。手术后常见的尿路感染主要因急性尿道炎、急性膀胱炎及急性肾盂肾炎。

二、病因及病理生理

1. 急性尿道炎 大多是导尿时损伤尿道黏膜或无菌操作不严，或长期留置导尿所致。

2. 急性膀胱炎 多因尿潴留所致。有时也可因长期留置导尿或导尿时无菌技术操作不严引起。残尿量增加，膀胱正常防御机制下降，导致细菌定植并大量繁殖而发生感染。

3. 急性肾盂肾炎 多见于下尿道逆行感染所致，常为单侧，多见于女性。

此外，手术病人因年老体弱、基础疾病如糖尿病、肝肾功能障碍或疾病本身及手术创伤所致机体抵抗力下降，有利于细菌侵袭；伤口疼痛、卧床、排尿无力导致残余尿过多，也易形成感染。有时可形成二重感染。常见的致病菌为大肠杆菌、变形杆菌、产气杆菌等。二重感染多为真菌感染。

三、临床表现及诊断

急性膀胱炎常并有尿道炎和前列腺炎，主要有尿频、尿急、尿痛，有时有少量终末血尿，排尿困难。全身症状轻微，尿常规检查可见较多的红细胞、白细胞和脓细胞。

急性肾盂肾炎，除有膀胱刺激症状外，还可伴患侧腰痛，肾区叩痛，可有全身发冷、发热，白细胞计数增高，尿检查有红细胞和脓细胞，中段尿镜检可以发现大量白细胞和细菌。

四、预防

术前积极治疗原有的泌尿系疾病或其他慢性疾病如糖尿病等，增加患者机体抵抗力。术后主要措施是防止尿潴留，减少不必要的尿道操作，尽量缩短留置导尿时间，严格无菌操作和无菌管理。据统计，单次导尿后尿路感染发生率约为 1%～2%，短期留置导尿（<48 小时）的病人约有 5% 存在菌血症。多次导尿后发生率高达 50%。

五、治疗

主要是应用有效抗生素，如磺胺类、氨基糖苷类、喹诺酮类，也可根据中段尿细菌培养、药物试验结果，对于发生下尿路感染尤其是膀胱炎的患者，因属于表浅黏膜感染，可选用甲氧苄胺嘧啶－磺胺甲基异噁唑（TMP-SMZ）、氨苄西林、卡那霉素；肾盂肾炎或前列腺炎是深部组织感染，要使用大剂量抗生素，使血浆内达到有效的杀菌浓度，可选用氨基糖苷类抗生素或二、三代头孢菌素。多饮水，保证充分的尿量，以冲洗膀胱，同时要保证排尿通畅。可口服颠茄类药物以解除膀胱颈痉挛，口服碳酸氢钠碱化尿液减少刺激，以缓解尿频、尿急和尿痛症状。有留置三腔导尿管的患者可行膀胱冲洗，局部还可行磁热振荡或激光等理疗。

II 术后急性尿潴留

一、概述

术后排尿困难很常见，特别是在盆腔、会阴部手术及老年人，椎管内麻醉，尤其是蛛网膜下腔阻滞后多见。

二、病因及病理生理

1. 麻醉后排尿反射受抑制 以蛛网膜下腔阻滞多见，也可见于全麻病人。

2. 会阴部、盆腔手术 会阴部、盆腔手术可能损伤逼尿肌神经或由于长时间手术，挤压膀胱引起膀胱收缩无力。肛管或阴道内有填塞物时，可致膀胱括约肌痉挛。

3. 腹部手术后切口疼痛 腹部手术后切口疼痛会影响腹肌收缩，减弱腹内压力，同时能引起膀胱括约肌反射性痉挛；止痛药，镇静药使用过大，或者使用抗胆碱能药物，可影响尿意和排尿功能。

4. 精神因素及不习惯卧床小便，或原有尿路器质性梗阻 如尿道狭窄、前列腺增生等。

5. 术中大量输液 膀胱内尿量超过 500ml 可影响膀胱的收缩力。

6. 低血钾 可导致膀胱平滑肌麻痹。

三、临床表现及诊断

术后 6～8 小时仍无排尿，病人有下腹胀痛主诉，拒按。此时膀胱传导排尿冲动的感觉神经纤维麻痹，多数病人并无逼尿感觉；有些老年患者，特别是女性，有充盈性尿失禁的表现，排尿频繁而量少。体检发现膀胱区隆起，甚至膀胱底部可达脐上，叩诊为浊音。尿化验多数可见白细胞，但严重感染者较少。

四、预防

因尿潴留发生后，膀胱过度充盈，膀胱壁肌肉失去张力，排尿不畅，残余尿增多，留置尿管时间过长，容易发生尿路感染。因此要重视对尿潴留的预防。术前应练习卧床排尿，以适应术后排尿方式的改变。术中减少对膀胱的挤压、牵拉等刺激、直肠癌根治术等骶部副交感神经易受损的手术中应注意保护神经。任何超过 3 小时的手术或术中需大量输液病人及盆腔、会阴部手术均应术前留置导尿。术后适当使用止痛药，减轻切口疼痛。防治电解质紊乱，尤其是低血钾。

五、治疗

1. 解除患者的紧张、焦虑情绪 增强患者自行排尿的信心。病情许可时协助病人下床排尿，配合下腹部热敷、按摩，或针刺关元、足三里、三阴交等穴位。如仍不能排尿，应及时导尿，可以单次导尿或留置导尿，但留置尿管时应尽量缩短导尿时间。72 小时后改为间歇放尿，每 4 小时开放导尿管排尽尿液，诱导膀胱自动舒缩功能。

2. α 肾上腺受体阻断剂　前列腺和膀胱颈部有大量的 α 肾上腺受体，受体兴奋可引起前列腺和膀胱颈部平滑肌的收缩，引起尿路梗阻。α 肾上腺受体阻断剂如酚妥拉明等可阻断受体兴奋，降低尿道阻力，解除尿潴留。

3. 导尿失败或留置导尿时间较长　对导尿失败或留置导尿时间较长时可行膀胱穿刺造瘘术。选择耻骨上膀胱造瘘，一次性导尿在 500ml 以下，以后每小时导尿 200～300ml，以防止过度充盈的膀胱突然空虚后张力无法恢复。

第六节　术后神经系统并发症

Ⅰ　术后脑血管意外

一、概述

术后脑血管意外是一种急性的脑血管病，包括出血性和缺血性两大类疾病。临床较为少见，一般在 0.2% 左右。但随着病人高龄化，血管疾病患者增加，这些并发症也逐渐引起人们注意。近年来，由于肿瘤发生率升高，病人高龄，体内高凝状态手术病人增加，术后脑栓塞的发生率越来越高，应当越来越引起有关医师的重视。

二、病因及病理生理

老年病人因高血压、动脉硬化、心血管疾病及血黏度增高，术后存在发生脑血管意外的潜在危险。脑出血多有高血压和脑动脉硬化的疾病基础，蛛网膜下腔出血则多为病人原有脑血管病或脑血管畸形，手术可能为诱发因素。缺血性疾病则由于脑动脉硬化狭窄或心脏栓子脱落造成。术前恐惧、低血压、脱水、大量输血、及术后卧床、疼痛都是诱发因素。特别是术后血液高凝状态引起的脑部缺血性变化，近年来发生率有增高趋势，这与术后止血药滥用有一定关系，应高度重视。

三、临床表现及诊断

常见的症状有头痛、呕吐、智力障碍、感觉障碍、运动障碍、抽搐、失语、瞳孔改变。出血性脑病多在活动或情绪激动时发生，以头痛和呕吐为主，多数有意识障碍，脑脊液呈血性，压力增高。而缺血性脑病多为安静状态下发生，一般无头痛、呕吐，神志大多清楚，或有短暂轻度的意识障碍，脑脊液不含血，压力不高。CT 扫描可显示高密度出血区或低密度梗塞区。数字减影血管造影有助于诊断，甚至可对出血性疾病进行栓塞治疗。蛛网膜下腔出血可发生于任何年龄，可有头痛等先兆，多出现昏迷。

四、预防

术前控制血压，但不宜过快、过低，高血压患者术后血压一般维持在 160/100mmHg 左右为宜。术后避免低血压、脱水。有高凝倾向的病人术前、术后可口服少量抗凝剂。

五、治疗

主要是减轻脑水肿，可用渗透性利尿剂及皮质激素。对于缺血性疾病可用抗凝剂、溶栓剂及抗血小板凝聚药物，并用低分子右旋糖酐改善微循环。而对出血性疾病应予止血治疗。其他治疗包括：保护降温、吸氧，保护脑组织，改善脑代谢。一般需请神经外科医师协助诊断及治疗。避免搬动病人和做非必要的影像检查。

Ⅱ　术后精神异常

一、概述

术后精神异常首先由一名叫 Dupuytren 的外科医师于 1834 年报道，是指术前无精神异常的病人受围术期各种因素的影响，术后出现大脑功能活动紊乱，导致认知、情感、行为和意志等精神活动不同程度的障碍。近来普外科老龄病人增加，病人代谢及内环境调节功能减退，术后精神性并发症的发生率有增加趋势。据美国辛辛那提总医院一组外科病例统计，术后患者出现各类精神异常（焦虑、恐惧、抑郁、淡漠、幻听、幻视、神经官能症等）的发生率为 86%，多为一过性异常。但有人统计普外科手术后永久性精神障碍的发生率的为 0.2%，而腹部手术后为 0.5%。

二、病因及病理生理

术后精神异常不能单独作为一种临床疾病，因为没有一个能单独解释这种病征的因素，生理疾病和手术仅仅揭示了一个潜在的精神倾向。一般好发于小儿（小于 2 岁）和老年人，以及有嗜酒、吸毒、脑部受损害、代谢紊乱（包括尿毒症和肝功能不全、低氧血症、高钙、高血糖）及有精神病既往史及家族史病人。术中、术后出现低血压、低血氧、代谢失衡、败血症也易于发生此病。

（一）基础疾病

1. 术前有严重肝脏、肾脏疾病、门脉高压症的患者经历较大手术和创伤后极易发展为肝性脑病、肾性脑病，从而出现神经精神障碍；术前存在内分泌疾病患者，疾病本身即可引起神经递质紊乱、高血糖、高代谢变化，手术后更易诱发精神紊乱。

2. 水、电解质紊乱　各种原因导致的脑细胞脱水或肿胀均可引起精神功能障碍。低钠（低于 120mmol/L）可引起无力、反应迟钝、嗜睡；高钠（高于 150mmol/L）可出现兴奋不安、谵妄甚至昏迷；低钾（低于 3.0mmol/L）可呈精神抑制状态；高钾（高于 5.0mmol/L）可出现感觉异常、嗜睡等；低钙、低镁可出现烦躁不安、谵妄、惊厥甚至昏迷；高钙、高镁可引起反应迟钝、不同程度的大脑功能抑制。

（二）手术因素

1. 术前精神紧张、焦虑　患者因对手术的恐惧而在术前出现紧张、焦虑的情绪，并产生一系列身心反应和自主神经系统的功能紊乱，并可持续到术后，导致精神功能异常。

2. 手术的机械性创伤　在手术过程中可因组织创伤、代谢障碍（类固醇、5-羟色胺、儿茶酚胺）、酸碱平衡失调产生大量的毒性物质，作用于脑部产生精神障碍。

3. 术后反应　①精神生理因素：如胃肠吻合后功能不良或吻合口溃疡，可通过神经体液机制引起情绪应激；②身心因素：如回肠造口或结肠造口造成的机体缺陷引起心理不适应；③精神社会因素：如患者顾虑疾病和手术对他社会地位影响而出现精神障碍。所有这些因素都可相互作用，导致焦虑，并出现神经官能症状、严重的抑郁甚至精神病。

（三）麻醉影响

研究已经证实少量的麻醉药物即可影响精神功能：

1. 术前给药　抗胆碱能药可干扰脑信息的存储过程，导致记忆功能损害。

2. 吸入麻醉药　Bruce 等研究发现当正常人吸入含 500ppm 氧化亚氮和 15ppm 氟烷的空气 4 小时后，对视觉和听觉信号的反应及记忆数字广度和复述词语的能力都明显降低。即使微量麻醉药的残余（50ppm 氧化亚氮和 1ppm 氟烷）仍可造成视觉合成、瞬时记忆、认知和运动技能的下降。

3. 静脉麻醉药　静脉给予丙泊酚和异氟烷可导致短暂的认知能力改变，并能减弱定向能力、自控能力和理解力。氯胺酮对中枢神经系统有特异的抑制和兴奋双重选择性效应，能抑制大脑联络经路和脑新皮质系统。兴奋边缘系统，术后表现为对周围的人和物淡漠，有反复噩梦、幻觉、谵妄等精神异常。

（四）其他

1. 年龄　老龄及小儿患者术后易出现精神异常是因为，老年人的神经细胞衰亡较多，从外界接受信息的数量和质量减少；脑组织本身的退行性变，使中枢神经递质如乙酰胆碱、去甲肾上腺素、肾上腺素的含量改变；蓝斑、边缘系统等处的神经核衰老等均可使大脑功能降低。此外，老年人本身脑血流量减少，葡萄糖代谢功能降低、对缺氧敏感及药物代谢能力降低等均是引起术后精神障碍的高危因素。小儿则是中枢神经系统发育未完全而易导致精神障碍。

2. 性格特征　在临床中，并非所有受到严重应激刺激的人都会出现精神症状，这表明了个人的人格特点或易感素质起了一定作用。人的性格特征有强度的不同，即神经细胞核整个神经系统的工作能力和耐力的不同；平衡的稳定性不同，即兴奋和抑制两种神经过程的稳定性不同；灵活性不同，即兴奋和抑制这两种神经过程相互转换的速度不同。对于强度低，平衡性差，灵活性不足的人易发生精神异常。

三、临床表现及诊断

术后出现精神异常的潜伏期为数天至数周不等。

（一）术后意识障碍

手术后的患者最先可能发生的是觉醒障碍，即麻醉清醒后仍处于嗜睡、昏睡、昏迷等状态中。也可能发生意识内容上的障碍。例如，当全麻病人清醒后，尽管已有足够的定向力进行交流，但病人表现出淡漠，无情感反应。24小时后才表现对事物的关心。术后第3天可出现临床症状。妄想通常是首发症状，它是意识改变和认知障碍的表现，但常被外科医师所忽视。

主要症状有三类：

1. 谵妄 主要表现意识减退、感知障碍、语无伦次、睡眠打乱、情绪高涨、动作过多，可出现明显的幻觉、错觉和妄想，夜间表现明显，白昼症状减轻。

2. 抑郁 特征表现是病人采取不合作态度、倦怠、冷漠、焦虑，并有自杀倾向。

3. 类偏执狂 主要为妄想、敏感多疑，有被迫害妄想、幻觉、幻视、幻听。

（二）术后认知功能障碍

1955年，Bedford首次报道了老年人在全麻术后出现痴呆的病例。大量的调查结果显示：术后认知功能障碍多发于65岁以上的老年人，表现为麻醉术后记忆力、抽象能力和技巧的改变。轻度仅表现为认知异常；中度为较严重的记忆缺损或健忘综合征；重度则出现严重记忆损害性痴呆，丧失判断和语言概括能力及人格改变等。轻者持续时间短，且可自愈，仅带来生活和工作烦恼，而较严重的认知障碍如丧失判断和语言概括能力、人格改变甚至老年性痴呆等可导致患者降低或丧失工作及生活自理能力。

（三）反应性精神病

是由突然而剧烈的手术创伤打击导致的急性意识障碍。其主要特点是：①有异乎寻常的严重精神创伤的体验；②在急剧的精神创伤后数分钟或数小时立即发病；③精神状态表现为不同程度的急性神障碍，或伴有强烈体验的精神运动性兴奋如神游样反应，或精神运动性抑制如朦胧状态或反应性木僵；④历时短暂，一般不超过48小时即可恢复，预后良好，基本无后遗症。

四、预防

术前医护人员充分做好病人的心理准备，解释治疗的必要性及可行性，解除患者顾虑，使病人对医护人员产生信赖。有人认为，外科医生和病人进行语言交流是克服情感和精神障碍的有效方法。必要时可请心理医师作心理咨询，以消除精神障碍。加强术中麻醉管理，保持呼吸、循环稳定，避免缺氧、过度通气或长时间低血压；围术期维持机体内环境稳定，保持水、电解质平衡。术后注意维持机体内环境稳定。在不孤立病人的情况下去除不必要的刺激，尽早离开ICU，减少噪音，保证良好的睡眠。适当应用镇静剂以控制精神异常的早期症状。

五、治疗

当病人出现精神症状时，除医务人员耐心与病人交谈，做好解释工作外，可以请心理医师协同治疗，注意纠正营养，水、电解质紊乱。谵妄病人可予氟哌啶醇10~20mg/d静脉或口服治疗，也可用氯丙嗪。抑郁症病人可口服帕罗西丁50mg/d或舍曲林100mg/d。

第七节 下肢静脉血栓形成

一、概述

据国外文献报道，下肢深静脉血栓形成是常见的手术后并发症，腹部大手术后的发生率超过25%，在我国并不常见，仅为2.6%~7.9%。以往认为下肢深静脉血栓多发生于盆腔手术和髋关节手术后，近年来发现在腹部外科手术和下肢血管手术后，此并发症发生率也在逐渐升高，而亚临床状态的下肢深静脉血栓形成更是多见。静脉血栓有可能脱落，造成致命性的肺动脉栓塞和心脑血管意外等严重后果。

二、病因及病理生理

根据Virchow理论认为，导致深静脉血栓形成的三大因素为：静脉血流淤滞、静脉壁损伤、血液高凝状态。

（一）静脉血流淤滞

下肢静脉血流缓慢淤滞，血流容易在静脉瓣袋底部造成严重的低氧状态，缺氧使内皮细胞吸引白细胞黏附并释放细胞因子，继而损伤静脉内皮层。

血流淤滞造成活化的凝血因子积聚，并不断消耗抗凝物质，凝血－抗凝平衡被打破，且血小板可沉积在血管内膜上，激发内源性凝血系统，导致血栓形成。

（二）静脉壁损伤

血管损伤是形成血栓的最直接原因。导致下肢静脉壁损伤的原因有：①直接深部静脉穿刺或长期留置导管造成机械性损伤；②经下肢深静脉输入高渗性或刺激性液体如高渗性葡萄糖溶液，含钾液体等，可导致静脉壁的化学性损伤；③化脓性感染灶，感染沿静脉蔓延，可导致静脉壁的感染性损伤。

（三）血液高凝状态

血液淤滞，静脉壁损伤可激活血液中的凝血因子，被激活的凝血因子通过内源性和外源性凝血途径激活凝血酶原，使纤维蛋白原转化为纤维蛋白，形成血栓。正是血管中抗凝和纤溶系统的失衡使血液呈高凝状态而易于血栓形成。

（四）直接原因

1. 高龄　老年人血液中的凝血因子活性较高，并且小腿肌肉萎缩，力量下降，下肢静脉丛因肌肉收缩而泵血的能力下降，导致血液淤滞。

2. 制动　术后长期卧床的患者易发生深静脉血栓，据统计，卧床 1 周以内的患者发病率在 15% 左右，而卧床 2～12 周的患者，发病率可达 80% 左右。主要原因还是卧床后下肢静脉血液回流缓慢。

3. 手术　手术后的方式、大小、时间长短对深静脉血栓的发病率有直接的影响，据统计，腹部手术后有 25% 的患者在 6 周内可发生深静脉血栓。主要是与体内凝血－抗凝及纤溶系统紊乱，静脉壁损伤有关，麻醉后肌松作用导致下肢肌肉松弛，血液回流缓慢。

4. 创伤　创伤可导致下肢骨折、脊髓损伤，静脉血管损伤等，可使患者易发深静脉血栓，同时创伤后，机体处于高凝状态，也可促进血栓形成。

5. 恶性肿瘤　恶性肿瘤可释放促凝物质，提高血液凝血因子的活性。肿瘤患者血液中纤维蛋白的浓度和血小板计数常高于正常，而抗凝物质如抗凝血酶，C 蛋白及 S 蛋白浓度却低于正常。另外术后化疗药对血管内皮细胞有毒性作用，诱导高凝状态，抑制纤溶活性。

6. 肥胖、口服避孕药、心血管疾病、中心静脉插管、系统性红斑狼疮等也是血栓形成的高危因素。血型、人种也是重要的影响因素，其中 A 型血患者的发病率最高，O 型血患者的发病率最低；欧美人种的发生率要远较亚洲人种的发病率高。

三、临床表现及诊断

临床上将下肢深静脉血栓分为周围型、中央型及混合型。前者血栓蔓延而累及整个肢体时即为混合型。

（一）周围型

指小腿深静脉血栓形成，发生于腓肠肌和比目鱼肌的小静脉丛内，由于此处的血栓形成范围较小，小腿部静脉交通支广泛，一般不影响主干静脉回流，临床症状不明显，往往仅表现为小腿部疼痛、压痛及轻度肿胀，Homans 征可呈阳性，即足背屈时腓肠肌紧张而诱发疼痛。这些轻微的临床表现可能被手术创伤和切口疼痛所掩盖，临床上常未能被诊断出而被忽略。周围型血栓还可蔓延累及主干，最后累及髂股静脉。

（二）中央型

指髂股静脉血栓形成，以左侧多见。由于阻塞了下肢静脉回流的主干道，原发性髂股静脉血栓形成起病急剧，临床表现典型，早期常表现为肢体麻木、沉重和腹股沟区疼痛，伴发热，高达 38～39℃，查体可见腹股沟区肿胀、充血、有压痛，有时尚可触及索状物，继而整个下肢肿胀、疼痛、肢体苍白、皮温略低，表浅静脉怒张。腓肠肌及沿股静脉有压痛，Homans 征也呈阳性。

（三）股青肿

还有一种更少见类型是股青肿，也称蓝色静脉炎。病情严重，为下肢深、浅静脉广泛性血栓形成，组织张力极度增高，并常伴有强烈的动脉痉挛。发病急骤，疼痛显著，常在数小时内整个肢体肿胀、发绀、皮肤发亮伴有水疱或血疱，皮温下降，足背动脉减弱或消失，甚至胫后动脉搏动也可消失。体温可升至 39℃ 以上。由于大量液体渗入患肢的组织内，可出现低血容量性休克，甚至形成肢体静脉性坏疽。

此外，以下特殊检查有助于明确血栓的部位及范围：

1. 静脉造影及测压　采用足背静脉上行造影，可明确血栓的部位、累及的范围，以及侧支循环的建立情况，并被用作评判其他检查的金标准。造影完毕后，接上测压管，并与对侧静脉压对照。当主干静脉有血栓时，无论静息或活动时，压力均明显升高。

2. 多普勒超声检查　其特异性和敏感性在90%以上，并能区别静脉栓塞是来自外来压迫或静脉内血栓形成。对于探查大静脉血栓帮助较大，而对小静脉栓塞定位困难。

3. ^{125}碘核素扫描　是一种无损伤的检查方法，能发现其他检查难以发现的细小栓塞，尤其适合检查腓肠肌静脉丛微小血栓，但不能诊断陈旧血栓。

4. 磁共振静脉现象（MRV）　可通过血管中流动的血液于血管周围固定的组织在磁场中对射频脉冲所产生的磁信号不同，使血管影响得以显示，还可通过静脉注射增强剂而更好的显示，MRV对近端主干静脉如下腔静脉、股静脉、髂静脉血栓的诊断率较高。

四、预防

主要有机械法防止下肢静脉淤滞和药物性抑制血液凝聚。

（一）机械治疗法

协助病人早期活动，或鼓励病人在床上作抬臀或抬高下肢运动。包括抬高下肢，弹性压迫或充气长筒袜，腓肠肌电刺激。机械治疗的原理是由于下肢静脉回流的一个重要动力来自于下肢肌肉，特别是腓肠肌的收缩，每条腿的腓肠肌每收缩一次，可以排出 30～40ml 血液，因此又有"第二心泵"之称。

（二）药物治疗

1. 小剂量肝素　肝素在体内及体外均能防止血栓形成，但能引起术中或术后的创面渗血，因此要小剂量使用，术前3000U 皮下注射，术后每8小时3000U 皮下注射。

2. 低分子肝素　低分子肝素为从肝素中提取出来的分子量为 4000～6000 的肝素，抗凝作用主要表现在对抗 Ⅹa、Ⅱa 因子。其出血倾向较肝素小，半衰期较肝素长，皮下注射后生物利用度高。

3. 口服华法林、低分子右旋糖酐及阿司匹林，抑制凝血酶或对抗血小板黏附作用以达到预防血栓的目的，但以避免出现术后出血为限度。

五、治疗

下肢深静脉血栓形成后有 1/3 可以自行溶解，剩余的 2/3 中，一半在血管内持续存在，一半则可蔓延。

目前治疗倾向于非手术疗法为主。

（一）一般处理

卧床休息，抬高患肢，以促进血液回流，加速肿胀消退。维持水电解质平衡，适当应用止痛剂，解除动脉痉挛。血栓形成后，患者应予以制动，切忌按摩挤压肿胀的下肢，以免血栓脱落而引起肺栓塞。

（二）溶栓疗法

溶栓治疗是利用溶栓药物激活体内纤溶酶原，使之变为有活性的纤溶酶，促进血栓的溶解，达到清除新鲜血栓的目的。①首选尿激酶，可直接激活纤溶酶原，对循环中的纤溶酶原和已经与纤维蛋白结合的纤溶酶原同样有效，使用方式为 20 分钟内将4400u/kg的尿激酶静推，随后以4400u/（kg·h）的速度维持；②组织型纤溶蛋白原活化剂（tPA），在有纤维蛋白时，其活性可增强，分解纤溶酶原使之成为纤溶酶。使用方法是每 2 小时静脉注射 40～50mg，直至症状缓解。

（三）抗凝治疗

抗凝治疗是下肢静脉血栓治疗中应用最早和最广泛的方法，抗凝本身不能使已经形成的血栓溶解，但它能抑制血栓的蔓延，配合机体自身的纤溶系统溶解血栓，从而达到治疗的目的。还能有效地减少肺栓塞的发生。主要是应用肝素或华法林。肝素预防用量 3000～4000U，皮下注射，2 次/日。治疗剂量为首剂 5000U，然后每日 25000～30000U 持续静滴。亦有报道 5000～7000U 静注，1 次/4 小时，或 7000～10000U 静注，1 次/6 小时，用药期间要定期测定凝血酶原时间。

（四）手术疗法

取栓治疗适用于较大静脉的血栓，病程限于 72 小时内，最好不要超过 5 天。取栓术本身对血管有一定的损伤，有较高的复发率，因此要严格把握适应证。

1. Fogary 气囊导管取检术（图 1-5）　一般适用于原发性髂股静脉血栓形成而病期未超过 72 小时，最长不超过 1 周的病例。在透视下，用介入的方法，先从健侧股静脉插入球囊导管堵塞下腔静脉

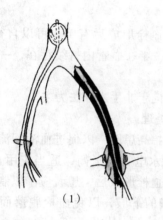 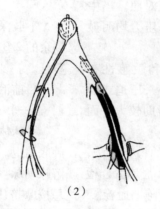 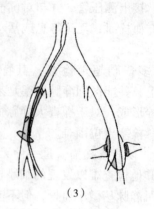

（1）　　　　　　　　　　（2）　　　　　　　　　　（3）

图 1-5　Fogary 气囊导管取检术

下端，以防止血栓脱落引起肺动脉栓塞，然后将患侧股静脉切开插入 Fogary 导管，让球囊超过血栓，充盈球囊后将血栓拉出，有静脉狭窄的地方还可行球囊扩张。取栓后再切断大隐静脉的属支将近心端与股浅动脉吻合，以加快髂血管内血流速度，减少血栓再形成的危险。术后再用华法林或低分子肝素抗凝，使 INR 在 2~3 之间。

2.　手术取栓术　当血栓已经衍生至下腔静脉，通过股静脉取栓可增加肺栓塞的机会。因此要在直视下先将下腔静脉的血栓取出。在患侧下腹部至腹股沟作纵向切口，显露下腔静脉及髂总静脉，暂时阻断下腔静脉，纵行切开下腔静脉，在直视下取尽下腔静脉及髂总静脉血栓后，并用肝素盐水反复冲洗后缝合切口。

3.　转流手术　适用于下肢深静脉血栓形成时间较长，导致发生了肢体肿胀、静脉曲张、色素沉着、溃疡、疼痛等下肢静脉血栓形成后综合征的治疗。一种方法是利用健侧大隐静脉在耻骨下打通隧道后与患侧大隐静脉吻合建立旁路，若与患者的股静脉吻合则为 Palma 手术（图 1-6）；另一种方法是适用于大隐静脉入口平面以下的部分股静脉阻塞者。在膝下切断患者大隐静脉，近心端与阻塞平面以下的腘静脉或胫后静脉作端侧吻合，建立旁路；第三种方法是静脉旁路手术，适用于非手术治疗半年无效的原发性髂股静脉血栓形成的病例，用人工血管在血管栓塞的近、远侧行静脉旁路手术（图 1-7）。

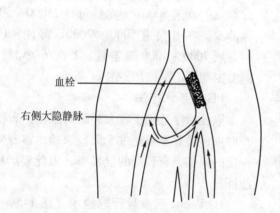

血栓

右侧大隐静脉

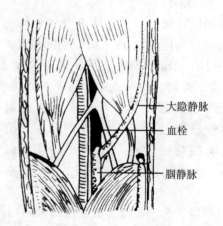

大隐静脉

血栓

腘静脉

图 1-6　Palma 手术

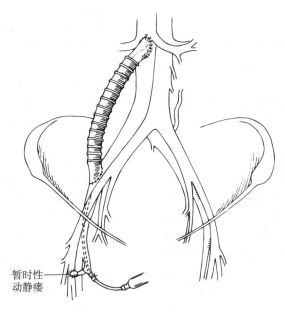

暂时性
动静瘘

图 1-7　人工血管栓塞近、远端静脉旁路手术

（薛绪潮　卢正茂）

参 考 文 献

1. 吴阶平，裘法祖主编. 黄家驷外科学（第6版）. 北京：人民卫生出版社，2000，1052－1053

2. 华积德，郑成竹，方国恩主编. 临床普通外科学. 北京：人民军医出版社，2003，287－309

3. 华积德，主编. 现代普通外科学. 北京：人民军医出版社，1999，270－290

4. 黎介寿，主编. 围手术期处理学. 北京：人民军医出版社，1993，187－279

5. 杨金镛，崔自介主编. 普通外科诊疗术后并发症及处理. 北京：人民卫生出版社，1998，22－44

6. 叶任高，陆再英，主编. 内科学（第五版）北京：人民卫生出版社，2002，271－210

7. 吴在德，主编. 外科学（第五版）北京：人民卫生出版社，2002，74－159

8. 孙衍庆、宋鸿钊、邱蔚六、蒋泽先，主编. 现代手术并发症学. 西安：世界图书出版社，2003，43－98

9. 王陆林，主编. 普通外科手术意外与并发症. 郑州：郑州大学出版社，2002，29－98

10. 郑树森，张启瑜，主编. 钱礼腹部外科学. 北京：人民卫生出版社，2006，1－16

11. 吴孟超，王承琣，林言蔵，陈汉，主编. 腹部外科. 上海：上海科学科技文献出版社，1992，16－45

12. 李开宗，主编. 腹部手术切口处理学. 北京：人民军医出版社，2007，176－215

13. 庄心良，曾因明，陈伯銮，主编. 现代麻醉学. 北京：人民卫生出版社，2003，2233－2249

14. 王玉琦，叶建荣主编. 血管外科治疗学. 上海：上海科学技术出版社，2003，216－233

15. Heir JS, Gottumukkala V, Singh M, et al. Coronary stents and noncardiac surgery: current clinical challenges and conundrums. Yusuf SW, Riedel B. Prev Cardiol, 2010, 13 (1): 8－13

16. Bratzler D W, Houck P M, Richards, et al. Use of antimicrobial prophylaxis for major surgery: baseline results from the National Surgical Infection Prevention Project. Arch Surg, 2005, 140 (2): 14－74－182

17. Potenza B, Deligencia M, Estigoy B, et al. Lessons learned from the institution of the Surgical Care Improvement Project at a teaching medical center. Am J Surg, 2009, 198 (6): 881－891

18. Rybicki Z. Problems with infections during the peri-operative period. Folia Med Cracov, 2001, (4): 2237－2348

19. Venermo M, Kantonen I, Suominen V, et al. Emergency problems in vascular surgery. Duodecim, 2009, 125 (4): 439－447

20. Greco JA 3rd, Castaldo ET, Nanney LB, et al. The effect

of weight loss surgery and body mass index on wound complications after abdominal contouring operations. Ann Plast Surg, 2008, 61 (3):235 - 242

21. Chirdan LB, Uba AF, Chirdan. Gastrointestinal injuries following blunt abdominal trauma in children. Niger J Clin Pract, 2008, 11 (3):250 - 253

22. Dukti S, White N. Surgical complications of colic surgery. Vet Clin North Am Equine Pract, 2008, 24 (3):515 - 534

23. 王敏. 肛周脓肿合并坏死性筋膜炎的诊断和治疗. 中国现代临床医学杂志, 2006, 5 (8):83 - 84

24. Aizawa K, Kanai T, Saikawa Y, et al. A novel approach to the prevention of postoperative delirium in the eldly after gastrointestinal surgery. Surg Today, 2002, 32 (4):310 - 314

25. Williams RF, Martin DF, Mulrooney MT, et al. Intraperitoneal modification of the Rives-Stoppa repair for large incisional hernias. Hernia, 2008, 12 (2):141 - 145

26. Conze J, Klinge U, Schumpelick V. Incisional hernia. Chirurg, 2005, 76:897 - 909

27. Michota FA. Prevention of venous thromboembolism after surgery. Cleve Clin J Med, 2009, 76 (Suppl 4):45 - 52

28. Menzies D, Pascual MH, Walz MK, et al. Use of icodextrin 4% solution in the prevention of adhesion formation following general surgery: from the multicentre ARIEL Registry. Ann R Coll Surg Engl, 2006, 88 (4):375 - 382

29. Shermak MA. Hernia repair and abdominoplasty in gastric bypass patients. Plast Reconstr Surg, 2006, 117 (4):1145 - 1150; discussion, 1151 - 1152

30. Breuer JP, Correns I, Spies C. Preoperative fasting in labour. Anasthesiol Intensivmed Notfallmed Schmerzther, 2007, 42 (3):192 - 198

31. Meyhoff CS, Wetterslev J, Jorgensen LN, et al. Effect of high perioperative oxygen fraction on surgical site infection and pulmonary complications after abdominal surgery: the PROXI randomized clinical trial. JAMA, 2009, 302 (14):1543 - 1550

32. Böttger TC, Hermeneit S, Müller M, et al. Modifiable surgical and anesthesiologic risk factors for the development of cardiac and pulmonary complications after laparoscopic colorectal surgery. Surg Endosc, 2009, 23 (9):2016 - 2025

33. M. Gabriel Khan, et al. Pumonary Disease Diagnosis and Therapy Williams & Wikins, 1997

34. Ancelin ML, de Roquefeuil G, Ledesert B, et al. Exposure to anaerthetic agents, cognitive functioning and depressinve symptomatology in the eldly. Br J Psychiatry, 2001, 178:360 - 366

35. Rasmussen LS, Christiansen M, Eliasen K, et al. Biochemical markers for brain damage after cardiac surgery-time profile and correlation with cognitive dysfunction. Acta Anaesthesiol Scand, 2002, 46 (5):547 - 551

36. Chen J, Kasper M, Heck T, et al. Tissue factor as a link between wounding and tissue repair. Diabetes, 2005, 54 (7):2143 - 2154

37. Thompson DA, Makary MA, Dorman T, et al. Clinical and economic outcomes of hospital acquired pneumonia in Intra-abdominal surgery patients. Ann Surg, 2006, 243 (4):547 - 552

38. Flier S. Knape JT. How to informamorbidly obese patient on the specific risk to develop postoperative pulmonary complications USing evidence-based methodology. Eur J Anaesthesiol, 2006, 23 (2):154 - 159

39. 赵慧颖, 吕晓颖. 腹部术后肺部感染的原因分析及预防. 中华医院感染学杂志, 2007, 17 (3):276 - 277

40. 宁福红, 刘书霞, 齐友菊, 等. 腹部手术后肺部感染的护理. 中华腹部疾病杂志, 2006, 5, 6 (5):365 - 366

41. Ellis M H, Ells A. Perioperatlve venous thromboembolism prophylaxis in Israel: a survey of academic surgical departments. Eur J Haematol, 2004, 73 (2):104 - 108

42. Ellis M H, Ells A. Perioperatlve venous thromboembolism prophylaxis in Israel: a survey of academic surgical departments. Eur J Haematol, 2004, 73 (2):104 - 108

43. 杨大业, 陈静, 张德巍, 等. 老年人腹部手术后下肢深静脉血栓形成的预防. 实用诊断与治疗杂志, 2007, 21 (5):394 - 395

44. 章志坚, 丁如良, 梁卫东. 高龄患者术后精神异常临床分析. 实用医学杂志, 2005, 2l (10):1090

45. Søreide E, Ljungqvist O. Modern preoperative fasting guidelines: a summary of the present recommendations and remaining questions. Best Pract Res Clin Anaesthesiol, 2006, 20 (3):483 - 491

46. Dijkstra JB, Jolles J. Postoperative cognitive dysfunction versus complaints: a discrepancy in longterm findings. Neuropsychol Rev, 2002, 12 (1):1 - 14

47. Hatef DA, Trussler AP, Kenkel JM. Procedural risk for venous thromboembolism in abdominal contouring surgery: a systematic review of the literature. Plast Reconstr Surg, 2010, 125 (1):352 - 362

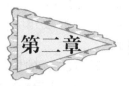

第二章　疝手术的并发症

自从 Bassini 在 19 世纪 80 年代开展疝修补手术开创了现代外科的新纪元以来，腹壁疝修补术成为普外科最常见的一种术式，世界上每年大约有上百万名腹股沟疝和腹壁疝患者实施了这一手术。疝的种类很多，手术方法各异、各种类型的疝一般经过手术治疗均能治愈。因此，疝的手术治疗是一种十分重要的方法。各种疝的手术方法不尽相同，同一种疝的手术方式也多种多样。各种手术方法、方式针对不同的适应证。提高疝的治疗效果除选择好术式外，一个重要因素就是要尽力减少或避免疝手术的并发症。不同国家对疝修补术后并发症的报道不一，在美国每年疝修补术，较并发症发生率文献综合报告在 10% 左右。在专科疝治疗中心并发症发生率很低。

近年，统计资料表明一般医院疝手术的并发症有增无减，已成为影响疝的疗效、制约疝外科发展的重大问题，究其原因：第一，随着科学技术和医疗设备的发展和进步、外科手术技术也有重大进展，传统术式不断改进，新术式也层出不穷，但疝外科的发展似乎不尽如人意；第二，随着医疗改革和外科技术的普及，最基层的医疗单位都建立外科手术室，开展包括疝手术在内的一些基本手术，这对大医院的负担和压力有一定缓解。然而，这些基层医疗单位其环境、设备、技术、人才都不够完备，在这种情况下施行疝外科手术，其并发症发生率偏高是可以理解的。从近年调查及文献资料分析表明，出现疝手术并发症的病例绝大多数出现在基层医院；第三，毋庸置疑，的确有少数医师，视疝手术为"小"手术，不够尽心尽力、尽职尽责，以致发生不该发生的医疗差错，致手术并发症增多。本章将着重介绍疝手术并发症及其防治方法。

第一节　疝手术后的切口感染

一、概述

疝修补术后切口感染的发生率各家报道有很大差异。腹股沟疝修补术后切口感染率由 0.5%~9% 不等。来自英国的一些报道认为在没有严格分组的腹股沟疝病人中，统计术后 1 个月的感染率为 4%。有学者研究以社区为基础调查统计该病切口感染率为 9%；而正式的住院病人切口感染率仅为 3%。有报道认为，当腹股沟疝病人被特定安排由一位技术熟练的高年外科医师实施整个手术，同时将病人安排在一个优良的服务环境中，切口的感染率会在原来的基础上降低 90%。

一般认为腹壁疝修补较腹股沟疝修补切口感染率高。复发疝切口感染率也很高，复发疝的手术有很多瘢痕组织需要进一步解剖，切口的无效腔隙通常较大，手术需要较长的时间，切口污染的可能性加大，特别是必须做肠切除时，污染的可能性更大。大多数医师认为使用补片会增加切口的感染率。当疝的直径大于 10cm 时，感染的发生率也会相应增加。

二、病因及病理生理

疝修补术后的感染多数继发于手术时切口被细菌污染。切口的污染来源于病人的皮肤、手术器械、外科医师的手套及通过手术室空气的污染，缝合以后的切口感染也可能继发于血源及淋巴，但是直接的污染是最重要的污染途径。

发生原因：①术前已有局部感染，如绞窄性疝，疝内容物坏死。疝囊内感染，并殃及疝外被盖；②医源性污染，如手术环境污染，未严格执行无菌技术；③内源性污染，术中切开消化道、泌尿道等有菌的中空脏器，如行肠切除，肠减压，阑尾切除，膀胱切开等；④切口内积液、积血而继发感染；⑤全身情况差，抵抗力低下，如有长期慢性疾病，肝硬化腹水，糖尿病及长期使用肾上腺皮质激素或免疫抑制剂；⑥用补片的疝修补手术的切口感染概率要大于不用者，做工精细的纺织补片材料（如聚四氟乙烯）较粗糙的补片（如聚丙烯）引起感染的机会小。此外感染与补片边缘的整齐程度有关，也与补片因卷曲而产生的袋状无效腔有关。

三、临床表现及诊断

1. 急性感染 手术数天后切口出现红、肿、热、痛，压痛明显，甚至出现波动感，局部穿刺抽得脓液，细菌培养阳性，同时伴有发热、白细胞计数升高等。

2. 慢性感染 外来植入物引起植入部位感染，补片并不一定马上引起感染，这些迟发的感染可以在数月或数年后出现，表现为炎性窦道及脓液自切口流出。可以有或不伴有发热及白细胞增高的表现。

四、预防

大部分疝修补术后的感染是可以预防的。具体预防措施有：

1. 认真作好术前准备，控制局部和全身感染，减少腹水。控制糖尿病，加强支持疗法，改善全身情况，提高机体免疫力，对糖尿病，长期使用肾上腺皮质激素和免疫抑制剂者或者肥胖者、复发疝的患者应术前一次剂量全身应用预防性抗生素；对估计可能要进行肠切除的复杂疝手术病人提前做好肠道准备。

2. 加强手术室管理，严格无菌手术。

3. 减少医源性污染，如不在疝手术的同时附加阑尾切除等可能导致污染的操作。

4. 对绞窄性腹外疝，如有疝内容物坏死，仅作疝囊高位结扎而不作修补，以避免因感染而导致修补失败，使再次手术修补更加困难。

5. 去除一些不必要的危险因素，控制出血的同时，尽量减少组织损伤。例如：电刀止血较为方便，但也会导致切口表面的坏死，同样随意缝扎、结扎止血，由于线头异物反应，潜在的切口感染的可能性会增大。

6. 使用补片时注意，缝合固定补片时针数不宜过多以减少线头反应，补片大小合适避免周边卷曲导致生理无效腔的形成。

五、治疗

（一）切口感染

1. 局限性切口感染 特征是从切口特定区域流出脓性液，无广泛红肿及蜂窝组织炎。解决方法：移除异物和引流局部小脓肿，局部换药处理，暂不需全部敞开切口，大量抗生素的使用是不必要的。

2. 较广泛的切口感染 如果感染波及疝切口的大部分，沿着切口可触及硬结和红肿或明确有脓液流出，就应当探查切口，彻底引流出脓液，清除坏死组织，放置引流管，同时选择敏感的抗生素治疗。

（二）使用补片后的感染

1. 腹股沟疝补片的感染 ①首先明确补片是否感染，如无补片感染，则行局部引流，不需暴露补片；②全身使用抗生素适用在蜂窝织炎的病人，对已开放切口的病人全身使用抗生素无实质性价值；③确定补片感染，此时需要去除补片，手术的时机选择在大多数硬结和其他炎症已经解决后，手术时要全部去除补片，包括固定的缝线，操作时由于解剖界线不清、模糊，务必仔细，避免损伤精索及股动、静脉。

2. 腹壁疝补片的感染 ①术后几周的早期感染需要打开切口，围绕补片所有的感染间隙要充分引流，敞开的切口可以诱发肉芽组织增生，最终补片表面可以布满增生的肉芽组织，将其覆盖，暂不必急于去除补片。但补片四周过多的折叠及卷曲、固定补片的过多缝线结（多于6个）难与增生的肉芽组织融合，容易引起经久不愈的窦道；②腹壁疝修补后数月或数年才出现的感染，局部引流的窦道常持续不愈，这些窦道通常源于补片边缘及缝线处，可在局部麻醉下小切口去除感染的缝线，切除过多的以及与组织不融合的补片。

3. 经过补片的肠瘘 应用补片行腹壁疝修补最严重的并发症是经过补片的肠瘘。当疝修补时部分损伤了肠壁，就会发生肠瘘，补片表面对肠壁的磨损是产生这一并发症的主要机制。处理：①肠壁上的缝合线不要与补片的表面紧贴，这样就可能减少肠瘘并发症的出现，另外将大网膜置于补片和肠管缝合线之间，有可能避免肠瘘的发生；②当肠瘘发生时，宜去除瘘口处四周所有补片，控制肠液的外溢以避免对瘘口周围软组织的进一步腐蚀；③在瘘口处置导管持续负压吸引，在瘘口周围涂上铝制糊剂以保护四周皮肤免于腐蚀。大多数有补片的瘘口通常有一短的通道，常常伴有黏膜外翻，这意味着局部处理不会促使肠管的自发愈合；④再次手

术，距上次手术间隔5～6个月手术修补是最好的时机，如果炎症没有完全消失，不但容易损伤肠

管，而且瘘口的修补也常常失败。

第二节 疝手术引起的损伤并发症

损伤相关的并发症主要是损伤了邻近的血管、神经以及泌尿系器官，由于腹股沟疝多见于男性，涉及精索和睾丸的并发症占据了重要比例。因此掌握相应的解剖对于理解和治疗这些疝修补术后神经、血管损伤是必须的。

一、精索的解剖

精索自腹股沟韧带中点上方的内环穿出沿腹股沟管内下行并进入阴囊与睾丸连接。腹壁的层次向下延续形成精索的外被膜，其内包含输精管、睾丸（精索内）动脉、蔓状静脉丛及淋巴管。髂腹股沟神经走行于精索前面，而生殖股神经的生殖支则位于精索后面，行腹股沟疝修补时可能会损伤这些组织。睾丸的血供主要来源于睾丸动脉，其血供在腹股沟疝手术时极易受到损伤。睾丸动脉起源于腹主动脉，在肾动脉以下发出，睾丸动脉沿腹膜后腰大肌表面向下侧方斜行并于前方跨过生殖股神经、输尿管及髂外动脉下段到达腹股沟内环进入精索，并与精索内其他结构一同沿腹股沟管进入阴囊。

二、神经的解剖

髂腹股沟神经、髂腹下神经、生殖股神经和股外侧皮神经常表现出明显的变异。Moosman 和 Oelrich 报道，在他们的解剖标本中仅有60%为典型的正常的髂腹股沟神经。腹股沟区，包括腹股沟管、精索、周围皮肤和皮下组织（包括股部 Scarpa 三角），均有胸11、12 和腰1、2 的感觉神经分布。包括腰丛的前支、髂腹下神经、髂腹股沟神经、生殖股神经、股外侧皮神经和闭孔神经均起自生殖交感丛，包括睾丸的感觉纤维。生殖股神经从1、2腰脊丛发出，主要由支配提睾肌（提睾反射）的运动神经元的感觉神经纤维组成，在腹股沟韧带上方的不固定点，生殖股神经分为生殖支（外生殖器）和股支（腰腹股沟）。股支形成股三角的皮下神经，在腹股沟韧带后方沿髂外动脉外侧下降，通过阔筋膜进入股鞘，支配股三角上部皮肤，并与大腿的中间皮神经相交通。生殖支越过髂外动脉末段，通过腹股沟内环进入腹股沟管。它支配提睾肌并通过腹

股沟管止于阴囊底部皮肤。在女性，生殖支伴随子宫圆韧带终止于阴阜和大阴唇皮肤。在腹股沟管内，髂腹股沟神经位于精索下方，并与精索一起穿出腹股沟管外环。髂腹股沟神经分布于大腿上中部分的皮肤，阴茎根部和阴囊前部的皮肤或者阴阜和阴唇皮肤。

Ⅰ 神经损伤

疝外科手术所致的神经损伤是一类较为常见的术后并发症，轻者可造成病人局部疼痛，重者可导致功能障碍和疝复发。易遭受损伤的神经与疝手术部位及神经纤维走行有关。常见的有髂腹下神经、髂腹股沟神经、生殖股神经及其分支、闭孔神经、股神经等。

一、髂腹下神经、髂腹股沟神经损伤

（一）病因

切开腹外斜肌腱膜时切开过多，操作失误；游离显露联合腱时操作粗暴；修补加强腹股沟后壁时缝扎神经，髂腹下神经损伤的概率略低，但部分病例发生两种神经同时损伤。

（二）临床表现及诊断

早期无特别症状或仅有局部疼痛，后期可因腹肌萎缩，使腹壁更加薄弱而导致疝复发。

（三）预防

在手术操作时须仔细、认真。切开腹外斜肌腱膜时，可先在相当于腹股沟管内环处作小切口，仅将腹外斜肌腱膜切开，以防将其深面走行的髂腹下神经切断，并经此小切口潜行分离直至外环处，显露髂腹下神经与髂腹股沟神经，再将腹外斜肌腱膜及外环剪开。腹外斜肌腱膜剪开后，先看清髂腹下神经及髂腹股沟神经及其走向，必要时可将此两条神经分离出来，牵开，以免在以后操作中损伤。

（四）治疗

治疗措施主要有：①术中发现神经被切断，应找出两断端，将其吻合；②如神经主干被钳夹或结扎，可将受压段神经切除后再行缝接；③应用神经营养药物，加强腹肌锻炼。

二、生殖股神经的损伤

（一）概述

生殖股神经及其分支生殖支和股支损伤是较为少见的疝手术并发症。

（二）病因

损伤的原因主要有：①在行疝修补需作腹直肌前鞘减张性切开时易损伤该神经；②腹股沟复发疝手术时，由于解剖结构紊乱，或需游离腹直肌鞘前叶作反转用以加强腹股沟管后壁的疝成形术时，容易误伤此神经。

（三）临床表现及诊断

神经断端神经瘤形成，引起局部疼痛，生殖支损伤导致性功能减退，股支损伤将出现股内侧感觉障碍。

（四）预防

神经的损伤重在预防，主要措施有：①手术操作时认真、仔细，不作不必要的涉及腹直肌前鞘的手术，减少损伤的机会；②精索血管和髂耻束之间的三角形区域，被称为疼痛三角，生殖股神经和股外侧皮神经在这里经过，腹腔镜疝修补术时，此区域不宜用钉夹固定补片。

（五）治疗

术中发现神经损伤，可作神经断端神经鞘的缝合，以利神经再生。应用神经营养药物，促进神经再生，以及局部理疗。

三、闭孔神经的损伤

闭孔神经损伤是闭孔疝手术时的少见并发症。

（一）病因

损伤的主要原因是：①闭孔疝嵌顿时间长，局部水肿，神经及鞘膜水肿，术中辨认困难；②手术部位深在，显露欠佳。

（二）临床表现及诊断：

部分性损伤可发生会阴部、股内侧及下肢疼痛。完全性损伤则将出现下肢功能障碍。

（三）预防

操作认真，良好显露，避免盲目操作。在嵌顿时间长，疝内容物还纳困难者，需扩大闭孔入口时更应谨慎操作，可适当加压股内侧，帮助疝内容物还纳，减少闭孔神经损伤机会。

（四）治疗

术中及时发现、采取对端吻合，如为缝扎损伤，可再次手术松解，注意神经营养药物的应用。

四、股神经损伤

股神经损伤是股疝手术时的罕见并发症。多由于股疝绞窄导致疝外组织解剖结构不清，以至股神经被部分缝扎损伤。临床上可出现烧灼性、顽固性疼痛，损伤严重时则将出现下肢功能障碍。为避免股神经损伤，对绞窄性股疝且解剖关系不清者可仅作疝囊高位结扎，切忌盲目修补而造成股神经缝扎损伤。如有损伤，治疗应争取早期手术松解，并应用神经营养药物及局部理疗。

II 血管损伤

疝外科手术并发血管损伤并非罕见，可表现为术中大出血、术后血肿，假性动脉瘤形成、动静脉瘘以及胸腔、腹腔内出血等。较易受损伤的血管主要为腹壁下血管、股动静脉、闭孔动脉及其分支、耻骨支、肠系膜血管、网膜血管等。

一、腹壁下血管的损伤

腹壁下血管损伤主要见于腹股沟斜疝、直疝手术。

（一）病因

损伤的主要原因是：①解剖层次未认清，盲目操作误伤；②疝内容物嵌顿，行疝环松解时损伤；③行疝修补时缝针贯穿腹壁下血管。

（二）临床表现及诊断

腹壁下血管的损伤的主要临床表现为：

1. 术中出血　损伤动脉表现为大量喷射状出血，损伤静脉则出血速度较慢，出血可从切口涌出，也可流入腹腔内。

2. 腹壁血肿　血管损伤较小，术中出血少未作彻底处理，术后出血在腹膜外积聚，形成下腹壁血肿。

3. 假性动脉瘤　多因腹壁下动脉被缝扎所致，在损伤处出现一搏动性肿块。

（三）预防

预防的主要措施有：①分清解剖层次，切忌盲目操作；②在松解疝环时，腹股沟斜疝应向外侧剪开疝环，而腹股沟直疝则向内侧剪开疝环；③行疝修补缝合时不宜过深。

（四）治疗

治疗要及时，主要有：①发生腹壁下血管出血后，常因出血多，手术野小而不易发现出血点，此时应进一步向外侧剪开内环，插入两手指，上下分开并向前腹壁顶起，暂时控制出血，然后吸尽血液，在直视下缝扎止血；②术后腹壁血肿形成则可行局部加压包扎，应用止血剂，密切观察血肿是否增大，必要时切开止血；③假性动脉瘤形成则应再次按动脉瘤手术处理。

二、股动脉、股静脉损伤

股动、静脉损伤主要见于腹股沟疝及股疝的手术。

（一）病因

损伤的主要原因有：①对股管及腹股沟区解剖不熟悉，术中误伤；②行疝修补时缝针进针过深；③嵌顿性股疝在还纳疝内容物有困难时盲目松解、扩大股环。

（二）临床表现及诊断

股动、静脉损伤的临床表现主要为：

1. 术中大出血　主要见于股动、静脉切割伤所致。

2. 股动脉假性动脉瘤形成　多由于股动脉被贯穿缝扎，术中出血不多，未及时发现，术后出现搏动性肿块，且往往呈进行性增大，患肢远端血供减少，足背动脉搏动减弱。

3. 股动静脉瘘　股动、静脉同时损伤机会极小，多因假性股动脉瘤形成以后向股静脉破溃，表现为下肢肿胀，浅静脉迂曲、怒张，卵圆窝处出现肿块。常有压痛及搏动感，可触及震颤，闻及杂音。分流量大时可出现心脏扩大，颈静脉怒张，肝颈反流征阳性等右心衰竭的临床表现。

（三）预防

预防的主要措施有：①熟悉股部及腹股沟区解剖，切忌盲目操作；②行腹股沟疝修补时，在腹股沟韧带侧进针不能过深，要使缝线在腹股沟韧带下隐约可见，缝合范围不应超越腹股沟韧带中点；③嵌顿性股疝，松解股环时应切断腹股沟韧带，而不应向外侧扩大股环导致股动、静脉损伤；④在用腹腔镜行腹股沟疝修补术时，应注意位于输精管与精索血管之间的危险三角（也称为死亡三角），其内有髂血管通过，应避免使用任何钉夹固定材料，以防止损伤大血管。

（四）治疗

股动、静脉损伤的治疗主要根据：①术中发现，及时扩大切口显露充分修补损伤；②缝针过深伤及股动、静脉应立即退针，压迫针孔，多能满意止血；③假性动脉瘤形成，应择期手术治疗，合并感染者，术前应抗感染治疗；④股动静脉瘘可影响心脏功能及下肢运动，应及早再次手术治疗。

三、闭孔血管损伤

闭孔血管损伤仅见于闭孔疝修补术，临床少见。

（一）病因

造成闭孔血管损伤的主要原因为：①嵌顿性闭孔疝，在松解疝环，扩大闭孔时损伤闭孔血管；②缝合关闭闭孔疝的疝环时部分缝扎闭孔血管。

（二）临床表现及诊断

闭孔血管损伤的治疗主要为：

1. 术中出血　如血管断端回缩可表现为盆腔内活动性出血。

2. 盆壁血肿　当血管损伤较小，术中无明显活动性出血，修补疝环后，可在盆壁形成积血性肿块。

3. 动脉瘤　为闭孔动脉或其分支损伤后形成的假性动脉瘤，表现为疝手术后盆壁出现搏动性肿块，均伴有闭孔神经受压症状。

（三）预防

预防的主要措施有：①熟悉闭孔血管位置及走行，切忌操作粗暴；②嵌顿性闭孔疝扩大疝环时，要注意避开闭孔血管；③修补闭孔疝时缝针不宜过深，谨防损伤闭孔血管。

（四）治疗

闭孔血管损伤的治疗主要有：①术中发现及时修补，若为分支损伤，可予以结扎、缝扎止血；②术后出现盆壁血肿应清除血肿，彻底止血，形成假性动脉瘤者应再次手术治疗。

四、肠系膜及网膜血管损伤

肠系膜及网膜血管损伤可见于各类网膜、肠管为疝内容物的疝手术时。

（一）原因

造成肠系膜及网膜血管损伤的原因为：①网膜、肠系膜嵌顿水肿，血管弹性差、抗张力低，还纳时易受损伤；②网膜、肠系膜与疝环、疝囊粘连紧密，分离时损伤血管；③网膜、肠管绞窄坏死，行坏死网膜或肠段切除时，血管近端线结过松或滑脱；④网膜嵌顿，误诊为腹壁脂肪瘤手术，对网膜血管蒂处理不当。

（二）临床表现及诊断

肠系膜及网膜血管损伤后，血管断端常回缩至腹腔，出血在腹腔内积聚，术中不易发现，出血量较大时可出现疝环口溢血和失血性休克的表现。

（三）预防措施

网膜嵌顿坏死需切除者，应小心分离，钳夹后切断，缝扎好近心端血管，防止结扎线脱落出血。对疝内容物为网膜的白线疝术前应正确诊断，避免把网膜误认为脂肪瘤以至处理不当引起出血。

（四）治疗

少量出血可能不容易被发现，如出血量大，经过保守治疗无效应果断剖腹探查止血。

Ⅲ　泌尿、生殖系统器官损伤

泌尿生殖系统的损伤主要有膀胱、输尿管的损伤，输精管横断以及由精索血管损伤引起的缺血性睾丸炎和睾丸萎缩。

一、膀胱、输尿管的损伤

（一）病因

主要为经验不足，局部解剖认识不清，误将膀胱当作疝囊切开，其原因可有：①膀胱过度充盈、底部位置上移，壁变薄，使膀胱接近腹股沟疝的手术野，易与疝囊混淆；②疝内容物为膀胱，且与疝囊粘连；③以膀胱壁构成疝囊一部分的滑动性疝；④巨大的滑动性疝输尿管也可进入疝囊成为疝内容物，术中辨认不清可造成损伤。

（二）临床表现及诊断

膀胱、输尿管损伤后常可见：①术中即见尿外溢，但应注意与疝囊内积液鉴别；②术后切口溢尿，形成尿瘘；③术后血尿；④输尿管被误扎后，可出现腰痛、肾积水和肾功能障碍。

（三）预防

预防的主要措施有：①熟悉解剖关系，术中仔细辨认，不可随意切开未确认的"疝囊"，重视对滑动性疝的识别和处理；②腹股沟疝术前排空膀胱，必要时应留置导尿管；③当滑动性疝为膀胱时，要注意辨认输尿管。

（四）治疗

膀胱、输尿管损伤的治疗方式有：①术中发现膀胱损伤，立即行膀胱修补，修补时应用可吸收缝线，保留导尿管行膀胱减压；②术后近期发现切口溢尿，应立即置导尿管，排空膀胱，再次手术行膀胱修补；③术中发现输尿管损伤，立即行对端吻合，并应放置支撑管；④术后发现输尿管损伤应尽早再次手术治疗；⑤全身使用抗生素，防止切口及尿路感染。

二、输精管横断

疝手术时在精索内游离疝囊可以造成输精管横断。长期应用疝带、多次嵌顿及复发性疝，常因局部瘢痕粘连造成严重解剖困难易发生精索损伤，横断疝囊时未将输精管从疝囊剥离，则可切断输精管。出现这种情况时，应对输精管断端进行修整，以新鲜的断面进行端端吻合，吻合口内应置入小支撑物，如一根长尼龙线，其一端穿出输精管引至腹股沟皮肤外，以便日后拔除。输精管吻合需在放大镜或手术显微镜下进行方能获得精确对合。由于对侧输精管是完好的，因此单侧损伤不会造成不育，但仍应尽量避免。

三、精索血管损伤引起的缺血性睾丸炎和睾丸萎缩

（一）病因

导致缺血性睾丸炎和睾丸萎缩主要的原因为：①睾丸动脉损伤：当精索出血时，盲目大块结扎，可损伤睾丸动脉；②睾丸静脉损伤：为了切除疝囊而在精索内广泛解剖可造成静脉丛以及静脉血流的损害，精索静脉血栓形成致使睾丸静脉严重淤血，导致睾丸梗死；③疝修补术后，精索出口过小可造成精索缩窄而影响睾丸血供。

（二）临床表现及诊断

缺血性睾丸炎和睾丸萎缩的临床表现可为：①病程发展无特异性，术后2～5天临床表现方明显；②睾丸疼痛和肿胀，检查发现精索、睾丸变硬并有触痛，阴囊内睾丸上提；③疼痛和触痛可持续数周，肿胀持续时间更长甚至数月才能消失；④部分病人可发生睾丸萎缩、梗死。

（三）预防

预防的主要措施有：①睾丸和精索有丰富的侧支血供，在疝修补时不要过分游离精索，保证其有相应的血供；②不要去除远端疝囊，除非疝囊非常小，以免影响睾丸血供。

（四）治疗

治疗主要有：①术后如出现缺血性睾丸炎，彩

色多普勒检查有血管受压，应及时手术松解以改善睾丸血供；②如有睾丸坏死可考虑切除睾丸；③药物治疗：活血化淤，改善睾丸微循环。

第三节　腹股沟疝修补术后慢性疼痛

一、概述

国际疼痛研究联合会把疼痛定义为：疼痛是一种实际或潜在组织损伤造成的不愉快感觉和情感体验，或是对这种损伤的直接描述。在过去的 60 年里，综合各种文献报道，慢性腹股沟区痛的发生率大概在 2%～12%。术后腹股沟区痛常涉及的三根神经分别是：髂腹下神经，髂腹股沟神经和生殖股神经。1980 年后，由于在腹股沟疝和股疝的处理中逐步开始常规应用补片，由聚丙烯补片引起的反应成了腹沟区痛的又一个原因。1990 年后，腹腔镜应用于疝修补，由于腹腔镜钛夹及其他穿刺器械造成的神经损伤也成了术后腹股沟区痛的原因，并且腹腔镜的应用也增加了损伤股外侧皮神经、股神经、闭孔神经的可能性。

二、病因

慢性疼痛可以分为两种类型：伤害性疼痛和神经性疼痛。①伤害性疼痛：伤害性躯体疼痛与韧带或肌腱的损伤相关，这种疼痛为牵拉样、烧灼样或钝性疼痛，肢体提拉或伸展时可诱发，静止时也可以有钝性疼痛的感觉。疼痛可持续数小时，腹部肌肉活动或伸展时加重。原因可能是耻骨肌肉的牵拉；②神经性疼痛：神经性疼痛以猛烈的刺痛、电击样或短暂尖锐的疼痛形式出现，可由活动引起或自发产生。刺痛可以是单次发生，也可在一段时间内连续出现，神经性疼痛不可预测并可以没有相关的促发因素。

三、临床表现及诊断

疝修补术后的长期疼痛（3～6 个月）有以下三种类型：①术后新发的疼痛；②术后出现的与术前相似的疼痛；③术后数周才出现的疼痛。

（一）术后新发的疼痛

腹股沟疝修补后即刻新发的疼痛常提示局部组织的损伤，包括神经受压和直接损伤。

1. 髂腹股沟、髂腹下神经以及生殖股神经损伤均可引起这种腹股沟区非特异性疼痛。如果疼痛位于大腿前外上侧或外侧并伴有麻木，提示股外侧皮神经损伤。这种损伤多见于腹腔镜疝修补术，以及靠近髂嵴，破坏了腹股沟区完整性的巨大斜疝修补时。

2. 腹腔镜下疝修补或疝的前方进路修补术也可能造成腹股沟管下方近内侧区域的膀胱损伤，造成术后腹膜前或经腹膜的尿性囊肿而引起腹股沟区急性疼痛。

3. 术后的急性疼痛还可能与缝合或置钛夹时造成的软组织及筋膜组织撕脱，大块结扎腹壁肌肉等有关。

（二）术后出现的与术前相似的疼痛

在一些情况下，患者术前就有腹股沟区疼痛。一般认为这种疼痛与疝自身有关，行疝修术后这种疼痛可消失。如果术后这种疼痛持续存在，最常见的情况：①患者有腰椎疾患，造成了腹股沟区的疼痛，当术后疼痛没有消失时则应重新评价有无腰椎疾患；②其他的情况包括首次术中未发现的隐匿疝，有必要进行进一步的检查以明确诊断。

（三）术后数周才出现的疼痛

疝修补术后，所有患者都有轻至中度不适。这些不适都会在数天后消失，不会影响患者的生活。但少数患者经过了术后一段间歇期后，在术后数周，开始出现腹股沟区的疼痛并逐渐加重。这种疼痛可能突然发生，也可能与进行了某个特别的动作有关，提示有可能是肌肉骨骼张力过高及损伤，也可能是疝的复发。这种疼痛也可能逐渐发生，提示与切口的愈合成熟过程有关，包括瘢痕的收缩等。查体时常有触痛。一些学者研究了这种类型的疼痛，认为放置了作为异物的补片后，造成纤维反应增生，瘢痕形成并压迫腹股沟区神经，从而可能引起腹股沟区疼痛。

评价腹股沟疝患者术后腹股沟区痛的第一步是弄清疼痛发生的时间和疼痛的类型。第二步，详细体格检查进一步明确疼痛的原因。评价疼痛的程度是重度（几乎不能忍受），中度（可忍受，但影响日常生活），还是轻度（能够进行任何日常活动，疼痛仅仅是一种不适感），疼痛程度的分析有助于回顾了解疼痛发生的原因，从而指导诊断和治疗。

四、治疗

腹股沟疝修补术后疼痛的治疗，根据不同原因分别采取不同措施。

（一）术后新发的疼痛

1. 首先明确疝手术后疼痛是否伴有运动障碍，有运动障碍则应着重考虑有无神经损伤，如 McVay 术时患者有腹股沟区痛并有股四头肌无力现象时，必须高度怀疑缝线损伤股神经。

2. 无运动或感觉缺陷者，可对髂腹股沟神经及髂腹下神经行区域神经阻滞。局麻药对着髂前上棘轻度偏中偏上注入前腹壁肌层中。神经阻滞能起到实验性治疗的目的，若局部神经阻滞有效，顽固性疼痛进一步治疗就是对这两根神经行神经切断术。

3. 不明原因的持续疼痛最终有必要行前进路探查或腹腔镜下探查术。对于行补片修补的病人，探查未能发现其他病因时，需仔细评价补片的位置和它的周围组织。如补片有移位或影响了周围组织结构，去除补片有助于减轻慢性疼痛。

（二）术后出现的与术前相似的疼痛

认真查体观察是否存在术前检查和术中探查均未发现的遗漏疝，关键要考虑到股疝和未能回纳的嵌顿疝。如查体无疝遗漏体征，应行腹股沟区超声检查，还包括腹股沟区和盆腔的 CT 检查进一步明确诊断。经上述检查仍怀疑"遗漏疝"时，可诊断性腹腔镜检查。经腹腔镜检查不但能提供诊断，还能做出恰当的治疗。行腹腔镜检时强调检查腹膜前间隙，尤其当经腹膜看不到疝囊时更应如此。必要时行腰椎检查排除腰椎疾患引起的腹股沟区疼痛。根据诊断出的疼痛原因，进行针对性处理。

（三）术后数周才出现的疼痛

1. 对于延迟发生的急剧疼痛，无疝的复发及隐匿疝的可能时，应先用消炎镇痛药，适当休息。如疼痛是由肌肉或筋膜的牵拉引起，经对症处理，疼痛会逐渐减轻或消失。

2. 疼痛达到中重度剧烈，可对髂腹股沟及髂腹下神经作诊断性的神经阻滞治疗。神经阻滞有效，疼痛可能来源于髂腹股沟及髂腹下神经的刺激。

3. 疼痛在 4～6 周内逐渐加重，行腹股沟区和盆腔 CT 检查判断有无血肿及补片错位及移位。CT 发现有补片的移位时，可行腹腔镜下探查及前入路探查术去除补片再重置。

4. 如果疼痛持续存在且逐渐加强，可能是瘢痕包绕压迫髂腹股沟及髂腹下神经引起。这种压迫，既可能是瘢痕与补片的共同作用，也可仅由瘢痕自身引起。疼痛能用区域神经阻滞的办法减轻，对顽固性疼痛的治疗就是再手术去除补片并同时行腹股沟或髂腹下神经切断术。

5. 髂腹股沟及髂腹下神经阻滞不能减轻疼痛时应考虑到瘢痕压迫生殖股神经生殖支。如果疼痛持续存在且加重，生殖股神经阻滞有诊断和治疗价值。如果神经阻滞能减轻或消除了疼痛，联合应用腹腔镜探查及腹膜后生殖股神经切断术能获得最佳的疗效。

第四节　腹股沟疝修补术后复发

一、概述

腹股沟疝修补术一般临床效果良好，但因受患者的年龄、体质、疝的大小和选择的手术方式、操作以及是否伴有腹压增高的其他慢性疾病、切口感染等诸多因素的影响，腹股沟疝仍有一定的复发率。特别是老年患者，更易复发。

当前腹股沟疝修补手术后的复发率，各家报告不一。Haapnicrni 从瑞典疝登记中心的 1992～2004 年的 107 818 例资料分析中看到，补片修补后的复发率为 1.00%～1.91%，包括有平片、网塞和腹膜前间隙修补；组织对组织修补的复发率为 2.11%～2.67%，包括 Shouldice 手术等；而腹腔镜修补的复发率为 1.40%～1.70%，包括经腹膜前腹腔镜下无张力修补术（TAPP）和完全经腹膜外腹腔镜下无张力修补术（TEP）。2000～2005 年 8 月的国内文献发表疝外科相关论文约 930 余篇，报道各类无张力疝修补术约 49 000 例，无张力腹股沟疝修补术的复发率约 0.6%～1.6%。有三篇文章把补片修补和组织对组织修补的复发率做了比较：一篇文章随访 2 年的复发率，网塞手术为 2.3%，Bassini 和 Mc-way 手术为 14.2%；另一篇用 PHS 补片的腹股沟疝修补手术的复发率为 1.0% ，而 Bassini 手术的复发率高达 16.6% ；第三篇的复发率 Bassini 手术为 5.36% ，而平片手术和网塞手术后复发率分别为 2.22% 和 0.89% 。对于疝手术后复发率在文献报告上的差别的原因，有学者分析如下：由于一些非专门疝治疗机构和综合医院没有把复发后再复发和多次复发后再手术后多次复发加以说明，以致统计的复发率可以高达 12% ~ 13% 。还有在研究手术结果时没有注意腹股沟疝的分型和全身情况，因为直疝和斜疝、原发和复发、缺损区的大小对于疝手术后的结果是有较大差别的。对于随访后结果分析没有遵循一致的规则。至于没有严密的随访计划，仅以"没有因为复发再到我这儿来治疗"，就认为是"没有复发"而定为"复发率是零"是必须要纠正的。

二、病因

当前认为，补片修补后复发的原因要从两个方面来考虑，即患者因素和医师因素。与患者有关的因素有年龄、病理性肥胖、吸烟、肺部疾病、低蛋白血症、糖尿病、使用激素、黄疸、恶性疾病使用化疗或放疗以及原有胶原系统疾病等。与外科医师有关的因素有：手术医师的基础知识，手术者对所操作手术的认知度，手术技术和技巧，是否使用合适的材料等。专家认为疝手术后复发与手术者相关的因素有：不了解疝发病的病理生理和病理解剖知识；没有经过正规的腹腔镜训练而进行腹腔镜疝修补手术；手术者的经验有限；手术者对开放疝修补

仅仅看看示教录像带就行手术，没有接受过正规训练；没有认识到多发病变；对现代疝解剖的"耻骨肌孔"概念不了解；住院医师的正规教育不够；手术没有使用补片；补片大小不适当；补片与正常组织重叠不够；补片固定不当；没有找到疝囊而匆匆结束手术；切口太小；遗漏外侧疝（斜疝）；在作平片修补的时候没有把平片覆盖超过耻骨结节 2cm处；腹腔镜手术时没有把主要的戳孔缝合修补；选用不适当的麻醉方式；手术后过早进行体力活动。

三、临床表现及诊断

对腹股沟复发疝的诊断应该是没有多大问题的。但是在体格检查中发现手术侧腹股沟区又出现一个包块时除了要考虑确实是复发外，还应该注意排除精索脂肪瘤、浆液肿、一个膨胀的腹内斜肌的团块和没有切除的残留的疝囊。对于体格检查中无法确定的要用影像学检查如 CT、B 超、磁共振以及腹腔镜检查等明确诊断。

四、治疗

对于组织对组织修补术后腹股沟疝的复发，目前普遍认为再次手术应该使用补片。不管是平片、网塞还是腹膜前间隙的 Kugel 补片，都有学者报道，并都认为效果良好。我院曾对一名 3 次手术后复发的巨大腹股沟斜疝患者行腹膜前间隙的 Kugel补片修补术，至今 2 年无复发（图2-1）。

对于补片修补手术后复发性腹股沟疝的治疗，当前认为由于患者先前选择不同的手术，再次手术

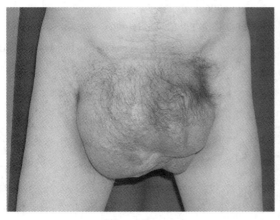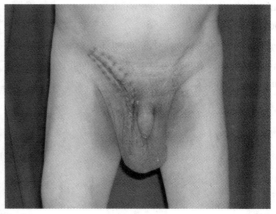

图 2-1　3 次手术后复发的巨大腹股沟斜疝的术前与术后情况

时没有一个所谓标准的手术可以适合所有复发疝的再手术。但在再次手术前应该了解清楚的是：早先作的是什么手术和使用的是什么补片。对于早先进行腹膜前修补手术的，对解剖瘢痕层的困难和与腹膜紧密粘连可能产生的后果要有充分的思想准备；对于原先是经过前入路修补手术的要注意对精索和神经的损伤。不论再次手术时采用何种术式，都应该结合手术者对这种术式的认知、经验和熟练程度，其中包括缝合手术、开放补片手术和腹腔镜手术。一般认为，如果考虑到粘连紧密，解剖困难，

容易损伤精索和神经，可以采用腹腔镜手术（TEP），对于双侧复发性疝，该手术更为适宜。

是否要取出先前置入的补片与先前手术后是否发生并发症有关。一般来讲，如果患者有慢性疼痛或感染时要取出补片，这种情况在再次手术时应该使用与上次手术时同样的手术入路；如果再手术不需要取出原来的补片时，把原先手术的前入路变成后入路或反之。

（魏　国　毕建威）

参 考 文 献

1. Bailey IS karren SE, Toyn K, et al. Community surveillance of complications after hernia surgery. By Med J, 1992, 304:469 - 471

2. Deysine M. Grimson RC, Soroff HS. Inguinal herniorrhaphy: reduced morbidity by service standardization. Arcb Surg, 1991, 126:628 - 630

3. Rowe M, Clatworthy HW. Incaraerated and strangulated hernias in children. Arcb Surg, 1970, 101:136

4. Moosman DA, Oelrich TM. Prevention of accidental trauma to the ilioinguinal nerve during inguinal herniorrhaphy. Am J Surg, 1977, 133:146 - 148

5. Wantz GE. Testicular complications of inguinal hernioplasty. Probl Gen Surg, 1995, 12:219 - 224

6. Karthikesalingam A, Markar SR, Holt PJ, et al. Meta-analysis of randomized controlled trials comparing laparoscopic with open mesh repair of recurrent inguinal hernia. Praseedom RK. Br J Surg, 2010, 97 (1):4 - 11

7. Cunningham J, Temple WJ, Mitchell P, et al. Cooperative hernia study-pain in the poet repair patient. Ann Surg, 1996, 224:598 - 602

8. Fitzgibbons RJ Jr, Camps J, Cornet DA, et al. Laparoscopic inguinal herniorrhaphy-results of multicenter trial. Ann Surg, 1995, 221:3 - 13

9. Heise CP, Starling J. Mesh inguinodynia: a new clinical syndrome after inguinal herniorrhaphy. J Am Coll Surg, 1998, 187:514 - 518

10. Kennedy EM, Harms BA, Starling JR. Absence of maladaptive neuronal plasticity after genitofemoral-ilionguinal neurectomy. Surgery, 1994, 116:665 - 671

11. da Costa PM. Complications and recurrences after different types of hernia repair: how to deal with it? Acta Chir Belg, 2009, 109 (1):36 - 41

12. Walter J, Reichart R, Vonderlind C, et al. [Neuralgia of the genitofemoral nerve after hernioplasty. Therapy by peripheral nerve stimulation] Chirurg, 2009, 80 (8):741 - 744

13. Peng PW, Tumber PS. Ultrasound-guided interventional procedures for patients with chronic pelvic pain-a description of techniques and review of literature. Pain Physician, 2008, 11 (2):215 - 224

14. 周太成, 陈双, 周军, 等. 无张力疝修补术后腹股沟疝复发原因及再手术方法探讨. 临床外科杂志, 2006, 11:706 - 707

15. Bisgaard T, Kehlet H, Bay-Nielsen MB, et al. Nationwide study of early outcomes after incisional hernia repair. Br J Surg, 2009, 96 (12):1452 - 1457

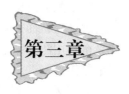

第三章 胃手术并发症

胃手术曾经是治疗消化性溃疡和胃肿瘤的主要手段，随着人类对消化性溃疡发病机理的深入研究及治疗药物的研发，前者正逐渐退出胃手术的主要适用范围。在目前的临床实践中，胃手术主要用于治疗胃癌及其他胃的间质性肿瘤。胃手术经过百余年的临床实践和发展，以及用于胃肠切割、吻合器械的发明和改进，手术技术已经相当成熟，在我国也得到了普及。然而，手术仍可能引起一些严重的并发症，尤其是在胃癌根治术中，不仅涉及胃的切除，而且要进行胃周淋巴结的清扫和胃肠道重建，势必带来额外的风险。在这些并发症中，有些与手术操作不当有关，有些则是手术本身带来的解剖、生理、代谢的改变有关。因此，胃手术的并发症可在术后近期发生，也可能间隔很长一段时间后发生。本章节主要介绍常见的胃手术并发症。

第一节 呃 逆

一、概述

呃逆是不随意、不规则、重复的一侧或两侧的膈肌异常痉挛性收缩，及其随后的吸气期声门突然关闭，引起气体的内流受阻而发出一种特征性的短促声音。俗称打嗝。一般男性多于女性。引起呃逆的因素有许多，只要能干扰髓质呃逆中枢及其反射弧的因素都能引起呃逆，是一种神经反射动作。

二、病因及病理生理

根据病因，呃逆一般可分为中枢性、反射性、代谢障碍性和精神性四类。中枢性呃逆是由于颅内疾病直接或间接影响呼吸中枢，脑干迷走神经核或颈髓所引起。精神性呃逆往往有癔病史，在情绪激动时呃逆发生或加重，熟睡、精神刺激消除后，呃逆停止或减弱。而胃手术后引起的呃逆往往是反射性或代谢障碍性呃逆，以反射性呃逆最为多见，当周围神经（包括迷走神经、膈神经或其他神经，如腹部手术后损及腹部交感神经以及腹腔神经丛）受某种直接或间接的因素影响，其兴奋通过迷走神经到达延髓呼吸中枢，然后至膈神经，而引起的膈肌痉挛。引起胃手术后呃逆常见的原因有膈下、胸腔积液、积血或感染、胃肠胀气、吻合口水肿、胃痉挛、胆囊炎、支气管炎及肺部感染等，有时胃管的刺激也可引起呃逆；代谢障碍性呃逆多是由于电解质紊乱，酸碱平衡失调，体内代谢产物的刺激等引起，通常是由于钠钙离子水平降低，致膈肌兴奋性增高而引起的痉挛所致。此外，血液中 CO_2 升高可加重呃逆，降低可减轻呃逆。可见呃逆诱因繁多，有些原因临床可能难以及时查明。

胃手术后呃逆是常见的并发症之一，多数患者通过转移注意力或屏气等方法以求自行缓解，但仍有部分患者呃逆呈顽固性发作，可持续存在数天甚至十数天，严重影响手术切口的正常愈合，甚至导致手术切口裂开，更严重的还可导致吻合口漏或食管、贲门黏膜撕裂引发的上消化道出血。因此，需要早期及时处理，拖延时间会使病人的精神、体力十分疲惫，甚至可能加重病情。

三、预防

虽然呃逆不是非常严重的胃手术并发症，但是持续呃逆可能引发其他的严重并发症，如吻合口漏、食管贲门黏膜撕裂出血等，且会影响病人康复，因此要引起临床医师的重视，尽量减少胃术后呃逆的发生。术前积极做好准备，详细地了解并纠正重要脏器疾病。胃癌根治术时，手术创面大，渗出量多，术中尽量减少对胃周围脏器的侵扰，引流管放置位置得当，避免引起膈肌的刺激，且能保证术后有效引流，减少膈下积液可能。也有人认为，术后呃逆发生与术中麻醉有一定关系。术中麻醉阻滞不全或全麻程度浅，加上术中牵拉刺激等，术后容易出现呃逆。如术中出现呃逆不及时处理，一旦反射建立，就易形成顽固性呃逆。术后保持有效胃肠减压，不应过早拔除胃管。同时要防止水、电解质、酸碱平衡失调。鼓励患者早日下床活动，以促进患者早日康复。

四、治疗

对于胃手术后出现的呃逆，首先要排除上述可能刺激膈肌兴奋的因素，纠正水、电解质、酸碱失衡。如果去除这些诱因后，呃逆仍持续存在，处理将非常棘手。在过去的数个世纪中，报道了大量治疗呃逆的方法，但是没有一种是确切有效的。根据近年文献的报道，治疗呃逆的方法大致有如下几类：

1. 一般治疗　持续的呃逆容易使病人产生原有疾病预后的顾虑或对手术成功的怀疑，从而产生不安情绪，需要医务人员对病人进行解释、安慰、分散注意力，消除紧张的情绪，可以让病人深吸气、屏气、慢呼气，或喝一口水后分次咽下，以阻断呃逆的反射弧。必要时可以持续胃肠减压。

2. 物理疗法　主要是通过刺激迷走神经的方法，有时也很有效，如牵引舌头，挤压眼球或用拇指按压双侧的眶上神经等，也可以让病人吞入干面包或碎冰块以诱发呕吐。在适当的监护条件下，可以按摩一侧的颈动脉窦，或可以用手指深压胸锁关节后的膈神经。通过提高 $PaCO_2$ 也可能抑制膈肌活动，可以嘱病人反复深吸气 - 屏气或向一纸袋内深呼气（注意：不能用塑料袋，因为后者可黏附于鼻孔）。其他方法还包括洗胃，电刺激膈神经，用小探条扩张食管等。吸入含 5% CO_2 的氧气也会有效。对于胃手术后病人，可能存在膈肌胸膜炎，除了应用腹带外，可在下胸部用腹带裹紧，也会有一定的帮助。

3. 药物治疗　治疗持续性呃逆的药物有许多种类，但是没有一种药物有确定性疗效，常常需要联合、交替使用。常用的药物种类有：

（1）中枢兴奋类药：如哌甲酯、苯丙胺。

（2）镇静安定类药：如氯丙嗪、地西泮、苯巴比妥、多塞平、冬眠合剂等。

（3）止吐类药：如甲氧氯普胺、普鲁氯哌嗪。

（4）解痉类药：如阿托品、东莨菪碱、巴氯芬、萘福潘（后二者为中枢性肌肉松弛药）；其他还可用钙离子拮抗剂、麻醉剂等。

下面主要介绍目前临床比较常用的几种药物的用法及其主要作用机制：

哌甲酯通过中枢 - 内脏神经调节作用，使膈神经由过度兴奋而达到抑制状态，同时可能使交感神经兴奋。用法为哌甲酯 20mg，肌内注射，2 小时后可重复使用。

甲氧氯普胺对延髓催吐化学感受区有抑制作用，并可加速胃的排空，同时可阻断胃肠多巴胺受体，加速胃的正向排空，缓解平滑肌痉挛，从而起到缓解胃肠及膈肌异常蠕动和收缩的作用。10 ~ 20mg，口服，每日 2 ~ 4 次，对某些患者可能有效。

氯丙嗪的作用机制，目前认为它具有阻断网状结构上行激活系统的作用，从而使功能紊乱、兴奋性增高的膈神经得到抑制和调整。一般每晚用 25mg，肌内注射。

多塞平具有抗抽搐、中枢镇静、抗胆碱能作用，降低迷走神经张力，使膈肌痉挛被抑制。用法为多塞平每次 25mg，每日 1 ~ 2 次口服。发作有时间性者，在发作前半小时 25mg。

利多卡因的作用机制是通过调节自主神经功能，反馈性地影响中枢神经系统，使膈神经由兴奋转为抑制，或吸收后直接作用于膈神经，解除膈肌痉挛。用法为，将利多卡因 50 ~ 100mg 加入 50% 葡萄糖 40 ~ 100ml 中静脉注射，或 50 ~ 100mg 肌内注射。

氟哌啶醇与抑制延髓的催吐化学感受区附近的中枢调节部位有关，主要用于脑血管病、精神因素所致的呃逆。用法为氟哌啶醇每次 5mg 口服，呃逆消失后再用 2 ~ 3 天。

盐酸麻黄素对肾上腺能 α、β 受体都有兴奋作用，同时具有较强的中枢兴奋作用。每次用药 10 ~ 30mg，重复应用要在 6 ~ 8 小时以上，对治疗腹部手术后的顽固性呃逆效果较好。

硝苯地平通过阻止 Ca^{2+} 细胞内流，从而解除膈肌痉挛，用法为硝苯地平 10mg，咬碎舌下含服或吞服，半小时内呃逆不止者，追服 10mg。若呃逆反复发作，可重复应用，24 小时最大用量不超过 100mg，首次剂量不宜大于 20mg。

4. 中医针灸　在临床实践中，胃手术后出现顽固性呃逆，在排除外科情况后，也可采用我国的传统医学手段，有时能收到令人惊喜的效果。常用的穴位有足三里、合谷、内关、章门、上脘、中脘、涌泉、内关、膈俞、肝俞、胃俞等。可以在穴位处针刺留针或外敷中药。也可采取中西医结合的方法，即在穴位处针刺得气后，注射甲氧氯普胺、利多卡因、哌甲酯等药物。

5. 神经阻断 如果能明确是哪侧膈肌痉挛，则可用少量 0.5% 的普鲁卡因做膈神经封闭，应注意避免呼吸抑制和气胸。但是，即使双侧膈神经切断也不能治愈所有顽固性呃逆病人。

第二节 残胃排空障碍

一、概述

残胃排空障碍（胃瘫）是指胃大部切除术后早期出现的一种以残胃流出道非机械性梗阻为主要临床征象的功能性并发症，经保守治疗可以治愈。该症在文献报告中提法较多，以前曾称为胃无张力症、胃滞留、胃潴留等，近年也称作残胃无力症、残胃排空延迟症、残胃排空迟缓症、输出襻综合征等，也有作者提出以胃麻痹或胃瘫命名，似更简洁。我们采用残胃排空障碍这一名词以区别于其他无胃手术前提而由某些内科疾病引起的胃瘫，如糖尿病、结缔组织性疾病导致的胃瘫。文献报道的胃大部切除术后残胃排空障碍的发生率各不相同，近年来国内报道为 0.47%～4.3%，国外为 0.59%～24%，造成差异的原因是各家对此症的认识不一致，以及诊断标准的不统一。本节所指残胃排空障碍均排除了手术因素造成的机械性梗阻及其他腹腔并发症继发性因素，如腹腔积液、腹腔感染等。在文献中提到的有关致病因素很多，各家的认识也各不相同，都难以说明此症的实质。但在治疗上，均趋向保守治疗，注重促进吻合口炎性水肿的消退或提高残胃的收缩力，加强营养支持，不轻易再次手术。

二、病因及病理生理

（一）病因

残胃排空障碍的致病因素目前尚没有统一的解释，大致可归纳为：

1. 精神因素 患者情绪紧张，对手术安全性及预后顾虑重重，术前、术后常得不到良好的休息。

2. 基础疾病 存在影响胃动力的全身因素，如糖尿病、低蛋白血症、电解质紊乱、营养不良、贫血等。

3. 手术创伤 手术时间较长或操作粗暴，残胃组织挫伤严重，残胃及吻合口炎症严重或输出襻痉挛水肿；同时损伤了迷走神经，影响神经、体液

调节功能。

4. 吻合口水肿 术后胆汁、胰液反流引起反流性残胃炎和吻合口炎症水肿，或吻合口缝线等异物反应刺激也可引起吻合口水肿。

5. 手术方式 胃大部切除术后毕Ⅱ式吻合较毕Ⅰ式吻合有较高的发生率，这可能与毕Ⅰ式吻合更符合生理状态，胃肠运动较协调，端端吻合较端侧吻合能使胃肠功能恢复更快，而毕Ⅱ式比毕Ⅰ式更明显地改变了胃肠道的生理环境，从而影响了胃肠运动激素的产生机制，使胃肠运动功能出现节段性麻痹。

6. 术前存在胃流出道梗阻 胃潴留对胃动力产生不利影响，术后发生胃功能性排空障碍机会更大，特别是在长期反复发作性疼痛刺激下，使内脏神经反射抑制延长，导致了胃壁松弛，胃腔容积不断扩大，胃平滑肌受损，加之手术切除了运动最活跃的胃窦部及损伤迷走神经属支，使残胃兴奋性冲动收缩波失去了同步化，扰乱了神经体液的调节功能，导致术后出现残胃张力降低、排空动力不足。

7. 饮食因素 饮食中异体蛋白引起过敏反应，或术后进食过早或直接进食高脂肪、高蛋白或高浓度食物刺激，加重胃壁水肿，造成胃潴留。且脂肪作用于十二指肠和空肠上段黏膜产生肠抑胃素，使胃肠动力降低。

8. 术后存在影响胃动力的因素 血糖对胃动力有抑制作用，并与血糖高低成正相关，血糖浓度正常时，则对胃动力无影响；长期应用抑制胃肠道动力的药物；术后止痛药应用不当，如曲马多有抑制胃肠蠕动作用，吗啡能刺激化学感受器和敏感前庭器，产生恶心呕吐等。因此，残胃排空障碍的发生并非单一因素所致，而是多种复杂因素并存的结果。

（二）发生机制

胃大部分切除术后发生残胃功能性排空障碍的机制仍不十分清楚，可能的机制有：

1. 从胃运动的功能解剖上来说，分为近侧 1/3 胃和远侧 2/3 胃，起搏点即位于近 1/3 与远 2/3 的

胃大弯侧。当食物进入胃内，胃容积增大，近侧1/3胃的受纳性松弛，对迷走神经末梢纤维的张力受体是一个冲动信号，引发远侧2/3胃的收缩。胃手术切除胃近端或胃窦及幽门，造成胃肠道的动力改变，会产生残胃排空障碍；或由于胃大部切除术切除了远端胃和幽门，残胃张力低下，同时丧失了对食物的研磨功能，小肠运动紊乱使食糜传递阻力增加，造成残胃排空障碍。

2. 胃手术后通过多种途径激活交感神经系统，使胃肠交感神经抑制性活动增强，激活的交感神经纤维不仅可通过抑制胃肠神经丛的兴奋神经元抑制胃动力，还可通过交感神经末梢释放的儿茶酚胺直接与胃平滑肌细胞膜上的 α 和 β 受体结合抑制平滑肌细胞收缩。目前认为这是胃术后排空障碍的主要原因。

3. 残胃排空障碍发生与胃去神经支配有关，胃切除手术同时切断了支配残胃的迷走神经，使其运动功能受到影响，蠕动减弱、胃张力下降，并降低了胃的储存和机械性消化食物的能力。

4. 内分泌激素的变化有关，胃十二指肠产生多种内分泌激素来参与胃十二指肠的蠕动功能，当手术切除了胃窦或十二指肠后可导致内分泌激素不足。机体在短时间内无法适应而发生排空障碍。

5. 胃的电生理研究表明，胃排空的启动依赖于幽门括约肌收缩引起胃内压增高，而胃大部切除术切除了幽门和胃窦，产生胃肌电节律紊乱，阻断胃窦－幽门－十二指肠的协调运动，使残胃功能相对减弱；同时胃肠道移行性运动复合波（migrating motor complex，MMC）产生明显的抑制作用，胃排空被抑制 50%～60%，胃动指数由 100% 降至 38%±5%。

6. 胃肠道重建后造成的胃酸、胃肠道激素分泌的变化，会影响胃、肠电生理活动的协调，加重吻合口和残胃黏膜炎症和水肿，引起吻合口部位局限性麻痹，也可使空肠的输出襻产生痉挛或麻痹，使胃内容物不能排空，这也是残胃排空障碍的原因之一。

7. 残胃排空障碍发生后，残胃黏膜出现明显的水肿、糜烂、出血点和浅溃疡形成，并伴有菌群的紊乱和致病菌的生长，这些继发性病变可能加重排空障碍的病情和延长持续时间。

8. 近年来免疫组织化学技术已经证实了消化道 cajal 细胞的存在。cajal 细胞是消化道的一种起搏细胞，相当于心脏窦房结的起搏细胞，不仅和慢波的产生明显相关，而且作为神经对肌肉活动控制的中介，起着调控胃肠动力的作用。此细胞位于胃体、窦部肌壁间隙内，胃手术后，cajal 细胞的破坏及减少造成胃的起搏电位紊乱，可能导致胃排空障碍。

9. 近年来还发现许多胃肠肽类激素如胃泌素、胰泌素、生长抑素、神经降压素、降钙素、降钙素基因相关肽（CGRP）、胆囊收缩素（CCK）、肠高糖素、肠调理素、前列腺素 E、血管活性肠肽等均可延缓胃排空，其中 CCK 和 CGRP 备受关注。

10. 最近的研究证实了作为最终信使的小分子气体一氧化氮（NO），在周期性消化间期移行性运动复合波（MMC）调控中也起到极其重要的作用。

三、临床表现及诊断

残胃排空障碍是胃手术后的一个功能性病变，并非急性危重并发症，临床医师可以有充裕的时间做出诊断。但在诊断前必须排除可能引起残胃排空障碍的器质性病变和腹腔内其他并发症的存在。其诊断主要依靠典型的临床表现和相应的辅助检查。

（一）临床表现

一般多发生于术后 6～8 天，但也在有术后 3 天或 10～12 天发生的，多于开始进食或由流质饮食改为半流饮食后突然发生，而肛门有排便排气。主要表现为进食后上腹部饱胀感、钝痛、嗳气、反酸，继而呕吐含胆汁的不消化食物，且有酸臭味，少则 100ml，多则可达 1500ml 以上，呕吐后自觉症状缓解。体检发现上腹部饱满，偶可见胃型，压之不适，可闻及振水声，肠鸣音可无改变或减弱。

（二）辅助检查

1. X 线检查　一般采用口服稀钡或 76% 泛影葡胺行上消化道造影，典型征象为残胃胀满、无张力、无蠕动波，胃肠吻合口通过欠佳，有时少量钡剂通过吻合口，残胃呈杯状或漏斗状，输出肠襻近端有 5～20cm 肠襻黏膜粗大、水肿，造影剂呈线状充盈、间断向远端排出。钡剂往往长时间潴留于胃内。也可采用硫酸钡加阿拉伯胶制成固体小丸，吞服后定时透视跟踪观察，正常人 5～6 小时全部排空，排空障碍患者则不能排空。

2. 胃镜检查　可见残胃无蠕动，吻合口大小正常，但局部充血水肿，胃镜能顺利通过吻合口进入空肠，同时输出襻肠段未见有明显潴留，无流出道机械性梗阻，所以对残胃排空障碍有确诊价值。胃镜不但对诊断有帮助，同时对胃壁刺激有利于胃蠕动的恢复。

3. 核素测定　有的学者用核素标记餐胃排空测定方法，此法简便、无创，可定量，而且可通过双核素标记餐同时测定固相和液相胃排空。因此，被认为是测定胃排空的最佳方法，同样适用于胃术后残胃排空的测定。

4. 近年有国外学者用稳定核素胃排空呼吸实验，也能测定胃的排空，同样是一种非侵入性检查。另外，胃肠肌电图对复杂的胃肠功能紊乱的病人诊断有重要价值，但是受干扰因素多，实施困难。

尽管诊断并不困难，但目前国内外尚无统一的诊断标准。Malagelada 等曾提出功能性胃排空障碍诊断标准为：①顽固性恶心、呕吐，胃内有或无粪石形成；②X 线钡餐检查提示有胃液潴留；③胃内有宿食存在；④为胃镜证实无胃黏膜损伤和机械性梗阻。

Bar-Natan 于 1996 年提出的标准：①胃肠减压引流量大于 $600\sim800ml/d$；②经一项或多项检查提示无流出道机械性梗阻，胃肠蠕动消失或减弱；③排除糖尿病、结缔组织疾病引起的胃瘫；④无水、电解质、酸碱失衡；⑤未用影响平滑肌收缩的药物。

国内复旦大学附属中山医院提出的诊断标准为：①经 1 项或多项检查提示无胃流出道机械性梗阻；②胃引流量超过 $800ml/d$，持续时间超过 10 天；③无明显水、电解质平衡紊乱；④无引起胃瘫的基础疾患，如糖尿病、甲状腺功能减退、结缔组织疾病等；⑤未应用影响平滑肌收缩的药物。

虽然以上三个诊断标准略有差异，但核心的条件是排除残胃流出道的机械性梗阻。排除机械性排空障碍的要点有：①机械性肠梗阻病人常有阵发性腹痛，上腹部明显压痛，伴有气过水声等肠梗阻表现，症状常呈持续性，多逐渐加重；②上消化道造影时，在动态观察下见残胃收缩和蠕动功能较好，而钡剂不能通过吻合口或输出襻肠段的某一部位；③胃镜检查：功能性排空障碍多数胃镜能顺利进入输出襻，但无肠液潴留，此时向输出襻空肠注入少量气，往往可发现部分气体从肛门排出，但输出襻机械性梗阻时很少有此现象。

四、预防

术前应向病人说明手术有关情况，解除病人对手术的恐惧和顾虑。对合并幽门梗阻者术前要有效胃肠减压、洗胃，纠正贫血、低蛋白血症及水电解质平衡紊乱，尽可能使水肿增厚的胃壁得到恢复。术中操作要轻柔，尽可能减少胃的牵拉，注意保持暴露脏器的湿度和温度。术后仍要充分的胃肠减压，避免过早改变饮食，不要进食不易消化或刺激性食物。也不要过早进食高脂肪、高蛋白饮食，避免加重胃壁水肿引起胃无力。应反复告诉病人及家属拔管后要少量多餐，开始时饮食宜清淡，循序渐进。

五、治疗

胃术后残胃排空障碍属于功能性并发症，而非机械性梗阻，诊断明确后应坚持保守治疗，切忌再次手术，手术探查不仅不能去除病因，反而会加重病情。治疗过程中最需要是的医师和病人的信心和耐心。首先医师在明确诊断后，要坚定保守治疗的信心；同时医师要帮助病人树立保守治疗治愈疾病的信心。有时治疗过程可能会很长（文献报道最长时间为 70 天），对病人和医师的耐心的确是一种考验，但等待是最好的治疗。

（一）心理治疗

胃手术本身已经使病人及其家属心理紧张，术后合并胃排空障碍，就会加重了患者及家属的心理负担，因此，医师要向病人及家属做解释工作，消除病人顾虑。有文献报道，此类病人性格偏内向、有敏感型性格，极易产生悲观情绪，甚至不配合治疗，因而应耐心向病人解释，使其克服紧张心情和恐惧心理，树立战胜疾病的信心，以取得治疗配合。同时术者本人也要充满信心，耐心等待，不能在病人及家属的反复要求下，而施行不必要的二次手术。

（二）一般治疗

基于胃术后残胃排空障碍的致病因素繁多，发病机制不十分清楚，而各种药物治疗效果不确切，有效的持续胃肠减压、严格的禁食和合理的用药和营养支持是治疗的关键。

1. 禁食和胃肠减压可以使残胃空虚，减少反流的胆汁和胰液对残胃和吻合口的刺激，使残胃得到休息，减轻吻合口水肿，促进胃张力恢复。还可采用温高渗性盐水、普鲁卡因、地塞米松和庆大霉素定时洗胃的方法，不仅能帮助清除残胃内的食物残渣，还可缓冲胆汁胰液的刺激，减轻胃黏膜和吻合口炎症水肿，促进胃动力。普鲁卡因的可能作用是麻醉胃黏膜，减轻对不良刺激的反应。要观察每日引流液的情况，如引出的胃液清淡，量少于500ml时或突然减少，可以试夹胃管，如病人无不适反应，方可拔除胃管。切忌反复插拔胃管，加重病情和病人的紧张心情。如果医师认为残胃动力已经恢复，必要时可以复查消化道造影，直接观察胃的蠕动情况，造影剂以泛影葡胺为佳。

2. 长期禁食和胃肠减压势必造成体液大量丢失，尤其在疾病的早期，频繁呕吐，可导致严重的水、电解质、酸碱紊乱，要及时予以纠正并注意维持。如患者伴有其他疾病，如高血糖、贫血、低蛋白血症，应同时予以治疗纠正。

3. 加强营养支持，保证足够的热量、蛋白质、维生素及微量元素，纠正负氮平衡。可给予全胃肠外营养（TPN），并争取尽早肠内营养。TPN技术在临床应用已相当成熟，但长期应用不可避免会导致肝功能损害及肠黏膜逐渐萎缩，黏膜屏障功能障碍，易发生细菌易位和毒素吸收。而有研究表明静脉输注葡萄糖、氨基酸，脂肪乳剂可明显抑制胃肠动力。因此，早期肠内营养支持可能更有利于残胃功能恢复。对于残胃排空障碍病人，肠内营养的实施可通过纤维胃镜的帮助或在X线观察引导下将鼻肠营养管从鼻腔插入残胃后经吻合口至输出襻下方30cm，以防营养液反流，置管后即可予肠内营养，因为胃排空障碍病人的小肠和结肠蠕动功能是正常的。肠内营养物质进入肠腔后，可以刺激肠黏膜相关细胞分泌各种激素参与肠道的适应性变化，如胃泌素、胆囊收缩素等，具有促进消化、吸收及胃肠蠕动的作用。

（三）药物治疗

用于治疗胃排空障碍的药物主要有胃动力药、红霉素、拟胆碱类药及激素。胃动力药主要有以下几种：

1. 多巴胺受体拮抗剂 如胃复安和多潘立酮，两者均属多巴胺-2受体拮抗剂。甲氧氯普胺是临床上最早使用的胃肠动力促进剂，兼有中枢和外周双重作用，作用于胃的平滑肌可促进胃排空，阻止胃内容物反流，还能扩张幽门和十二指肠，增进十二指肠、空肠的蠕动。多潘立酮为选择性周围多巴胺受体-2（DAR-2）拮抗剂通过阻断外周靶器官的DAR：发挥其促胃动力作用，增强胃蠕动，协调胃

十二指肠运动，促进胃排空。甲氧氯普胺和多潘立酮的有效率分别为18%和22%。

2. 呱啶苯酰胺衍生物 代表药物为西沙必利，是新一代促动力药，为5-羟色胺4受体激动剂，能直接作用于肠肌丛神经节细胞，增加肌间神经丛节后神经末梢乙酰胆碱生理性释放，促进平滑肌收缩，加快胃排空和胃肠协调运动，从而增加胃排空；同时还有增强小肠及大肠动力的作用，加快胃肠运动。有效率为40%。近年来还报道一种新型的胃肠动力促进剂：普卡比利（prucalopride），它也属于5-羟色胺4受体，具有促进胃肠动力和结肠转运的双重作用。

3. 大环内酯类抗生素 主要是红霉素及其衍生物，可能是胃动素受体激动剂，能引起移行性运动复合波Ⅲ强烈收缩，促进胃排空，无刺激胃分泌作用。能快速纠正紊乱的胃电节律和减轻胃潴留。

4. 拟胆碱药 如新斯的明，对胃肠道平滑肌有较强的兴奋作用。激素可能有提高神经肌肉组织的兴奋性作用，并促进吻合口水肿的吸收，改善临床症状，缩短病程。但效果不确切。

（四）胃电起搏

胃电起搏是近年开展的一种新的治疗胃排空障碍的新方法。是通过外科手术将起搏装置植于胃的浆膜下，试图通过电刺激使胃的慢波（slow wave）频率恢复正常。动物实验和临床实验都表明这一方法可以促进胃排空，改善胃瘫症状。但是目前对胃电起搏治疗的疗效和确切机制还存在争议，至今还没有临床对照试验证实胃电起搏的有效性，因此临床极少应用。目前，临床上使用胃镜刺激胃壁，有时也可奏效，可能机制相同，但必须在术后数周应用，早期应用胃镜刺激可能并不奏效，同时还有引起吻合口破裂的危险。

（五）中医中药

常用的中药以大承气汤为主方，汤剂从胃管内注入，可增加胃肠蠕动，促进胃肠功能恢复，明显缩短胃排空时间。现代实验已证实，大承气汤的主药大黄可通过增强胃平滑肌峰电活动及促胃动素释放发挥促胃动力作用。针灸取太冲穴、合谷、曲泄、足三里、中脘、大横、关元、上巨、阿是穴等穴疏肝理气、活血行瘀、健脾和胃，降逆通脐。实验证实足三里等穴位针刺可促进胃正常电节律恢复，加速胃的排空。

第三节 出　　血

胃手术后出血主要表现为胃腔内出血和腹腔内出血，为手术后早期的急诊并发症，往往与手术操作失误或手术意外事故有关，有时还与术前检查或准备不充分有关，例如病人术前就可能伴有凝血功能异常的病理状况，术后手术创面容易引发出血。一般都需要紧急处理，如果出血量较大，还需急症手术治疗。

Ⅰ　胃腔内出血

一、概述

胃切除手术后 24 小时内可从胃管内引流出少量咖啡色或暗红色胃液，一般不超过 300ml，此后引流液可逐渐变浅、变清。如果在手术 24 小时后仍从胃管不断引出暗红色胃液或甚至新鲜血液，应考虑术后胃出血。国内文献报道，胃切除术后近期出血的发生率为 1% 左右，且有 13%～25% 的病死率，因此，必须引起足够重视。

二、病因及病理

引起胃手术后出血的主要原因与手术操作不当或术前诊断不清有关。常见的病因有以下几个方面：

1. 吻合口出血　吻合口及残胃切端是胃术后大出血的常见部位，系手术技术不当所致。既往胃手术行胃肠吻合时采用手工缝合，吻合口处的胃、小肠黏膜下止血不够细致、吻合时针距过大、打结过松、缝针、缝线过粗或缝针恰好穿破血管等不规范操作均可诱发术后出血。如果黏膜层关闭不严密，浆肌层缝合后，黏膜下血管即可暴露在胃腔内，引起术后出血。结扎线过紧也可使黏膜割断或发生黏膜水肿甚至坏死，导致术后出血。现在吻合器、闭合器已经普遍使用，但操作不够熟练，用力过轻或过重，也可导致吻合或闭合处间断脱落或压力不够而出血。手术时由于患者血压较低或术中肠钳压迫，因而出血未被及时发现而未能在术中予以缝扎。

2. 旷置的十二指肠溃疡出血　现在临床上偶尔还会遇到因十二指肠溃疡引起幽门梗阻或并发出血而行胃大部切除的病人。由于在行胃大部切除术时，往往离断了胃右动脉和胃网膜右动脉，而保留了胃十二指肠动脉，可能会致该动脉供血量增加。因此，十二指肠溃疡病人，尤其是胼胝溃疡行旷置术后易并发出血；有些溃疡位置较低或与肝门粘连，为避免胆道损伤而行 Bancroft 十二指肠旷置术，也可能出现术后出血，因此，对于术前有十二指肠溃疡出血史的病人应慎用十二指肠旷置术，即使不得已而为之，最好采用 Nissen 术式。

3. 遗漏出血病灶　往往发生在急性上消化道大出血而急诊行胃手术的病人，术前对于出血原因诊断不明确或遗漏了真正的出血病灶，盲目行胃大部切除术，导致术后再次发生出血。常见遗漏的病灶有高位多发性溃疡、肿瘤及十二指肠降部、水平部的血管瘤、Dieulafoy 病、憩室及胆道出血。有些病人合并食管静脉曲张和消化性溃疡，胃大部切除术中的牵拉、挤压及术后引流管的机械性损伤常可使曲张的静脉破裂而导致出血。

4. 凝血机制障碍　此类病人多为恶性肿瘤或并存某些血液疾患，如血友病、急性粒细胞白血病等。胃癌病人容易存在凝血机制障碍。

5. 其他　术后 6～10 天胃出血可能是胃残端感染所致。术后 10～20 天的胃出血往往是继发性的，可能是吻合口或其周围发生感染，导致黏膜下脓肿，继之蛋白分解酶腐蚀附近血栓及血管壁而引起出血，一般出血量大。手术 20 天后发生的出血原因有多种，可来自未切除的溃疡灶、术后发生吻合口溃疡或胃空肠、结肠瘘、应激性溃疡或空肠输出襻急性多发性糜烂。有时可能由于术中贯穿缝合十二指肠残端时带上了胃十二指肠动脉，导致胃十二指肠动脉腐蚀而引起消化道出血。

三、临床表现及诊断

（一）临床表现

胃大部切除术后胃腔内出血的早期表现主要为手术后当天胃管内持续引出大量暗红色胃液或鲜血，或 24 小时后仍持续有鲜血，以及反复解柏油样便，如果出血迅猛还可表现为呕血，并伴有进行性贫血，心率加快，血压下降，有时可出现休克征象，则提示上消化道内有活动性出血。

（二）诊断

胃术后发生上消化道出血需立即明确出血的部

位和原因，并对出血量做出大致的判断，在诊断的过程中同时要采取止血、补液、输血及抗休克等治疗措施，在最短的时间内做出下一步治疗方案的决定。结合术前的病史、出血发生的时间、回顾手术过程，对出血的原因可提供重要的线索。对于系凝血机制障碍引起的出血，除了上消化道出血外，腹部切口可能也会有渗血及多处体表皮下淤血。如病人是十二指肠溃疡旷置手术（Bancroft 术式），应首先考虑旷置溃疡出血。出血的时间可以大致提示出血的原因。如手术后当日出血，则以残胃断端及吻合口出血的可能性大，一般系手术操作不当引起；部分因上消化道出血急诊手术的病人，可能是遗漏真正出血的病灶。而手术 1 周以后出现出血，往往是继发性的，可能由吻合口及周围感染、吻合口缝线脱落、吻合口瘘或应激性溃疡等引起。大部分病人可经急诊胃镜检查明确诊断，部分病人可借助选择性血管造影协助诊断，有极少病人可能没有时间做检查或辅助检查无法做出诊断，只能行手术探查。

1. 胃镜检查　胃术后近期大出血行急诊胃镜检查有一定风险，但非常必要，需要有经验的内镜医师和手术医师共同完成。最好在出血时进行检查，可提高诊断阳性率，但要在休克已经改善、生命体征稳定的情况下进行。文献报道，在出血 24 ～ 48 小时内行胃镜检查，病灶检出率约 90%。有时即使出血已停止，也可发现破裂的血管或出血创面。除了检查食管、残胃胃腔、十二指肠及吻合口外，对毕Ⅱ式吻合者还要检查输入襻和输出襻，但胃镜进入输入襻有较大的困难和风险，在排除其他部位出血后，胃镜可通过吻合口进入输入襻，如果发现不断有鲜血流出，可以大致确定出血部位。部分病例可在胃镜下进行止血治疗。

2. 血管造影　如果胃镜不能确定出血部位，可采用介入技术行选择性腹腔动脉造影。有时还可同时采用腹腔动脉及肠系膜上动脉双管造影，以发现十二指肠以下部位的出血。造影剂溢出处即出血病灶。出血处的典型表现如同假性动脉瘤，出现早，消失晚。但血管造影的阳性率在 60% 左右，一般限于正在出血的病例，出血量大，出血速度快，就更容易发现。理论上讲，当出血量大于 0.5ml/min，即可发现病灶。

3. 手术探查　胃术后大出血虽然非常紧急，但不能轻率盲目手术探查，因为部分出血灶在麻醉或血压下降后可能停止出血，术中寻找病灶难度很大。除非出血迅猛，生命体征不稳定，无法耐受进一步检查时，要果断及时进行再手术，不能患得患失。手术要按剖腹探查的一般原则进行，按照出血部位的可能性大小逐一探查，消化道内积血最多的部位或积血部位的上游存在出血灶的可能性大。一般纵向切开胃壁或十二指肠壁，切口要足够大，切缘彻底止血，避免影响探查术野。不宜切开吻合口或十二指肠残端探查，这样不便于检查吻合口、残端有无出血。必要时可在麻醉成功后，先由内镜医师插入胃镜协助定位；也可切开胃腔后，从胃腔插入胃镜检查直视不及的部位，如食管、胃底、输入襻、输出襻。关闭切开的十二指肠后要常规进行造瘘，以避免十二指肠漏。

四、预防

胃手术后出血大多数是可以预防的。预防的要点有：①术前检查尽可能要全面，即使是急诊手术也要检查出、凝血功能，以排除凝血功能障碍疾病；②上消化道出血病人应行胃镜检查，如胃镜也无法发现病灶，可以行血管造影检查，如果仍不能发现出血病灶，可在术中打开胃腔后行内镜检查，尽量避免盲目的胃大部切除术；③术中操作要仔细，如果仍采取手工行胃肠吻合，要特别注意胃侧止血，因为胃的血供丰富，尤其是胃小弯残端缝闭处黏膜下血管粗，距胃左动脉较近，动脉压力高，易出血。因此，在切断胃前，先切开胃浆肌层，缝扎黏膜下血管，胃切断后，再用细丝线结扎少数遗留的出血点，如此即可在无血情况下进行胃肠吻合术。必要时可采用交锁褥式间断缝合法，在缝合完成后，依次逐一扎紧缝线，可达到有效止血；④预防胃肠吻合口肠侧出血的方法是在切开空肠后要松开肠钳，对明显的出血点予以结扎止血；⑤目前大多采用胃肠吻合器进行胃肠吻合，一定要按照吻合器的说明正确使用，以免闭合过紧或过松，导致组织切断或血管未闭而出血，必要时也可在吻合器完成吻合后再间断加固全层缝合吻合口；⑥十二指肠溃疡出血时，如手术切除有困难，而不得不做旷置手术时，不论术时出血是否停止，均应作出血部位的局部处理，力争行 Nissen 旷置术；⑦在关闭十二指肠残端用胰包膜覆盖，应避免损伤胰十二指肠上动脉，防止创伤性动脉瘤形成；⑧在关腹前，应检查胃管引流液性状，以便及时发现情况；⑨术后密切观察生命体征，保持胃管通畅，可及时发现胃腔内出血。

五、治疗

胃切除术后近期消化道出血的病人，首先应予积极的保守治疗，对于出血量不大，速度较慢的出血，通过止血、抑酸、输血、补液、扩容、支持治疗等措施，同时密切观察生命体征及贫血进展情况，必要时采取介入治疗，大部分病人能治愈。但对于出血速度快、出血量大，经保守治疗后病人的生命体征或情绪不稳定，或休克难以纠正者应立即手术。

（一）保守治疗

1. 镇静、抗焦虑，以稳定病人情绪，并予吸氧。

2. 静脉输入止血药物，如维生素 K_1、酚磺乙胺、氨甲苯酸、巴曲酶、垂体后叶素等止血药。此外，动物实验和临床研究表明，生长抑素对上消化道出血有明显的止血作用，临床最常用的有奥曲肽（sandostatin，octreotide）和施他宁（stilamin），前者为 8 肽衍生物，后者为 14 肽激素制剂。

3. 输血，最好是输新鲜全血，既有利于止血，也可为再次手术创造条件。

4. 留置胃管、持续胃肠减压，不仅可以通过胃管注入止血药物，而且可以观察出血的情况。局部用药方法：8mg 去甲肾上腺素加入 100ml 冰生理盐水，通过胃管注入或直接口服，冰盐水洗胃可降低胃内温度，使胃黏膜血管收缩，减少血流量，降低溶解纤维素活力，有利于止血。但也有人认为急性胃黏膜病变的病人应慎用此药，因此类药物易引起胃黏膜的缺血、坏死，加重出血。还可用凝血酶原、云南白药稀释后口服或胃管注入。一般药物从胃管内注入后夹管 30 分钟。

5. 纤维胃镜不仅有助于诊断，判断出血速度、出血量，且有时可直接应用胃镜在出血点注射硬化剂或喷洒孟氏液、凝血酶原复合物等止血药物进行局部止血、用药等治疗。

如果经过上述处理仍不能止血，且病情有恶化趋势，应立即手术。内科保守治疗及观察的时间不宜太长，一般不超过 48 小时。

（二）手术治疗

再手术的指征有：①术后短期出血量大且发生休克，提示出血的血管较粗，非手术治疗止血成功可能性不大；或经输血 800 ~ 1200ml，观察 6 ~ 8 小时，出血未减少，生命体征仍不稳定，应立即手术；②经积极扩容、输血、止血治疗后，血压、脉搏、红细胞计数仍不稳定；或全身情况虽有好转，但每小时输血 100ml，而血压仍不稳定者，应立即手术；③内镜发现有大量活动性出血又无法在内镜下止血者；④经非手术治疗后出血停止，但不久又发生大量出血者，应考虑再次手术；⑤60 岁以上老年患者，往往伴有血管硬化，靠血管收缩止血可能性不大，宜手术治疗。

再手术力求简单有效，最好能在术前行内镜检查，不仅可以明确出血部位，还可以指导治疗。由于原吻合口、闭合口处组织脆弱、肿胀，一般不将原吻合口拆开，而在距吻合口或闭合口适当的正常胃壁上纵向切开，牵开显露吻合或缝合口内部，既可以明确是否为吻（闭）合口出血，也可确保止血后在相对正常的胃壁再做闭合。如果术中找不到出血部位，应设法使血压回升后促成出血部位的活动性出血，以利于出血病灶的定位，也可术中应用内镜帮助寻找病灶。对已行溃疡旷置（Bancroft 法）而又不能切除的十二指肠溃疡应改行 Nissen 溃疡肠外旷置法，以防止术后再出血。如果术中发现的病灶不能解释出血原因，或术中已自行止血，则最可能的出血灶仍在吻合口或首次手术涉及的部位，应再进行加固缝合 1 次。止血完成后，可使病人的血压适当上升，再进行彻底探查，并观察胃管内的引流情况。

无论初次手术的原因，是由于消化性溃疡或胃肿瘤，再次手术的术式选择应以初次术式而定。迷走神经切断伴幽门成形术后并发出血时，应行连同病变的胃大部切除术；毕Ⅰ式术后并发出血时，对出血的球部溃疡决不能作保留，必要时可改为毕Ⅱ式术式；毕Ⅱ式术后并发出血时，先作残胃前壁纵切口，若找不到病变再拆开十二指肠残端；若出血来自十二指肠而非残端，则可用胃镜经残端伸向十二指肠远端检查。必要时可切开近屈氏韧带的空肠。向十二指肠远端及空肠近端检查，以发现肿瘤、憩室、溃疡等病变；Bancroft 术后并发出血，又不能切除的十二指肠溃疡应改行 Nissen 溃疡肠外旷置法，以防止术后再出血。急性糜烂出血性胃炎可行全胃切除，改食管空肠 Roux-en-Y 吻合。

Ⅱ　腹腔内出血

胃手术后腹腔出血是威胁病人生命的严重并发

症，绝大多数是由术者操作不当或粗心大意所造成。术后腹腔引流管持续引流出血性液体，或者引流液变少或颜色变浅后突然出现血性液体，应警惕腹腔出血的可能。有时出血迅猛，腹腔内可形成血凝块，使腹腔引流管引流不畅，此时应根据临床症状如脉搏增快、血压下降和腹部膨隆等作出判断，必要时还可在超声指引下在腹部浊音明显处行腹腔穿刺，以明确诊断。术后早期腹腔出血引起低血压或休克症状必须早期手术探查，不要瞻前顾后，保守治疗只能延误治疗，加重病情，甚至导致病人死亡。手术探查的原则同外伤性腹腔出血的探查原则，开腹后首先探查最可能出血的部位或血块最集中处，进行止血，然后彻底清理腹腔，进行系统全面的排查。

胃手术后腹腔出血的常见原因有：

1. 网膜血管结扎不牢或网膜组织大块结扎，导致结扎线脱落引起出血；有时也可因结扎过紧而切割网膜血管所致。因此，要求手术精细，血管结扎牢固可靠。

2. 术中牵拉不当造成脾、肝撕裂，多见于分离脾胃韧带结扎胃短血管时，牵拉网膜的力量过大，引起脾下极或脾包膜撕裂出血，如果存在网膜周围束带或脾周围粘连，更容易造成脾撕裂。肝、脾撕裂大多在脏面，呈线形，可以缝合止血或用止血纱布压迫止血。如果脾脏止血困难，应毫不犹豫切除脾脏，以免后患。胃术后脾脏出血往往是术中者心存侥幸，止血不彻底所致，有些是脾脏背侧出血，术中没有发现。因此，手术要以安全为重，术野暴露要清晰、充分。手术结束前检查腹腔有无引起术后出血的疑点。

3. 根治性胃大部切除术或迷走神经切断术后食管旁及胃小弯上端的断端血管如果单纯结扎容易回缩，应采用缝扎止血，或结扎后将胃小弯浆膜化，以避免术后出血。有时还可发生膈下血管的损伤或结扎线脱落造成术后出血，术中应注意这些部位的止血。

第四节　胃肠道梗阻

Ⅰ　吻合口狭窄梗阻

一、概述

根据胃手术方式的不同，胃术后的吻合口狭窄可分为食管空肠吻合口狭窄（全胃切除术）、食管胃吻合口狭窄（近端胃大部切除术）、胃十二指肠吻合口狭窄（胃大部切除术、Billroth Ⅰ式吻合，毕Ⅰ式）、胃空肠吻合口狭窄（胃大部切除术、Billroth Ⅱ式吻合，毕Ⅱ式）及近端胃幽门吻合口狭窄（保留幽门的胃大部切除术），发生率也依次减少，近端胃幽门吻合几乎没有吻合口狭窄的问题。关于吻合口狭窄的发生率，国内报道不一，目前尚未见大宗病例的文献，因此，发生率难以估计。

早期术后吻合口梗阻通常是吻合口炎性水肿或痉挛，大多数病例通过胃肠减压、补液及消肿等处理后，吻合口梗阻可以缓解。如果梗阻时间延长，经上述处理后没有好转，并经胃镜或上消化道造影证实是吻合口狭窄，且排除了胃排空障碍（另见胃排空障碍章节），则大多为手术不当引起的，往往需要进一步的处理。

二、病因及病理生理

吻合口狭窄的主要原因为：

（一）手术技术相关因素

主要吻合口开口过小，或吻合口两端的组织内翻过多（图3-1）、吻合口两端黏膜对合不整齐，缝线过紧、过密或吻合器口径选择不当或过度挤压，使吻合口愈合后形成的瘢痕较大。

（二）机械性因素

吻合口形成瘢痕组织、吻合口周围脓肿或炎性肿块压迫、反流性食管炎等，偶见输入襻逆行套叠；有时由于胃大部分切除术中易损伤胃大网膜血管，引起大网膜缺血、坏死、无菌性炎症反应、粘连等一系列病理改变，最终压迫吻合口，大多发生在毕Ⅱ式术后。

（三）吻合口癌

如果原先是因胃癌手术，可能由于胃切除范围不够，尤其是切缘癌残留者，导致胃癌复发。如果原先是良性疾病手术，可能是残胃吻合口癌。吻合口癌的发病机制可能是胃术后的肠液、胆汁、胰液等反流，致使残胃黏膜长期浸泡在碱性环境中，使吻合口发生炎症、萎缩和肠化生以致癌变。残胃内的细菌过度生长也可能是导致残胃癌变的主要原因之一，特别是毕 I 式术后更易发生。

三、临床表现及诊断

（一）临床表现

胃肠吻合口狭窄引起的梗阻，胃肠减压期间吸出较多胃液，开始进食后出现腹胀、呕吐，呕吐物中不含胆汁；上腹偶见胃型或扪及肿块。食管胃吻合或食管空肠吻合口狭窄的梗阻一般在拔除胃管后出现进食哽噎感或呕吐未消化食物，而体检可闻及高调肠鸣音。

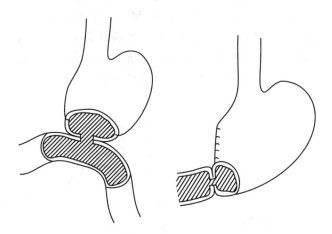

图 3-1　吻合口两侧胃肠壁翻入过多造成的吻合口梗阻

（二）辅助检查

上消化道造影可见造影剂滞留残胃内或食管内，吻合口呈环状或漏斗状，造影剂通过受阻。吻合口狭窄 X 线诊断标准为吻合口宽度小于 1.5cm。吻合口癌主要 X 线征象为局部管腔缩窄，边缘不规则，黏膜纹中断或粗大呈结节状，这是与吻合口炎的区别点。残胃因手术改造吻合口附近胃壁紧张力高，并常可见有管腔略窄且不规则现象，不同之处是吻合口癌所致的管腔缩窄与正常胃壁间有明确的分界，胃远端与小肠间距离增大，而无癌浸润的吻合口附近胃腔缩窄与近侧胃壁呈过渡状。胃镜检查见吻合口被黏膜填塞，胃镜不能通过吻合口，病理活检可鉴别为良性狭窄或吻合口癌。

（三）鉴别诊断

因手术技术因素造成的吻合口狭窄一般在术后2~3 天内开始出现吻合口通过受阻的症状，且为持续性，不能自行缓解；因吻合口水肿或痉挛引起的吻合口狭窄，临床症状多在术后 6~10 天出现，多为暂时性的，经胃肠减压、营养支持后均能解除；而吻合口周围脓肿或炎性包块引起的狭窄多发生于术后数日，一般不能自行缓解。而吻合口癌则发生术后数月或数年，甚至数十年，一般进行性加重。

四、预防

为防止吻合口狭窄应做到以下几点：①术中应根据消化道管径选用适当较大型号吻合器，吻合器管径过小，容易造成术后吻合口狭窄；②在吻合时要争取一次吻合成功，避免过多加针加固缝合；③避免将周围组织嵌入吻合口，不仅容易造成吻合口漏，而且造成在愈合过程中瘢痕和肉芽增生而形成狭窄。一旦发生狭窄，应早期行扩张，效果相对较好。

五、治疗

吻合口狭窄梗阻的治疗应根据引起狭窄的因素而定，在早期未明确原因前可先进行保守治疗，同时进行排查，也为明确诊断后的进一步治疗做准备。保守治疗的主要措施包括禁食、胃肠减压、营养支持，酌情输血。以往提倡全胃肠外营养，现在也有人主张可经胃镜给梗阻患者放置空肠营养管，进行肠内营养，有助于维持胃肠道功能、提高机体免疫力。经保守治疗无法解除梗阻症状，且各项检查明确有机械因素引起梗阻，就应在病人一般状况改善后进行手术治疗。手术主要是去除引起梗阻的因素，如去除吻合口周围的脓肿或炎性包块。对于因手术技术引起的吻合口狭窄，可拆除原吻合口进行重新吻合，对于毕 I 式吻合主张改行毕 II 式吻合。如果为吻合口癌，应争取行残胃癌根治术。

目前，对于发生率较高的食管胃或食管空肠吻合口狭窄的治疗有手术方法和非手术方法。对于吻合口癌的病例，如果病人一般情况尚可且无广泛转移，应尽量采取手术治疗，大多要采取胸腹联合切口，行残胃根治性切除术。非手术治疗主要针对吻合口良性狭窄或对恶性狭窄的姑息治疗，非手术治疗有较大的进展。一般有激光、微波、扩张和支架植入等。激光、微波是腔内治疗方法，短期有一定疗效，但不能彻底解除吻合口周围的狭窄环。扩张是目前较成熟的治疗手段，常用的方法有梅氏探条扩张，沙氏扩张器扩张。此外，还有气囊扩张和水囊扩张，但其扩张力度不够，近期、远期疗效均较差。因单纯扩张不能阻止瘢痕增生和狭窄环的形成，对瘢痕性管状狭窄仅可得到暂时性疗效，多于治疗后1～2个月复发，常需反复扩张，甚至放置支架。扩张也可作为支架放置的前提步骤，也可为胃镜检查了解吻合口下方情况提供可能。对于扩张后阻滞吻合口再狭窄是维持扩张后疗效的关键所在。异烟肼是一种抗结核药物，毒副作用小，具有抑制赖氨酸氧化酶而导致胶原合成障碍的作用，动物试验结果显示，异烟肼在食管腐蚀后能抑制食管瘢痕的胶原合成，从而减轻瘢痕形成所致食管狭窄，提高狭窄部位的顺应性。临床研究也证明服用异烟肼能够阻止吻合口再狭窄，显著改善进食状况，减轻反复扩张给病人带来的痛苦和经济负担，是一种经济、实用、有效的治疗方法。

早期支架治疗食管－胃吻合口、食管－空肠吻合口狭窄，主要存在支架移位、反流性食管炎和再狭窄等并发症。随着抗反流全带膜食管支架的出现，支架结构的不断改进，反流性食管炎、再狭窄等问题基本得到解决，支架移位发生率也明显下降。对于吻合口良性狭窄宜选用防反流支架；对肿瘤复发造成吻合口狭窄可选用抗反流带膜支架，并进行放、化疗。

II 输入段肠襻梗阻

一、概述

胃大部切除术后发生输入段肠襻梗阻较罕见，是胃手术后特有的一种高位肠梗阻，主要是胆汁、胰液及肠液淤积在吻合口以上的肠腔内，系机械性梗阻，需手术治疗才能解除梗阻。大多发生于术后数日内，也可在术后任何时间出现临床症状，按病程可分为急性输入段肠襻梗阻和慢性输入段肠襻梗阻，按梗阻程度可分为不全性和完全性，一般为不全性肠梗阻，慢性输入段肠襻梗阻很少有完全性的肠梗阻。

二、病因及病理生理

胃大部切除术后发生输入段肠襻梗阻的原因大多是术中行胃肠吻合时输入襻长度选择不当造成的，部分是由于粘连束带、大网膜或炎性包块压迫输入段肠襻出口所致。输入段肠襻过短，在完成胃肠吻合后，使空肠在吻合口处或空肠起始部形成锐角；输入段肠襻过长，则空肠容易形成扭曲；如果

行结肠前输入段肠襻对胃小弯胃空肠吻合，由于空肠与其系膜的解剖关系发生扭曲，容易引起输入段肠襻部分扭转，或输出襻系膜可能牵拉过紧而压迫输入段肠襻，十二指肠及近端空肠形成闭襻（图4-2）。当输入段肠襻不全性梗阻时，肠内的压力达到一定程度后，输入段肠管产生剧烈的蠕动，可克服阻力，将淤积在输入襻内的消化液排入胃内，引起呕吐；当输入段肠襻完全性梗阻时，不断分泌的胆汁、胰液及十二指肠液积聚在输入襻，使输入襻所受的压力不断增加，肠壁组织受压，造成血供障碍，从而使十二指肠侧壁或输入襻空肠发生缺血、坏死直至穿孔，更多见的是十二指肠残端破裂（图4-3）。有的还可并发急性胰腺炎，为空肠近段梗阻、十二指肠内压增高、十二指肠乳头水肿、壶腹部括约肌痉挛、胆汁胰液反流所致。内疝也可造成输入段肠襻梗阻，将在下一章节详述。

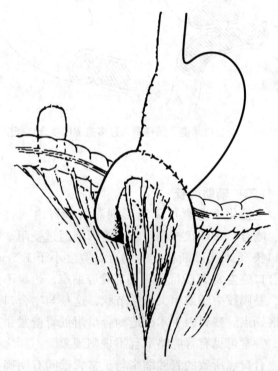

图3-2 输入襻急性梗阻（输出襻系膜压迫输入段肠襻）

三、临床表现及诊断

（一）临床表现

临床表现与梗阻的程度有关，一般都有上腹饱胀或腹痛，并有恶心、呕吐，有时上腹部可触及囊

性包块。如果梗阻是不全性，术后可出现间歇性呕吐，吐出物中含大量胆汁，有时可达 1000ml 以上，呕吐后症状缓解或彻底消失，呕吐前触及的包块可缩小或消失。如果梗阻是完全性，则上腹部疼痛更为剧烈，呕吐更频繁，但呕吐物中不含胆汁，上腹部的包块有明显的压痛，如果发生十二指肠残端破裂或空肠坏死、穿孔，可出现腹膜炎体征（图4-3），病情急剧发展，并出现休克征象，处理不及时可导致死亡。

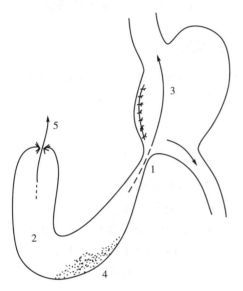

图 3-3　输入襻综合征

1. 输入襻胃空肠吻合处梗阻；2. 十二指肠输入襻扩张，胆汁、胰液等淤积；3. 呕吐含胆汁的胃内容物；4. 输入襻空肠因过度膨胀、缺血而坏死；5. 十二指肠残端破裂

（二）辅助检查

X 线检查可见上腹部固定的气液平面；消化道造影检查，可见造影剂能顺利通过吻合口进入输出襻空肠，而不能进入输入襻空肠，或仅有少量造影剂缓慢进入输入襻空肠，并呈现输入襻明显扩张。超声检查可发现十二指肠扩张，呈液性暗区。

（三）鉴别诊断

输入段肠襻梗阻要与吻合口狭窄梗阻、反流性胃炎及输入段肠襻逆流鉴别。吻合口狭窄已在前面章节中介绍。胃术后的反流性胃炎是胆汁、胰液的生理流向发生了改变，由十二指肠逆流至胃腔，破坏了胃黏膜屏障，引发上腹部持续性烧灼痛，进食后可加重，并伴有呕吐，呕吐物也含有胆汁，但上消化道造影可见吻合口通畅，造影剂顺利进入输入段肠襻和输出段肠襻。而输入段肠襻逆流是由于吻合口输入襻的位置低于输出襻，进食后食物先进入输入段肠襻，出现上腹部饱胀不适，然后十二指肠和输入段肠襻强烈蠕动将食物送回到胃内，因此，在进食后可立即出现呕吐，呕吐物以未消化食物为主，含少量胆汁，上消化道造影可见输入段肠襻和输出段肠襻通畅，但吻合口输入襻一侧低于输出襻一侧，输入段肠襻略扩张，有造影剂逆流存在。对于腹部剧烈疼痛伴淀粉酶升高的病例还应与术后的急性胰腺炎鉴别，一般上腹部 CT 可以鉴别，如果单纯是胰腺肿胀伴胰周积液，而无十二指肠的扩张及淤滞，应考虑是急性胰腺炎。术后急性胰腺炎在以后章节还有详细介绍。

四、预防

预防输入襻梗阻的关键在于选择适当的输入襻的长度。虽然目前尚无统一标准，一般结肠前输入襻对胃大弯胃肠吻合时，输入襻长度为 10 ~ 12cm；结肠前输入襻对胃小弯胃肠吻合时输入襻长度为 20 ~ 25cm；结肠后输入襻对胃小弯行胃肠吻合时，输入襻长度为 6 ~ 8cm。但实际操作时，还应考虑手术的具体方式，如单纯的胃大部切除术和胃癌根治术，单纯的胃大部切除术可能保留大网膜，那么输入襻的长度留置还应考虑大网膜的厚薄，必要时可切除部分大网膜；如果行胃癌根治术，还应考虑残胃的大小，残胃留下过少，胃肠吻合口的位置偏高，就应估计吻合后胃回缩程度以及横结肠是否受压和吻合有无张力等情况。因此，在行胃肠吻合前，可先将空肠拟做吻合处拉到胃拟做吻合处（应保持空肠的自然长度，不宜过度牵拉，造成假象），观察输入襻是长度是否合适。如果由于手术方式决定输入襻必须适当的延长，可以在完成胃肠吻合后加做输入襻和输出襻之间的侧侧吻合（Braun 吻合），或直接行胃空肠 Roux-en-Y 吻合。

五、治疗

输入段肠襻梗阻一般均需手术治疗，手术方式依据梗阻的原因和程度决定。对于完全梗阻或出现绞窄征象者更应早期施行手术，以避免病情的发展。具体有以下几种方式：

（一）未发生肠坏死者

原则是去除病因，解除梗阻，建立比较符合生理的通道。

1. 输入段肠襻长度合适，由于粘连束带、大网膜或炎性包块压迫输入段肠襻出口者，可离断束带、去除过多的大网膜或炎性包块。

2. 输入段肠襻过短导致成角者，可先松解屈氏韧带，如果仍然不能解除成角，可以行输入襻和输出襻之间的侧侧吻合，或改做胃空肠 Roux-en-Y 吻合。

3. 胃空肠 Roux-en-Y 吻合同样适用于输入段肠襻部分扭转病例。

4. 输入段肠襻过长形成扭曲者，可将扭转的肠襻复位，并行输入襻和输出襻之间的侧侧吻合。

（二）已发生肠坏死者（包括十二指肠残端破裂）

原则是解除梗阻，去除病灶，加强引流。

1. 十二指肠侧壁有小穿孔者，可去除病因后行穿孔修补术，并在穿孔附近放置引流管；可能的情况下，加做输入襻和输出襻之间的侧侧吻合，在侧侧吻合口远端输出襻空肠置入造瘘管至十二指肠穿孔的肠腔内。

2. 壶腹部以下十二指肠、输入襻空肠有大片坏死者，应切除坏死的肠段及输入襻肠段，拆除原胃肠吻合口，再行十二指肠空肠吻合，并重做胃肠吻合；或直接将十二指肠与输出襻吻合，成 Y 形。在十二指肠空肠吻合周围放置引流管，必要时加做输入襻和输出襻之间的侧侧吻合及十二指肠造瘘术。

3. 十二指肠残端破裂者，在解除梗阻后行十二指肠造瘘术，并在残端周围放置引流。

4. 如果有十二指肠的第二、三段坏死，就不可避免行胰十二指肠切除，决不能姑息而延误病情。

Ⅲ 输出襻肠段梗阻

一、概述

胃大部切除术后输出襻肠段梗阻不多见，其发生原因多数与输入襻肠段梗阻相似，临床表现也极为相似，处理原则基本相同。

二、病因及病理生理

输出襻肠段梗阻的主要原因有：①大网膜炎性包块压迫；②粘连造成输出襻肠段成角或束带压迫肠管；③输出襻肠管逆行套叠，甚至套入胃内（图3-4A）；④输出襻肠段和吻合口成角；结肠后胃空肠吻合时将横结肠系膜裂孔固定在输入襻、输出襻

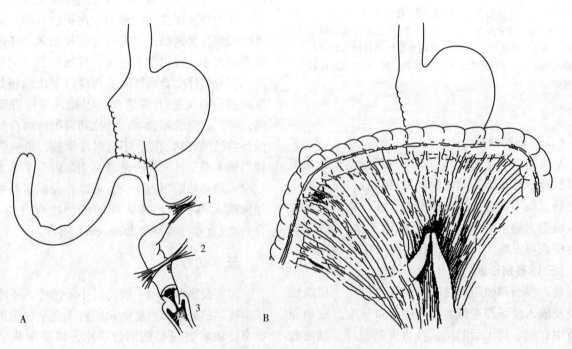

图 3-4　胃空肠吻合输出襻梗阻

A. 1. 粘连成角；2. 束带压迫；3. 输出襻肠管逆行套叠

B. 横结肠系膜裂孔压迫输入和输出襻肠管

的肠壁上或固定在胃壁上的缝线脱落，使横结肠系膜的裂孔下滑、压迫输入襻和输出襻肠管（图3-4B）；⑤内疝也可造成输出襻肠段梗阻。

三、临床表现及诊断

输出襻肠段梗阻多发生于术后2周，也可发生于术后数月至数年。主要表现为高位小肠梗阻的征象，上腹部饱胀，伴恶心、呕吐，呕吐物为未消化食物和胆汁。如为输出襻肠管逆行套叠引起，呕吐物中可混有血性液，并可在上腹部触及包块。诊断主要依靠上消化道造影，可见造影剂通过吻合口，进入输入襻，但进入输出襻后不能顺利进入远段肠腔，近端肠腔扩张。CT可见扩张的肠腔，且肠壁增厚，肠管相对固定。空肠胃套叠的病例，上消化道造影或CT可见胃内有弹簧圈样结构。主要与吻合口狭窄梗阻、反流性胃炎及输入襻梗阻及胃排空障碍鉴别。

四、预防

行胃大部切除术时，如发现大网膜的血运欠佳或污染较严重时，可切除部分或全部大网膜，以免术后引起大网膜炎性包块，造成梗阻。在做胃肠吻合时，还是要选择输入襻的适当长度。结肠后胃肠吻合时，必须将横结肠系膜裂孔切实固定在胃壁上。

五、治疗

输出襻肠段梗阻的处理没有输入襻梗阻那样急迫，当明确诊断后，如无腹膜炎征象或上消化道出血的情况，一般可先按肠梗阻治疗原则行保守治疗，予胃肠减压、维持水、电解质平衡及营养支持等，直至梗阻缓解。如经保守治疗后，临床表现无好转，应行手术治疗，对于明确是输出襻肠管逆行套叠者，应急诊手术。手术的原则也是去除梗阻原因，切除坏死的肠段，恢复肠道通常。一般不需加做输入襻和输出襻肠段之间的侧侧吻合。如果梗阻原因确实难以解除，可以将输出襻梗阻部位的远端肠段和近端肠段做一侧侧吻合，进行改道手术。

Ⅳ 内疝性梗阻

一、概述

内疝性梗阻是胃手术后一种特殊类型的肠梗

阻，往往也是输入襻梗阻和输出襻梗阻的原因之一。其发生率较低，国外报道了2146例胃切除后行食管空肠吻合或残胃空肠吻合的病例，发生内疝性梗阻仅7例，占0.3%，病史最短的为5天，最长的为27年。因此，对于胃手术后病人出现肠梗阻的病人，都要考虑到内疝性肠梗阻的可能。一般都要手术治疗，延误治疗可能导致严重的并发症。

二、病因及病理生理

引起内疝的主要原因是胃手术后原来的解剖间隙被打乱或形成新的腹腔内间隙。如结肠前输入襻空肠段对胃小弯胃空肠吻合，如果输入襻空肠留置过长，那么过长的输入襻空肠就有可能穿过吻合口后下方可间隙而形成内疝（图3-5）；即使输入襻长度适当，输出襻的远段小肠也有可能进入此间隙而形成内疝。如果行结肠后胃空肠吻合，横结肠系膜裂孔与胃壁的固定不确实或脱落，则可在胃壁和横结肠系膜之间出现一个间隙而形成内疝。行全胃切除、食管空肠Roux-en-Y吻合术时，小肠系膜关闭不确实，也可引发内疝。发生内疝后如果不能自行复位，就形成一个闭襻性肠梗阻，并可压迫输入襻或输出襻，若不及时处理，就可导致小肠坏死、穿孔。

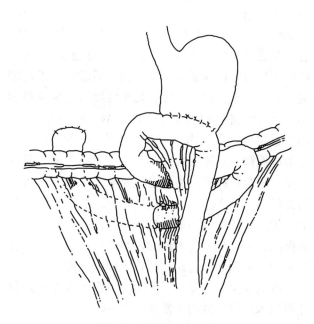

图3-5 空肠输入襻内疝

三、临床表现及诊断

临床表现为腹痛、恶心和呕吐，腹痛往往呈阵发性，呕吐后未必能缓解，有时可在上腹部触及一肿物，有压痛。腹部 X 线片偶可见一段固定扩张的肠襻，可合并输入襻或输出襻的梗阻，因此，难以鉴别。

四、预防

胃手术后无论行何种胃肠道重建吻合方式，都必须关闭因手术形成的人为间隙，以避免术后小肠套入、嵌顿。

五、治疗

若保守治疗无效后应及时手术，将嵌顿的肠段进行复位，并关闭间隙。如果已经发生肠段坏死，可切除坏死肠段，进行重新吻合，如果嵌顿坏死的是输入襻肠段，切除部分肠段后可能导致输入襻过短，则可改做残胃空肠 Roux-en-Y 吻合术。

第五节　胃肠吻合口、十二指肠残端漏

I　吻合口漏

一、概述

在临床工作中，胃手术后吻合口瘘与吻合口漏两词常常混淆，在发表文章的文章中也常互用。我们认为，手术后早期，消化液或食物漏出消化道，应称为吻合口漏（leakage），可造成严重的局部及全身的病理变化；如果漏口在两周后仍未愈合，但由于局部的组织增生，使消化道漏口和腹壁之间形成一个相对完整的管道，则称为吻合口瘘（fistula）较适当。随着消化道吻合器及切割闭合器的普遍应用，在行消化道吻合时，已不同于以往手工吻合时大都做消化道的端端吻合，而是往往采用端侧吻合，势必会保留胃或空肠的切端，形成残端，这些残端同样可以造成裂口，导致消化道漏。由于残端漏的临床表现、病理生理变化及处理与吻合口漏相似，因此也将其归入吻合口漏，本节将一并介绍。消化道吻合器在国内临床应用也有 20 年历史，随着临床医师对其熟练的操作，吻合器的优势也充分突显，吻合口漏的发生率已经明显下降；同时吻合口漏的治疗也取得了一定的进展，尤其是外科营养、抗生素的应用，对吻合口漏的治疗提供了良好的保障，无论是非手术治疗还是再手术治疗，吻合口漏的治愈率明显提高，死亡率明显下降。虽然吻合口漏的发生率下降了，但仍是胃手术后尤其是胃癌根治术后很常见的并发症。

二、病因及病理生理

发生吻合口漏的原因有全身因素和局部因素，全身因素包括病人年龄大于 70 岁、全身营养差、严重的贫血或低蛋白血症及维生素缺乏、糖尿病等代谢障碍疾病，组织的修复能力低下，愈合不良，容易造成吻合口漏。局部因素除少数是疾病本身的病理基础造成外，大多数是由于手术操作不当引起的。如果在术前就存在胃壁水肿及胃周围严重的粘连、瘢痕组织增生等病理变化，那么在此基础上行胃肠吻合或胃食管吻合，就容易发生漏。手术操作引起的吻合口漏主要是吻合口张力太大、吻合口两侧组织的血液循环不良，导致组织缺血，从而发生漏，尤其是在行远端胃大部切除时，如果已经将胃左动脉切断，若同时不慎离断全部的胃短动脉或切除脾脏，残胃就只有膈下动脉供血，就可能造成残胃血运不良，一旦膈下动脉起源于胃左动脉，就势必造成残胃缺血，出现吻合口漏或残胃坏死；在行根治性近端胃大部切除时，一般只保留胃网膜右血管，如果损伤了胃网膜右血管或完成食管胃吻合后造成胃网膜右血管过度紧张，也可引起残胃近端缺血，导致食管残胃吻合口漏。有些可能是因吻合技术差，吻合时疏密不均或漏缝或缝合后缝线脱落。尽管目前大多采用吻合器或闭合器，也可因使用不熟练造成吻合口漏或残端漏，如选择吻合器的口径不对，口径太大容易使组织不全撕裂，造成吻合口周围组织薄弱、缺血；口径太小容易使抵针座周围组织太多，导致闭合切割不全，而遗漏裂口；再有可能将周围组织意外带入吻合切割部，使吻合完成后在吻合口留有周围其他组织。闭合器闭合残端时，往往由于闭合过紧或闭合时过于用力，容易导致残端缺血、坏死；吻合口与残端一般要相距 1.5～2.0cm，距离过近容易使吻合口附近的残端组

织缺血。如果吻合口或残端周围有血肿形成，可导致术后吻合口血供不良或继发感染，导致吻合口破溃。术后如果发生吻合口周围的感染或脓肿，也容易侵袭吻合口，使吻合口组织坏死，造成漏。少数病例报道有寄生虫从吻合口钻入。

吻合口漏发生后，可以造成消化液漏入腹腔，并腐蚀腹腔内的组织，造成腹膜炎腹腔组织水肿，机体丢失大量的有效容量内的体液，出现水、电解质和酸碱紊乱及营养障碍等，并继发感染，如得不到及时控制，可进展为败血症、休克、甚至死亡。消化液长时间的侵蚀可造成血管破裂，导致病人腹腔大出血。

三、临床表现及诊断

吻合口漏的临床表现缺乏特异性，早期诊断困难。其表现与漏发生时间，漏口部位、大小，漏出液成分、速度、量以及患者的身体状况有关。临床发现吻合口漏一般在术后1周左右。食管胃吻合或食管空肠吻合口漏症状相对较轻，而胃空肠吻合或胃十二指肠吻合口漏由于漏出的消化液相对较多，而且漏出液中有胆汁、胰液、十二指肠液等，刺激性较强，临床症状也相对明显。早期症状可表现为腹痛、腹胀、呃逆、低热、脉搏增快等，与术后胃肠道功能未完全恢复的表现难以区别，腹痛不典型，常误以为术后正常反应。典型的吻合口漏的表现，如术后突然的剧烈腹痛、全腹膜炎、发热、心慌、出汗、呼吸困难、休克等，临床较为少见；即使伤口出现了炎症表现或发现膈下积液的情况，也常误认为是切口感染或膈下脓肿，待敞开切口或腹腔脓肿穿刺发现有消化液，才能明确诊断。临床实践中，对于胃手术后病人体温持续不降或降而复升时，如找不到解释发热的其他因素，应高度怀疑吻合口漏的可能，就应该对可疑吻合口漏者积极进行相关检查。最简单的方法是让病人口服亚甲蓝，如果引流管引出蓝染腹液或进行腹腔穿刺抽出蓝染液体即能确诊。如果高度怀疑而又不能确诊者，可口服泛影葡胺造影，进行腹部X线检查，一般都能明确诊断。

四、预防

术前要对病人作全面的评估，纠正存在的影响愈合的不良因素，如高血糖、低蛋白、贫血等，改善全身状况，通过术前对手术风险进行评估，制定合理的手术方案。有幽门梗阻的病人，应在术前给予胃肠减压及洗胃。手术时要保证吻合口区的血供，避免吻合口张力过大。与食管进行吻合时，要注意食管不能游离过长，因为食管无浆膜，愈合能力差，容易缺血，必要时可将与食管吻合的胃壁组织或肠壁组织缝合悬吊于膈肌。在行胃肠手工吻合时，胃小弯断端缝闭处与胃肠吻合线相交成Y形，是以往发生吻合口漏最常见的部位，被称作危险角，可行Cushing荷包缝合，即将胃前壁、胃后壁及空肠（或十二指肠）的浆肌层作荷包缝合包埋加强。行胃十二指肠吻合时，如果发现吻合口张力过大，可将十二指肠的侧腹膜打开（Kocher切口），松解十二指肠，将其向上提拉，如果这样还不能缓解张力，就改行胃空肠吻合。在作胃大部切除时，必须保证2~3支胃短血管；如果损伤了脾脏而不得已行切除，就应同时切除残胃，以免后患。此外，术中仔细缝合是不需再强调的要求，目前来说，应注意胃肠吻合器的应用事项，首先医师应熟悉各种吻合器的性能和使用方法，在行吻合时选择合适的吻合器，正确使用。吻合器也不能保证万无一失，吻合结束后要认真检查切割下来的吻合圈是否完整，吻合口是否周密，有无缺血的情况。用吻合器吻合发生的吻合口漏往往是由于对合过紧，导致组织缺血、坏死所致。所以在采用吻合器吻合时，除了参考吻合器的对合标记外，还应视进行吻合的组织的厚薄而定，吻合器对合应松紧适中。术后如果发现有腹腔脓肿，要及时引流，避免脓液侵蚀吻合口。对于术后出现发热或体温降而复升的病人要高度警惕漏的可能，尽早发现，尽早处理，防止病情恶化。

五、治疗

吻合口漏诊断一旦明确，首先要进行充分有效的引流，这是早期治疗的关键，主要措施是持续胃肠减压和腹腔引流，同时给予充分的营养支持和针对性的抗生素治疗，维持水、电解质、酸碱平衡也是不可缺少的措施。早期的腹腔引流同时最好可行适当腹腔冲洗，因为当吻合口漏发生时，大量的消化酶进入腹腔，腐蚀性强，对周围组织的刺激大，持续局部灌洗可稀释消化液，保护漏口周围脏器促进周围肉芽组织形成。

营养支持可采用TPN方式，近年来，有人主张采取肠内营养的方式，可通过内镜引导或X线透视下，将鼻肠营养管送过吻合口置入小肠，营养液就可以绕过漏口；如果考虑需要营养时间较长，还可以考虑经皮放置营养导管，如经皮内镜空肠造口术，这需要有一定经验的营养医师完成。对于漏口较小、发现时间较早的吻合口漏，通过以上治疗2~3周后一般可自行愈合，加用生长抑素和生长激素效果更佳，缩短漏的愈合时间。生长抑素可抑制消化液的分泌，减少漏出；生长激素能明显加速体内摄入的营养转化成蛋白，显著扭转负氮平衡，但对于恶性疾病行胃手术者，生长激素要慎用。目前，国内也有人采取纤维蛋白胶填塞瘘管、封堵瘘口的办法，可促进吻合口瘘的愈合，缩短治疗时间。生物蛋白胶是由适当比例纤维蛋白原、凝血酶、第Ⅷ凝血因子、钙离子组成，各组成分均匀混合后，涂布于瘘口及其周围，形成乳白色蛋白质凝胶，产生纤维膜，能有效制止组织创面渗血和静脉出血，减少渗液，封闭缺损组织，促进瘘口愈合。

近来，有人通过内镜将薇乔网（VICRYL Mesh）修补吻合口瘘，并用生物蛋白胶加以封堵，经过1~2次治疗后，病人可在短时间内进食。也可在胃镜直视下或X线透视引导下，将金属支架或带膜的金属支架放置在吻合口瘘位置（一般支架以瘘口为中心上下超过瘘口至少2cm），进行物理封堵瘘口，可以有效治疗吻合口瘘，并能尽早经口进食，明显缩短治疗时间。

如果病人的腹膜炎体征不能局限或出现无法控制的败血症和腹腔积液，则必须进行手术探查，控制感染是后期治疗的关键。手术主要目的是找到漏口，清除腹腔内的感染物，并在漏口附近放置引流管。对于小的裂口可以缝合，并可将大网膜贴敷于漏口加强；或在原来毕Ⅱ式吻合的基础上加做输入襻输出襻侧侧吻合（Braun吻合），但漏口周围仍必须放置引流管。对于胃十二指肠吻合较大漏口者，必须改行胃空肠毕Ⅱ式吻合或Roux-en-Y吻合，并行十二指肠造瘘术，在十二指肠残端附近放置引流管。对于胃空肠吻合较大瘘口者，可将原吻合口切除，在相对健康的胃壁与空肠行Roux-en-Y吻合或切除残胃行食管空肠Roux-en-Y吻合。也可用Roux-en-Y吻合法修补漏口，即将输出襻离断，远端空肠断端封闭，将远端空肠肠壁浆膜缝合于漏口周围，以肠壁修补漏口。食管胃吻合或食管空肠吻合口漏，经保守治疗大多可以愈合，但裂口较大者必须重新进行吻合，必要时还要开胸手术。

一般来说，再次手术都能找到漏口，但术中要仔细检查，避免遗漏多个漏口的可能。如果寻找漏口有困难，可经胃管注入亚甲蓝溶液，常可见亚甲蓝从瘘口漏出或漏口周围蓝染。对于实在无法找到漏口者，可在最可能发生漏的部位放置引流管，不要强行分离粘连，以免使本来就水肿脆弱的周围组织进一步损伤，甚至使小瘘口变成大瘘口或造成新的肠瘘或邻近脏器损伤。如果术中发现腹腔内感染或组织水肿严重，或者病人情况太差，可以不必修补漏口或行改道手术，而仅仅行胃或十二指肠造瘘，并在漏口和感染严重的部位放置引流管，术后加强消化道引流和腹腔引流，待感染控制、病人情况好转及腹腔脏器水肿消退后再行确定性手术治疗。任何吻合口漏的再次手术，均不能单纯行漏口的修补术，因为此时吻合口周围组织必然是水肿的，愈合能力差，单纯修补的成功率极低；在手术结束前，应行空肠造口术，以利于术后的肠内营养，减少病人的痛苦（包括医疗费用）和其他并发症。术后的治疗仍同早期保守治疗。

Ⅱ　十二指肠残端漏

一、概述

十二指肠残端漏是胃大部切除、毕Ⅱ式重建术后近期严重并发症之一。20世纪90年代国外文献报道，该并发症占毕Ⅱ式手术病人的1%~4%。国内80年代数家医院的大样本病例报告，发生率均不到1%，但是死亡率仍在20%~50%。

二、病因及病理生理

十二指肠残端漏的发生除了术前存在的贫血、低蛋白血症、糖尿病能全身高危因素外，局部固有的因素主要是反复发作的慢性炎症导致局部的瘢痕增生和水肿。此外，手术方式的选择和手术操作也密切相关。如果十二指肠闭合有张力存在，手术医师心存侥幸而未行十二指肠造瘘，就容易发生残端漏。残端闭锁不满意、缝合过密、过稀或结扎过紧、闭合器使用不当，也可造成漏。术中不慎损伤胃十二指肠动脉可能导致残端血运障碍，愈合不良而引发残端漏。术中未能正确判断切除溃疡的可能性，匆忙游离大、小弯侧的网膜血管，当发现无法继续分离切除溃疡时改为幽门旷置术，此时胃窦部的血运已遭破坏，也可导致残端漏。术后如果并发其他并发症，如急性胰腺炎、残端周围局部积液或感染、输入襻梗阻等，也是造成残端漏的因素。而远期十二指肠残端漏的发生大多是输入襻梗阻造成的，主要是胆汁、胰液、十二指肠液积聚在十二指肠内，肠腔内压力不断升高，最终导致残端破裂。

由于十二指肠漏可造成大量的胆汁、胰液、十二指肠液流入腹腔，消化酶激活，腐蚀腹内脏器，继发感染，导致大量体液、电解质丢失，毒素吸收，致使病人水、电解质紊乱，若处理不及时，可因败血症、电解质紊乱、营养障碍或多脏器功能衰竭而死亡，甚至可因大血管被腐蚀而突发腹腔内大出血而导致死亡。

三、临床表现及诊断

十二指肠残端漏多发生于术后 3～8 天，突然发生右上腹部剧痛或胀痛、伴体温升高和心率增快，右上腹有压痛和腹肌紧张，白细胞明显增高。有部分病人在漏发生后 48 小时内，可因胆汁被腹膜吸收而出现轻度黄疸。有腹腔引流管的病人可引流出含胆汁的肠液，或行超声检查可见腹腔积液，腹腔穿刺抽出黄色胆汁、脓汁。

四、预防

就如防止吻合口漏一样，使用闭合器时对合不宜过紧，以免引起组织坏死，残端应用细丝线间断全层缝合数针加固，缝合线超过闭合钉 0.5cm 为宜。无论是什么因素造成的十二指肠残端闭合不满意，都应进行预防性的十二指肠造瘘，这是最有效的预防措施。虽然造瘘管要在术后 2 周才能拔除，延长了住院时间，但增加了手术的安全性。此外，在处理十二指肠残端时要避免损伤胰腺，以免术后出现急性胰腺炎，在行胃肠吻合时，要防止输入襻梗阻或吻合口梗阻。

五、治疗

对于早期发现的十二指肠残端漏，如果漏出量少且无明显腹膜炎的病人，可经右上腹吸引引流，也可在 CT 或超声引导下放置腹腔引流管进行引流。对于较大裂口的残端漏或无法彻底引流的残端漏，往往存在严重的腹膜炎和全身并发症，应尽早再次手术，彻底清除腹腔内的积液和感染灶，简单关闭漏口，并在残端周围放置有效的腹腔引流管。企图

单纯缝合修补的手术是徒劳的。术中除了放置腹腔引流外，还应进行十二指肠造瘘和空肠造瘘，前者可减少消化液从漏口漏出，后者可在术后早期进行肠内营养，同时避免进食时食物进入胃腔而刺激胆汁和胰液的分泌（图 3-6）。十二指肠造瘘可经破裂部作十二指肠引流，也可缝合漏口后从空肠上段逆行置管到十二指肠作引流。如果漏口较大，而周围组织炎症、水肿不明显，可行漏口与输出襻远段空肠的 Roux-en-Y 吻合术，即将远端空肠套入十二指肠残端漏口以下相对正常的肠壁进行缝合，周围仍需放置引流管。术后要进行有效的胃肠减压和腹腔引流，以减少胆汁胰液的分泌及漏出液对腹腔内脏器的腐蚀。同时应用广谱有效的抗生素，纠正水电解质紊乱，给予充足的营养支持。术后还要注意保护引流管周围的皮肤免受从引流管外渗出的消化液的腐蚀，最好进行持续的负压吸引，必要时可同时行腹腔冲洗以稀释消化液。尽量保持引流管周围皮肤干燥，可在皮肤戳口处涂抹氧化锌软膏或其他的糊剂，如金霉素眼膏等。

与吻合口漏一样，也可应用生长激素和生长抑素以促进漏口自愈，并可采取生物蛋白胶封堵等措施。

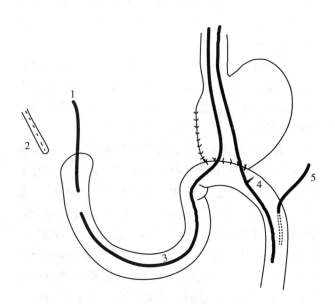

图 3-6　十二指肠残端漏的处理

1. 经十二指肠残端漏口造瘘；2. 十二指肠残端周围放置腹腔引流管；3. 胃肠减压管放置于十二指肠内；4. 鼻肠营养管经胃肠吻合口置入输出襻内行肠内营养；5. 空肠造瘘行肠内营养

第六节 肝胆并发症

I 术后黄疸

一、概述

胃手术后出现皮肤、巩膜黄染及血清胆红素升高即可诊断术后黄疸，临床并不少见，早期的黄疸大多与术前病变、手术、麻醉、输血等因素有关，后期的黄疸大多见于肿瘤复发或胆总管结石形成有关。

二、病因及病理生理

胃手术后黄疸也可分为非梗阻性和梗阻性黄疸两种，前者有肝前性因素和肝性因素。肝前性因素主要是术中输入过多库存过久的血液，其含有过多破坏的红细胞，输入库存超过 3 周的血液 20% 的病人可发生黄疸；或发生输血后溶血反应；全身严重感染，毒素吸收入血也致溶血。如果术后出现吻合口漏或十二指肠残端漏，腹膜可吸收大量胆红素吸收入血，可致黄疸。术后并发急性胆囊炎可使胆囊扩张、胆汁淤积入血。术后急性胰腺炎也是造成黄疸的因素之一。肝性黄疸主要是肝细胞破坏造成的，术前原有肝病可因手术、麻醉等创伤应激或麻醉药物而加重、复发；即使术前肝脏无疾病，也可因术中低血压、缺氧、心力衰竭、肝炎血清输入、肝动脉结扎等因素导致肝细胞损害而引起黄疸。术后长期胃肠外营养，可致肝脏脂肪代谢异常引起肝功能异常，从而导致黄疸。胃癌病人术后出现肝转移时，也会出现黄疸。

梗阻性黄疸，也可称为肝后性黄疸，又可分为良性梗阻性黄疸和恶性梗阻性黄疸。良性梗阻性黄疸可由于胃手术后发生胆结石和胆管周围脓肿致黄疸。胆结石的发生原因有：①术中迷走神经离断，胆囊收缩功能不良，胆囊扩张；②术后长期禁食，胆囊体积扩大，易发生胆汁淤积诱发胆石的形成。此外，由于十二指肠球部因溃疡瘢痕增生严重或胃窦部肿瘤侵犯十二指肠，手术困难，在十二指肠球部、胆总管周围操作过多，可导致该区域水肿，使胆总管部分受压，出现一过性的轻度黄疸。最需引起注意的是，手术中损伤或离断胆总管。恶性梗阻性黄疸主要是胰头部肿瘤残留、胃十二指肠吻合口肿瘤复发、术后肝十二指肠韧带内或胰头上方或后方淋巴结转移引起。

三、临床表现及诊断

诊断胃术后黄疸并不困难，只要出现皮肤、巩膜黏膜黄染、血清胆红素增高即可确诊。关键在于明确黄疸的病因诊断，区分是肝前性、肝性或肝后性因素，为术后黄疸的及时治疗提供依据。黄疸出现的时间可为病因提供线索，术后 1 ~ 10 天出现黄疸多见于术后溶血、急性肝细胞损害、胆管损伤、感染等因素；术后 0.5 ~ 6 个月出现多见于结石、输血性肝炎及胰头部肿瘤残留所致；手术半年以后出现，多为肿瘤淋巴结转移。通过检查肝功能及大便情况，大致可区分梗阻性或非梗阻性因素，进一步行影像学检查，如 B 超、CT、磁共振胰胆管成像（MRCP）、逆行胰胆管造影（ERCP）等，可明确病变的部位及性质。

四、预防

术前要尽可能对病人的肝、胆、胰进行全面检查，排除可能导致黄疸的因素，改善肝功能，治疗已经存在的肝脏疾病。术中要防止胆管的副损伤，胃癌病人手术要彻底，避免肿瘤残存，术后定期及时随访，进行影像学检查，争取早发现、早治疗。

五、治疗

胃术后黄疸的治疗是主要针对病因的治疗。非梗阻性的黄疸，经对症、保肝等内科治疗后大多能治愈，吻合口漏或十二指肠残端漏引起的黄疸在漏得到控制后可自行消退，胃癌术后肝转移多属于肿瘤终末晚期，治疗效果不佳。良性梗阻性黄疸，可根据病变的情况采取内镜下介入治疗或手术。恶性梗阻性黄疸大多可能已经广泛转移，难以达到根治，但积极减黄治疗仍能延长生存时间、提高生存质量，可采取经皮肝穿刺胆管引流（PTCD）或胆管空肠吻合术；若能明确是肝门部的局部复发转移，也可行手术治疗，但是手术范围往往较大，难度高，远期效果不明确，应该慎重。有时仅给予化疗也可得到部分缓解。

II 胆管损伤

一、概述

胆管损伤在胃手术时尽管很少发生，但处理困难，如果未及时发现，会引起严重后果，甚至死亡，因此，重在预防，如果发生损伤，要及时发现、及时处理。

二、病因及病理生理

胃手术时发生胆管损伤多见于慢性十二指肠球部溃疡和晚期胃癌。前者由于长期的慢性炎症导致十二指肠周围广泛粘连，使局部解剖结构紊乱，或因瘢痕牵缩将胆总管牵拉至幽门附近，在强行切除溃疡时容易损伤胆总管；后者主要是胃窦癌肿直接侵犯或粘连，胆总管也可向幽门严重移位，局部炎症水肿，导致解剖关系不清，或者在清扫肝十二指肠韧带内的淋巴结时，损伤到胆管。此外，还可能存在胆管解剖变异的情况，或过度牵拉肝十二指肠韧带以及术者经验不足、在肝门部大块组织钳夹、盲目止血等错误操作所致。胆管损伤主要有以下几种情况：切开、离断、结扎、部分缝扎和夹伤或电刀灼伤。一般胆管切开后，术野可能被流出的胆汁黄染，容易发现，可作相应的处理，而其他的情况容易被忽略，但术后可出现相应的临床表现。

三、临床表现和诊断

根据胆管损伤的不同情况，临床可出现不同的表现

1. 胆管切开或离断　术后即出现胆汁性腹膜炎或胆外瘘，病人有腹痛、发热、心率加快等，腹腔引流管可流出胆汁性腹液，无腹腔引流管的病人可经腹腔穿刺证实；后期出现膈下脓肿或腹腔感染。

2. 胆管结扎　术后即可出现右上腹胀痛和持续加深的黄疸。

3. 胆管部分结扎和夹伤或灼伤　如果胆管因损伤而出现胆管壁的缺血、坏死，可在数日内出现胆汁性腹膜炎或胆外瘘；如果发生瘢痕增生，则可因瘢痕牵缩导致胆管狭窄，往往在术后 2 周或数月内逐渐出现渐行性的黄疸，可行 B 超或 MRCP 明确狭窄的部位和范围。

四、预防

对于慢性十二指肠溃疡伴周围严重瘢痕时，应仔细探查瘢痕与胆管的关系，估计切除溃疡有困难时，不能勉强切除，可行十二指肠旷置术。对于晚期胃癌病人，术前应有影像学检查，了解肿瘤的浸润程度及淋巴结转移情况，以及肿瘤和转移灶与胆管的关系，做到心中有数，术中仔细解剖，避免大块分离、结扎，必要时可先显露胆总管并切开，从胆总管切口放入导尿管做标记和引导，以免损伤胆管。手术结束时，再认真检查术野，辨认肝十二指肠内的结构，以及周围组织有无被胆汁黄染的现象，即使有损伤，也应在一次手术中及时处理。

五、治疗

无论胆管损伤是何种原因，一般都需要行再次手术治疗，而且越早越好。手术方式要根据损伤的具体情况选择。

1. 胆管切开　可缝合裂口，并在胆总管内放置 T 形管引流，如果裂口在胆总管，也可经裂口放置 T 形管。

2. 胆管离断或切除一段　争取行胆管端端吻合，并放置 T 形管或 Y 形管作支撑、引流，但管子要跨越吻合口，并要留置 6 个月拔除。如果已无法完成端端吻合，则可行胆管空肠 Roux-en-Y 吻合，并将胆管远端缝闭，这对于肝门部的胆管损伤十分困难。如果损伤在胆总管，而胆囊管又无损伤，也可行胆囊空肠吻合，损伤部位放置引流管（图 3-7）。

3. 瘢痕牵缩导致的胆管狭窄　如果胃手术是毕 I 式吻合，可考虑在胃镜下行 ERCP 检查，并在

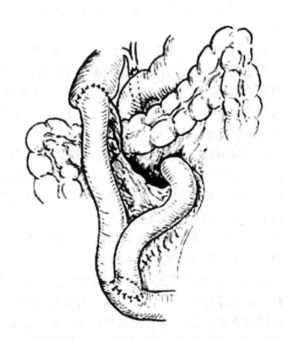

图 3-7　胆囊空肠 Roux-en-Y 吻合

狭窄段放置支撑管或经皮肝穿刺行胆管穿刺放置支撑管。也可行手术治疗，去除误扎的缝线，或松解

瘢痕，然后切开胆总管，放置 T 形管，也应留置 6 个月。

第七节 急性胰腺炎

一、概述

尽管胃术后急性胰腺炎的发生率不高，大约 0.6%~1.23%，但是死亡率在 30% 以上，最高可达 50%，主要原因是术后急性胰腺炎的症状往往被手术切口疼痛及其他有类似症状的并发症所掩盖，而导致诊断延误。

二、病因及病理生理

急性胰腺炎的病因及发病机制十分复杂，治疗也存在难度，再加上手术因素更增添了术后胰腺炎诊断和治疗的复杂性。平时急性胰腺炎的常见发病诱因，如大量饮酒、高脂餐，在胃手术后近期不可能存在，而胆结石的存在仍可为胃手术后急性胰腺炎的发生诱因。此外，胃手术后出现急性胰腺炎的病因有以下几个方面：

1. 胰腺缺血　胰腺血液循环丰富，组织脆弱，术中如果有较长时间的低血压，可影响胰腺的血流灌注，从而导致胰腺组织灶性坏死；在用电刀清扫胰腺周围淋巴结时，可能刺激胰腺的微血管，使其痉挛或形成微小血栓，导致局部的胰腺组织缺血坏死。

2. 直接损伤　胃癌根治术时广泛剥离胰腺被膜，手法粗暴，或胃后壁肿瘤与胰腺有粘连，在分离过程中损伤胰腺；有的溃疡穿透至胰腺实质内，强行切除溃疡病灶，不可避免会损伤到胰腺组织，甚至离断结扎副胰管。

3. 间接损伤　清扫胰头周围淋巴结时（包括幽门上、下淋巴结、胰头后淋巴结及肝十二指肠韧带内淋巴结）操作粗暴，可能刺激并导致胆胰壶腹括约肌痉挛，引起胆汁反流；或十二指肠早期炎性水肿，压迫胰管并影响胰液流通；或过度牵拉或压迫胰腺也易导致胰腺组织局部水肿。

4. 十二指肠淤积　胃大部切除术后毕 Ⅱ 式吻合时，输入襻过长或吻合口成角，容易引起胆汁、胰液排出不畅，造成十二指肠内淤积，压力升高，使十二指肠液逆流入胰管，诱发急性胰腺炎。

三、临床表现及诊断

非手术急性胰腺炎典型表现为持续性腹痛、进行性加重，常伴有恶心、呕吐，腹部检查有腹膜炎体征，早期体温轻度升高，脉率加快，有低血容量的表现。实验室检查可发现血白细胞升高，尿及血淀粉酶升高。但是，在胃手术后发生急性胰腺炎时，这些临床表现已不再典型，再加上抗生素和止痛剂的应用，有些症状可能被掩盖或混淆，有些表现被医师忽略，导致诊断延误。而在胃癌根治术后，由于胰腺包膜的剥除及后腹膜的开放，渗出液不受周围组织阻止，迅速进入腹腔和手术野，病情进展可能更为迅猛。

当出现以下情况时，应警惕术后胰腺炎的可能：①胃术后病人的腹痛应该逐渐好转，如果无明显好转或已减轻的腹痛又加重，且伴有腰背部疼痛；②术后病人在恢复胃肠功能后，又出现腹胀、恶心、呕吐等症状，且病人有全身炎症反应综合征的表现；③病人已恢复良好，开始进食，突然出现上腹痛，呼吸、心跳加快，血压下降，伴有腹膜炎体征；④术后早期出现无法解释的低血压。此时，应检查血、尿淀粉酶，以及腹部的影像学检查，血、尿淀粉酶高于正常值范围上限 3 倍以上，B 超检查可在病人床旁了解胰腺的轮廓、密度是否均匀，而 CT 检查不受肠管胀气及脏器解剖改变的干扰，对了解胰腺及周围情况更显直观，可发现胰腺肿胀、坏死及周围积液等情况，为急性胰腺炎提供依据，同时可排除输入襻梗阻等情况。

胃术后急性胰腺炎应与十二指肠残端瘘及吻合口瘘鉴别。由于三者均有大量含胰酶的消化液进入腹腔，故淀粉酶测定失去意义，但从腹腔积液性状看，术后急性胰腺炎渗出物多为血性和灰白色脓性液体，而后两者渗出物多含胆汁性液体，可疑发生漏者可自胃管注入或口服亚甲蓝，观察腹腔积液是否蓝染以作鉴别。

四、预防

虽然胃术后急性胰腺炎的发生率不高，但往往

是重症胰腺炎，死亡率高，仍应注意预防。首先在术中要避免血压波动，防止长时间的低血压。由于胃手术时容易或不可避免涉及胰腺，应轻柔操作，不要过于挤压、牵拉胰腺。在剥离胰腺包膜时，要注意解剖层次，采用钝性分离和锐性分离相结合的方法，如果发现有小的胰管损伤，应及时结扎，小的出血可用纱布压迫止血，较大出血可缝扎止血，但不能过深，以免缝扎胰管或副胰管。肥胖病人清扫横结肠系膜近胰腺下缘的脂肪、淋巴结及剥离胰腺包膜时，应仔细区别脂肪组织与胰腺组织。对于十二指肠球部溃疡面积较大穿透至胰腺者，不要强行切除，可采取旷置的方法。凡可疑胰腺损伤，不管伤情如何，都要在损伤部位放置引流管。胃肠吻合时，可将鼻胃管放入输入襻并保持通畅，以减少十二指肠潴留性扩张及十二指肠液反流的机会。可疑胰腺损伤的病人，术后适当应用 H_2 受体拮抗剂或质子泵抑制剂，以及生长抑素，如善宁、施他宁等药物。高危病人术后慎用吗啡类镇痛药，以免 Oddi 括约肌痉挛。

五、治疗

非手术的急性胰腺炎 80% 是轻症的水肿型胰腺炎，而术后急性胰腺炎 50% 是重症胰腺炎，且死亡率高，应引起重视。但由于病人近期有过胃手术史，最好争取用非手术的方法。

非手术治疗主要包括以下几个方面：

（一）禁食、胃肠减压

如果病人已经开始进食或拔除胃管，应恢复禁食，并重新放置胃管，以减少胃和十二指肠液对胰腺分泌的刺激，还可以减少胃肠道积气、积液。

（二）补充血容量和维持体液平衡

胃手术后的病人本身可能存在血容量不足和水、电解质紊乱的情况，在发生急性胰腺炎后，腹腔内有大量渗液及胃肠道积液，造成血容量明显减少和电解质、酸碱的紊乱。应该根据尿量、中心静脉压、血气分析及血清生化检查的情况，及时补液、补充各类电解质，包括钙、钾离子的补充。

（三）加强抗感染治疗

非手术急性胰腺炎往往在发病 1 周后出现感染的机会大大增加，由无菌性炎症转变为感染性。胃手术是污染手术，术后腹腔就有残存的细菌或感染源，因此胰腺炎后继发感染出现的要更早、机会更大。在明确急性胰腺炎后，要尽早联合应用广谱抗生素及针对厌氧菌的药物，最好是能通过血胰屏障的抗生素，泰能、喹诺酮类合并甲硝唑。也可穿刺抽取腹腔渗液或腹腔引流液做细菌培养，根据药敏试验调整药物，但这需要等待时间，在药敏试验结果出来前就要经验性选用抗生素。

（四）抑制胰腺分泌

有效的胃肠减压是抑制胰液分泌的重要措施之一。人工合成的生长抑素类似物的出现后，在临床广泛应用，证明能对胃肠道分泌有抑制作用，对胰酶的释放和活化也有抑制作用，可使胰腺外分泌得到休息，减轻胰腺炎症，缓解坏死进展。

（五）密切观察、保护各重要脏器功能

由于这类病人病情进展迅速，因此最好能在重症监护病房进行治疗，可随时观察各种血流动力学的各项指标及呼吸功能的参数，并可及时给予针对性的支持治疗。还要密切观察肝、肾等重要脏器的功能参数，注意加以保护，预防多脏器功能衰竭的出现。有必要时，还可以进行持续性血液滤过。血液滤过有阻断胰腺局部病变和全身病情加重的作用，其机制是通过阻断细胞因子连锁反应，重建促抗炎细胞因子的动态平衡，还可清除内毒素和体内水分，对体液过多、严重水电解质和酸碱代谢紊乱以及伴 MODS 者尤为适用。

（六）加强营养支持

胃手术后的病人因手术创伤、应激、禁食等因素，多存在负氮平衡，发生胰腺炎后，更是雪上加霜，进一步加重消耗，削弱肌体的抵抗力和耐受力，所以营养支持极其重要。早期可采用 TPN，为避免高脂血症，可应用中长链脂肪乳，以加快脂肪乳的代谢，同时要补充碳水化合物、氨基酸、维生素和微量元素。这类病人在先前就有过禁食史，发生胰腺炎后禁食的时间延长，肠道处于空虚状态，应该补充谷氨酰胺，以保障肠黏膜代谢，保护肠黏膜屏障，减少菌群移位。当然，最好争取早日进行肠内营养。

在非手术治疗期间要密切观察病情及影像学动态观察胰腺病变，出现以下情况时，要及时手术：①病情进行性恶化，持续高热、脉搏细数、血压下降、白细胞升高、出现脏器功能不全征象以及腹膜炎体征无局限；②影像学检查提示胰腺出现大片感染、坏死灶或范围扩大；③存在十二指肠淤积的征象或不能排除消化道内瘘及胆瘘。

手术的目的是清除坏死组织，力求简单。可选原手术切口进腹，吸净腹腔渗液，分离腹膜后间隙，清除胰腺及胰腺周围的坏死组织，在胰腺周围放置多根多孔多腔的引流管，以便术后冲洗、引流，去除残存的感染坏死灶及继续出现的坏死组织。如果发现有十二指肠淤积的因素存在，应予简单处理，可以行空肠侧侧吻合。手术结束前，行空肠造瘘是非常必要，可为术后早期肠内营养提供途径。

第八节　误行胃回肠吻合

一、概述

胃大部切除行毕 II 式吻合时出现胃回肠错误吻合是一种完全可以避免的情况，这种错误不单单是一种并发症，在现在的国内医疗环境下，就是一种医疗事故。然而在文献报道中，却并非罕见，发生率在 0.05%～0.5% 之间；在 20 世纪 70 年代，甚至在有些胃大部切除治疗胃十二指肠溃疡的近期并发症中约占 3.2%。这就提醒我们医师在工作中要细心，切忌盲目自信。

二、病因及病理生理

造成胃回肠错吻的主要原因是：①手术者粗心大意或经验不足，术中随手提出一肠段，至拉不动，将回肠末段误认为空肠上段，而仓促行胃肠吻合；②不熟悉解剖，Treitz 韧带寻找不当或者辨认不清而将回盲部系膜或粘连束带错以为 Treitz 韧带；③麻醉不满意，切口选择不当，术野显露欠佳，导致错吻合；④也有部分存在先天性内脏畸形或异位，回盲部未转至右下腹，而位于左侧腹。但归根结底是术者的主观因素导致了这种错误吻合。

其结果是造成了人工短肠综合征，进食后食物迅速经胃、结肠排出体外，同时排出大量的胃液和十二指肠液，导致水、电解质、酸碱紊乱，进一步出现低蛋白血症、贫血、体重下降，并产生全身性的神经性病变。

三、临床表现和诊断

临床主要表现为顽固性腹泻，进食后即可发生，每天 3～5 次或更多，大便呈糊状、水样或泡沫状，含有未消化食物残渣和脂肪滴，任何药物或饮食调节均无法改善。病人进行性消瘦，并伴贫血、浮肿及多发性神经炎，直至出现全身衰竭征象。实验室检查提示有不同程度的贫血、低蛋白血症、水电解质及酸碱失衡。

胃大部切除术后出现上述情况应考虑胃回肠错误吻合，钡餐检查即可确诊。主要表现为钡剂经胃后直接进入末端回肠，通过回盲部进入结肠。

四、预防

主要是在术中仔细辨认上段空肠，可提起横结肠，在结肠系膜根部脊柱左缘寻找十二指肠空肠曲，在此处的 Treitz 韧带可作为解剖标志，与空肠上段相连的十二指肠 3，4 段位于腹膜后，其前方可触及肠系膜上动脉搏动。如寻找空肠起始部确有困难，可先找到回盲部和阑尾，再提起末端回肠，逆向向上探查直至十二指肠空肠曲。术中也可在打开小肠时辨认究竟是空肠还是回肠来确定空肠：空肠近端较宽、壁较厚，色清，腔内有金黄色胆汁样液体，量少，系膜薄而透明，血管大，分布垂直；而回肠远端较窄，壁较薄，腔内容物多，且呈浑浊黄糊状液体，带有粪臭，系膜厚，不透明，血管小，分布也不规则。在确认上段空肠无疑后方可行胃肠吻合术。如果因为存在麻醉不满意，术野显露不佳、内脏转位不良等因素，必要时要改换麻醉，或扩大切口，辨清解剖结构，以保证手术无误。

五、治疗

胃回肠错误吻合唯一有效的治疗方法是再次手术，进行矫正。但在术前要纠正存在的水、电解质、酸碱紊乱，改善全身情况，TPN 营养支持，适当输血及血浆。力争尽早施行手术，以恢复肠道营养吸收功能。手术方式是切除胃回肠吻合口，回肠作端端吻合，残胃再与空肠吻合，完成正确的胃空肠吻合。

第九节 胃空肠结肠瘘

一、概述

胃术后胃空肠结肠瘘的发生率极低，是胃手术后的远期并发症。在以前消化性溃疡多采取手术治疗的年代，可高达5%，主要是胃手术切除范围不够或迷走神经切断不彻底或单纯行胃肠吻合，从而导致慢性溃疡持续存在或复发而与周围脏器粘连，继而穿透相邻的横结肠后发生内瘘。而现在由于H_2受体拮抗剂、质子泵抑制剂及幽门螺杆菌治疗药物的应用，单纯消化性溃疡手术治疗的病人越来越少，即使因消化性溃疡并发症手术的病人在术后复发溃疡也可得到很好的控制。然而，在21世纪来临之际，又有数个文献报道了这种并发症的病例，病例数的增加主要是20世纪六七十年代行胃手术的病人，当时麻醉技术的发展，导致手术病人增加，而出现这类并发症常有30年的隐匿期。而当前行胃手术后出现此类的瘘，应高度怀疑胃或结肠的恶性肿瘤或克罗恩病可能，或者病人长期服用大剂量非甾体抗炎药物。因此，当代的临床医师仍应对该并发症要有所了解。

二、临床表现和诊断

胃空肠结肠瘘在早期可能瘘口较小，症状不是很典型，临床上往往不易诊断。典型症状可有呕吐粪样物或嗳气有粪臭味，伴腹泻，大便中有未消化的食物等。病程稍长可发生营养不良，实验室检查提示低蛋白血症。

消化道造影可以确诊，钡灌肠可见钡剂进入胃内，同时显示瘘的具体形态和大小。上消化道造影可见胃、小肠与结肠同时显影。钡灌肠较单纯上消化道造影为好，有时瘘孔细小，上消化道造影时钡剂可能不易通过，钡灌肠有一定张力，钡剂更容易通过瘘口而显影。

纤维胃镜检查也是很好的诊断方法，除能发现胃空肠吻合口、空肠有无溃疡存在，也能了解胃内有无粪便样物，有时并能确定瘘孔大小，可经胃镜注入血管造影剂摄片，可看到造影剂进入结肠。甚至可以在瘘口处活检发现结肠黏膜。

三、预防

预防的主要措施是手术治疗消化性溃疡病人时应作足够的胃切除，包括溃疡及充分切缘。

四、治疗

胃空肠结肠瘘一旦确诊，应尽早进行手术治疗。但病人可能存在水、电解质紊乱和严重的营养不良。因此，在术前应纠正水、电解质紊乱，积极的营养支持。近年来由于全胃肠外营养和肠内营养技术的发展，营养支持能使患者在短期内达到手术要求的营养指标，耐受手术。因此，以往提倡的分期手术已经没有必要。肠内营养的方法是经胃镜辅助或在X线透视引导下，将肠营养管插入胃内后，再通过吻合口进入远端空肠，或能随胃肠蠕动而通过瘘管进入瘘远端空肠，并经造影证实。还要输血和白蛋白，以纠正贫血和低蛋白血症。

彻底的手术是将胃空肠结肠瘘整块切除，修复肠道的连续性，补救性切除足够的远端胃大部，并作迷走神经干切断。单纯瘘口修补往往失败。因此，在手术中，应首先探明原残胃的大小、胃窦是否残留，胰腺有无肿物存在（胃泌素瘤）。此类患者腹腔内大多有广泛粘连尤以瘘附近部位为重。手术时应首先分离腹腔内粘连，弄清原吻合口周围的解剖结构，切除瘘口后，可将毕Ⅱ式改为胃空肠Roux-en-Y吻合，视结肠瘘口大小，必要时可切除部分横结肠再作端端吻合。

第十节 倾倒综合征

一、概述

倾倒综合征（Dumping syndrome）是胃大部切除术和各式迷走神经切断术附加引流性手术后常见的并发症。1913年Hertz首先将胃术后患者进食后的一系列症状与胃排空过速联系在一起；而倾倒综合征的概念是由Andrews和Mix（1920）提出的，他们应用放射性核素显影的方法对某些具有一系列循环及胃肠道系统症状的胃术后患者进行观察，发现其胃排空过快。目前人们对手术的要求不仅是要根治疾病，而且要求尽可能的不影响生活质量，因此临床医师应加强对胃术后倾倒综合征的认识，以便对其进行更好的防治。

根据手术方式和判断标准的不同，各家报道的发病率和严重程度有很大差异，胃手术后，约25%～50%的病人可有不同程度的倾倒综合征的表现，其中5%～10%的病人有明显的临床表现，仅1%～5%病人有严重的不适症状。部分胃切除术后的发病率为14%～20%，迷走神经切断加引流术后倾倒综合征的发病率为6%～14%，迷走神经切断术后不加引流手术的发病率最低，不足2%，而有文献报道胃旁路手术后的发病率可高达75%。

二、病因及病理生理

胃手术后胃排空过快是发生倾倒综合征的主要因素。如在远端胃切除术后合并有症状的病人中，约55%的食物在进餐5分钟内被排空，在迷走神经干切断术后的病人平均60%的食物是在前5分钟被排空的。胃的运动和扩张受到神经的支配和胃肠道激素的调节，胃排空功能由胃底的张力、幽门窦的功能调节及十二指肠的反馈调节。

胃手术后上述调节机制改变造成胃排空功能障碍。造成胃排空过快的主要因素有：①胃切除导致胃容积缩小，少量进食后即可造成胃底张力升高；②幽门切除或因胃空肠吻合等因素使胃排空失去控制；③迷走神经切断使近端胃适应性迟缓与调节功能丧失；④胃空肠吻合使食物不流经十二指肠，十二指肠控制胃排空的反馈机制丧失。

早期倾倒综合征的症状出现在餐后10～30分钟，其主要的发病机制是大量高渗性胃内容物快速进入十二指肠或小肠，导致大量体液从血管内转移到入肠腔内，引起小肠膨胀及增加肠道收缩，蠕动增快，进而引起腹胀、腹绞痛、腹泻等胃肠道症状。同时血容量的降低引起心动过速、头晕等神经循环系统症状。但是，进入肠腔的高渗液的量和渗透压与症状严重程度无相关性，与胃的排空速度无相关性。另外，在早期倾倒综合征患者体内一些胃肠道激素和生物活性物，如5-羟色胺、激肽、血管活性肠肽（VIP）、肠高血糖素、胰高血糖素、YY肽（PYY）、胰高血糖素样肽（GLP）、神经降压素、血清素、P物质等，高于

无倾倒综合征的胃术后患者，而胃动素在倾倒综合征的患者中则是降低。提示这些物质参与了发病过程，但具体的作用途径并不明确，有些可能是倾倒综合征的后果。

晚期倾倒综合征发生在餐后2～3小时，也称作反应性低血糖综合征，其可能的发病机理是，大量含糖食糜快速进入小肠，近段小肠内的碳水化合物浓度升高，葡萄糖被迅速吸收，导致胰岛素过度分泌，因此也称作高胰岛素反应，从而引发后续的低血糖反应，进而出现神经循环系统症状。另外，有研究显示，一些胃肠道激素和生物活性物质对胰岛素过量分泌也起了重要作用，如葡萄糖依赖的胰岛素释放肽（GIP）和胰高血糖素样肽（GLP）1（GLP-1）等，GIP在十二指肠和近段空肠产生，GLP-1由小肠和结肠分泌，在倾倒综合征的病人中可观察到GLP-1升高，GLP-1可刺激胰岛素分泌，进一步导致低血糖。可见倾倒综合征的发病是多因素综合作用的结果，其具体机制尚未完全阐明，毕竟还无法解释在胃手术后有些病人可以没有症状，而有些病人的症状却相当严重。

三、临床表现和诊断

倾倒综合征大多发生在胃术后恢复半流饮食并且活动量增加时，大多数病人仅表现为早期倾倒综合征，近25%病人表现为晚期倾倒综合征，只有极少数病人两者均有表现。倾倒综合征的临床表现可分为两类症状，一是胃肠道症状，如腹胀、腹部绞痛、恶心呕吐、腹泻等；另一组为神经循环系统症状，如出汗、面色潮红、心悸、头昏眼花、无力等。早期倾倒综合征发生于进食后10～30分钟内，患者既有胃肠道症状也有神经循环系统症状；晚期倾倒综合征发生在进食后2～3小时，大多仅有神经循环系统症状，症状可持续15～20分钟，主要是低血糖表现，如疲劳、无力、发抖、嗜睡等。病人大多不能耐受流质或高糖饮食，严重的倾倒综合征病人为了避免出现症状而节制饮食，最终导致消瘦及营养不良。根据病人胃手术病史及典型的症状，诊断多可明确。Sigstad以倾倒综合征的症状制定了诊断评分系统（表3-1），当评分大于7时，可以作出诊断，应用虽然简单，但是不容易与其他疾病区分，不过有助于对治疗效果的评估。

为进一步明确倾倒综合征，可采取口服葡萄糖激惹试验。病人空腹10小时后，口服50g葡萄

糖，在第 1 个小时内，心率每分钟增加 10 次以上，就可诊断早期倾倒综合征，其敏感性和特异性分别为 100% 和 92%；或者在摄入葡萄糖后行氢呼气试验，敏感性也是 100%。晚期倾倒综合征的诊断可在葡萄糖激惹试验时检测血糖，往往第 1 小时内血糖水平较高，而第 2 ～ 3 小时内，血糖水平下降。其实晚期倾倒综合征依据症状作出诊断更为可靠。

目前还可采用核素闪烁扫描检查观察胃排空情况，而胃镜和上消化道钡餐等检查可以帮助除外其他胃术后并发症。

表 3-1　Sigstad 诊断评分系统表

临床表现	评分
休克	+5
头昏、晕厥、意识不清	+4
喜欢平卧或坐着	+4
气急、呼吸困难	+3
虚弱、疲惫	+3
嗜睡、冷漠	+3
心悸	+3
头痛	+2
潮热、出汗、皮肤苍白、湿冷	+2
恶心	+1
腹胀	+1
腹鸣	+1
打嗝	-1
呕吐	-4

四、预防

倾倒综合征重在预防，避免残胃过小、吻合口过大。因消化性溃疡行手术治疗的病人越来越少，现在临床中胃切除手术主要用于胃恶性肿瘤治疗，胃肠吻合可选用 Roux-en-Y 吻合。术后开始进食时要注意少量多餐，减少含糖食物摄入。

五、治疗

（一）保守治疗

1. 饮食调节　大多数病人通过调节饮食可控制症状，主要是少量多餐，进食高脂、高蛋白、低糖、含水分少的半固体食物。进食应避免流质，饮水要在餐后半小时以后，餐后适当平卧休息，避免食物过快从残胃进入小肠。可以选择含碳水化合物的混合性食物，如不甜的谷类食物、面食、土豆、新鲜的水果和蔬菜。应避免含糖量高的食物，如糖果、饼干、苏打水、运动饮料和蜜饯。牛奶和乳制品也尽量少吃。由于碳水化合物受到限制，肉类、鱼、蛋等富含蛋白质低脂类食物应适当增加。

对于餐后有低血压的病人应平卧 30 分钟以延缓胃排空和改善静脉回流，减轻症状。在食物中添加膳食纤维（糠麸、甲基纤维素）能治疗低血糖。胶质、葡甘露聚糖、半乳甘露聚糖等添加剂可以和碳水化合物形成凝胶体，以延迟葡萄糖吸收和延长输送时间，从而治疗倾倒综合征。

2. 药物治疗　将近 3%～5% 的倾倒综合征病人无法通过饮食调节缓解症状，需要进行药物治疗。甲苯磺丁脲可改善症状，肾上腺能药物，如普萘洛尔，可减轻血管性反应。其他药物，如 5-羟色胺拮抗剂（赛庚定和二甲麦角新碱）、泼尼松龙、维拉帕米等对缓解症状都有一定的效果。近年来，干扰糖代谢药物治疗倾倒综合征取得一定的疗效，如 α-糖苷水解酶类药物阿卡波糖（acarbose）能延缓淀粉和蔗糖转化为单糖，因此，能缓解晚期倾倒综合征的低血糖反应。餐后 50mg 的阿卡波糖即能减轻症状，而更大剂量的阿卡波糖并不能提高疗效。此外，人工合成的生长抑素类似物奥曲肽（善宁）对于常规药物治疗无效的倾倒综合征有确切的疗效，它在发生倾倒综合征的病理生理的多个水平发挥作用，如延缓胃的排空和小肠的传输，能强烈抑制胰岛素和数个肠段分泌激素的释放，抑制餐后内脏血管收缩，增加小肠对水、钠的吸收，从而降低脉率，减轻症状，预防晚期的低血糖反应。其一般用法是 50 ～ 100μg 餐前皮下注射，每天 2 ～ 3 次。

（二）手术治疗

经过一段时间的饮食调节和药物治疗，绝大多数倾倒综合征病人的症状可逐渐改善，甚至消失。大约只有 1% 的病人，可能因症状严重、保守治疗效果欠佳而需施行手术。但手术效果难以预测且有较多并发症，因此必须慎重，只有在保守治疗无效 1 年以上才考虑矫正手术。手术的基本原则是延缓胃排空、恢复正常的肠抑制胃排空的反馈机制、修复幽门功能。手术方式有数种，但都缺乏长期的疗效评估和临床对照研究，有些方法仍在实验之中，还未被临床采用。

手术有以下几种方式：

1. 吻合口缩窄　缩小胃肠吻合口的口径，以减慢胃排空速度。但合适的吻合口口径很难确定，过小容易导致吻合口狭窄或梗阻，过大导致手术失败。所以此手术方式已经不再被采用。现在临床手术中，胃肠吻合也大都采用胃肠吻合器，吻合口的大小也成标准化。

2. 幽门重建术　将幽门成形术的瘢痕切除后纵形吻合，对于幽门成形术后倾倒综合征相当有效，而且风险很低。

3. 将毕Ⅱ式吻合改为毕Ⅰ式吻合　改为毕Ⅰ式后，食糜按生理途径传送，可恢复十二指肠抑制胃排空的反馈机制，大约对75%的倾倒综合征病人有效，手术相对简单，并发症也少。

4. 改为 Roux-en-Y 吻合　是一种相对简单而且并发症较少的手术方法，可对85%～90%的倾倒

综合征患者有效。其作用机理可能是起源于空肠襻中部异位起搏点的许多收缩导致逆行蠕动，最终可减缓胃排空速度。另外还有学者认为十二指肠和上段空肠是糖分解的主要场所，胃空肠Y形吻合使食物直接进入中段空肠，避免了糖的过分吸收。此手术容易施行，远期并发症也较少。

5. 空肠间置术　采用顺蠕动或逆蠕动空肠襻间置于胃十二指肠之间，使食物在残胃滞留时间延长，可有效防治倾倒综合征。对肠襻长度有严格限制，一般严格控制在10cm，过短对倾倒综合征没有效果，过长则有梗阻的危险。手术比较复杂，效果也不是很确切。

总之，手术治疗倾倒综合征的作用有一定局限，各种手术之间也没有明确的疗效比较，选择手术方式至关重要。对于幽门成形术后的补救性手术可首先考虑幽门重建，Roux-en-Y 吻合适合毕Ⅱ式或毕Ⅰ式吻合后的倾倒综合征，而对于已经行 Roux-en-Y 吻合者，可采用肠间置术。

第十一节　反流性胃炎、食管炎

一、概述

胃术后反流性胃炎以前称为碱性反流性胃炎，名称最先在1969年有 Von Heerden 提出。现在又称胆汁反流性胃炎，是胃手术后常见的并发症之一。文献报道的发生率相差悬殊，由10%直至50%以上，也反映了对本病的认识尚不统一。反流性食管炎则是由于近端胃大部切除或全胃切除术后出现的并发症。

二、病因及病理生理

反流性胃炎、食管炎的发生主要与胆汁反流有关，造成反流的原因有以下几个方面：

（一）幽门结构或功能缺失

正常情况下，胃和十二指肠存在压力梯度，既能保证胃的排空，又能防止十二指肠液的反流。当胃窦、幽门切除、幽门成形或支配幽门部的迷走神经切断后，可导致正常胃的排空功能丧失，既可造成倾倒综合征，也使十二指肠内容物逆流入胃，引起胆汁反流。而毕Ⅱ式手术后，胃成为十二指肠液进入下段肠腔的必经之路。胃内原来酸性的环境被

反流的碱性消化液（如胆汁、胰液和十二指肠液等）替代，对胃黏膜造成破坏。

（二）胃肠动力改变

正常胃排空分两个生理区，即头区和尾区，头区包括胃底和胃体的近1/3，主要受纳食物，保持紧张性收缩，维持胃和十二指肠的压力梯度；尾区主要通过蠕动对食物进行混合、碾磨并将食糜推入十二指肠。无论什么方式的胃手术均可导致胃排空功能的紊乱或胃窦－幽门－十二指肠的运动失调。近端胃大部切除术后发生胆汁反流的主要原因是失去了近端胃及胃的起搏点而造成胃的蠕动和胃窦功能的减弱，同时还可能存在胃窦－幽门－十二指肠的运动失调，如果还施行了幽门成形术，反流会更加明显。在切除近端胃大部或全胃时，往往切除了食管下段的括约肌，可引起反流性食管炎。

也有人认为，由于胃手术破坏了迷走神经肝胆支，造成胆囊收缩功能下降，胆囊不能有效地储存胆汁，导致胆汁持续向十二指肠排出，也容易造成反流。

胆汁反流造成的病理生理机制如下：

碱性十二指肠液反流进入残胃，抑制胃黏膜分

泌碳酸盐，使胃黏液溶解，破坏第一道屏障，同时结合胆酸可转变为更具毒性的游离胆酸。胆盐能溶解胃黏膜的脂质，尤其是卵磷脂在胰酶的作用下转化为溶血卵磷脂，进而破坏胃黏膜屏障，致使大量氢离子逆向弥散，胆盐还能导致肥大细胞破裂，刺激胃黏膜释放胃泌素、5-羟色胺、组织胺等血管活性物质，使胃酸和胃蛋白酶分泌增多，加重胃黏膜的损伤，终致胃黏膜炎症、糜烂、甚至浅表性溃疡。

还有研究发现，幽门螺杆菌（Helicobacter pylori，Hp）可能诱发胆汁反流，抗 Hp 治疗可减轻临床症状。

三、临床表现及诊断

主要症状是上腹部或胸骨后烧灼痛与呕吐含胆汁的胃内容物。疼痛呈持续性，餐后加重，不被抗酸药物缓解。呕吐后疼痛不缓解。体检发现上腹部轻度压痛，无其他特殊体征。可有体重下降，伴小细胞性贫血。而输入襻梗阻的疼痛多发生在餐后，约 30 分钟达到高峰，呈绞痛，呕吐呈喷射状，为胆汁，无食物，一般无贫血。

胃镜检查可直接见到胆汁反流，胃黏膜呈弥漫性明显充血、水肿与染胆，尤以小弯或吻合口与幽门成形处最明显。黏膜脆弱，触之易出血。仅有吻合口周围的炎症并不能诊断，必须多处活检证实累及整个残胃。反流性食管炎主要表现食管下端充血、糜烂和溃疡。

组织学改变有：①壁细胞数量显著减少甚至缺如，而黏液分泌细胞增加；②浅表黏膜有溃疡和萎缩，而皱襞深坑处的黏膜相对正常；③黏膜下炎症细胞聚集，以淋巴细胞为主，固有层水肿；④腺体高度扭曲、扩张、拉长；⑤严重病例胃小凹有肠上皮化生，小肠样绒毛形成，有的伴有腺体萎缩。

由于胆汁中的胆汁酸不被胃酸破坏，置入胃管抽吸胆汁测定胆汁酸浓度大于 $120\mu mol/h$。也可采用 Bilitec2000 检测仪 24 小时连续检测反流中的胆红素，正常人胃及食管均存在少量胆红素，但目前还没有大样本的反流病人的胆红素测定值。此外，还可采用 ^{99m}Tc-西丁胺双醋酸静脉注射进行胃区核素扫描，计算反流，餐后正常值为 $8.2\pm6\%$，反流时高达 $84.3\pm7.1\%$。

四、预防

反流性胃炎、食管炎的发病机制至今尚未完全阐明，治疗也有一定的困难，影响病人的生活质量，因此关键在于预防。目前对消化性溃疡的内科治疗非常有效，尽量避免手术治疗，因并发症手术时，行胃大部切除时尽量选用毕Ⅰ式或高选择性迷走神经切断术。因胃恶性肿瘤手术时，可以行胃空肠 Roux-en-Y 吻合术，同时要保证 Y 肠襻 45cm 以上。

五、治疗

（一）非手术治疗

大多数反流性胃炎、食管炎经过内科保守治疗后症状得到缓解，部分病人效果不佳，可考虑行手术改道。

主要的药物有如下几类药物：

1. 胃黏膜保护剂 如硫糖铝、考来烯胺、熊去氧胆酸、铝碳酸镁（达喜）等。硫糖铝可黏附到损伤黏膜上形成保护层，保护胃黏膜或食管黏膜不受结合型胆汁酸的损害，但很多报道症状无明显改善；考来烯胺可与胆汁酸结合而减少对黏膜的损害，其疗效也不理想；服用熊去氧胆酸后胆汁中有大量的熊去氧胆酸排出，提高熊去氧胆酸反流肠液中的结合胆酸，使反流液中对黏膜有损害作用的脱氧胆酸和石胆酸的浓度明显下降，可以试用。有报道，治疗 2 周后症状减轻，4 个月后完全消失。铝碳酸镁具有独特的网状结构，既可中和胃酸，又可在酸性环境下结合胆汁酸，而当结合的胆汁酸进入肠内碱性环境后又可释放出胆汁酸，从而不影响胆酸的肠肝循环。

2. 促胃肠道动力药物 如多潘立酮、西沙比利、莫沙比利等，通过促进胃肠的蠕动，加速胃排空，减少碱性消化液反流，缩短胆汁和胃、食管黏膜的接触时间。但对于胃肠蠕动起搏点和迷走神经已遭破坏的病例此类药物也很难有效改善胃动力，故效果并不理想。

3. 抗 Hp 药物 有文献报道，运用阿莫西林、甲硝唑、枸橼酸铋钾三药联合治疗后，放射性核素标记的胆汁反流减少。

（二）手术治疗

对于临床症状明显，影响进食，造成营养不良、消瘦、贫血，药物治疗效果不佳或不能耐受药物治疗者，诊断明确可行手术治疗。手术指征：①症状严重，影响日常工作和生活，持续 1 年以上，内科治疗无效；②胃镜检查残胃内或食管大量胆汁，活检证实为弥漫性胃炎或食管炎。手术治疗的目的是分流碱性消化液，使之不接触胃黏膜或食管黏膜。

最常用的手术方式有以下几种：

1. Roux-en-Y 吻合术　主要适用于原来迷走神经切断术、胃肠毕 I 或 II 式吻合，Y 长臂的肠襻至少 45cm（图 3-8）。但是，相当一部分患者会出现 Roux 壅滞症，表现为上腹部胀痛、恶心呕吐、胃排空延迟等，严重者甚至需要再次手术治疗。

2. Henley 顺蠕动空肠间置术　对于原胃肠毕 I 式吻合，只需拆除原吻合口，将一段 40cm 游离空肠段顺行吻合于残胃和十二指肠残端之间，以减少碱性消化液反流；如原为胃肠毕 II 式吻合，则需在接近原吻合口处切断输入襻，关闭残端，在输出襻 40cm 处切断，与十二指肠残端作端侧吻合，原输入襻肠段再与远端空肠作端端吻合（图 3-9）。此术式优点在于利用十二指肠蠕动排空食糜，术后胃排空较好，但手术操作较复杂，术后易发生肠麻痹，目前应用尚不普及。

3. Tanner Roux-en-Y 术　与 Roux-en-Y 术接近，但在原胃空肠或食管空肠吻合口处加作空肠空肠端侧吻合，呈反 9 吻合（图 3-10）。对于反流性胃炎同时伴有倾倒综合征的病人疗效较佳，但增加了 Roux-en-Y 壅滞症的发病率。

4. 胆汁转流手术　可将原毕 I 式吻合加胆总管空肠端侧吻合术，也可原胃肠毕 II 式吻合或 Roux-en-Y 吻合改毕 I 式吻合，再加做胆总管空肠端侧吻合术（图 3-11），达到令胆汁改道的目的，但手术操作复杂，尤其在胆总管无扩张的情况下十分困难，增加了胆瘘的危险。

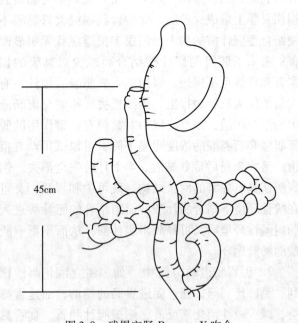

图 3-8　残胃空肠 Roux-en-Y 吻合

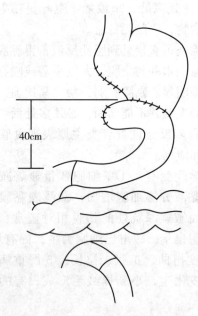

图 3-9　毕 II 式吻合在接近原吻合口处切断输入襻，关闭残端，在输出襻 40cm 处切断，与十二指肠残端作端侧吻合，原输入襻肠段与远端空肠作端端吻合

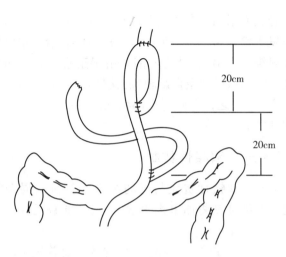

图 3-10　Tanner 食管空肠 Roux-en-Y 术

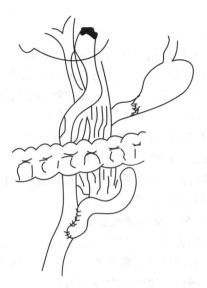

图 3-11　毕 I 式吻合加胆总
管空肠端侧吻合术

第十二节　慢性腹泻

一、概述

胃手术后的腹泻在术后近期比较常见，只有 1%~2% 的病人可能出现持续性、顽固性的腹泻，且治疗的效果较差。

二、病因及病理生理

胃手术后腹泻的确切原因还不清楚，最主要的因素可能与迷走神经离断有关，文献报道，迷走神经切断术后腹泻发生率约 20%，选择性和高选择性迷走神经切断术的术后腹泻发生率分别为 6% 和 4%。胃切除后也可以发生腹泻。迷走神经切断后胃肠道和胆道功能紊乱，胃排空加快，肠蠕动增加，同时可能伴有食物通路的改变，影响消化酶发挥作用，导致消化吸收功能障碍而发生腹泻；也可能是未结合的胆酸盐排入结肠，产生刺激性水样腹泻。此外，胃手术后可导致胃酸减少，抑制细菌的作用减弱，胃肠道容易发生炎症而引起腹泻。

三、临床表现及诊断

主要表现为术后间歇性大便次数增加，或大便呈水样泻，可伴腹部绞痛和腹鸣。有的腹泻是早期倾倒综合征的症状之一，有些化疗药物也可引起腹泻，应加以鉴别。

四、预防

胃术后腹泻与迷走神经切断有关，因此，选择正确的手术方式是预防的关键。在行迷走神经切断时，尽量行高选择性迷走神经切断，保留迷走神经胆支和肠支。而在胃癌根治术时，可在不影响根治的情况下保留幽门。

五、治疗

轻度腹泻病人经过饮食调理和内科治疗，临床症状一般都可以得到缓解。主要的抗腹泻的药物有复方地芬诺酯（苯乙哌啶）、洛哌丁胺、阿片酊或可待因等，同时可给予吸附剂、消化酶类助消化药物。中药和理疗可能也有一定作用。少数顽固性腹泻，药物治疗效果差，症状持续存在，可考虑手术治疗。在空肠距 Treitz 韧带 100cm，间置一段 10cm 长的逆行空肠段。但文献报告的临床效果不一。

第十三节　贫　　血

胃手术后早期贫血通常由于术前或术中失血所引起，而晚期贫血往往与消化道出血无关，最可能的是营养因素所致，是胃大部切除和全胃切除术后常见的并发症之一，本节就晚期贫血进行讨论。

晚期贫血可分为低色素小细胞性贫血和巨幼红细胞性贫血，前者又称缺铁性贫血，后者也称恶性大细胞性贫血，有时两种类型的贫血可在同一病人出现，即双相性贫血。

（一）低色素小细胞性贫血

发生率在 10%～20%，主要原因是机体摄入铁不足。饮食中的铁元素主要是三价铁，存在与食物中的血红蛋白、肌红蛋白及细胞色素中，在胰蛋白酶的作用下释放，并在胃酸的作用下转化为二价铁。吸收的主要场所在十二指肠和空肠上段。胃手术后可能存在饮食中摄入的铁不足，同时存在胃酸减少，三价铁转化二价铁障碍；此外，食物可能绕过十二指肠及排空过快也影响铁的吸收，最后导致缺铁性贫血。因此，胃手术后宜多进食富含铁的食物，对于已经有贫血者可口服或肌注铁剂。

（二）巨幼红细胞性贫血

多见于全胃切除术后 2～5 年。全胃切除术后胃底腺黏膜和壁细胞全部被切除，造成内因子、胃酸缺乏，影响维生素 B_{12} 吸收，同时叶酸摄入不足，吸收不良，可影响 DNA 合成而不利于幼红细胞分裂，导致巨幼红细胞性贫血。正常情况下，肝脏贮存的维生素 B_{12} 约 5000μg。当降至 500μg 以下时，即引起维生素 B_{12} 缺乏症。机体每日约需维生素 B_{12} 22.6μg，故全胃切除后 4～5 年，体内贮存的维生素 B_{12} 即可耗竭。故贫血发生率亦随术后生存时间的延长而增加。有研究发现，全胃切除后 3 年内贫血发生率为 42.9%，5 年后为 85.7%。治疗主要是注射维生素 B_{12}，补充叶酸。由于正常内因子的分泌只需残留极少量胃黏膜就已够用，一般不引起维生素 B_{12} 缺乏，因此胃大部切除术后少见巨幼红细胞性贫血。

（三）双相性贫血

其是缺铁性贫血与巨幼细胞性贫血的混合贫血。单纯补铁将加重维生素 B_{12} 或叶酸缺乏性巨幼细胞性贫血。

因此，在治疗胃切除术后的贫血要首先明确贫血的类型。缺铁性贫血为小细胞低色素贫血，实验室检查发现平均细胞体积（MCV）、平均红细胞血红蛋白含量（MCH）、平均红细胞血红蛋白浓度（MCHC）均减低，血红蛋白（Hb）先于红细胞（RBC）下降，网织红细胞降低或正常；骨髓象有染铁消失等缺铁表现。而巨幼细胞性贫血为大细胞正色素贫血，MCV、MCH 升高，MCHC 在正常范围，网织红细胞偏低，亦可正常或轻度增高，红细胞下降程度多较 Hb 更为显著。缺铁性贫血与巨幼细胞性贫血混合的双相性贫血血象倾向于占优势者的表现。RDW（红细胞比容分布宽度）是诊断缺铁性贫血一种较敏感、较客观的指标，RDW 正常，缺铁性贫血诊断成立可能性很小。

胃手术后的贫血也重在预防，平时应膳食补充铁和叶酸。全胃或近全胃切除的病人还应定期 3～6 个月检查 1 次血常规，每年 2～3 次注射维生素 B_{12}，若有贫血，要及时纠正。

第十四节　残　胃　癌

一、概述

残胃癌最早由 Balfour（1922）首次提出，是指良性胃十二指肠疾病行胃部分切除术后 5 年以上残胃发生的癌。后来将胃癌切除术后 5 年、10 年或 15 年以上残胃发生的第二原发癌也称为残胃癌，因此，长期以来残胃癌无统一的概念，争论的焦点在于残胃的范围是指胃因各种良性病变行切除术后抑或还包括因恶性疾病（主要是胃癌）手术后所保留下来的部分胃，以及其发生时间应定在术后 5 年、10 年、15 年或是更长，所以以往残胃癌的概念现分为狭义和广义两种，前者指首次胃手术为良性病变，后者包括首次手术时是癌，又可分为残胃再发癌和残胃复发癌。由于概念的不统一和缺乏大宗的病例，文献的发病率差别也很大，国内的报道为0.3%~13.3%，0.55%~8.9%。1999年日本胃癌协会出版的第13版《胃癌处理规约》将残胃癌定义为：胃切除术后，不论首次手术胃疾病的性质、切除范围、重建方式，残胃内又发生的癌，包含可能是残胃再发癌，均称残胃癌。这为今后残胃癌的诊断和比较研究提供了基础。不管怎样，目前对于残胃是一种癌前状态已达成共识，即使很早的研究也显示，因良性疾病行胃切除术后25年与35年，残胃癌发生率比正常人分别高6倍和8倍。

近十余年来，残胃癌的文献报道渐多，病例数亦明显增加，主要原因有两个方面：①20世纪70年代前后，胃十二指肠溃疡大多行手术治疗，距今已是术后20~30年以上，进入残胃癌的高发期；②胃癌诊治水平不断提高，术后长期生存病例明显增加。值得注意的是，过去报道的多为近端残胃癌，现在还有远端残胃癌。

二、病因及病理特点

残胃癌发生原因尚未完全明了，多数学者认为与碱性肠液反流、胃内持续低酸、细菌过度繁殖以及N-亚硝基复合物存在有关，其中碱性肠液反流，尤其是胆汁的反流尤为重要：

（一）胆汁和胰液反流

胃切除或胃肠吻合术后幽门功能障碍，失去抗反流作用，十二指肠液反流，反流液中的二羟胆烷酸、脱脂酸卵磷脂及胰酶对胃黏膜上皮脂蛋白层起溶解作用，从而破坏了胃黏膜屏障，十二指肠液反流能促使胃黏膜上皮出现增生性改变和胃腺窝细胞增殖加速，胃黏膜DNA含量增加。胆酸促进细胞增生，提高细胞对致癌物的敏感性。随着胃切除术后时间的延长，胃黏膜发生萎缩，肠上皮化生和不典型增生等癌前病变的概率明显增大。

（二）胃内持续低酸或无酸

胃切除后残胃处于低酸或无酸状态，加之胃肠吻合术后存在不同程度的十二指肠液反流，胃内pH升高，使下消化道厌氧菌、粪菌群和硝酸盐还原菌等得以定植于胃内，并过度生长，许多细菌尤其是硝酸盐还原菌能催化亚硝基反应，促进亚硝酸盐和N-亚硝基化合物等致癌物形成，刺激残胃黏膜而致癌。此外，下消化道菌群中的某些细菌还能分解反流入胃的结合型初级胆酸，形成游离型次级胆酸，如脱氧胆酸、石胆酸，后者既会损伤胃黏膜屏障，又能诱发黏膜癌变。

（三）胃黏膜细胞营养改变

胃泌素能够刺激胃泌酸部位黏膜和十二指肠黏膜的DNA、RNA和蛋白质的合成，从而对胃黏膜起到营养作用；同时可能是通过增加胃黏膜血流量，促进损伤的胃黏膜愈合，增加胃酸分泌等作用来抑制胃癌的发生。胃窦切除以后，胃黏膜和壁细胞就失去了胃泌素的营养作用，胃黏膜的抗损伤机制受到不同程度的削弱。

目前，幽门螺杆菌（Hp）被认为是一个确定的致癌因素，研究发现HP感染也是残胃黏膜发生慢性活动性炎症及细胞增殖的原因之一。另有吻合口缺血和缝线刺激所致的黏膜糜烂、溃疡、炎性肉芽肿以及Epstein-Barru病毒在残胃癌的发生中起一定的作用。

胃黏膜活检病理发现：残胃癌好发于吻合口附近，通常在吻合口部位可以见到慢性萎缩性胃炎伴肠上皮化生以及不典型的上皮细胞，这被认为是残胃癌的前驱性病变。残胃癌的病理形态、组织学类型、扩散和转移途径及其病理分期和胃癌无明显差异。

三、临床表现及诊断

残胃癌的临床表现和体征无特异性，常见症状是上腹不适、疼痛、贫血、黑便、消瘦等，如累及胆管可出现黄疸。以上腹饱胀和黑便最常见，难与胃大部切除术引起的症状鉴别。待吻合口梗阻或出现上腹部肿块时，病变已属晚期。首次手术距临床诊断残胃癌的间隔时间一般为6~35年。

进展期残胃癌诊断不难，早期诊断才是治疗效果好坏的关键。残胃癌早期诊断主要依靠加强胃切除术后随访，医务人员和病人均应了解残胃是癌前状态，如果术后出现消化道症状逐渐加重，均应及时行胃镜检查，对可疑部位进行组织活检，有糜烂面者还可行细胞刷刷取细胞，以期早期发现残胃癌或癌前病变，若吻合口部位周围出现慢性萎缩性胃炎伴肠上皮化生以及不典型的上皮细胞者更要密切进行胃镜随诊，必要时可行超声胃镜或CT检查，如果发现吻合口胃壁肥厚、不整或解剖层次紊乱，要高度怀疑残胃癌可能。

四、预防

随着消化性溃疡病因学研究的深入及相应治疗

药物的研发和临床应用，目前因胃良性疾病手术的病人越来越少，临床最常见的消化性溃疡手术病人往往是并发穿孔，而且以年轻人多见，尽量行保守治疗，如一定需要手术，可以行单纯修补术，术后予以正规的内科治疗，大多数病人能治愈。对于必须行胃大部切除术的病人，胃肠重建尽可能行胃空肠 Roux-en-Y 吻合术，避免肠液反流，可在一定程度上减少残胃癌的发生。毕 I 式手术虽然反流比毕 II 式少，但是一旦发生残胃癌处理比较棘手。术后定期胃镜检查，长期随访，如果发现有 Hp 感染，应采用 Hp 根治疗法。力争早期发现，及时治疗。

五、治疗

如果残胃癌一旦确诊，其治疗原则主要是采用以外科手术治疗为主的综合治疗，根治性手术切除是提高患者生存率的关键。近年来外科手术技巧的提高和手术器械的改进，残胃癌的切除率大为提高。由于残胃癌早期诊断困难，发现时常为进展期，多与胰腺、横结肠、肝、脾等腹腔脏器浸润或粘连，加之以往的术后改变，所以切除率较低，但只要患者全身情况良好，无腹膜、肝、肺及远处淋巴结转移者均应行手术治疗。即使是早期残胃癌也应行残胃全切除。

残胃癌的理想手术方式是完整切除残胃、充分廓清周围淋巴结，必要时行多脏器联合切除，姑息性切除术也能为术后化疗、免疫治疗提供条件。毕 I 式重建的残胃癌包括胃十二指肠吻合口切除，同时清扫第 1、2、3、4、5、6、7、8、9、10 及 11 组淋巴结，并根据十二指肠受累情况清除第 12a、12b、12p、13、14v 及 17 组淋巴结；因首次手术已将胃左动脉干或其降支切断，沿胃左动脉及胃小弯中下部淋巴流改向贲门右侧及腹腔动脉周围流动，残胃大弯侧淋巴系主要走行于脾门、脾动脉远侧，这些区域也要重点清扫。毕 I 式重建发生的残胃癌往往侵犯十二指肠、胰头、下段胆管，甚至门静脉，根治手术难度很大，姑息手术可以行胆肠吻合加残胃空肠吻合。毕 II 式重建残胃癌包括切除吻合口附近近侧及远侧空肠各 10cm、十二指肠空肠曲，清扫淋巴结的重点范围是第 1、2、4s、9、10、11d 组，同时吻合口癌常侵及结肠、空肠，结肠系膜根部及肠系膜淋巴结转移率甚高，从系膜根部切断空肠系膜、清除空肠动脉起始部的第 14 组淋巴结及结肠系膜根部淋巴结（15 组淋巴结）。食管受累且有望根治性切除的病例，应清除包括第 19 组（膈肌下）、20 组（食管裂孔周围）、110 组、111 组及 108 组（胸部中段食管旁）在内的贲门区域淋巴结。由于 80% 左右的进展期残胃癌有周围脏器受侵，往往难以分离，宜主动行联合脏器切除，这样既符合癌肿"大块"切除原则，又可减少组织损伤、出血，节省手术时间等。但同时应考虑患者耐受这种手术的程度。

（聂明明　方国恩）

参 考 文 献

1. 刘侣峰. 针灸治疗术后顽固性呃逆. 湖北中医杂志, 2009, 31 (9): 73 - 73
2. 柴召敏. 残胃胃瘫综合征的诊断与治疗. 基层医学论坛, 2009, 25: 113
3. 陈峻青. 残胃癌早期诊断与现代外科治疗. 中国实用外科杂志, 2004, 24: 394 - 395
4. 林乐岷, 孙海军, 张健. 腹部术后应用病人自控镇痛注意预防胃瘫综合征的发生. 中华胃肠外科杂志, 2002, 5: 271
5. 陈涛, 周庆贤, 田伏洲. 胃大部切除术后残胃功能性排空障碍的诊断和治疗. 中国实用外科杂志, 1999, 19: 341 - 343
6. 杜海, 欧阳莒玺. 胃切除术后排空障碍的高危因素与治疗. 中华普通外科杂志, 2001, 15: 303 - 304
7. 黄莛庭. 胃肠手术应注意保护胃肠功能. 中华胃肠外科杂志, 2001, 4: 68 - 69
8. 易秉强, 王振军, 杨新庆, 等. 手术后胃瘫综合征患者胃黏膜继发性损害的微生物学变化与治疗. 中华胃肠外科杂志, 2005, 8: 254
9. 秦新裕, 雷勇. 胃肠肽类激素与胃肠动力. 中国实用外科杂志, 2001, 21: 329 - 331
10. 汪志明, 任建安, 吴素梅, 等. 胃镜下防止鼻空肠导管的临床应用, 中华胃肠外科杂志, 2002, 5: 200
11. 秦新裕. 手术后胃瘫综合征的研究进展. 中华胃肠外科杂志, 2002, 5: 243 - 244
12. 刘凤林, 秦新裕. 根治性胃大部切除术后胃瘫综合征的回顾性研究. 中华胃肠外科杂志, 2002, 5: 245 - 248
13. 杨维良, 赵刚, 张新晨, 等. 胃切除术后残胃胃瘫综合征的临床总结. 中华胃肠外科杂志, 2002, 5: 249 - 251
14. 吴强. 胃手术后功能性胃排空障碍的诊断与处理. 中华胃肠外科杂志, 2005, 8: 334 - 335
15. 何三光, 曹起楷, 卢贤庭, 等. 胃大部切除术后排空

延迟症. 实用外科杂志，1982，2：231－232

16. 余佩武，王代科. 胃术后胃无力症的防治. 中国实用外科杂志，1997，17：708

17. 秦新裕，雷勇. 胃手术后功能性排空障碍. 中国胃肠外科杂志，2000，3：7－9

18. 燕敏，纪福，李琛，等. 胃癌患者术后早期肠内营养与全肠外营养的临床研究. 外科理论与实践，2000，5：17－20

19. 孔宪舜. 胃切除术后功能性排空障碍的治疗体会. 中西医结合杂志，1998，9：277

20. 司晋龙，马惠杰，黄凤琴，等. 中西医结合治疗胃瘫30例. 中国中西医结合外科杂志，2005，11：359－360

21. 蒋筱强，傅华群，黄长文. 胃术后出血. 临床外科杂志，2001，9：353－354

22. 刘卫国，文明星. 上消化道出血行胃大部切除术后再出血. 中国普通外科杂志，2000，9：338－340

23. 蔡成机. 胃肠外科手术应用吻合器应注意的几个问题. 临床外科杂志，2002，10：194

24. 王先训. 贲门、食管癌术后吻合口狭窄的胃镜下扩张治疗（附30例分析）. 中华实用医学，2004，6：102

25. 欧阳钦，甘华田，马洪升，等. 食管贲门部狭窄扩张治疗56例报告. 内镜，1995，12：29

26. 霍裕民，金村文，许孝新，等. 微波治疗食管癌贲门癌术后吻合口狭窄. 中华理疗杂志，1995，3：164

27. 韩孔启，张仰明，谢克难. 食管癌、贲门癌切除术后吻合口良性狭窄的扩张治疗. 蚌埠医学院学报，2003，28：344－345

28. 王国清，宋金祥，焦广根. 食管癌和贲门癌术后吻合口重度瘢痕狭窄的外科治疗. 中华外科杂志，2005，43：905－909

29. 李志平，范士志，蒋耀光，等. 异烟肼预防食管瘢痕狭窄的初步研究. 中华胸心血管外科杂，2001，17：50

30. 陈明会. 扩张加服异烟肼治疗食管胃吻合口狭窄. 中国癌症杂志，2003，13：59

31. 仇学明，黄伟，颜萍，等. 袖珍型吻合口支架治疗空肠代胃术后吻合口狭窄. 中华普通外科杂志，2002，17：316

32. 沈君经，刘小明，常鸿兴，等. 胃术后输入襻急性梗阻3例报告. 苏州医学院学报，1994，14：35－36

33. 舒早生，江志福，胡建党，等. 胃空肠吻合术后输入段梗阻6例临床分析. 实用中西医结合临床，2004，4：43

34. 叶家全，时玉忠，王兴林，等. 胃大部切除术后输入输出襻梗阻20例病因及防治. 临沂医专学报，1990，12：41－43

35. 朱正纲，杨秋蒙，尹浩然. 胃切除术后吻合口瘘和十二指肠残端破裂的防治. 中国实用外科杂志，1997，17：712

36. 谭学仕，于柏生，牛卫博. 胃癌术后蛔虫致吻合口瘘一例. 中华普通外科杂志，2000，15：465

37. 宋茂民. 肠外瘘的手术治疗. 中国实用外科杂志，1999，19：203

38. 李幼生，黎介寿. 围手术期肠内营养支持. 实用临床医药杂志，2004，8：1

39. 汪志明，任建安，吴素梅，等. 胃镜下防止鼻空肠导管的临床应用，中华胃肠外科杂志，2002，5：200

40. 王新波，任建安，黎介寿. 纤维蛋白胶促进肠外瘘愈合. 解放军医学杂志，2004，29：164－200

41. 朱汉洲，郑铨，王兴华. 食管胃吻合口瘘的内支架治疗. 介入放射学杂志，1999，8：96－98

42. 姜福明，刘清武，张大伟. 十二指肠残端外漏11例临床分析. 中国现代临床医学，2004，3：28－29

43. 范鹤鸣. 胃切除术后并发十二指肠残端瘘的原因和处理. 苏州医学院学报，1999，19：426

44. 路平，陈峻青，王舒宝. 胃癌术后黄疸. 中华胃肠外科杂志，2000，3：11－13

45. 刘永庆，黄规福. 胃手术后黄疸20例分析. 现代消化及介入诊疗，2005，10：42－43

46. 姜洪池，乔海泉，赵金朋. 胃术后急性胰腺炎的预防. 中国实用外科杂志，1997，17：711

47. 李胜文，胡汉华，樊立. 胃癌术后并发重症急性胰腺炎的诊疗经验. 中国普通外科杂志，2003，12：159－160

48. 杨文显. 胃手术后并发急性胰腺炎8例分析. 中国医师杂志，2002，4：284

49. 李福年，陈栋，王洪友，等. 胃癌根治术后急性胰腺炎的发病特点和防治. 青岛大学医学院学报，2003，39：259－261

50. 陈峰，赵学钧，陈昌生，等. 胃癌根治术中胆总管损伤6例分析. 临床医学，2002，22：33

51. 张昌乾. 胃回肠错吻的原因及诊治体会. 实用外科杂志，1987，7：167－168

52. 刘辉. 450例胃切除手术后并发症分析. 中国临床医学，2002，9：75－76

53. 秦千子. 胃回肠错吻合8例诊治分析. 现代康复，1998，2：37

54. 王志明. 胃大部切除术胃肠错误吻合的教训分析. 实用外科杂志，1981，5：277－279

55. 张思源，唐伟松，王秀荣，等. 胃空肠结肠瘘五例报告. 中华外科杂志，1991，29：504－505

56. 朱凤雪，冷希圣. 胃术后倾倒综合征. 临床外科杂志，2001，9：351－352

57. 华积德，申功恩. 胃切除术后碱性反流性胃炎和食管炎12例诊治体会. 中国实用外科杂志，1996，16：275－276

58. 唐振铎，沈蓓蓓，胡秀. 熊去氧胆酸治疗胆汁反流性威严的疗效观察. 中华消化杂志，1998，8：279－280

59. 尹浩然. 术后碱性反流性胃炎的临床处理. 中国胃肠外科杂志，1999，2：3－5

60. 高根五. 胃术后碱性反流性胃炎的诊断与治疗. 中国实用外科杂志, 1997, 17: 709 – 712

61. 白卫云, 王艳荣, 曹福生, 等. 食管贲门癌切除术后腹泻临床分析与治疗. 肿瘤防止研究, 1998, 26: 391 – 392

62. 高正秀, 楚贻华. 红外线加中药治疗食管癌、胃癌切除术后腹泻42例. 实用药物与临床, 2005, 8: 32

63. 金栗名, 李秀松, 曾晓颖. 12例胃手术后继发双相性贫血的临床分析. 浙江实用医学, 2000, 5: 16 – 17

64. 石远凯, 陈峻青. 胃切除后贫血的临床研究. 中华血液学杂志, 1990, 11: 306 – 308

65. 刘文励, 邵丙扬, 唐锦治, 等. 胃大部切除术后缺铁性贫血的发病机制和治疗的探讨. 武汉医学院学报, 1982, 2: 56 – 59

66. 王崇文. 残胃黏膜研究的现状及发展. 中华消化杂志, 1991, 11: 189 – 190

67. 王勇, 王少文, 闻兆章, 等. 残胃癌28例临床分析. 中国实用外科杂志, 2002, 22: 448 – 489

68. 陈明敏, 朱正刚, 李琛, 等. 残胃癌的临床特征及外科治疗（附29例分析）. 外科理论与实践, 2002, 7: 37 – 39

69. 李子禹, 胡元龙. 残胃癌. 临床外科杂志, 2003, 11: 47 – 48

70. 陈峻青, 王舒宝, 邢承忠, 等. 残胃癌与残胃再发癌的临床病理特点. 中华外科杂志, 2000, 38: 674 – 676

71. 何尔斯泰, 放学东. 残胃癌. 中国实用外科杂志, 1997, 17: 750 – 752

72. 李子禹, 胡元龙. 残胃癌. 临床外科杂志, 2003, 11: 47 – 48

73. Tokunaga M, Hiki N, Ohyama S, et al. Effects of reconstruction methods on a patient's quality of life after a proximal gastrectomy: subjective symptoms evaluation using questionnaire survey. Langenbecks Arch Surg, 2009, 394 (4): 637 – 41

74. Merck B, Robert B. The merck manual of diagnosis and therapy. 17th ed. Sec. 3, Ch. 21, Functional Upper gastrointestinal complaints. Merck & Co, Inc (USA), 1999

75. Bilotta F, Pietropaoli P, Rosa G. Nefopam for refractory postoperative hiccups. Anesth Analg, 2001, 93: 1358 – 1360

76. Straus C, Vasilakos K, Wilson RJ, et al. A phylogenetic hypothesis for the origin of hiccough. Bioessays, 2003, 25: 182 – 188

77. Syed AA, Rattansingh A, Furtado SD. Current perspectives on the management of gastroparesis. J Postgrad Med, 2005, 51 (1): 54 – 60

78. Barnett J L, Owyang C. Serum glucose concentration as a modulator of interdigestive gastric motility. Gastroenterology, 1998, 94: 739 – 744

79. Lumachi F, Marzano B, Fanti G, et al. Relationship between Body Mass Index, Age and Hypoxemia in Patients with Extremely Severe Obesity Undergoing Bariatric Surgery. In Vivo, 2010, 24 (5): 775 – 777

80. Hettlich BF, Hobson HP, Snakard EP, et al. Gastroesophageal intussusception in a leopard (Panthera pardus). J Zoo Wildl Med, 2010, 41 (3): 519 – 21

81. Abalo R, Cabezos PA, López-Miranda V, et al. Selective lack of tolerance to delayed gastric emptying after daily administration of WIN 55, 212 – 2 in the rat. Neurogastroenterol Motil, 2009, 21 (9): 1002 – 80

82. Portanova M. Successful enteral nutrition in the treatment of esophagojejunal fistula after total gastrectomy in gastric cancer patients. World J Surg Oncol, 2010, 8: 71

83. Viramontes BE, Kim DY, Camillefi M, et al. Validation of a stable isotope gastric emptying test for normal, accelerated or delayed gastric emptying. Neurogastroenterol Mot, 2001, 13: 567 – 574

84. Kong SH, Kim JW, Lee HJ, et al. Reverse double-stapling end-to-end esophagogastrostomy in proximal gastrectomy. Dig Surg, 2010, 27 (3): 170 – 174

85. Tsuji Y, Ohata K, Ito T, et al. Risk factors for bleeding after endoscopic submucosal dissection for gastric lesions. World J Gastroenterol, 2010, 16 (23): 2913 – 2917

86. Vrba R, Neoral C, Aujesky R, et al. Gastric carcinoma-rates and management of surgical treatment complications. Rozhl Chir, 2010, 89 (3): 178 – 182

87. Rogers M, Smith G. Multiple emboli after gastrectomy. BMJ, 2010, 340: 1663

88. Chen XZ, Hu JK, Zhou ZG, et al. Meta-analysis of effectiveness and safety of D2 plus para-aortic lymphadenectomy for resectable gastric cancer. J Am Coll Surg, 2010, 210 (1): 100 – 105

89. Kendall BJ, Kendall ET, Soykan I, et al. Cisapride in the long-term treatment of chronic gastroparesis: a 2-year open-label study. J Int Med Res, 1997, 25: 182 – 189

90. Jeong JY, Kim YJ, Han JK, et al. Palliation of anastomotic obstructions in recurrent gastric carcinoma with the use of covered metallic stents: clinical results in 25 patients. Surgery, 2004, 135: 1771 – 1777

91. Melissas J, Koukouraki S, Askoxylakis J, S et al. Sleeve gastrectomy: a restrictive procedure? Obes Surg, 2007, 17 (1): 57 – 62

92. Douard R, Lentschener C, Ozier Y, et al. Operative risks of digestive surgery in cirrhotic patients. Gastroenterol Clin Biol, 2009, 33 (6 – 7): 555 – 564

93. Burch JM, Cox CL, Feliciano OV, et al. Management of the different duodenal stump. AM J Surg, 1991, 162: 522

94. Torres-Garacia AF, Argurll JM, Balibreas JL. Gastrointestinal fistulas: pathology and prognosis. Scand J Gastroenterol, 1994, 207: 39

95. Truong S, Bohm G, Klinge U, et al. Results after endoscopic treatment of postoperative upper gastrointestinal fistulas and leaks using combined Vicryl plug and fibrin glue. Surg Endosc, 2004, 18: 1105 – 1108

96. Kwak HS, Lee JM, Jin GY, et al. reatment of gastrojejunal anastomotic leak with a covered metallic stent. Hepatogastroenterology, 2003, 50: 62 – 64

97. Saka M, Morita S, Fukagawa T, et al. Incidence of pulmonary thromboembolism in gastric cancer surgery using routine thromboprophylaxis. Gastric Cancer, 2010, 13 (2): 117 – 122

98. Martinez NB. Postoperative jaundice. Semin Liver Dis, 1988, 8: 183 – 190

99. Steer ML. Classification and pathogenesis of pancreatitis. Surg Clin North Am, 1989, 69: 467 – 480

100. Ohta M, Konno H, Tanaka T, et al. Gastrojejunocolic fistula after gastrectomy with Billroth II Reconstruction: Report of a Case. Surgery Today, 2002, 32: 367 – 370

101. Subramaniasivam N, Ananthakrishnan N, Kate V, et al. Gastrojejunocolic fistula following surgery for peptic ulcer. Trop Gastroenterol, 1997, 18: 183 – 187

102. Tavenor T, Smith S, Sullivan S. Gastrocolic fistula. A review of 15 cases and an update of the literature. J Clin Gastroenterol, 1993, 16: 189 – 191

103. Chung DPC, Li RSK, Leong HT. Diagnosis and current management of gastrojejunocolic fistula. HKMJ, 2001, 7: 439 – 441

104. Eagon JC, Miedema BW, Kelly KA. Postgastrectomy syndromes. Surg Clin North Am, 1992, 72: 445 – 465

105. Rehnberg O. Antrectomy and gastroduodenostomy with or without vagotomy in peptic ulcer disease: a prospective study with a 5-year follow-up. Acta Chir Scand Suppl, 1983, 515: 61 – 63

106. Andreasen JJ, Orskov C, Holst JJ. Secretion of glucagon-like peptide-1 and reactive hypoglycemia after partial gastrectomy. Digestion, 1994, 55: 221 – 228

107. Kreymann B, Williams G, Ghatei MA, et al. Glucagon-like peptide-1 7 ~ 36: a physiological incretin in man. Lancet, 1987, 2: 1300 – 1304

108. Naslund E, Bogefors J, Skogar S, et al. GLP-1 slows solid gastric emptying and inhibits insulin, glucagon, and PYY release in humans. Am J Physiol, 1999, 277: 910 – 916

109. Sigstad H. A clinical diagnostic index in the diagnosis of the dumping syndrome: changes in plasma volume and blood sugar after a test meal. Acta Med Scand, 1970, 188: 479 – 486

110. Jenkins DJ, Gassull MA, Leeds AR, et al. Effect of dietary fiber on complications of gastric surgery: prevention of postprandial hypoglycemia by pectin. Gastroenterology, 1977, 73: 215 – 217

111. Harju E, Larmi TK. Efficacy of guar gum in preventing the dumping syndrome. JPEN J Parenter Enteral Nutr, 1983, 7: 470 – 472

112. Gerard J, Luyckx AS, Lefebvre PJ. Acarbose in reactive hypoglycemia: a double-blind study. Int J Clin Pharmacol Ther Toxicol, 1984, 22: 25 – 31

113. Speth PA, Jansen JB, Lamers CB. Effect of acarbose, pectin, a combination of acarbose with pectin, and placebo on postprandial reactive hypoglycaemia after gastric surgery. Gut, 1983, 24: 798 – 802

114. Scarpignato C. The place of octreotide in the medical management of the dumping syndrome. Digestion, 1996, 57 (Suppl 1): 114 – 118

115. Richards WO, Geer R, O'Dorisio TM, et al. Octreotide acetate induces fasting small bowel motility in patients with dumping syndrome. J Surg Res, 1990, 49: 483 – 487

116. Shibata C, Funayama Y, Fukushima K, et al. Effect of steroid therapy for late dumping syndrome after total gastrectomy: report of a case. Dig Dis Sci, 2004, 49: 802 – 804

117. Chandos B. Dumping syndrome and the regulation of peptide YY with verapamil. Am J Gastroenterol, 1992, 87: 1530 – 1531

118. Behrns KE, Sarr MG. Diagnosis and management of gastric emptying disorders. Adv Surg, 1994, 27: 233 – 255

119. Petering R, Webb CW. Exercise, fluid, and nutrition recommendations for the postgastric bypass exerciser. Curr Sports Med Rep, 2009, 8 (2): 92 – 97

120. Ukleja A. Dumping Syndrome: Pathophysiology and treatment. Nutrition in Clinical Practice, 2005, 20: 517 – 525

121. Mayer EA. Nutrinal outcomes of gastric operation. Gastroenterol Clin North Am, 1994, 23: 227

122. Ladas SD, Katsogridakis J, Malamou H, et al. Helicobacter pylori may induce bile reflux: link between H pylori and bile induced injury to gastric epithelium. Gut, 1996, 38: 15 – 18

123. Madura JA, Grosfeld JL. Biliary diversion. A new method to prevent enterogastric reflux and reverse the Roux stasis syndrome. Arch Surg, 1997, 132: 245 – 249

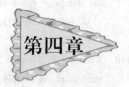

第四章　小肠手术并发症

第一节　麻痹性肠梗阻

一、概述

麻痹性肠梗阻又称无动力性肠梗阻，是由于肠道自主神经系统紊乱、肠道局部神经传导障碍或肠道平滑肌的收缩功能失常使肠管扩张、蠕动消失，导致肠内容物不能有效转运而产生的肠梗阻。

二、病因及病理生理

脓毒症、严重肺炎、药物中毒、低钾血症等均可引起麻痹性肠梗阻，腹部外科手术和腹腔感染是最常见的原因。小肠手术后发生麻痹性肠梗阻与以下因素有关：

（一）术后胃肠动力的改变

外科术后胃、小肠和结肠正常基本电活动减弱。另外，移动性运动复合波（MMC）是肠收缩的唯一动能，术后患者不能进食或限制进食，减少了肠道的推动性动能。麻醉剂也影响 MMC 活动，如乙醚和氯胺酮抑制肠管平滑肌收缩活动，使肠蠕动减弱或消失。

（二）自主神经的作用

因术后感染、低血钾等原因破坏了肠道自主神经系统的平衡，影响到肠道局部神经传导，从而不能将肠内容物推进，导致肠麻痹。

（三）神经内分泌因子和激素作用

术后应激反应使大量神经内分泌因子和激素释放，引起肠功能紊乱，但这些因子的具体作用机制仍有待探讨。

（四）炎症作用

术中由于肠内容物进入腹腔引起腹腔感染，腹腔引流不够通畅或腹腔内积液，积血，毒素刺激使肠功能紊乱、肠蠕动迟缓甚至停滞。

三、临床表现及诊断

麻痹性肠梗阻病人有明显的腹胀，常累及全腹。腹痛较机械性肠梗阻轻，并且无绞痛现象。常有反流性呕吐，呕吐物无粪味，有时有腹膜炎体征。病程后期可出现脱水、毒血症症状、休克、肠穿孔和腹膜炎等。在辅助检查中，腹部 X 线检查对肠梗阻的诊断具有重要价值。正常情况下，由于小肠内容物运行很快，气体和液体充分混合，故腹部 X 线平片往往仅显示胃和结肠内气体。而肠梗阻时，由于小肠内容物停滞，使气体、液体分离，一般在梗阻发生 4~6 小时后，在 X 线平片上就可以出现气液平面。麻痹性肠梗阻时，小肠和大肠内均胀气，表现为有数个同一高度的液平面。腹部超声表现为肠管无蠕动，肠内容物呈静态或仅随体位漂动。CT、磁共振等检查对肠梗阻的鉴别诊断有重要价值，可以进一步了解造成肠梗阻的原因和排除腹部的其他疾病，并能确定扩张肠管的长度、内径及肠壁的厚度等，为肠梗阻的诊断提供一些定量指标。

四、预防

充分的术前准备，包括改善患者的营养状态，纠正水电解质代谢紊乱，尤其是低血钾等的措施，有助于减少术后麻痹性肠梗阻。术中尽量避免肠内容物流入腹腔，若有肠内容物外溢，应冲洗引流；术后选择敏感抗生素控制腹腔感染；早期下床活动以及尽早恢复饮食，均可减少该并发症的发生。

五、治疗

对于麻痹性肠梗阻一般采用内科保守治疗，主要措施包括：

（一）胃肠减压

吸出胃肠道内的液体和气体，以减轻腹胀，降低肠腔内压，减少肠腔内的细菌和毒素，改善肠壁血循环。胃肠减压还可减轻腹压，改善因膈肌抬高而导致的呼吸与循环功能障碍。

（二）纠正水、电解质与酸碱失衡

水、电解质与酸碱失衡是肠梗阻突出的生理紊乱，应及早纠正。当血液生化检查结果尚未获得前，可先给予平衡盐液（乳酸林格液），待有测定结果后，再添加电解质，纠正酸、碱紊乱。在无心、肺、肾功能障碍的情况下，最初输入液体的速度可稍快些，但需记录尿量，必要时做中心静脉压监测，以防输入液体过多或不足。需要注意的是麻痹性肠梗阻患者由于酸中毒及液体丢失引起的血液浓缩，钾离子从细胞内逸出，致血钾测定有时不能真实反映缺钾情况，需做心电图帮助判断缺钾程度。另外，严重缺钾时，多伴有血镁不足，在纠正低钾时，单纯补钾常难奏效，若同时加用镁盐，多能迅速纠正低钾。

（三）抗感染

肠梗阻后，肠壁血循环障碍，肠黏膜屏障功能受损而有肠道细菌易位，肠腔内细菌也可直接穿透肠壁至腹腔产生感染。肠腔内细菌亦可迅速繁殖。同时，膈肌升高引起肺部气体交换和分泌物排出困难，易发生肺部感染。因此，肠梗阻病人应给予抗生素预防或治疗腹部或肺部感染，常用的有可杀灭肠道细菌与肺部细菌的广谱头孢菌素或氨基糖苷类抗生素，以及抗厌氧菌的甲硝唑等。

（四）应用生长抑素

生长抑素可以降低胃肠液分泌，减少肠腔内潴留，减轻肠壁水肿，改善肠壁血液循环，加速炎症消退。生长抑素联合肠外营养有利于术后早期麻痹性肠梗阻的恢复，防止肠道菌群移位，保护胃肠黏膜。

（五）促进肠蠕动，解除梗阻

可用 2.0% 甘露醇 125～250ml，口服，每天两次；或肌注新斯的明或取双侧足三里行穴位注射，每次 0.25mg。研究表明，术后肠梗阻发生的一个重要原因是内源性阿片类物质因手术应激而释放或术后使用阿片类药物止痛，由此激活了胃肠道中的阿片受体。外周阿片受体的激活会导致结肠张力增高和胃肠道动力降低，最终出现肠梗阻症状。阿维莫泮（alvimopan/Entereg）为外周选择性阿片受体拮抗剂可用于术后肠梗阻特异性治疗。

采用非手术方法治疗麻痹性肠梗阻时，应严密观察病情的变化，包括腹痛症状是否有所缓解，胃液量是否有所减少，腹胀是否解除，是否恢复排气、排便等。当上述治疗无效病情进行性加重或与机械性肠梗阻鉴别困难时，应争取手术治疗。

第二节　机械性肠梗阻

一、概述

由于器质性病变而阻碍肠管运动，如术后肠管狭窄、肠管粘连、肠管受压或堵塞等导致的肠梗阻都属于机械性肠梗阻。机械性肠梗阻又可因肠管有无血运障碍而分为单纯性和绞窄性两种。

二、病因及病理生理

1. 肠粘连　一般手术后 6 天内是产生纤维蛋白的主要阶段，以后纤维蛋白逐渐被腹膜吸收。当存在感染、肠壁损伤、组织缺血及异物存留等因素时，可使纤维蛋白渗出增多，造成腹腔内纤维性粘连。腹部手术后最常见的机械性肠梗阻是粘连性肠梗阻，是术后常见的并发症之一。

2. 腹内疝　主要是由于手术后小肠进入未修补缝合或修补不完善的肠系膜孔隙所致。

3. 肠套叠和肠扭转　手术所致电解质紊乱、肠壁损伤、局部缺氧以及手术时肠管外露等原因可导致术后肠功能紊乱而造成肠套叠。肠扭转通常由肠粘连引起，一般在起始阶段为单纯粘连性肠梗阻，以后可因近端肠襻过分扩张并强烈蠕动而诱发肠扭转。

4. 首次手术遗漏的病变　如肿瘤、结核及 Crohn 病等，原先手术未能完全解除梗阻，而于术后出现症状。因此在手术中，只要病人情况允许，均应做仔细、全面的探查。

三、临床表现及诊断

在正常情况下腹部手术后出现的肠麻痹，一般在 2～3 天后随肠蠕动功能的恢复而消失。如病人的肠功能已恢复，有排气或排便，而再度出现腹痛、呕吐、腹胀、肠型、肠鸣音亢进等，即应考虑到机械性肠梗阻的可能。腹部 X 线仍然为最有价值的检查手段。单纯性小肠梗阻典型的 X 线征象：在梗阻点以上的小肠曲积液相对较多，液平上气柱相对较低呈半月形或短拱形；而远离梗阻点的上腹部小肠内积液相对较少,液平上气柱相对较高,多呈倒 U 形。绞窄性小肠结肠梗阻典型的 X 线征象:有充气而又折叠的两个卵圆形钳闭肠曲的外观似咖啡豆样,咖啡豆征为绞窄性梗阻的主要线表现之一;绞窄肠段的位置固定;绞窄段无气;有孤立的长液平等。

四、预防

由于腹部手术后肠粘连是造成机械性肠梗阻的最常见原因,因此预防术后肠粘连具有重要意义。目前尚无有效的方法控制粘连的发生,但术中如能轻柔操作,减少对肠管的损伤,避免肠管在腹膜外长时间暴露,及时清理腹腔内的炎性渗液,并注意不带入滑石粉等异物,就能尽量减少肠粘连的发生。另外,术中注意缝闭肠系膜裂口;尽量避免损伤肠管也可减少机械性肠梗阻的发生。

五、治疗

(一) 保守治疗

即有效的胃肠减压、禁食、补液及抗生素的应用,具体参见本章第一节。部分病人经基础治疗后可以治愈。如经保守治疗无效、病情加重或出现绞窄性肠梗阻征象时,应果断地行手术探查。

(二) 手术治疗

1. **手术时机** 把握适宜的手术时机至关重要。若手术时机过早则常使本来采用保守疗法即可治愈的病人遭受不必要的手术创伤;手术过晚则可造成肠管的血运障碍,甚至肠管坏死,增加了肠切除术的机会。因此,应把握适宜的手术时机,在肠管绞窄坏死前予以手术。经短期术前准备,补足血容量后尽早手术;但若伴有休克,则需待休克纠正或好转后再手术比较安全;若休克一时难以纠正,则边抗休克,边手术,只有将坏死肠段切除,休克才会好转。对于单纯性机械性肠梗阻,若其梗阻不能经保守治疗解除,宜经短时期准备后尽早手术治疗。

2. **手术方式** 应根据梗阻的原因、部位、性质、病程及全身情况来决定手术方式。当梗阻原因解除后,判断肠管生机对决定手术方式至关重要。若对肠管生机难以确定时,贸然作肠切除或放回腹腔都是不妥的。可以将肠管暂时外置,经观察确定是否坏死,根据具体情况决定行切除术还是放回腹腔。对于广泛性、复发性、粘连性肠梗阻,可在粘连松解、狭窄肠段切除术的基础上行小肠内固定术。

第三节 吻 合 口 瘘

一、概述

吻合口瘘是胃肠手术后严重的并发症之一,如果处理不当,将会危及病人生命。近年来随着吻合技术的改进及营养支持的广泛应用,吻合口瘘的发生率已减少,其病死率也有明显下降。

二、病因及病理生理

1. **全身因素** 高龄、营养不良、糖尿病、动脉硬化、长期使用激素等均可抑制创伤反应,使吻合口愈合能力低下,增加吻合口瘘发生的危险性。

2. **局部因素**

(1) 肠肠吻合操作技术不当:如针距过密或过大、边距过小、未能全层缝合、漏针、线结扎过紧或过松。

(2) 在血运不良或有明显水肿的肠管上行肠吻合术致吻合口愈合不良而发生瘘。

(3) 吻合口远端梗阻未解除或因术后肠粘连致吻合口内压力增加:影响愈合,重者可致吻合口裂开。

(4) 吻合口感染、炎性水肿:腹腔感染未能很好控制,或腹腔引流不畅,使吻合口炎性水肿、感染甚至破溃成瘘。

(5) 原病变残留:吻合口两侧肠管炎性病灶或癌肿未切除干净,吻合后影响愈合,可发生吻合口瘘。

三、临床表现及诊断

多在术后 3~5 天以后出现腹痛、腹胀及发热,易被误诊为术后反应而延误诊断。以后症状逐渐加重,可呈局限性或弥漫性腹膜炎征象。术后近期内发生的吻合口瘘常合并腹腔内脓肿,当脓肿穿破后形成肠瘘,瘘口内常可见脓液、消化液及气体溢出,此时诊断容易确定。瘘口排出液的量和质均有所不同。一般来说,肠瘘部位越高,则其排出量越大,水电解质紊乱也越明显。上段空肠瘘排出液主要是胆汁和胰液，下段空肠瘘排出液为黄色蛋花样肠液。如果肠瘘位置较高、排出量较大、腹腔感染未能控制者，患者可有明显的全身中毒和脱水症状，主要表现为发热、乏力、消瘦、贫血，甚至恶病质，重症患者可合并应激性溃疡、消化道大出血等。

四、预防

1. 术前准备　术前根据病情纠正贫血及低蛋白血症；对于高血压和糖尿病患者要进行降压、降糖处理，待一般状况改善后再进行手术。

2. 术中操作　术中轻柔操作，避免损伤肠管；吻合前仔细判断肠管活力，避免在失活组织上吻合；有条件时可采用肠管吻合器，使吻合口均匀一致；吻合后应使肠管无张力、系膜无扭曲；避免损伤肠系膜血管，保证吻合口血供。

3. 术后处理　术后给予抗感染、营养支持、胃肠减压、保持引流管通畅。

五、治疗

（一）非手术疗法

1. 建立通畅引流　在瘘口附近放置一根多孔的双套管持续或负压间断吸引，减少腹腔污染，减轻局部肠管的炎性水肿。

2. 营养支持　20 世纪 60 年代以前，肠瘘的死亡率高达 40%~50%，其中因营养不良而死亡者约占肠瘘死亡率的 48%。因此，营养支持对肠瘘患者甚为重要。70 年代以后，全胃肠外营养（TPN）已成为治疗肠瘘的主要措施之一。它能在保证水、电解质平衡以及人体所需各种营养要素供应充分的前提下，使胃肠道分泌量减少 50%~70%。在瘘发生的初期应当给予全量的肠外营养；吻合口瘘发生 2~3 周后，在通畅引流的前提下，可经鼻肠管或空肠造瘘管给予肠内营养支持，来部分替代或完全替代肠外营养。使用肠内营养安全可靠，更符合生理状态，避免了肠外营养的并发症，并能刺激消化道激素的分泌，加速胃肠道功能的恢复。

3. 控制感染　腹腔内感染和多器官功能衰竭仍是肠外瘘病人死亡的主要原因。感染未能得到有效控制不应急于行瘘口修补术。建立通畅的引流后，根据引流液的培养和药敏结果给予有效的抗生素。感染得到控制后，患者营养状况亦将有所改善。

4. 生长抑素及生长激素的应用　近年来，生长抑素和生长激素在临床相继应用，为肠瘘的治疗提供了新的方法。生长抑素是一种人工合成的神经激素，能抑制消化液分泌，增加水和电解质在肠内吸收，从而减少消化液的丢失和腹腔污染，利于瘘口愈合。生长激素是垂体前叶分泌的一种蛋白质激素，能促进合成代谢，加快组织修复，促进瘘口愈合。在完全胃肠外营养支持下，生长激素与生长抑素联合应用不仅可以促进瘘口愈合，提高肠外瘘的自愈率，而且可以缩短肠外瘘的治疗时间。

5. 局部处理　一旦瘘口出现愈合趋势，则应逐渐拔除引流，因长期置管引流反而延迟瘘口愈合。对已形成瘘管且口径不大者，当瘘口的炎症和水肿得到控制后，可以应用医用黏合胶直接灌入瘘管封堵外口。

（二）手术治疗

吻合口瘘的手术分为辅助性手术和确定性手术。置管引流、肠造口术等辅助性手术可视病情变化随时进行。经保守治疗 3~6 个月不能自行愈合的肠外瘘应考虑行确定性手术治疗。效果最满意的术式为肠部分切除吻合术、带蒂肠浆肌层覆盖术。吻合口瘘手术的成功与否取决恰当的手术时机和合理的手术方式。除此以外，术后仍需控制腹腔感染、进行营养支持。

第四节　出　　血

I　腹腔内出血

一、概述

小肠手术后第一个 24 小时内，出血是休克的最常见原因，如不能及时控制，将迅速危及生命。

二、病因及病理生理

1. 术中止血不完善　术后腹腔出血通常是由于止血不完善造成的。手术中遗留出血创面或对小血管未处理，在低血压状态下小动脉断端处于痉挛状态，术后血压上升、小动脉舒张，导致小血管再次出血。手术创伤大、创面广泛渗血而未得到完全控制；发现小血肿未作进一步处理，特别是腹膜后血肿。

2. 术中操作不当　结扎血管不可靠致术后线结脱落；组织大块结扎遗漏血管；缝扎线太细切割血管等。

3. 消化道瘘　术后发生胃肠道瘘或胰瘘，消化液腐蚀血管缝扎线或血管壁本身，引起大出血。

4. 凝血功能障碍　术中大出血短期内大量输血造成DIC；既往有心脏瓣膜置换手术史，长期应用肝素华法林或阿司匹林；肝硬化失代偿期导致凝血功能障碍；既往有血友病在术前未能发现等。

三、临床表现

病人往往出现低血容量性休克的各种表现，如心动过速、血压下降、脉搏细速、脸色苍白、四肢湿冷，或从引流管中不断有多量血性液体流出，尿量减少、中心静脉压下降。部分病人出现腹部膨隆，腹腔穿刺可抽出不凝血。血常规提示血红蛋白及红细胞比容进行性下降。

四、预防

术前详细询问病史，检查要全面。如果因肝功能障碍引起的凝血功能紊乱，应在术前给予维生素K_1、凝血酶原复合物血小板等；若为血友病，应根据凝血因子测得值补充相应的凝血因子或冷沉淀。在关腹前，应认真检查手术部位有无活动性出血迹象，对于怀疑可能出血、而当时又出血不明显者，更要小心谨慎处理，以免术后血压上升引起大出血；必要时放置腹腔引流，以便术后及时发现出血。

五、治疗

（一）保守治疗

少量出血可先试行保守治疗。平衡液快速补充血容量，维持循环功能的稳定。根据血红蛋白和红细胞比容给予适量输血。检查DIC全项，诊断一经确立，即给予肝素抗凝，纠正DIC。若术后发现为血友病，应补充凝血因子Ⅷ（血友病甲）或凝血因子Ⅸ（血友病乙）以及新鲜血浆。若为肝硬化失代偿期，肝功能较差，凝血功能紊乱，应给予维生素K_1、凝血酶原复合物等，必要时给予生长抑素。其他保守治疗方法还包括静脉给予垂体后叶素、制酸剂、止血药物等。

（二）手术治疗

如果每小时从引流管引流不凝血100ml以上，3～4小时无减少的迹象，应行再次剖腹探查手术。如犹豫不决、心存侥幸，可能会失去治疗的机会。术前先快速补液、输血扩充血容量，使病人血压趋向平稳。改善病人全身情况，并准备充足的血液供术中应用。

手术探查的技巧：进入腹腔后，先吸尽血液，取出凝血块，迅速寻找出血点和查明出血原因，并做相应的处理。①在手术探查中，出血量较大、呈喷射状的出血点不难找到。对于明确的血管出血，缝扎比较可靠；②寻找出血点有困难时，在给予足够的肌松使术野易于暴露。根据开腹后血块分布的情况，首先探查最可能出血的部位。如经过全面探查仍未发现明显的出血灶，或所找到的小出血灶与临床表现不符，不要轻率地得出出血已停止的结论。应补足血容量，维持循环稳定，让腹腔脏器在自然状态下（无压迫、牵拉）再仔细地进行探查；③术中发现多处创面渗血，排除局灶性活动出血，应首先改善凝血状况，以纱块填塞压迫创面，然后观察是否有效。如能初步控制出血，生物胶和化学胶应用于创面渗血可收到良好的效果，反复缝合反而会导致更多的出血。

Ⅱ　肠腔内出血

一、概述

小肠手术后肠腔内出血临床上较少见。常表现为术后持续的黑便和鲜血便，一般出血量较小，多数可经内科保守治疗治愈。

二、病因及病理生理

1. 应激性溃疡　以胃为主的上消化道黏膜发生急性炎症、糜烂或溃疡。手术创伤后胃黏膜防御功能削弱与胃黏膜损伤因子作用相对增强，是应激性溃疡发病的主要机制。另外，术后应激时神经内分泌失调释放5-羟色胺（5-HT）、儿茶酚胺等中枢介质也参与并介导了应激性溃疡的发生。

2. 术中遗漏肠道病变　术中只关注了主要病变，手术结束时未仔细探查全部肠管，因漏诊而导致术后肠腔出血。如肠憩室、息肉、溃疡性结肠炎等。

3. 术中操作不仔细　常为术中止血不彻底，关腹前未能仔细检查，肠管出血未及时能发现。吻合时，缝合针距过稀，未能达到止血作用；或是缝合过密或结扎过紧，肠管组织发生坏死、缝线过早脱落，致术后继发出血。

三、临床表现

常表现为黑便或是暗红色血便，出血量较大时病人表现为鲜红色血便，并伴有心率增快、尿少、血压不稳等低血容量性休克的各种表现。血红蛋白可以呈进行性降低。

四、预防

主要依靠术中良好止血措施，肠吻合时断端黏膜下血管止血必须彻底，吻合时针距在 0.3cm 左右，不能过稀，也要避免缝合过密或结扎过紧；对肠管的病变仔细检查和处理，避免遗漏。

五、治疗

如果一般情况良好、出血量不多时可先行非手术治疗。如静脉给予垂体后叶素、制酸剂、止血药物，同时可经胃管灌注凝血酶、云南白药等。也可通过选择性腹部血管造影（DSA）检查，明确出血原因和部位，同时进行相应血管的栓塞治疗。绝大部分患者经药物和栓塞治疗有效。若非手术治疗止血效果不理想、循环不稳定者应及时果断地选择手术治疗方法。术中仔细检查出血部位，对于吻合口出血，应拆去吻合口前壁缝线，找到出血点，用 8 字缝合法缝扎，然后将吻合口前壁关闭。若吻合口正常，检查全小肠有无上次手术时遗漏的病变，如小肠憩室、息肉等应切除病灶。

第五节　短肠综合征

一、概述

短肠综合征（short bowel syndrome，SBS）　是由于小肠被广泛切除，残留的功能性肠管不能维持病人营养吸收需要，由此而产生的营养吸收障碍与代谢紊乱综合征。主要临床表现有腹泻、脂肪泻、水电解质紊乱、酸碱失衡和严重的营养不良。目前认为，缺失小肠长度超过 75%，残留小肠 < 60cm（或以体重计 < 1cm/kg）则可产生严重的 SBS。在肠外营养问世以前，该病病死率很高，随着肠外营养技术的进步以及对短肠综合征病理生理过程和肠道代偿机制认识的深入，该病的病死率已显著下降，部分患者已能够长期存活。

二、病因及病理生理

1. 小肠切除过多　如肠扭转、肠梗阻或腹内疝引起肠管绞窄；创伤累及肠系膜血管、肠系膜血管血栓形成或肠系膜血管阻塞引起的肠梗死；因恶性肿瘤或广泛的肠管病变（如 Crohn 病）。

2. 功能性肠管过少　如广泛的肠道炎性疾病如 Crohn 病和放射性肠损伤即使没有行肠切除，但残存的功能性肠管过少而产生营养吸收障碍。

3. 先天性疾病　儿童的先天性肠管畸形如肠闭锁或全肠型神经节细胞缺乏症，以及肠转位不良造成的肠扭转和腹裂等。

三、临床表现及诊断

短肠综合征的症状一般可分为失代偿期、代偿期、代偿后期三个阶段。

（一）失代偿期

是指大量小肠被切除后的早期，亦可称为第一阶段，残留的肠道不但不能吸收水与营养物，反而丧失了胃、胆道、胰腺正常生理分泌的液体。每天的腹泻量可达 2L，稀便中含钾量可达 20mmol/L，因此出现水、电解质、酸碱紊乱，同时消化液中的大量蛋白质随之丧失，营养状况急剧恶化。

（二）代偿期

亦称第二阶段，是经治疗后，机体的内稳态得以稳定，小肠的功能亦开始代偿，吸收功能有所增强，肠液的丧失逐渐减少，肠黏膜出现增生。这一阶段时间的长短由残留小肠的长度、有无回盲部及结肠的保留、肠代偿功能和年龄而定，最长可达 2 年，一般在 6 个月左右。患者的营养状况可得到维持或逐渐出现营养不良的症状，如体重下降、肌肉萎缩、贫血和低蛋白血症，最终因衰竭而死亡。

（三）代偿后期

也称第三阶段，是肠功能经代偿后具有一定的消化吸收功能。随着时间的延长，各种维生素与微量元素缺乏的症状日趋明显，钙、镁不足可引起肌肉兴奋性增强和手足抽搐；长期低钙和低镁以及脂溶性维生素 D 吸收障碍可引起骨质疏松和软骨病，出现骨骼疼痛，严重时患者的胸腰椎和长骨均可出现病理性骨折。由于草酸与钠形成的可溶性草酸盐从结肠吸收后由尿中排出，保留完整结肠的患者可以反复出现尿路结石，影响肾功能。胆汁酸盐的丢失和全肠外营养使患者容易发生胆囊结石和胆汁淤积。如微量元素得不到及时的补充，部分患者可出现锌、铜和其他元素缺乏的症状，如四肢皮炎、脱发和贫血等。

四、预防

小肠被广泛切除是短肠综合征最常见的原因，因此在行小肠切除时，应尽量保留有活力的肠管，避免盲目扩大切除范围。

五、治疗

近 10 余年来，肠外营养（PN）在治疗 SBS 病人方面已取得了显著成绩，从根本上改善了 SBS 病人的预后。PN 可以补充 SBS 病人所需的全部营养物质，包括葡萄糖、脂肪、氨基酸、电解质、维生素及微量元素。目前，营养支持的方式与量已基本达成共识。短肠综合征的处理可分为早期与后期两个阶段，后期又分为代偿期与代偿后期。

（一）早期处理

一般持续 4 周，主要是稳定病人的内稳态与提供营养支持，减少胃肠道的分泌、胆汁的刺激。处理的重点在控制腹泻，应用组胺受体拮抗剂或质子泵阻断剂、离子交换剂、肠蠕动抑制剂以及生长抑素等，以减少胃肠液、胆汁等的分泌刺激胃肠道的蠕动。再就是补充液体、电解质以维持酸碱平衡和补充微量元素与维生素等，并开始给予肠外营养。这一阶段主要是防止大量胃肠液的丢失导致内稳态失衡、病人进入周围循环衰竭。

（二）后期处理

经早期治疗后，失代偿期过渡到代偿期与代偿后期，代偿期的时间随残留肠段的长度与机体代偿的能力而异，短者数月，长者可达 1~2 年。一般以 2 年为限度，超过 2 年，肠代偿功能很少能进一步改善。自 20 世纪 70 年代后，短肠综合征的后期处理有显著的进步，可分为四个方面：

1. 营养治疗 营养治疗是短肠综合征的最主要、最基本的处理方法，其他的处理方式都是以此为基础的。从发现短肠综合征开始，即需进行肠外营养治疗。营养治疗不但提供了机体代谢必要的营养，同时还能促进肠黏膜代偿增生。肠内营养对促进肠黏膜代偿的作用优于肠外营养，甚至在完全肠外营养支持时，肠黏膜有萎缩现象。因此，及时给予肠内营养是处理短肠综合征不可缺少的措施。小肠失代偿期逐渐消退，肠液丢失量减少，或是能被药物所控制时即可在肠外营养的基础上给予肠内营养，具体的时机将随残留肠管的长度与代偿情况而定。总体来说，残留肠管较长者，失代偿期较短。这一时机的掌握甚为重要，过早给予肠内营养将增加肠内容物的丢失量，不但无助于肠代偿，反而导致水、电解质、酸碱紊乱，蛋白质丢失，延缓肠代偿。过晚则延缓了肠黏膜细胞增殖功能的代偿。肠内营养的给予，应从少量、等渗、易吸收的肠内营养制剂开始，再根据病人消化吸收的情况逐渐增加剂量。

2. 肠康复治疗 为了促进肠功能代偿，使更多的病人摆脱肠外营养，1995 年 Byrne 等提出，在营养支持的基础上加用生长激素（重组人生长激素）、谷氨酰胺（glutamine）与膳食纤维（dietary-fiber），以上措施称为肠康复治疗。实验证明，生长激素能促进肠黏膜细胞的增长；谷氨酰胺是肠黏膜细胞等生长迅速细胞的主要能量物质，称之为组织特需营养（tissue specific nutrient）；膳食纤维经肠内细菌酵解后，能产生乙酸、丙酸和丁酸等短链脂肪酸。丁酸不仅可提供能量，还能促进结肠黏膜细胞生长。因此，肠康复治疗对促进肠黏膜功能的代偿甚为重要。

3. 手术治疗 通过营养和肠康复治疗，能够长期存活的短肠病人越来越多。有部分不能脱离 TPN 的病人和胃肠道器质性病变的病人则只能通过外科手段来改善肠道吸收状况。手术类型主要包括延长食物在肠道内停留时间的手术、改善肠功能的手术、增加肠道吸收面积的手术。小肠倒置术是延长食物在肠道内停留时间的最常用术式。当剩余肠段有 50~60cm 时，可将一小段肠襻进行顺钟向倒置，使逆蠕动肠段对抗上段肠段的顺蠕动，以减慢肠内容物的排空，有利于消化、吸收。倒置的肠段不宜过长，一般是 7~10cm，过长将产生梗阻症状，过短将不能达到延缓排空的效果。长期的效果取决于残留肠段的代偿情况，有的能维持患者所需的营养，获得与正常人相似的发育、成长。但也有营养始终不足的情况，以至于后期（>5 年）出现低蛋白血症、骨质疏松、肠管极度扩张、肠壁肥厚失张的状况。

发生短肠综合征后，残余肠管常常有代偿性扩张，肠管蠕动减慢。且肠道细菌过度繁殖影响营养物质的吸收和细菌易位。因此，为了改善肠道功能，使小肠变细、增加肠蠕动、减轻肠道淤滞和细菌繁殖，出现了两种手术方式：小肠延长术和肠管缩窄术。据报道，这两种术式的远期效果均不理想。主要是因为与手术操作有关的并发症较多，如肠缺血、吻合口瘘、缺血挛缩等。

4. 小肠移植　就目前来讲，小肠移植是治疗短肠综合征的最理想方法。手术适应证主要包括长期依赖 TPN、腔静脉血栓或栓塞等原因导致静脉输液通路丧失、中心静脉导管反复感染，以及长期 TPN 导致肝损害的病人。小肠移植分为异体小肠移植和活体小肠移植。小肠移植术的绝对禁忌证为：恶性肿瘤无法切除或广泛转移、5 年内有恶性肿瘤史、严重免疫缺陷疾病、全身免疫性疾病、移植术后没有中心静脉导管途径、心肺功能障碍及严重感染者。相对禁忌证包括婴儿体重 <5kg，成人年龄超过 65 岁。目前，利用组织工程技术在可降解的生物骨架上种植自体小肠前体细胞可获得新生的小肠，这一技术具有广阔的临床应用前景。

第六节　盲襻综合征

一、概述

盲襻综合征（Blind loop syndrome）指肠内容物在肠腔内长期淤滞和细菌过度繁殖，从而引起营养吸收不良综合征。

本征有狭义与广义之分，狭义是指肠管端侧或侧侧吻合术后造成的盲襻或盲袋以及旷置肠管的残留肠襻所引起的吸收不良状况；广义上还包括由于小肠结构或功能上的各种异常，使局部小肠段发生淤滞，以至细菌过度繁殖而发生的吸收不良。其共同的特点是肠内容物淤滞、细菌繁殖过度，因此又称小肠淤滞综合征、淤滞肠襻综合征（stagnant loop syndrome）、细菌过度繁殖综合征（bacterial overgrowth syndrome）。

二、病因及病理生理

任何肠道病变引起肠内容物长期淤滞和细菌过度繁殖都可引起本病的发生。正常小肠内仅有很少量的需氧和厌氧菌，当小肠的某一部分发生淤滞后，肠内容物排空不畅，在局部反复徘徊，结果发生肠道细菌，特别是厌氧菌过度繁殖。有些严重盲襻综合征患者，小肠内细菌繁殖可接近正常结肠内的程度。主要原因包括：

1. 解剖异常　如小肠侧侧或端侧吻合术后，形成环形回路；胃空肠吻合术后输入襻功能失常，胃、空肠结肠瘘，肠道吻合口狭窄，Roux-en-Y 桥段淤滞，小肠粘连引起的部分性肠梗阻，回肠造袋

术后等外科手术引起肠道内容物淤滞都可引起盲襻综合征发生。

2. 小肠运动障碍　如肠道硬皮病、特发性假性肠梗阻、消化期间胃运动综合波障碍、糖尿病肠病、老年性肠道改变等。

三、临床表现及诊断

临床主要表现是腹泻、脂肪泻、营养吸收障碍和维生素 B_{12} 缺乏所致的巨细胞性贫血。一般包括吸收不良和原发疾病两方面的症状。

（一）原发病的表现

盲襻综合征由于原发疾病不同，临床表现也有差异。如病人系小肠狭窄或手术后所致的盲袋或盲襻时，有腹部不适、腹胀、腹泻，伴脐周痉挛性疼痛和贫血等。

（二）吸收不良综合征

营养不良症状包括体重减轻、消瘦、低蛋白血症、营养不良性水肿。患者有不同程度的贫血，主要是因维生素 B 缺乏所致的巨细胞性贫血。低钙血症，严重时可出现手足抽搐。多种维生素缺乏的相应表现，神经系统症状包括周围神经炎，肌力减弱、可出现病理反射，主要与维生素 B_{12} 缺乏有关。其他包括维生素 A 缺乏致夜盲症、维生素 D 缺乏致骨质软化、B 族维生素缺乏引起的口唇炎、糙皮病等。

（三）腹部症状

主要有腹痛、腹胀、腹泻、脂肪泻伴有恶心、

呕吐、厌食、大便异臭等，病情顽固，迁延反复。脂肪泻是本病突出的症状。

四、预防

回结肠捷径吻合时，一定要顺蠕动，与结肠蠕动方向一致，且在吻合的近端，应加强 2～3 针，浆肌层缝合，使蠕动方向更一致。若回结肠双端吻合时回肠远端与结肠近端吻合，回肠近端与结肠远端吻合，两吻合口应相距 5cm 左右，以预防反流。

五、治疗

治疗包括治疗原发病、手术纠正解剖异常、使用抗生素抑制细菌过度生长及纠正营养缺乏。

（一）消除病因

如有可纠正的解剖异常或病变，则以手术为首选。例如切除盲襻、盲袋、憩室及内瘘，矫正吻合、狭窄或短路等。但是，原发病变不能手术或病人不接受手术，如硬皮病或多发性憩室等，则内科治疗为终生治疗。因此，应严格掌握手术指征，选择合理术式，避免盲襻的产生。

（二）抗生素治疗

给予头孢菌素加甲硝唑治疗，可有效抑制肠道菌群和纠正吸收不良；常用的有：①安美汀：每片含阿莫西林 250mg 及棒酸 125mg，能有效地抑制需氧菌和厌氧菌群，纠正吸收不良，每次 1～2 片，每日 4 次；②头孢拉啶：250mg，每日 4 次；③甲硝唑：200mg，每天 3 次，替硝唑 0.1g，每日 3 次。多数病人在 7～10 日后取得较好的效果。对症状迅速复发者，采用周期治疗，即每月治疗 1 周。一般 7～10 日为 1 疗程。

（三）营养治疗

营养支持在盲襻综合征的治疗中具有重要作用，它既有治疗作用，又是围术期准备的必要内容。即使应用抗生素治疗成功的患者亦可有持续性的轻度脂肪泻，必须注意补充营养。在一部分细菌过度生长的患者中，虽然进行了抗菌治疗但仍可能因持续营养吸收障碍而导致明显的电解质紊乱。建议应用中链甘油三酸酯（MCT）来代替饮食中 60% 的脂肪。MCT 的吸收不需要与胆盐相结合，且可通过受损的小肠上皮细胞更快地吸收。有些患者小肠上皮的乳酸酶含量减少，需食用无乳糖饮食或经乳糖酶处理过的牛奶。通过胃肠外途径补充维生素 B_{12}、矿物质、脂溶性维生素等。若有明显营养不良，并发现明显淤滞扩张肠管，可行 TPN 支持治疗。

（柴　琛　毕建威）

参 考 文 献

1. Harms BA, Heise CP. Pharmacologic management of post-operative ileus: the next chapter in GI surgery. Ann Surg, 2007, 245: 364 – 365

2. Senagore AJ. Pathogenesis and clinical and economic consequences of postoperative ileus. Am J Health Syst Pharm, 2007, 64: 3 – 7

3. Traut U, Brugger L, Kunz R, et al. Systemic prokinetic pharmacologic treatment for postoperative adynamic ileus following abdominal surgery in adults. Cochrane Database Syst Rev, 2008, CD004930

4. Person B, Wexner SD. The management of postoperative ileus. Curr Probl Surg, 2006, 43: 6 – 65

5. van Goor H. Consequences and complications of peritoneal adhesions. Colorectal Dis, 2007, 9 (Suppl 2): 25 – 34

6. Zappa M, Sibert A, Vullierme MP, et al. Postoperative imaging of the peritoneum and abdominal wall. J Radiol, 2009, 90: 969 – 979

7. Goto T, Kawasaki K, Fujino Y, et al. Evaluation of the mechanical strength and patency of functional end-to-end an-astomoses. Surg Endosc, 2007, 21: 1508 – 1511

8. Johnson MD, Walsh RM. Current therapies to shorten post-operative ileus. Cleve Clin J Med, 2009, 76 (11): 641 – 648

9. Han-Geurts IJ, Hop WC, Kok NF, et al. Randomized clinical trial of the impact of early enteral feeding on postoperative ileus and recovery. Br J Surg, 2007, 94: 555 – 561

10. Amasheh M, Kroesen AJ, Schulzke JD. [Short bowel syndrome: which remedy, which nutrition and which surgical options?]. Dtsch Med Wochenschr, 2007, 132: 1763 – 1767

11. Ozturk E, Kiran RP, Remzi F, et al. Early readmission after ileoanal pouch surgery. Fazio VW. Dis Colon Rectum, 2009, 52 (11): 1848 – 1853

12. Stein JM, Schneider AR. [Bacterial overgrowth syndrome]. Z Gastroenterol, 2007, 45: 620 – 628

13. Ballesteros Pomar MD, Vidal Casariego A. [Short bowel syndrome: definition, causes, intestinal adaptation and bacterial overgrowth]. Nutr Hosp, 2007, 22 (Suppl 2): 74 – 85

14. 华积德，郑成竹，方国恩主编. 临床普通外科学. 北京：人民军医出版社，2003，287-309

15. 杨金镛，崔自介主编. 普通外科诊疗术后并发症及处理. 北京：人民卫生出版社，1998，22-44

16. Chen CY, Asakawa A, Fujimiya M, et al. Ghrelin gene products and the regulation of food intake and gut motility. Pharmacol Rev, 2009, 61 (4):430-481

17. Freund HR, Beglaibter N. Total parenteral nutrition, intestinal adaptation, and short bowel syndrome. Nutrition, 2004, 20:337

18. Behm B, Stollman N. Postoperative ileus: etiologies and interventions. Clin Gastroenterol Hepatol, 2003, 1:71-80

19. Nair A, Pai DR, Jagdish S. Predicting anastomotic disruption after emergent small bowel surgery. Dig Surg, 2006, 23:38-43

第五章　阑尾手术并发症

自 20 世纪后半叶以来，急性阑尾炎的发病率呈不断下降趋势，但目前仍然是最常见的急腹症之一。与此同时，随着 B 超、CT 等影像学诊断手段日益完善、腹腔镜技术的广泛应用、广谱抗生素的合理使用，使得急腹症的诊断准确率不断提高，避免了许多不必要的阑尾切除手术，改善了阑尾炎患者的预后。阑尾切除术是最基本的腹部外科手术。据文献报道，阑尾切除术后并发症的发生率为 10%~20%，除了切口感染、腹腔内感染、肠粘连、肠梗阻等腹部手术所共有的并发症以外，还可能出现阑尾残株炎、粪瘘甚至门静脉炎、肝脓肿等严重并发症，并且仍然有一定的死亡率，尤其是在儿童和老年人等特殊人群中。

阑尾穿孔是影响阑尾切除术后并发症发生的最重要因素，穿孔性阑尾炎术后并发症可高达 20%~67%。目前，虽然阑尾切除术的数量在下降，但发生坏疽或穿孔的比例却在上升，这与新的诊断方法没有得到充分运用和不合理的保守治疗有一定关系。从 2004 年以来，以美国密歇根大学的研究为代表的多个回顾性临床研究结果都显示，由于诊断和治疗方法的改善，对于小儿急性非穿孔性阑尾炎可以不进行日间手术，而是留院进行非手术治疗，这样并不会增加其穿孔率和并发症发生率，却可以使医院和医师的资源得到了"更合理"的配置。这样的结论极大地改变了美国小儿外科医师在处理急性阑尾炎时的理念。但是，在成人急性阑尾炎的研究中结论却相差很大，争论的核心在于难以确定非手术治疗的安全期。其中，有一项比较单纯抗生素治疗和手术治疗的前瞻性研究结果认为，单纯应用抗生素就能够成功治疗急性非穿孔性阑尾炎，不过，在抗生素治疗组中有 18 例病人在治疗开始后 24 小时内又接受了手术，又有 14% 的病人在 1 年内阑尾炎症状复发。2006 年，一项 1081 例的回顾性研究显示，在症状出现 12 小时内 94% 病人仍然是单纯急性阑尾炎，而其余的 6% 则会发生穿孔、蜂窝织炎或脓肿，并且随着时间的推移，病人的病理情况不断进展，术后并发症发生率显著升高。因此，虽然缺少前瞻性研究的证据，但本着患者利益第一的理念，目前大多数学者还是主张要坚持安全原则，即"如果怀疑，就把它切除"（if in doubt, take it out），通过阑尾炎的早期诊断和及时治疗来降低阑尾手术并发症的发生。

对急性阑尾炎治疗方式的合理选择也是影响术后并发症发生率的重要方面。以阑尾周围脓肿的处理为例，贸然行阑尾切除手术术后并发症的发生率高达 17%。近年来的研究表明，非手术方法可以安全、有效地治疗阑尾周围脓肿。对于小的阑尾周围脓肿应用广谱抗生素联合抗厌氧菌药物就可能达到治愈，而对于直径超过 3cm 的阑尾脓肿，宜在 B 超或 CT 引导下行脓肿穿刺，这样的治疗效果要优于单纯抗感染治疗，治疗无效再行手术者明显减少，在并发症发生率方面更是优于剖腹后进行腹腔内引流，住院时间也明显缩短，部分病人甚至不需接受延期阑尾切除手术。

此外，阑尾切除术后并发症的发生还与年龄、营养状况、机体免疫力、伴随疾病、阑尾局部解剖的变异（图 5-1）等客观因素有关。值得注意的是，由于急性阑尾炎是一种常见病、多发病，阑尾切除

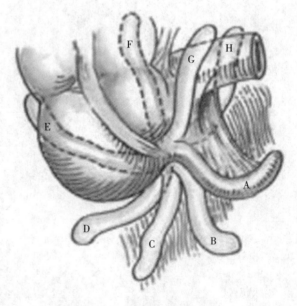

图 5-1　阑尾的位置变异

技术又相对简单，阑尾炎常常被认为是外科的小病、阑尾切除术是外科的小手术，手术常常由住院医师甚至实习医师来主刀完成，在这种情况下，手术操作不熟练、临床经验不足也成为影响阑尾切除术后并发症发生不可忽视的因素。因此，提高医务人员对阑尾炎阑尾切除术的危险性及较高并发症的重视程度、消除麻痹思想、掌握合理的处理原则和严格进行手术操作培训都是减少阑尾手术并发症发生的重要环节。

第一节 切 口 感 染

一、概述

尽管随着围术期抗生素的合理应用，术后切口感染率已有下降的趋势，但文献报道阑尾切除术后切口感染率仍有 2.86% ~ 7.94%，穿孔性阑尾炎切口感染率更高达 20% 以上，切口感染仍然是阑尾手术后最常见的并发症。切口感染不仅延长住院时间，还可能导致腹壁窦道形成，并成为术后切口疝发生的重要影响因素，因此，临床医师应该高度重视并努力防止阑尾术后切口感染的发生。

二、病因及病理生理

1. 阑尾手术时阑尾炎病理类型 发病时间和阑尾炎的病理类型与切口感染的发生率密切相关，发病 72 小时以内的单纯性阑尾炎和化脓性阑尾炎在切口感染率方面无显著差异，而超过 72 小时或者阑尾发生穿孔、脓液严重污染腹腔以后，术后切口感染率就明显上升。

2. 手术操作不规范、不熟练 无菌观念和外科无菌技术不过关，使空气中及切口附近毛囊内的细菌有机会进入切口，增加切口感染率；手术操作时间过长、操作粗暴则容易损伤切口周围组织，造成组织缺氧，降低切口组织抵抗感染的能力；如果在阑尾已存在化脓或者穿孔的时候，由于切口保护不当、脓液直接污染切口，或者用手指接触阑尾等不当操作都会大大增加术后切口感染的机会。

3. 切口缝合不当 切口皮下组织缝合过紧或留有死腔，容易导致皮下脂肪坏死或积液；腹壁止血不完善，特别是腹壁肌层钝性分离后未缝合封闭，使得腹壁形成血肿，容易继发感染。

4. 腹腔引流不当 引流物从原切口引出或烟卷引流条、引流管侧孔剪得过高，都可以导致腹腔引流液随同引流物或经侧孔污染切口各层组织，并在腹壁间隙中积存而导致术后腹壁切口感染。

5. 个体因素 婴幼儿或老年人（切口感染率高于中青年）、肥胖、合并糖尿病、营养不良、机体免疫力下降等。特别是合并糖尿病的肥胖病人，其腹壁脂肪过厚，加之切口抗感染能力差，极易在术后发生脂肪坏死、液化，导致切口感染。

三、临床表现及诊断

典型的切口感染主要表现为切口处跳痛或胀痛，术后 2 ~ 3 天仍有低热，或逐渐升高，或体温正常后又复升高。查体可见切口局部红肿、明显压痛，有脓肿形成时可触及波动感。当发生肌层以下的深部感染时，早期可仅表现为切口周围皮肤水肿、僵硬，查体可有深压痛，若未引起足够重视可形成深部脓肿，按期拆线后则可能出现切口裂开、脓肿破溃穿出皮肤形成窦道。皮下感染一般可通过临床表现和体格检查明确诊断，深部感染可在 B 超或细针穿刺的帮助下获得诊断。个别病例仅表现为切口及周围组织的不适和僵硬感，皮肤无红肿，按期拆线后不久切口裂开、脓液流出，脓液有明显的恶臭味。此多为切口深层的迟发性厌氧菌感染。

四、预防

1. 预防阑尾切除术后发生切口感染首先要做到急性阑尾炎的早期诊断、及时手术，避免阑尾穿孔对切口愈合的不良影响。

2. 阑尾切除，尤其是单纯性阑尾炎术后切口感染，常与手术操作过程中某一环节失误有关，因此，要消除麻痹思想，重视各项防止切口感染的处理原则。

3. 严格遵守无菌操作规范：要保护切口不与病变组织接触，特别是穿孔性阑尾炎时更要十分小心；最好采用腹膜外翻法保护切口，具体方法是：①先将腹膜切一小口吸尽脓液，再扩大剪开腹膜，进腹后用湿盐纱蘸尽腹腔内渗液；②根据切口大小用 6 ~ 8 把直止血钳将腹膜外翻固定在护皮巾上，养成使用器械提拉阑尾等病变组织的习惯，如果手指与病变组织有接触，关腹前应更换手套。

4. 严格遵守切口缝合原则：切口缝合要注意关闭死腔、彻底止血、严密对合，缝合前应挤出皮下积血；必要时特别是过度肥胖病人可放置皮下橡皮片引流，及时控制皮下脂肪液化；放置的各种引流物应另戳孔引出。

5. 对于阑尾穿孔、术中切口污染严重者，主张行彻底引流和延期缝合，即在腹膜关闭后，使用生理盐水＋新霉素液充分冲洗伤口，切口局部填塞抗生素盐水纱布，每天换药，待术后 3 天伤口清洁、无明显渗出物后再行切口延期缝合；如果术后 3 天仍有渗出，应加强换药直至伤口清洁后再行缝合。

6. 虽然单纯依靠抗生素并不能保证切口不感染，但在围术期特别是麻醉诱导期还是要选用针对需氧菌和厌氧菌的药物进行联合抗感染；对于存在全身性切口愈合不良因素的病人，更要加强全身抗感染治疗及营养支持，尤其要注意控制糖尿病病人的血糖水平于正常范围内。

7. 有些学者主张行麦氏切口时可不缝合腹膜。因为自麦氏切口入腹过程中需要牵拉腹内斜肌、腹横肌，会造成一定程度的损伤和渗血，缝合腹膜后常在腹膜和肌层留一死腔和积蓄渗液，细菌易于在此繁殖而化脓。如果不缝合腹膜则消除了死腔，而腹膜又有很高的吸收能力，可将此间隙内的渗出液吸收，减少切口感染的机会。由于腹内横肌走向不同，术后自行嵌闭，不会发生腹腔内容嵌入及切口疝发生，不过为慎重起见，老年人及腹壁薄弱者行阑尾切除术时，可以根据具体情况间断缝合腹膜 1～2 针。

五、治疗

1. 术后早期应加强切口观察，如果切口感染诊断明确并存在发热，需要全身应用抗感染药物，但局部不用抗生素。一般来说，当感染的切口引流后体温很快恢复正常，即可停用抗生素。如果体温仍然不降，可能为切口引流不畅或伴有其他部位的感染灶存在。

2. 治疗上最重要的措施是伤口局部换药。早期的轻度感染可用酒精或 40% 硫酸镁湿敷，加强频谱照射等局部理疗；重者则需要及时拆除缝线、清除坏死组织和异物，要做到通畅引流、彻底清除异物，避免腹壁窦道形成；换药频次应根据伤口引流情况及时调整，不可拘泥于每天只换 1 次；创面新鲜、清洁后应及时在局麻下再次缝合或使用蝶型胶布拉拢伤口，以加快伤口的愈合。

第二节 术 后 出 血

一、概述

阑尾切除术后出血少见，大多数为肠壁血肿，罕见腹腔内出血或下消化道出血，发生率约为 0.4%。其发生一般与手术操作不当有关。

二、病因及病理生理

1. 阑尾系膜血管结扎不当 由于阑尾系膜肥厚、止血钳滑脱等原因，造成阑尾动脉回缩后未能结扎，或者结扎不牢靠导致术后结扎线脱落。

2. 腹壁缝合时止血不当 不重视肌层止血，误伤腹壁下动脉后未能及时发现或处理。造成腹壁下动脉误伤常常是由于切口位置过低或因盲肠位置较低、腹壁脂肪过厚，为了显露回盲部而向下延长切口，用剪刀将腹横肌及腹膜一并剪开时，可将并行于两层之间的腹壁下动、静脉误伤。损伤小时，局部可鼓起一血肿；损伤大时，可发生大出血。

3. 阑尾残端处理不当 残端保留过长，荷包缝合过大，导致术后残端组织坏死和局灶性溃疡，使肠壁的黏膜受到破坏和损伤。当溃疡逐渐侵蚀基底部血管时，破坏了血管而引起阑尾残端的大出血，通常出血源自内翻的阑尾残端黏膜下血管。

4. 局部解剖结构变异 引起迟发性消化道大出血的另一个原因与局部解剖结构变异有关。多数病人只有一支阑尾动脉，在绝大多数情况下起于回结肠动脉，少数情况下起于回结肠动脉的盲肠前支或后支，在通常情况下，阑尾切除术不会引起残端大出血，但少数病人为两支血管并存，阑尾切除后可能引起残端大出血。

三、临床表现和诊断

腹腔内出血多发生于术后 12 小时以内，以 4～

8 小时居多。主要表现为腹痛、腹胀进行性加重、脉搏增快、血压下降等失血性休克征象，局部有明显压痛，腹腔穿刺可穿出不凝血，B 超检查可发现腹腔内积液，有时阑尾动脉回缩会使血液积聚在腹膜后疏松组织间，造成腹膜后血肿征象。

腹壁下出血一般表现为术后 24～48 小时内腹壁血肿引起的腹壁肿胀和疼痛，有时表现为皮肤切口渗血，经一般止血方法无效，一般也不出现失血性休克表现。B 超检查可明确血肿的存在。

阑尾残端出血主要表现为术后 5～7 天突然出现下消化道出血，为了排除其他大肠疾病的存在、尽快明确诊断，纤维结肠镜检查是首选的诊断方法。如不能明确诊断，经保守治疗无效，又排除了直肠病变，应考虑剖腹探查手术。

四、预防

1. 术中应仔细处理阑尾系膜，特别是当系膜肥厚时更应慎重处理。游离阑尾系膜时，应用两把血管钳夹住后从中剪断，系膜残端用丝线缝扎或双重结扎；扎线应松紧适度，切勿留作牵拉，保留的线头不宜过短，以免滑脱；收紧扎线时，助手应逐渐松钳，不能突然放开，以免部分系膜及阑尾动脉回缩滑脱；如系膜因炎性水肿而变脆或脂肪肥厚，应分次切断缝扎。

2. 关腹前应仔细检查阑尾系膜及游离创面有否出血、结扎线是否牢靠，需作腹腔引流时，最好选用软质引流物。

3. 缝合腹壁各层时应仔细止血。术中误伤腹壁下血管时应首先压迫止血，如为分支小血管，血肿常常不再增大，短时间内即能止血；如果损伤大的是主干血管，压迫止血常常不能奏效，此时应吸净积血，以左手示、中指伸入切口下端两侧顶起腹壁以暂时控制出血，在腹膜和腹横筋膜之间的脂肪组织中找到出血点，钳夹后用缝扎止血。

4. 应妥善处理阑尾残端，荷包缝合大小合适。临床上处理残端的方法很多，如阑尾残端单纯结扎法，残端结扎后加荷包内翻缝合法，残端结扎加脂肪垂或阑尾系膜覆盖固定缝合法，残端不结扎只内翻缝合法，残端结扎加 Z 字形缝合法（图 5-2）等，通常，用残端结扎加荷包内翻缝合较妥。

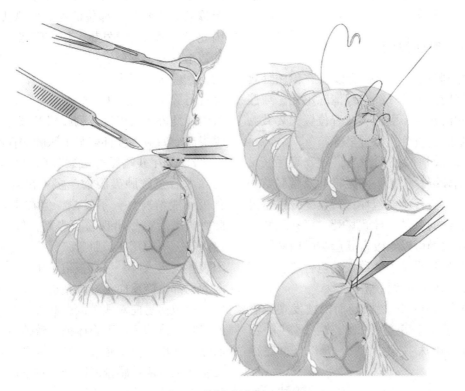

图 5-2 阑尾残端的 Z 形缝合

五、治疗

1. 腹腔内出血一经诊断应立即行剖腹探查，清除腹腔内积血并仔细止血。值得注意的是，在寻找阑尾动脉或出血血管时，特别是出现腹膜后血肿，要警惕误伤盲肠或回肠，以免造成术后肠瘘。剖腹探查的另一个重要目的就是在腹腔应放置合适的引流物，并在术后应用抗生素，以防出血后继发的腹腔和切口感染。

2. 较小的腹壁血肿可密切观察，在局部放置冰袋，合并应用止血药物等对症处理，但对于持续进行性增大者应立即探查止血。治疗过程中出现合并感染征象者应及时切开引流。

3. 一旦发生术后残端出血，应先行保守治疗，效果不佳者甚至出现休克者应行剖腹探查，常用的手术方法包括：荷包缝线拆除后切开盲肠壁，缝扎止血；阑尾残端切除加盲肠修补术；回盲部切除或右半结肠切除术。

第三节　腹　腔　感　染

一、概述

阑尾术后腹腔感染以腹腔内脓肿为主要表现，多发生在坏疽或穿孔性阑尾炎术后，包括阑尾周围脓肿、盆腔脓肿、膈下脓肿和肠间隙脓肿等，其中以盆腔脓肿最多见，发生率为 1.4%～18%。此外，阑尾残端脓肿破裂是阑尾切除术不常见的并发症，发生率约 0.5%，残端脓肿破裂能够产生弥漫性腹膜炎或腹腔内脓肿。由于阑尾切除术后腹腔脓肿的形成，均与手术处理失误有关，且后果较为严重，因此，应着重源头预防。

二、病因及病理生理

1. 对阑尾脓肿或阑尾穿孔所致腹腔积脓处理不当，包括阑尾周围炎性坏死组织清除不完全或腹腔冲洗不当致脓液残留、引流管放置位置欠妥致腹腔引流不畅、腹腔引流管拔除过早等。

2. 阑尾残端或根部处理不当，导致阑尾残端脓肿形成及残端破裂，包括：阑尾根部及盲肠壁炎症坏死较严重，无法行荷包包埋；荷包缝合过密过紧可以影响盲肠壁的血供，导致坏死、穿孔和脓肿形成；阑尾残端内翻可以导致盲肠壁黏膜内脓肿形成；阑尾根部和盲肠明显水肿致残端愈合不良；残端结扎不牢靠，术后结扎线脱落。

3. 术中损伤盲肠或末端回肠而未被发现或者处理欠妥、盲肠本身病变（如结核、恶性肿瘤等）在阑尾切除中未被发现，造成术后腹腔内感染。

4. 阑尾切除后创面渗血，局部血肿形成后感染也可引起腹腔脓肿。

三、临床表现和诊断

1. 腹腔内脓肿的临床表现一般出现在术后 5～7 天，主要表现为发热、腹胀、腹膜刺激征象等，盆腔脓肿多伴有明显的直肠刺激症状，如排便次数增多、黏液样便、排便不尽感等，有时还可出现膀胱刺激症状，如尿频、尿急、尿痛。体检时可发现右下腹压痛，直肠指检时直肠前壁灼热、丰满、有触痛及波动感，有时可在直肠前方发现有触痛的肿块，直肠镜下在波动部位穿刺后可抽出脓液即可确定诊断。腹腔其他部位的脓肿常常无特异性表现，因此，凡术后持续发热、伴有腹胀、腹痛、白细胞计数增高者，均应警惕存在腹腔内感染的可能。辅助检查应定期复查白细胞计数，怀疑有腹腔感染时可进行腹部 B 超、CT 检查，有很好的诊断和定位价值，此外还可以进行胸腹部 X 线检查，发现有胸膜炎改变时应高度怀疑膈下脓肿的存在。

2. 阑尾残端脓肿破裂临床表现典型者在阑尾切除术后至脓肿破裂前，多不出现腹腔内感染征象，一般情况好，不发热，但在术后第 5～7 天，脓肿破裂后突然出现右下腹痛，偶尔可波及全腹，伴高热、下腹压痛、肌紧张，病人往往已经出院又因腹膜炎再入院。另有报道可出现左下腹痛，其原因为局部炎症反应及纤维粘连，使脓腔破裂后不易向右扩散而易向对侧扩散，此外，有下腹手术切口的影响，掩盖了右下腹体征，致使左下腹症状体征而显得突出。由于脓液刺激盆腔及腹肌，可有会阴及膀胱区疼痛并感排尿困难。右下腹诊断性腹腔穿刺抽出脓性液体可明确诊断。

四、预防

1. 临床怀疑阑尾炎已经发生穿孔者，最好采用探查切口，便于术中冲洗后能很好地清理腹腔中残存的积液；如果手术采用的是麦氏切口，术中发现腹腔内有脓液积聚，可吸净脓液后用湿纱布将术野和脓液可能积聚的部位擦拭干净，此时大量冲洗反而会因为显露不佳、不能完全吸净冲洗液而造成脓液扩散。

2. 穿孔性阑尾炎术后所致之局限性或弥漫性腹膜炎，应常规放置腹腔引流，引流物包括烟卷引流和负压吸引管，引流的重点是盆腔，引流物须切实置入盆腔，并避免扭折，必要时增加引流部位。

3. 术后应同时加强全身抗感染治疗，要注意观察引流物性质和量，只有排除是脓性渗出、24小时引流量不超过20ml时才考虑拔除引流管。

4. 妥善处理残端，避免阑尾残端脓肿形成。阑尾残端最常用的方式是于阑尾根部结扎后做荷包缝合将残株埋入盲肠，从理论上讲该方法优点是能较好的控制残端出血、盲肠壁封闭可靠、残端包埋减少腹腔污染，以及创面浆膜化减轻了粘连的发生。

5. 阑尾有较大的穿孔者应注意有无粪石脱出进入腹腔，切除包裹和粘连于阑尾的炎性大网膜也是避免术后腹腔内感染的重要因素。

五、治疗

首先考虑保守治疗，包括全身支持、抗感染和局部脓肿引流。局部引流的手段包括在B超或CT引导下行经腹穿刺置管引流。盆腔脓肿的最适当治疗方法是经直肠引流，即在骶管或局部麻醉后，首先用细针经直肠壁穿刺入脓腔吸出脓液以明确诊断并送细菌培养和药敏试验，然后用止血钳撑开脓腔，留置引流物2~5天，病人取半卧位，引流物应柔软以防穿入邻近器官。该方法治疗效果好，安全，极少有并发症发生。

如果脓肿为多发或者位于直肠侧壁或与周围组织粘连紧密难以穿刺引流，以及各种保守治疗无效者可行剖腹探查、手术引流。阑尾残端脓肿破裂者一经诊断即应剖腹探查、手术引流。

第四节 术后肠瘘

一、概述

阑尾切除术后发生的盲肠瘘或阑尾残株瘘，俗称粪瘘，多发生在阑尾根部发生坏疽或穿孔的急性阑尾炎术后3~7天，可分为腹腔内瘘和腹壁切口外瘘，多数可以局限化，一般不致发生弥漫性腹膜炎，也不会造成水电解质紊乱或营养障碍，经非手术支持和局部细心治疗后大多可自愈，但治疗时间长短不一。治疗时间与肠瘘发生的原因、瘘口的大小以及有无合并其他病变有关。

二、病因及病理生理

1. 阑尾残端处理不当，如结扎不牢或残端组织保留太少，仅做单纯结扎而未做荷包包埋，或荷包缝合不满意，造成术后结扎线脱落。

2. 阑尾根部及盲肠壁炎症较重，造成组织水肿、脆弱，不仅不能作荷包缝合，连单纯结扎也不牢靠，术后残端或盲肠壁愈合不良，坏死穿孔。

3. 包埋后的阑尾残端炎症在术后继续发展，形成盲肠壁内残端脓肿，或者术后发生盲肠壁脓肿或盲肠周围脓肿，两类脓肿均可在以后发生脓肿破溃穿出腹壁而形成瘘。

4. 术中发现阑尾周围脓肿仍强行分离，力图切除阑尾失败，术后发生阑尾残株或残端瘘。

5. 术中误伤盲肠壁而未能及时发现和处理，或虽已缝合修补，但愈合不良，术后修补处破裂。术中损伤肠管有时是因为患者身体肥胖、麻醉不够满意，腹肌松弛不佳、阑尾位于盲肠后或腹膜后等原因，造成显露困难而强行牵拉盲肠导致肠管的浆肌层撕裂甚至肠管破裂。少数情况缝合腹膜时因麻醉欠佳，病人鼓肠，操作草率而误将肠壁一道缝扎，造成术后肠管穿孔、破裂。

6. 术中未发现回盲部原有病变（如结核、Crohn病、肿瘤、炎症、放线菌病等），或虽已发现而未采取预防措施，而只是盲目切除阑尾，术后由于远端梗阻并未解除发生残端瘘，或原有病变继续发展发生肠穿孔。

7. 术中放置的腹腔引流管质地过硬而压迫肠壁引起坏死。

三、临床表现和诊断

1. 阑尾切除术后的腹腔内瘘轻者仅表现为腹腔内感染征象，如发热、腹胀、腹膜刺激征等，重者感染范围扩大，个别情况下可穿破周围的空腔脏器，形成肠管、膀胱、阴道的内瘘。

2. 腹壁切口外瘘患者可在阑尾切除术后 3~7 天内首先出现切口感染征象，表现为局部红、肿、热、痛，切开引流后开始时可仅表现为脓性引流液较多，一天内需要多次更换敷料，逐渐可出现引流液带有粪臭味或粪样渗液，当瘘口完全破溃后则表现为每天有粪性液体流出。如果是末端回肠肠瘘，渗液量会比较大，造成切口周围腹壁明显的炎症表现和皮肤被肠液侵蚀现象。如果放置有腹腔引流管，也可见腹腔引流液带有粪便。

3. 由于粪瘘为低位肠瘘，对病人全身状况影响不大，一般不会发生营养障碍和水电解质平衡紊乱。行钡剂灌肠或窦道造影可以明确诊断，并能确定粪瘘部位和肠道有无其他病变。

四、预防

1. 阑尾切除时，残端最好采用缝扎或双重结扎后荷包包埋。

2. 阑尾根部炎症较重或盲肠壁水肿、残端包埋不满意时，不必强行包埋残端，可在阑尾根部结扎后用大网膜或附近的脂肪组织覆盖残端，行 Z 字形缝合。

3. 如果盲肠壁炎症非常严重，术后有发生肠坏死、穿孔的高度危险时，可行回盲部切除或预防性回盲部外置，这样即使形成瘘也不会污染腹腔，待炎症消退、瘘口闭合后再放回腹腔。

4. 对术前明确诊断为阑尾脓肿的病人，如果非手术治疗有效，应继续坚持治疗直到临床症状稳定，3 个月以后再作阑尾的延期切除。研究表明，当阑尾周围脓肿直径超过 3cm 时，单纯的抗生素治疗是不够的，应该在 B 超引导下行经皮穿刺引流联合抗感染，这样不仅疗效提高，还可以降低复发率。

5. 术中发现阑尾周围脓肿形成、组织包裹严密、水肿严重者，应不对阑尾脓肿进行处理，而常规应用腹腔引流，待 3 个月等脓肿基本吸收后再考虑手术切除阑尾。

6. 残端处理不完全或不满意者，应在病变周围恰当放置较软的引流管，注意不与残端接触，便于术后观察，及时发现肠瘘的发生。

7. 术中操作应轻柔，防止误伤回肠末端或盲肠，尤其当阑尾炎症严重，已被粘连包裹或形成脓肿时，组织充血、水肿而脆弱，分离时更应小心谨慎，切勿撕破肠壁或将肠壁误认为脓腔壁而切开。如果术中发现有损伤应及时予以有效修补。

8. 术中发现阑尾病变与临床表现不符时，不应盲目切除阑尾，而应仔细探查回盲部和末段回肠，排除其他病变的存在。

五、治疗

1. 原则上以非手术疗法为主，重点是控制感染、营养支持和瘘口护理。首先应扩大腹壁切口充分引流、及时换药、保护切口周围皮肤，营养不良者需积极营养支持，有发热等全身感染征象者需应用广谱抗生素。

2. 如果腹膜炎严重、瘘口引流量较大、保守治疗效果不明显，可剖腹探查，但如瘘孔处之肠壁炎症较重时，切忌早期手术修补，因为此时肠壁炎症水肿明显，组织脆弱，愈补愈烂，导致不良后果。如遇此种情况，最好将回盲部外置或行末段回肠造瘘，待炎症消退后再放回腹腔关闭造瘘口。

3. 多数粪瘘可在两周左右治愈，如长期不愈应注意排除瘘口远端是否存在梗阻性病变，如果确实存在此类病变，应首先积极处理梗阻性病变；反之，应该考虑手术治疗，切除窦道后封闭内口，若内口周围瘢痕或炎症较重不能封闭时可切除病变肠管，行肠吻合术。

第五节   阑尾残株炎

一、概述

阑尾残株炎是指由于阑尾切除术时未认清根部，以致阑尾残株留得过长，术后数日、数月、数年均可再次出现阑尾残株发炎或穿孔，临床上酷似急性阑尾炎的表现。少数情况下，阑尾残株炎可以刺激周围组织发生增殖性改变，而形成阑尾残端肉芽肿，甚至发生阑尾残株癌。文献报道阑尾残株炎发病率为 0.47%，与上次手术间隔时间最短为 5 天，最长可达 33 年。此症与手术处理失误有明显关系，临床虽不多见，但由于该类患者曾作过阑尾切除术，因此常常被临床医师所忽略，以致误诊，甚或出现严重并发症，导致严重后果，值得临床医师高度重视。

二、病因及病理生理

1. 与解剖结构相关的因素 包括阑尾根部位于盲肠壁内或被盲肠浆膜覆盖、阑尾根部部分套入盲肠、回肠皱襞位置异常遮盖部分阑尾根部，导致术中仅行部分阑尾切除术。

2. 与阑尾炎病理过程相关的因素 包括阑尾根部炎症水肿明显或有大量脓苔附着，或阑尾炎症反复发作致使阑尾与盲肠粘连紧密，阑尾根部黏附于盲肠壁上，给寻找阑尾根部带来困难。

3. 进行其他腹部手术时作预防性阑尾切除术或切口过小者，造成阑尾根部显露不够，却勉强实施手术。

4. 患者过度肥胖，阑尾根部被脂肪垂所遮盖。

三、临床表现与诊断

多数病人临床症状与首次发作的阑尾炎症状相同，在第一次手术 1 年左右出现右下腹痛、恶心、呕吐及体温升高等。少数病人可仅有右下腹痛或伴有低热，有的则表现为右下腹肿块伴压痛。也有病人症状并不典型，而与慢性阑尾炎或肠粘连症状相似。体检可发现右下腹压痛、腹肌紧张，有的病人还可以出现结肠充气试验、直肠指诊或腰大肌试验阳性。值得注意的是，阑尾残株炎是阑尾术后腹壁窦道形成的重要原因，对慢性窦道进行处理时也应考虑有无阑尾残株炎的可能。

对于阑尾切除术后的病人再次发生类似急性阑尾炎的症状和体征时，除了应进行相关的鉴别诊断外，同时也应高度警惕是否有阑尾残株炎的可能。对于可疑病例可选择钡灌肠检查，典型病例表现为阑尾残株充盈，或盲肠腔下缘出现压迹，少数阑尾残株不充盈，采取俯卧后局部加压能提高残株显影率。腹部 B 超或薄层螺旋 CT 扫描有时可以清楚显示阑尾残株（图 5-3）。对于不典型病例，必要时可进行腹穿，如果腹穿阳性或出现腹膜炎时应及早剖腹探查。

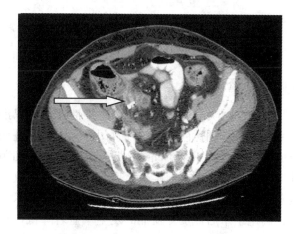

图 5-3 阑尾残株炎（白箭所示）

四、预防

1. 阑尾残株炎的预防关键是第一次阑尾切除时对阑尾根部的正确处理，应该在熟悉阑尾的解剖特点、仔细分离阑尾根部、确定阑尾根部后再行阑尾切除术。一般说来，尽管阑尾的解剖位置变化多端，但其根部和盲肠连接的部位颇为恒定，通常均在盲肠的后内侧，位于三条纵形结肠带的汇合处。只要找到此汇合处，就能辨明根部的正确位置。

2. 阑尾残株的长度通常不宜超过 0.5cm 为宜。

3. 遇阑尾根部与盲肠有严重粘连或为回盲皱襞所遮盖时，应小心分离至根部时再行切除。

4. 遇过度肥胖患者，阑尾系膜及脂肪垂均过于肥厚，有时仅能见到一段阑尾之肌性管壁，根部为脂肪垂所遮盖。此时，应从尖端细心地分离至根部方可切除。

5. 术野应显露良好，对右侧腹股沟疝行修补术时，切勿贸然切除阑尾。一则因切口类别不同，容易污染切口；二则因盲肠不易拉出，难以辨明根部位置。如阑尾炎症显著非切除不可时，亦应妥善保护切口并看清楚根部位置后，方可切除。预防性或"附带的"阑尾切除术的主张也已经为大多数学者所摈弃。

五、治疗

阑尾残株炎一经诊断确立，应立即予以手术治疗。手术方式包括：拆除荷包缝线、吸净脓液并置管引流；阑尾残株全切除，加盲肠修补术；阑尾残株部分切除，荷包埋入；右半结肠或回盲部切除术。

第六节　化脓性门静脉炎、肝脓肿

一、概述

急性阑尾炎时阑尾静脉中的感染性栓子可以沿肠系膜上静脉到达门静脉，导致门静脉炎症，进而形成肝脓肿。1938 年 Ochsner 报告指出 34% 的细菌性肝脓肿病人发生在阑尾炎之后，但随着广谱抗生素和抗厌氧菌药物的广泛应用和更为积极的手术治疗，阑尾手术后此类并发症的发生率显著降低，目前已较为罕见。

二、病因及病理生理

急性阑尾炎的致病菌毒力很强，发病后很快在阑尾系膜静脉中形成脓栓，以致细菌通过阑尾系膜静脉 – 回盲肠系膜静脉 – 肠系膜上静脉 – 门静脉 – 肝脏的途径进入体循环。

术中操作手法粗暴，挤压阑尾系膜也是不可忽视的影响因素。

三、临床表现和诊断

化脓性门静脉炎主要表现为肝肿大和压痛、黄疸、畏寒、高热等。肝脓肿的临床表现为右季肋部疼痛、厌食、寒战和发热、体重减低和肝区叩痛等，B 超和 CT 检查可以明确肝脓肿的大小和部位，而且在影像学技术的引导下经皮穿刺抽出脓液即可获得确切诊断。

四、预防

急性阑尾炎发作不久即出现寒战高热的患者表明细菌毒力较强，应早期诊断、及时手术，并应用广谱抗生素。术中操作轻柔，尽量避免挤压阑尾。

五、治疗

化脓性门静脉炎一经诊断即应全身应用有效抗菌药物，同时行营养支持治疗；肝脓肿较大时可在 B 超引导下穿刺或经皮置管引流，必要时可剖腹切开引流。

第七节　其他少见并发症

I　大网膜粘连综合征

大网膜粘连综合征系指阑尾切除术后，大网膜与回盲部或切口处壁腹膜相粘连，网膜纤维化和缩短压迫横结肠或牵拉胃和腹膜，引起的一系列腹膜牵拉症状、胃肠道功能紊乱、横结肠梗阻症状等。

临床表现为腹内牵拉感，尤其是当躯干过伸或直立时更加明显，以致不敢伸直躯干，走路时呈弯腰状；或者便秘，可有阵发性腹部绞痛，改变体位或卷曲侧卧位可缓解。

体格检查发现相当于粘连处的下腹部有压痛，按摩牵拉切口瘢痕有不适或疼痛。或压住切口的上端向下牵拉时，可诱发腹痛。钡餐检查发现钡剂排空延迟，右半横结肠可扩张、固定、蠕动功能紊乱等。

预防大网膜粘连综合征的发生在于术中仔细操作，避免术野过多渗血；切勿将大网膜覆盖固定于阑尾残端；术毕应吸尽渗液并仔细缝合腹膜等。

治疗上，症状轻者主要是进行理疗；病程长、症状显著、明显影响健康和日常生活者，可考虑手术治疗。手术中切除粘连部分的大网膜，多数可获得满意效果。

II　腹股沟疝

1911 年 Hogurt 首先提出阑尾切除术后可发生右侧腹股沟疝，Walker 统计的 1357 例腹股沟疝病人中有 110 例曾行过阑尾切除术，Lichtenstein 和 Lsoc 分析了 567 例腹股沟疝病人，其中 67 例曾行阑尾切除术。1982 年 Arnbjornsson 的研究显示经阑尾切除术病人右侧腹股沟疝的发生率高于未行阑尾切除术病人的 3 倍，表明下腹部切口易患腹股沟疝。从阑尾切除术到发生右侧腹股沟疝的时间为 3 ~ 17 年（平均 14 年）。

阑尾术后发生腹股沟疝可能的机制包括腹横肌

和腹横筋膜的损伤，削弱了内环和 Hesselbach 三角的底，以及髂腹下神经的损伤。在腹股沟管区域中所有肌肉均接受第 1 腰神经的髂腹下和髂腹股沟神经分支所支配，通常麦氏切口同此神经平行，如分离腹内斜肌的纤维是用切开的方式则可能损伤该神经。切断这些神经分支，可使该组肌肉麻痹，导致疝的形成。肌电图检查可证实该支配区域的神经麻痹作为疝的原因。

预防上强调手术时应避免该神经的损伤，强调应维持右下腹壁的结构完整性。由于节段神经在髂前上棘水平穿入，切口的位置在髂前上棘能够避免损伤该神经，以减少疝形成的可能性。

（申晓军　毕建威）

参 考 文 献

1. 胡铭荣，徐德征，孙玉林，等. 阑尾切除术不同残端处理方法的临床评价. 临床外科杂志，2003，11（3）：182

2. Zerem E, Salkic N, Imamovic G, et al. Comparison of therapeutic effectiveness of percutaneous drainage with antibiotics versus antibiotics alone in the treatment of periappendiceal abscess：is appendectomy always necessary after perforation of appendix? Surg Endosc, 2007, 21（3）：461－466

3. Ditillo MF, Dziura JD, Rabinovici R. Is it safe to delay appendectomy in adults with acute appendicitis? Ann Surg, 2006, 244（5）：656－660

4. Styrud J, Eriksson S, Nilsson I, et al. Appendectomy versus antibiotic treatment in acute appendicitis. World J Surg, 2006, 30：1033－1037

5. Morrow SE, Newman KD. Current management of appendicitis. Semin Pediatr Surg, 2007, 16（1）：34－40

6. Chiang RA, Chen SL, Tsai YC, et al. Comparison of primary wound closure versus open wound management in perforated appendicitis. J Formos Med Assoc, 2006, 105（10）：791－795

7. Prystowsky JB, Pugh CM, Nagle AP. Current problems in surgery. Appendicitis. Curr Probl Surg, 2005, 42（10）：688－742

8. Blanc B, Pocard M. Surgical techniques of appendectomy for acute appendicitis. J Chir（Paris），2009, 146（Spec 1）：22－31

9. Margenthaler JA, Longo WE, Virgo KS, et al. Risk factors for adverse outcomes after the surgical treatment of appendicitis in adults. Ann Surg, 2003, 238（1）：59－66

10. Yardeni D, Hirschl RB, Drongowski RA, et al. Delayed versus immediate surgery in acute appendicitis：do we need to operate during the night? J Pediatr Surg, 2004, 39：464－469

11. Le D, Rusin W, Hill B, et al. Post－operative antibiotic use in nonperforated appendicitis. Am J Surg, 2009, 198（6）：748－752

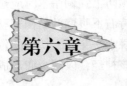

第六章 结肠与直肠手术并发症

第一节 切口与腹腔感染

一、概述

直肠与结肠手术由于术中要切开肠道，易造成肠道内细菌的腹腔内污染，因此使术后感染的机会大大增加，有报道称，如果没有预防性使用抗生素，切口的感染率可以高达40%，但在使用了抗生素后，感染率可降至11%。1992年，美国疾病控制和预防中心（CDC）的国家医院获得性感染监测系统（NNIS）将手术切口感染更名为手术部位感染（surgical site infection，SSI），并分为切口SSI和器官/间隙SSI两类，其中后者包括腹腔内和盆腔脓肿。

各种SSI是指手术后30天内发生的感染。台湾省长庚医院在对2809例择期性结肠和直肠手术的患者SSI的危险因素进行分析后认为，结直肠癌术后手术部位感染的发生率为5.9%～24%。其中糖尿病，脑血管意外史，血清白蛋白值低下和ASA（美国麻醉师评分）高评分者是切口SSI发生的危险因素。不同医师的SSI有所不同。输血也会增加术后感染的机会。

二、病因及病理生理

1. 肠道细菌因素　结肠和直肠内细菌不仅种类繁多，而且数量巨大，从盲肠、升结肠到直肠，细菌浓度越来越大（达 10^{10}～10^{12}/ml 或 g 粪便）其中90%以上为厌氧菌，以脆弱类杆菌和其他专性厌氧菌占绝大多数，但是很多细菌并不致病，如双歧杆菌和乳酸杆菌。大肠杆菌为主要需氧菌。结直肠手术感染的早期，可能为一种或数种细菌感染。但是到了后期，绝大多数转变为需氧菌和厌氧菌的混合感染。

2. 患者体质因素　患者体质因素包括：①一般认为肥胖是造成腹部切口感染的独立危险因素；②高血糖影响炎性细胞向患处迁移，削弱机体抗感染能力，切口渗出液中高血糖的微环境有利于细菌的生长繁殖等均是造成糖尿病患者术后易发生切口SSI的原因。

3. 手术因素　结直肠手术的患者，尤其是结直肠肿瘤伴梗阻的病例，术中常常需要打开肠道，肠道内细菌可污染手术野、术者手套、手术器械导致医源性切口与腹腔感染。结肠壁较薄，血供不如小肠丰富，术后因肠腔内细菌感染，血供差等原因导致吻合口愈合较慢，容易发生吻合口瘘，或引发腹膜炎及切口感染。

三、临床表现及诊断

1. 切口红肿　术后切口出现的炎症反应，有时会有少量积血、积液，但尚未形成脓肿。

2. 切口脂肪液化　切口脂肪液化发生在术后7天内，患者除切口渗液外无其他自觉症状，切口无红、肿、热、痛。皮下组织游离，渗液中可见漂浮的脂肪滴，渗出液培养无细菌生长。

3. 切口感染　切口局部红肿热痛明显，有波动感，表明已有脓肿形成。感染较深时，局部炎症表现不明显，但疼痛、触痛明显；同时伴有肿胀、肿块或硬结及全身症状等。此类切口须经开放、清创、引流、换药等处理，方可痊愈。

这几种常见切口愈合过程中的不同表现类型可以相互转换。如果处理不当，切口红肿、脂肪液化可转变为切口感染。

4. 会阴部切口不愈　主要发生在直肠癌腹会阴联合切除术后（APR术），发生率大约占会阴部缝合切口的10.3%～34.7%，会阴部切口裂开可发生在术后1～2周，表现为大量淡血性渗液自愈合或将近愈合的切口渗出，伴有感染者表现为局部红肿，有脓性分泌物流出，患者可同时伴有局部疼痛、发热、血象增高等局部和全身症状。

发生的原因主要有：①会阴部切口感染；②

患者营养不良；③糖尿病患者血糖控制不佳；④局部止血不彻底；⑤术前放疗导致局部组织愈合能力下降；⑥术后引流效果不佳造成局部积液者；⑦术中过度使用电刀损伤组织严重者；⑧局部肿瘤残余。

四、预防

通过完善的术前肠道准备，术中严格无菌操作，注意缝合技术，减少了细菌污染切口的机会，从而可降低术后切口 SSI 的发生。

新近的研究表明，采取下列措施有利于预防外科手术部位感染：

1. 保持患者麻醉、手术期间的体温正常　无论全身麻醉、蛛网膜下腔阻滞麻醉还是硬膜外麻醉，在麻醉过程中患者中心体温可下降 $1 \sim 3℃$，手术期间的低温可损害免疫功能并减少手术部位血流，减少组织的供氧，从而增加 SSI 的风险。

2. 提高氧供　围术期给予 80% 的吸入氧浓度，可以使术后切口感染率显著下降，并可明显减少术后的恶心与呕吐。

3. 维持血糖在正常范围　高血糖对免疫系统有负面影响，持续泵入胰岛素积极控制高血糖可以减少手术部位感染的发生。

4. 手术备皮方法及时机　目前提倡在术前应用电动推子或脱毛剂备皮，有助于减少 SSI 的发生机会。

五、治疗

感染切口处理得当，则可缩短愈合时间，并降低医疗费用等。因此切口正确的处理就显得尤为重要。抗菌药物不应也不能替代外科干预，在存在外科手术指征时，特别是紧急情况下，应及时手术，不应盲目依赖抗菌药物。结直肠术后 SSI 病原菌主要是病变部位的定植菌群，因此多为需氧菌和厌氧菌所致的多菌种混合感染，针对这一细菌学特点，所用抗菌药物应能同时覆盖需氧菌和厌氧菌。给药途径应首选静脉给药，以保证感染部位达到足够的药物浓度，不主张将药物直接注入腹腔，因为静脉给药可达到有效浓度，没有证据表明腹腔内给药更有效，而且氨基糖苷类抗生素经腹膜吸收有可能引起呼吸抑制。

切口感染的治疗以局部治疗为主，敞开切口，清理缝合线结，对于会阴部切口感染的患者，应该及时敞开切口，每日换药或嘱患者用 1∶5000 高锰酸钾溶液坐浴，每日 2 次。笔者曾遇到一位 58 岁男性患者，因低位直肠癌行放疗 38Gy 后行直肠癌经腹前切除术（APR 术），术后会阴部切口愈合良好，术后 2 周出院，但出院 1 周后自会阴部切口渗出大量淡红色渗液，给予敞开切口，换药和 1∶5000 高锰酸钾溶液坐浴，治疗半年方痊愈，目前患者随访 6 年，情况良好。如果会阴部切口经久不愈，需警惕局部肿瘤残余、肿瘤复发。必要时应取创面组织进行病理活检。

第二节　肠　梗　阻

一、概述

肠梗阻是腹部手术后较为常见的并发症，术后早期肠梗阻既可以由肠麻痹、腹内疝、肠扭转、吻合口狭窄、肠壁血肿等机械因素造成，也可由于手术操作范围广，创伤重或已有炎症，特别是曾进行过手术的病例，腹腔内有广泛粘连，剥离后肠浆膜层有炎性渗出，肠襻相互粘连等原因造成梗阻的发生，此外电解质失衡，如低钾以及肿瘤残余等均可造成术后肠梗阻。

由于各种类型处理上有所不同，因此需早期做出正确的判断，如延误诊治可能会导致严重后果。Ellozy 等前瞻性地观察了 242 例腹部手术病人术后 9 个月的情况，术后早期肠梗阻的发生率为 9.5%，其中 20 例（87%）病人经鼻管胃减压治愈，3 例（13%）病人非手术治疗无效而采用手术治愈。Sajja 等总结 294 例术后早期肠梗阻表明病人肠狭窄发生率为 2.4%，50.7% 的病人需要再次手术。

二、临床表现及诊断

结直肠手术后肠梗阻的主要表现为腹胀、腹痛，不能恢复排气、排便，或恢复后又停止排气、排便，并出现腹部绞痛，腹胀等，每日胃液引流量较多，有时可超过 1000ml。术后炎性肠梗阻则以腹胀为主而腹痛不明显。腹部 X 线检查可见肠管扩张并有多个气液平面。

（一）机械性肠梗阻

术后早期机械性肠梗阻是指腹部手术后 2～4 周内发生的肠梗阻，90% 以上为粘连性肠梗阻，结直肠手术后机械性肠梗阻有以下一些原因：①术后肠管粘连引起梗阻，粘连性肠梗阻是肠梗阻中最常见的一种占 20%～63%，经保守治疗无效时则需手术治疗；②小肠疝入乙状结肠造口或疝入回肠预防性造口与腹壁间沟造成梗阻；③盆腔腹膜关闭不严密，致使小肠坠入腹膜间隙发生内疝，而引起急性肠梗阻；④关腹时将小肠意外缝合至切口造成肠梗阻；⑤由于术前肿瘤梗阻等原因未能完成全大肠的肠镜检查，术中又未仔细探查，致使残留同时性多原发癌而再次造成梗阻。约有 1.5%～6% 左右的大肠肿瘤伴有同时性多原发癌，因此结直肠肿瘤术前强调全大肠镜的检查，如术前未能完成肠镜的检查，则术中应仔细探查，术后半年内行肠镜复查。

（二）术后炎性肠梗阻

腹部手术后早期（一般指术后 2 周），由于腹部手术创伤或腹腔内炎症等原因导致肠壁水肿和渗出而形成的一种机械性与动力性同时存在的粘连性肠梗阻。特点是发生在术后早期，大部分出现在术后 2 周左右，肠蠕动曾一度恢复，部分病人已恢复饮食，症状以腹胀为主，腹痛相对较轻或无腹痛，虽有肠梗阻症状，体征典型，但很少发生绞窄，与腹腔内炎症所致广泛粘连密切相关，X 线摄片发现多个液平面，并有肠腔内积液现象（图 6-1），非手术治疗大多有效。

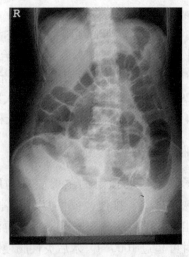

图 6-1　炎性肠梗阻肠梗阻病人扩张的肠襻及广泛气液平面

三、预防

所有大肠肿瘤患者术前常规行全大肠镜检查，如因梗阻不能完成者，术中应仔细探查，防止遗漏病变。术中仔细操作，用盐水垫将小肠与术野隔开以保护小肠不受术中渗血及渗液的污染。关腹前将小肠从空肠到回肠探查一遍，去除肠管表面黏附的血凝块，并将小肠顺位排列，然后将大网膜覆盖在肠管表面。如有乙状结肠造口，关闭肠管与腹壁间的间隙。

四、治疗

术后早期机械性肠梗阻治疗应以非手术治疗为主，因为：①术后早期粘连性肠梗阻发生绞窄的可能性较小；②此时手术困难、手术范围大，术中出血量增加；③易损伤肠道污染术野，引起感染并发症及肠瘘等；④部分病人可随炎症性粘连的吸收而自愈。但如不能除外内疝及扭转等则应早期手术。

术后粘连性肠梗阻有肠绞窄趋势或出现肠绞窄征象，是决定手术的主要依据。出现下列情况应考虑肠绞窄的可能：①腹痛发作急骤，腹痛程度重，持续性伴阵发性加剧的腹痛；②呕吐物及排泄物为血性物，或腹腔穿刺抽出血性液体；③病情发展迅速，早期出现休克，抗休克治疗后改善不显著；④有明显腹膜刺激征，或叩诊移动性浊音阳性；⑤腹胀不对称，局部有固定压痛或明显压痛的不对称性肿块；⑥经非手术治疗而症状体征无明显改善或加重者；⑦腹部 X 线检查发现孤立、固定、胀大的肠襻，动态检查发现肠管扩张逐渐增大；⑧CT 检查提示腹腔积液、肠系膜血管充血、肠系膜水肿，肠管壁增厚 > 0.2cm，增强扫描肠管壁增强不明显。

术后炎性肠梗阻的治疗方法是肠外营养，同时辅助生长抑素，必要时加糖皮质激素，在肠蠕动恢复阶段还可应用肠动力药以促进梗阻肠道运动功能的恢复。由于术后炎性肠梗阻是一种非细菌性炎症，并不需应用抗生素，由于梗阻肠襻内细菌过量生长产生盲襻综合征时可短期应用抗生素。生长抑素能降低胃肠液的分泌量，减轻肠腔内肠液的滞留量，利于肠壁血循环的恢复，加速炎症消退。肾上腺皮质激素能有效地减轻炎症。腹部手术后都会发生不同程度的腹腔内粘连，而腹腔内粘连有其发生、发展、吸收、部分以至完全消退的过程，术后炎性肠梗阻的出现表明肠粘连及炎症正处于较严重的阶段，此时手术难度很大，不仅难以确定梗阻部位，手术时易导致肠管损伤，造成术后出血、感染、肠瘘等并发症，甚至再次发生肠梗阻，反而加重病情，延长病程。

第三节　手术后出血

一、概述

术后出血除非有凝血功能障碍者，大多与术中操作失误有关。因此只要术中操作细致，术后出血完全是可以避免的。目前国外常规的做法是术前及术后给予患者抗凝剂，为防止术后深静脉血栓的发生，据统计盆腔和腹部术后深静脉血栓的发生率可达15%~40%，而国内许多医院目前术后仍然常规使用止血药物，以防止术后出血，这是不妥的。

二、病因

结直肠手术的出血分为术中出血和术后出血，根据手术方式的不同，术中最易引起出血的部位包括：①直肠手术引起的骶前出血；②右半结肠切除术横结肠系膜根部静脉出血；③左半结肠切除术分离脾曲时引起脾脏出血；④腹会阴联合切除术（APR）手术盆腔侧壁出血及前列腺和阴道后壁出血。

术后出血部位主要有：吻合口出血和APR术后盆腔及前列腺出血。

（一）骶前出血

直肠癌手术中常见也是最严重的并发症是骶前出血，这通常是由于术者解剖层次不清，将壁层骶前筋膜掀起；或进行钝性分离，操作粗暴；也可因为肿瘤巨大浸润至骶前筋膜所致。由于骶前静脉周围被骶前筋膜所固定，一旦破裂血管无法收缩自行止血，严重出血时可导致死亡。

（二）吻合口出血

结直肠术后吻合口出血虽然比胃肠吻合及小肠吻合要少见，但仍偶有发生，因此需引起重视。发生原因主要有：①吻合口缝合不确实，或吻合器钉合不严密造成肠管出血；②在用吻合器进行吻合时，吻合口系膜未分离彻底，特别是吻合口留有系膜血管时，易造成术后吻合口出血；③吻合口裂开造成出血。

（三）横结肠系膜根部出血

在行右半结肠癌根治术时，为达到手术的彻底性，需要对右结肠动脉和横结肠动脉根部淋巴结进行清扫。如果对此处解剖不熟悉或操作粗暴，往往会导致结肠右血管、结肠中血管及胰腺下缘血管破裂出血，由于该处静脉壁薄，静脉压力高，因此出血量往往较大。

（四）会阴部切口出血

APR术后会阴部出血主要有下列原因：①分离肛提肌时结扎不彻底，造成肌肉断端出血；②手术损伤前列腺或阴道后壁引起出血；③骶前静脉丛破裂出血。

三、预防

结直肠手术的出血是可以预防的，术前详细了解病情，纠正出血倾向，手术操作仔细，熟悉解剖，对于端侧吻合或缝制回肠结肠储袋时，在闭合侧口前可从肠腔内检查一下吻合口，如发现出血可及时缝扎止血；APR手术切断盆底肛提肌时应将断端妥善结扎，单纯用电刀切断容易造成术后出血。同时任何部位的手术要在自然解剖间隙平面中进行，这样既可减少损伤，减少出血，同时也可减少并发症，加快患者恢复。

四、治疗

（一）骶前出血

一旦发生出血，应立即停止其他操作，用盐水纱布压迫出血部位，在良好的照明条件下，充分暴露术野，去除纱布后看清出血点，用手指压住出血处，进行缝合止血。切忌盲目钳夹和缝扎。如血从骨孔中涌出者，可用止血钉止血。如果出血严重，经过反复尝试不能止血成功者，应快速切除肿瘤，行干纱垫填塞，待1周后在麻醉下取出纱垫，要避免因反复操作造成大量失血，给患者带来严重后果；如肿瘤位置较低，可行APR手术，经会阴部切口进行纱垫压迫，通常可以止血成功，待1周后取出纱垫。笔者在多年的临床实践中曾遇到多次骶前出血情况，一般采用缝扎止血均能取得成功，但其中有2次因反复止血不成功而改用纱垫填压止血出手术室，1周后取出纱布，最后患者均康复出院。因此纱垫（有时可浸润稀释去甲肾上腺素液）填压止血可作为在危急情况下的一种良好选择。

（二）吻合口出血

出血发生后宜先行保守治疗，使用巴曲酶、维生素 K_1、酚磺乙胺、氨甲苯酸等治疗，如 6～8 小时输血 600～800ml 血压脉搏以及全身情况仍不见好转，则说明出血量较多。如经输血后情况好转，但输血停止或减慢后又迅速恶化，也证明出血仍在继续，在这种情况下应考虑及时进行手术止血。对于直肠癌术后，吻合口较低者，也可考虑先试行肠镜下电灼止血。

（三）横结肠系膜根部出血

出现这种情况时首先要镇定，避免盲目钳夹止血，造成更严重的损伤，然后用盐水垫压迫止血，此时可进行其他操作，待 15～20 分钟后移除压迫纱垫，此时通常出血量明显减少并能明确看到出血点，再进行缝合止血，但要避免缝合过深，损伤肠系膜上动静脉。

（四）会阴部切口出血

术后可根据引流管出血量，考虑非手术治疗和手术治疗。非手术治疗包括静脉给予止血药物，经引流管注入 1：10000 肾上腺素盐水并保留，如无明显效果，则需拆除会阴部缝线，填塞盐水纱布，压迫止血。

第四节 吻合口并发症

Ⅰ 吻合口漏

一、概述

吻合口漏（anastomotic leakage）是结直肠癌手术后的常见并发症，直肠癌吻合口漏的发生率更高，特别是 TME（全直肠系膜切除术）手术后，虽然局部复发率有了明显的下降，但同时吻合口漏的发生率也有了显著的提高。文献报道吻合口漏的发生率一般在 3%～19% 左右，多数报道超过 10%的吻合口漏发生率。Carlson 等的前瞻性研究显示，吻合口漏从非 TME 的 8% 增加到 TME 的 16%。而且随着循证医学的发展，越来越多的证据表明，手术前一天开始清洁洗肠即可，提前 3 天的肠道准备应该废弃。

二、病因及病理生理

TME 后发生吻合口漏的原因可能是：①在行 TME 的同时损伤或破坏了滋养直肠的血管，使残余直肠的近端血供发生障碍；②TME 后在骶前形成一个很大的腔隙，如术后引流不畅大量积液会对吻合口产生较大压力而可能导致吻合口漏；③吻合口张力过高或吻合部位肠壁因过度牵拉致局部挫伤及吻合口缝合不确实有关；④TME 后吻合口大多建在距肛缘 3～5cm 处。经验表明吻合部位愈近肛侧，肿瘤愈大，术后发生吻合口漏的可能性就愈大。故有作者提出对行低位 TME 者常规作结肠或小肠造口

以预防术后发生吻合口漏。但造口必然会影响患者术后的生活质量，而且需再次手术关闭造口，因此存在导致新的并发症和死亡率的危险。

吻合口漏的发生除了与局部血供，吻合口是否有张力，局部是否有感染等有关外，还与患者的全身情况如是否有糖尿病，全身的营养状况，医师的吻合技术均有关，除此之外，直肠癌吻合口漏的发生与吻合口的高低关系密切。Vignali 报道吻合口距肛缘 7cm 以上和以下者漏的发生率分别为 1% 和 7.7%。Law 也报道了类似的结果，而且发现性别也是吻合口漏的主要影响因素，这可能与女性骨盆宽大较便于操作有关。而男性病人，盆腔较窄，伴脑血管意外史，ASA 高评分和延迟手术者伴有较高的吻合口漏率。

三、临床表现及诊断

结直肠吻合口漏的诊断主要依据患者的临床表现及引流物的情况，结肠吻合口漏患者，病情会突然加重，有突然出现的腹痛，患者全身情况逐渐加重，并出现体温升高，血象升高，如果引流管位置不佳或引流不够通畅，有时并没有明显粪性物质引出，体检发现腹肌紧张、压痛、反跳痛明显等弥漫性腹膜炎表现。直肠吻合口关闭在腹膜外者，全身症状往往较轻，临床发现从引流管引出粪性物质即可确诊。如果直肠吻合口漏发生较早，或漏出的粪便较多渗入腹腔时，仍然可以出现腹膜炎症状。在吻合口漏的诊断中也应避免因双套管堵塞而没有

粪便引出，从而认为没有漏的发生，造成误诊，产生严重后果。

四、预防

在超低位直肠吻合的手术中，国外多采用保护性造口来减少吻合口瘘的发生，通常的方法有回肠造口、横结肠造口，我们不做常规预防性造口，但对吻合口张力较大，吻合不满意者或肿瘤巨大、局部水肿明显者才选择预防性回肠造口，2～3个月后检查吻合口愈合良好，再行造口关闭术。

五、治疗

（一）结直肠吻合口漏出现腹膜炎

应及时手术处理，以免延误治疗造成严重后果。直肠吻合口漏主要采用两种治疗方法：单纯经引流管冲洗和横结肠或回肠末端襻式造口术。冲洗方法：可选用0.05%冲洗用氯乙定或生理盐水持续冲洗，也可间断用甲硝唑液冲洗，目的是保持局部引流通畅，清洁，有利于漏口愈合。需要强调的是低位直肠癌早期漏（术后3天左右），应该以引流为主，不当的冲洗反而容易导致腹腔内污染，发生腹膜炎，造成严重的后果。

（二）晚期吻合口漏

可进行持续或间断冲洗，同时应禁食及静脉营养，促进漏口愈合。对于出现腹膜刺激征的患者，应及时彻底冲洗腹腔，行横结肠造口，并将造口远端大肠冲洗干净，然后用闭合器关闭造口处的远端结肠，以保证彻底引流。对于没有腹膜炎体征的患者均可试行经双套管持续冲洗，如果患者没有体温或冲洗后体温下降，说明冲洗有效，大多数患者能在2～4周内痊愈。因此吻合口漏大部分可以通过经引流管冲洗治愈，但保守治疗无效或有腹膜炎时应果断地剖腹探查加行结肠造口。

Ⅱ　吻合口狭窄

一、概述

吻合口狭窄在结直肠手术中是一个常见的问题，有报道称其发生率高达6.2%～30%。

二、病因及病理生理

狭窄形成的原因尚不十分清楚，但一般认为与术后吻合口漏，放疗及盆腔脓肿和吻合口局部血供不良等有关。研究表明，恶性病变术后吻合口狭窄的发生率显著高于良性疾病，这可能与恶性疾病术中肠管周围的血管和淋巴管清扫的更彻底所致。预防性造口也是形成吻合口狭窄的原因之一，因为术后缺乏粪便通过时的扩张作用。

三、临床表现与诊断

吻合口狭窄的临床表现主要为腹胀，腹痛，排便不畅等。诊断可根据患者出现完全或不完全性肠梗阻或不能通过直径12mm的肠镜而诊断。

四、预防

吻合口狭窄的主要原因是吻合口缺血坏死，吻合口漏及局部感染造成的瘢痕增生，因此预防狭窄的发生，主要有赖于正确的手术操作，保持吻合口良好的血供，减少吻合口漏的发生，通畅局部引流，防止局部感染。

五、治疗

结肠吻合口狭窄，肠镜下扩张是目前最常用的治疗方法。其他治疗方法还包括肠镜下可扩张金属支架植入术及手术治疗。低位直肠吻合口狭窄，可通过手指扩张，扩张器反复扩张或经肛门手术治疗。

Ⅲ　直肠阴道瘘

一、概述

直肠阴道瘘是一种位于直肠与阴道之间，由上皮和瘢痕组织构成的不正常通道，文献报道直肠癌术后直肠阴道瘘的发生率为0.9%～9.9%，因此不属于罕见并发症。

二、病因及病理生理

直肠手术后直肠阴道瘘的原因通常包括：①低位前切除时直接损伤直肠阴道隔，如使用吻合器时包含了部分阴道壁，或盲目缝合使吻合钉或缝线穿入阴道后壁；②术中联合切除子宫或部分阴道壁，使直肠阴道瘘的发生率大大升高，可达47.6%；③盆腔放疗引起的局部缺血、水肿、纤维组织增生使局部愈合能力和组织修复能力下降，吻合部位极易缺血坏死而发生直肠阴道瘘；④术后发生吻合口瘘，在局部形成脓肿，穿透阴道后壁，导致继发性直肠阴道瘘。

三、临床表现及诊断

直肠阴道瘘可在术后 1 周左右早期发生，也可在术后 1~2 个月以后发生。临床表现以阴道流出粪水，阴道排气，并可有低热和阴部疼痛，瘘口较大时甚至有成型粪便流出，诊断并不困难。位置较低的瘘口通常在直视下即可确定瘘口大小及位置。高位且瘘口较小时，可通过亚甲蓝灌肠，阴道内填充棉球观察其是否染色来确诊。近年直肠腔内超声和 MRI 常被用来对直肠阴道瘘进行评估并确定内口的位置。

四、预防

手术引起的直肠阴道瘘的预防主要通过以下方法：①在使用双吻合器进行吻合时，吻合器的钉杆从闭合线的后方伸出，这样可使吻合器关闭时尽量远离阴道后壁；术者也可使用示指于吻合部位推开阴道后壁再击发吻合器；②低位前切除时进行预防性结肠造口有助于减少直肠阴道瘘的发生率。此外合理放置引流管，术中认真仔细按解剖层次操作等均有助于预防直肠阴道瘘的发生。

五、治疗

对于早期直肠阴道瘘往往伴发吻合口漏，如需行造口治疗，在造口同时，可经阴道用 3-0 可吸收缝线在瘘口处缝合 1 针或数针，部分患者 3 个月后能够愈合，需要强调的是，转流性造口对直肠阴道瘘的治疗作用有限，造口后不应盲目认为瘘口可自行愈合，在造口还纳前需行详细检查，以确定瘘口是否愈合。对于晚期发生的直肠阴道瘘或早期修补后未愈合的瘘，通常需行手术治疗，手术可经直肠或阴道进行修补，并行转流性造口，待瘘口愈合后再行造口关闭术。

第五节 造口并发症

I 造 口 旁 疝

一、概述

是指肠管及其内容物自造口旁脱出腹腔，形成疝囊，临床上不少见，文献报道的发生率在 0~100%，也有人认为只要结肠造口者长期生存，迟早会发生造口旁疝。

二、病因及病理生理

很明显造口旁疝的发生率与造口类型、患者年龄、手术方法、造口位置及术后有无并发症有关。其中肥胖及造口位置过低是造成造口旁疝的最主要的两大原因。此外疝的形成与术后时间有关，如术后一年内疝的发生率为 36%~48%，而 20 年后则为 36%~100%。

三、临床表现及诊断

造口旁疝诊断并不困难，在患者的造口旁可见囊状突起，初起时通常可还纳，表现为"卧隐立现"，如内容物为肠管，常可闻及肠鸣音。确诊可通过 B 超、CT。造口旁疝可致肠功能不全，影响患者生活，并造成患者的心理负担，同时由于疝囊扩张牵拉腹壁可造成患者腹壁疼痛不适。由于造口旁疝的疝囊颈一般较宽大，因此肠绞窄发生率较低。

四、预防

以下措施可减少造口旁疝的发生：①造口经腹直肌拖出，则疝形成机会较经腹直肌外侧拖出少见。Glier 等报告 50 例造口，术后平均随访 4 年，疝形成经腹直肌为 10%，而在腹直肌外侧为 72%；②腹膜外结肠造口可减少造口旁疝的发生。Harshaw 等报告 17 例腹膜外结肠造口无 1 例发生造口旁疝，而经腹膜造口发生造口旁疝为 11%；③造口皮肤切口不宜过大；④造口位置不宜过低。

五、治疗

并非所有的造口旁疝均需手术治疗，小而无症状的造口旁疝首先应采用非手术治疗，早期或较轻的旁疝，可用合适的腹带保护压迫膨出部位，需手术修补者仅占 10%~20%。

II 造 口 脱 垂

一、概述

造口脱垂的发生率变化较大，往往取决于造口的种类和部位，一般情况下，单腔造口的脱垂发生率较襻式造口为低。Freshman 等对美国造口联谊会16740 例患者的造口并发症进行回顾性分析，其中造口脱垂的发生率回肠造口为 3%，结肠造口为 2%。其他报告显示单腔结肠造口的脱垂发生率变化在 1%~13%，单腔回肠造口脱垂发生率也大体相近，变化在 2.6%~16% 之间。上述发生率的巨大差异反映出不同医院造口技术上的差异。

二、病因及病理生理

各种引起腹内压增高的因素均有可能诱发造口脱垂的发生，如妊娠、慢性咳嗽、腹壁屏气用力等。与手术技巧有关因素包括造口位置不当，造口口径过大，肠管外置过多，腹腔内肠管过长且未做切除。理想的造口应遵循"二指"原则，即造口可容纳二指通过，其大小即已合适。

三、临床表现及诊断

造口脱垂的诊断并不困难，造口部位肠管可向外脱出，有的患者可脱出达 20~30cm，患者平卧后常可自行还纳，造口脱垂最严重的并发症是脱垂肠管嵌顿导致肠梗阻和肠管坏死，同时脱垂肠管也易于受到局部外伤的损害而形成溃疡。

四、治疗

造口脱垂的治疗有保守治疗和手术治疗，对患有严重全身疾病，无法承受手术的病人，治疗脱垂的手术所带来的风险可能超过造口脱垂本身，除非出现严重嵌顿、坏死等严重情况，一般可行保守治疗。相反若患者诊断明确，非手术治疗无效且全身情况良好，则应考虑手术。手术有两种方法，造口旁局部修复法及腹腔内修复法。选择何种手术方法取决于患者的具体情况及造口脱垂种类。

Ⅲ 造口本身并发症

一、造口缺血坏死

造口部位缺血坏死是造口早期严重并发症，在肠造口并发症中，其发生率约占 2%~17%。发生原因主要是供应造口部位肠血液循环受影响，尤其结肠造口，因结肠终末血管是直血管，少侧支，供血范围约 1~2cm，极易产生缺血，造成肠坏死。回肠造口时，多因弓形血管受损，临床上多见于肠壁对系膜缘近造口部位或造口游离缘局部坏死，外置肠段全部坏死至筋膜或腹膜内伴发腹膜炎者较少发生。

预防方法：造口肠段提出腹壁时需游离松动，保留好终末供肠血管及血管弓；腹壁切口不宜过小、过紧；如襻式造口支撑管压迫引起血供不足，可及早拔除改善症状。

对于轻、中度造口坏死以保守治疗为主，如造成狭窄，后期进行整形手术；重度坏死，造口部肠段坏死在筋膜下，肠内容物可渗至腹腔内，引起粪汁性腹膜炎，需立即进行手术。

二、造口回缩

肠造口回缩好发于回肠造口。其发生率在肠造口并发症中占 1.5%~10%，早期及晚期均可发生。如肠造口术后早期发生严重回缩，可致严重后果。发生原因主要有：①造口部中重度缺血坏死后，肠段回缩至筋膜上或腹腔内；②肠系膜过短，牵出肠段长度不够，张力过高，导致造口回缩；③肠襻式造口时，造口部肠段固定不牢或支撑杆拔除过早；④在肠造口晚期并发症中，因患者体重增加，造口部周围脂肪组织过多，以致造口内陷；⑤造口部位瘢痕组织增生、隆起，致造口内陷；⑥排泄物刺激造口周围皮肤，充血、水肿致造口内陷。因此在造口时需充分游离，牵出腹壁时无张力，乙状结肠造口时，对于极度肥胖的患者，有时需游离脾曲或肠系膜血管。肠造口回缩的治疗取决于回缩的程度，如轻度回缩，肠端开口在筋膜外，只需严密观察创面回缩进展情况，加强全身及局部护理，如回缩已进入腹腔，必须立即进行手术，处理腹膜炎症，重建肠造口。

三、造口狭窄

造口狭窄是较常见的并发症，可见于早期或晚期。主要症状为慢性肠梗阻，如腹痛及排便困难等，常继发于造口缺血、坏死、回缩及造口黏膜皮肤分离。在这些情况下，随着肉芽组织瘢痕的收缩，原本大小合适的造口逐渐发生狭窄，并不断加重。此外，造口时切除皮肤过少也会导致狭窄，且大多在术后短期内出现。

造口狭窄严重影响排便，可先行灌肠、泻剂、造口扩张等保守治疗。但只有手术才是解决造口狭窄的最好方法。手术可采用重建造口或肠造口处行

Z 成形术。

造口处黏膜皮肤分离常发生在术后 1 周内，多由于肠造口周围皮下组织切除过多残留空腔、皮下积液、继发皮下感染，张力过大等原因引起。此时腹壁处肠段大多已与腹壁粘连，一般不会引起肠段回缩。对造口黏膜分离的处理主要依靠对创口的护理，要保持创口的清洁，待肉芽组织填充积液感染的空腔。一般不作二期缝合。

四、造口出血

造口出血通常在术后 48 小时内发生，一般不会造成严重后果。渗血多源于静脉或毛细血管，用 1∶1000 肾上腺素浸湿的棉球敷在造口肠管上即可止血。严重出血往往源于皮肤与黏膜连接深部的某一肠系膜动脉小分支结扎线脱落，应拆去出血处皮肤与黏膜连接的缝线，找到出血动脉分支，结扎或电凝止血。肝硬化门脉高压患者并发的造口黏膜与皮肤连接处静脉曲张破裂出血虽少见，但一旦发生后果严重，甚至致命。止血靠局部压迫，结扎或局部注射硬化剂。

五、造口周围皮炎

造口周围皮炎多由于造口护理不佳造成。从造口溢出的粪便或肠液反复刺激造口周围皮肤，或更换造口袋时撕脱底板过猛，致表皮损伤，造成炎症的发生。表现为造口周围皮肤发红，水肿，疼痛，表面糜烂，渗液。处理主要靠良好的造口护理治疗，使用造口粉、造口软膏保护皮肤，用造口软膏填平皮肤凹陷及缺损，使造口袋粘贴牢固，不渗粪液。更换造口袋时动作轻柔，并用温水将造口周围皮肤擦洗干净。

Fazio 提出预防肠造口术并发症的关键是：①术前肠造口的定位要准确；②腹壁造口的大小要合适；③外置肠襻长度要适当；④造口处的肠襻血循要良好；⑤肠系膜缺损处要闭合完全；⑥造口要一期愈合；⑦止血要彻底。

第六节　结直肠手术损伤

I　直肠癌手术中神经损伤

一、概述

直肠癌手术中易损伤交感神经和副交感神经，从而导致泌尿系统功能和性功能的障碍。交感神经位于腹主动脉前方，称为腹下神经丛，当腹下神经丛进入盆腔后分为左右两支下腹下神经丛，沿盆壁向前下方走行，在盆腔侧壁相当于直肠侧韧带的部位与骶 2、3、4 骶神经发出的副交感神经汇合成盆神经丛。交感神经主要控制患者的射精功能而副交感神经则控制勃起功能，而且盆神经丛损伤将对患者的泌尿功能产生较大的影响。文献报道，传统手术直肠癌根治术后 25%～100% 男性患者发生勃起功能障碍，19%～59% 患者丧失射精功能，排尿功能障碍发生率为 7%～70%。

二、病因及病理生理

（一）直肠癌术后导致排尿功能障碍的原因

其原因包括：①手术直接损伤了支配膀胱的神经，下腹下神经损伤引起潴尿障碍，盆神经损伤则导致排尿障碍；②直肠切除后膀胱后方空虚，膀胱失去支持而移位，造成膀胱颈部梗阻，引起排尿障碍；③手术创伤造成膀胱周围炎症，影响排尿。

（二）直肠癌术后男性性功能障碍原因

其原因包括：①神经损伤。勃起反射弧躯体传入纤维为阴部神经，自主神经传出纤维为盆神经丛，直肠癌根治术中牵拉切断侧韧带过程中损伤盆神经丛，经会阴手术切除范围过大，损伤阴部神经也可能导致勃起障碍。下腹下神经位居中央，且行径较长，在行腹主动脉和髂血管周围淋巴结清扫时，极易损伤该神经，导致射精障碍；②血管损伤及精神心理因素也可能造成术后性功能障碍。由于 TME 手术要求精细解剖，锐性分离，为直肠癌病人术后性功能保护提供了良好的平台。

三、临床表现及诊断

直肠癌手术后神经损伤的临床表现典型，诊断不困难。性功能损伤主要表现为性欲减退，勃起障碍（阳痿）和射精障碍（不射精）。排尿障碍主要表现为排尿困难和尿潴留。轻者病人的尿意迟钝，排尿迟缓、排尿时间延长、尿流中断，出现排尿不尽，残余尿 >50ml；重者完全不能自行排尿。膀胱神经损伤者还可有尿失禁。

四、预防

直肠癌根治术中盆腔自主神经的保护与术后病人性功能状况密切相关，术后性功能障碍的主要原因是术中损伤下腹下神经和盆神经丛所致。在不影响直肠癌根治效果的前提下，术中保留盆腔自主神经可明显降低病人术后性功能障碍发生率。在清扫肠系膜下动脉根部淋巴结时，可离开根部 1~2cm 切断结扎肠系膜下动脉，避免损伤腹主动脉前的肠系膜下动脉神经丛和腹主动脉丛；直肠后壁游离强调在直视下行骶前无血管间隙区的锐性分离，不但可保证全直肠系膜切除，而且是保留下腹下神经丛及腹下神经的重要方法；在分离直肠侧方时应保护好盆丛神经，尽可能沿固有的生理间隙进行分离，避免大块组织结扎。为避免直肠癌手术后的排尿功能、性功能障碍，目前强调保留自主神经的肿瘤根治术（Pelvic automatic nerve preservation，PANP），但 PANP 手术必须在保证根治性的基础上尽可能保留自主神经。实行 PANP 术后，完全保留盆自主神经患者 85% 能勃起，完成性交，且能射精；切除下腹下神经，保留双侧盆神经丛的患者有 75.5% 能勃起，可性交，但无射精，切除腹下神经，保留单侧盆神经丛的患者仍有 57.1% 能勃起，可性交，但无射精。相应的排尿功能在患者出院时的恢复率为 95.5%、81.6% 和 57.1%。

五、治疗

对于性功能障碍的患者，尤其是勃起障碍病人，即使神经损伤，也有逐渐恢复的可能。

1. 药物治疗　可给予神经激动剂，如胆碱能药以及维生素类等，亦可于阴茎海绵体内用细针注射罂粟碱 60mg 或 30mg 加酚妥拉明 0.5mg，注射前先在阴茎根部用橡皮条绑扎止血，于注射后 3 分钟去除，每周 1 次，4 次一疗程，其副作用为持续勃起（4~6 小时），可用间羟胺或多巴胺 2mg 海绵体进行对抗。有射精障碍的患者处理只是适用于有逆行射精的病人——即患者的精液从射精管射出后逆行至膀胱中。可用左旋多巴、抗 5-羟色胺和 α-肾上腺能兴奋剂等。

2. 手术治疗　对长期不能勃起且药物治疗无效的患者，可试行血管与阴茎海绵体吻合术，或安装阴茎假体，但临床上少见。对逆行射精药物治疗

无效者，可行膀胱颈缝合缩窄术，但同时伴有排尿障碍的患者慎用。

对于排尿困难的患者的治疗措施主要有：

（1）留置导尿：术后导尿管不急于拔出，继续留置，多数患者在 1 周左右可恢复排尿功能。若仍有排尿障碍，则继续留置，并夹闭。每隔 3~4 小时开放一次，防止膀胱过度充盈，并训练逼尿肌的收缩功能。术后需长期留置导尿管的患者可带管回家，并尝试立位或俯卧位排尿，排尿时用力收缩腹壁肌肉，或用手在耻骨上加压，以增加膀胱压力。

（2）药物治疗：适用于长期不能自动排尿的患者，可给予提高膀胱逼尿肌收缩力的药物（如乌拉坦碱）、提高膀胱逼尿肌紧张力的药物（如溴化双吡己胺），以改善排尿功能；应用增加膀胱颈和后尿道平滑肌紧张度的药物（如麻黄碱），用以治疗尿失禁。

（3）手术治疗：适用于长期不能自动排尿而以上治疗无效，甚至发生严重泌尿系感染的患者。治疗前先做膀胱镜检查，如发现膀胱颈部收缩增厚应施行经尿道膀胱颈部楔形切除术（TUR）；如发现膀胱颈部平坦，则观察 1 周无改善后行经尿道膀胱颈后半圈切除术。原有前列腺肥大者可行经尿道前列腺切除术。

Ⅱ　输尿管损伤

输尿管损伤在结直肠癌切除术中时有发生。在行直肠癌前切除术时易损伤左侧输尿管，行右半结肠切除术，在分离回盲部时易损伤右侧输尿管。特别在肿瘤较大与周围组织粘连浸润，结构不清，或有浸润粘连输尿管可能的患者以及盆腔肿瘤复发或既往曾行过盆腔手术者，输尿管易发生移位，从而增加损伤的可能性，对于此类患者，术前可在膀胱镜下置入输尿管支撑管，以便于在术中辨认输尿管，可有效预防输尿管损伤的发生。同时术中常规暴露输尿管是预防损伤的有效方法，在认清输尿管的走行方向后再处理肠系膜下动脉，而在分离回盲部，到达腰大肌前方时，应在解剖间隙中分离，时刻注意辨认输尿管，避免损伤。

高位直肠及直肠乙状结肠交界部巨大癌肿，癌周浸润性生长常累及输尿管，导致其粘连或移位，极易被误切或误扎。在手术过程中发现输尿管被意外缝扎，应该及时拆除缝合线，并根据损伤情况，

决定是否在膀胱镜引导下放入双 J 形管，行输尿管支撑 3~6 个月。如果怀疑有输尿管损伤的存在，应仔细检查，对部分或全部输尿管损伤者则应行输尿管端端吻合，并放置支撑管。对髂血管以下的低位损伤宜行输尿管膀胱吻合术。延误对输尿管损伤的认识和发现，将大大增加后续处理难度。

Ⅲ　前切除后综合征

TME 时由于必须切除大部甚至全部直肠，故术后直肠的储便功能几乎完全丧失，因此这些病人在术后很长的一段时间内表现为所谓的前切除后综合征，包括便急、便频、便不尽感，此类患者约占前切除术后 55%；排便不规律也是术后最常见症状，约占前切除术后 88.2%。而且这些症状同直肠切除的多寡及吻合口距肛缘的距离有密切的关系，直肠切除越多，吻合口距肛缘约低，则症状就越明显，Ortiz 等将前切除后出现的症状概括为前切除综合征。

为此有人主张对接受低位 TME 者施行结肠储袋直肠吻合术来纠正直肠储便功能的不足。研究表明，结肠储袋在一定程度上可以帮助这些病人在术后尽快建立满意的肛门功能。对于大多数病人前切除后综合征，一般在术后 1 年左右即可基本消失。

正常排便调节有赖于以下诸因素的协同作用：①完整的盆腔自主神经功能；②完整的肛提肌功能；③完整的肛门括约肌。低位直肠癌保肛术后肠道功能、括约肌和神经受到不同程度的损伤，术后控便功能将受到一定的影响。

一般直肠癌术后 2 周左右腹泻较重，可给予肠蠕动抑制剂和收敛剂，如洛哌丁胺、阿片酊等，使大便较为干燥，患者更好地分辨排便与排气。多数患者 3 个月后排便减少至 3~5 次/天，仅少数需持续用药，个别发生肛门失禁。后者还与长期用力排便，会阴下降等导致肛门括约肌功能障碍有关。

Ⅳ　肛门失禁

肛门失禁是排便功能紊乱的一种症状，患者失去控制排气、排便的能力。根据失禁的程度可分为完全失禁和不完全失禁两种，完全失禁指肛门不能控制干便、稀便及气体的排出；不完全失禁是患者仅能控制干便，而不能控制稀便和气体排出。有报道称成人肛门失禁 72.6%（65/95）是因为手术或治疗方法不当所致。肛肠外科手术所致的损伤主要有肛瘘手术、内痔手术、经肛门切除肿瘤及插入吻合器时动作粗暴导致肛门括约肌损伤所致。此外，肿瘤侵犯括约肌，肛管炎症及放疗均可导致一定程度的肛门失禁。轻度损伤者可通过饮食调节和肛门括约肌的锻炼得以改善。损伤严重者需行括约肌修补术，即在括约肌断端处作切口，分离出括约肌断端，向两侧游离括约肌足以松弛重叠缝合为度，但应注意保护自后方进入肌肉的阴部神经；断端保留少许断端瘢痕，用不吸收缝线进行对端缝合或重叠缝合；局部用橡皮条引流。

第七节　回肠、结肠储袋术后并发症

一、概述

家族性腺瘤性息肉病（FAP）、溃疡型结肠炎（UC）及中低位直肠癌的治疗中会采用回肠储袋或结肠储袋代替原有的直肠壶腹功能，以期改善患者术后的储便功能。1978 年 Parks 和 Nicholls 提出采用回肠储袋肛管吻合术代替全大肠切除后回肠肛管袋直接吻合。目前回肠储袋主要有 J 形、H 形、S 形和 W 形，国内使用以 J 形储袋较多（图 6-2）。1986 年 Lazorthes 和 Parc 等先后开始在临床上采用结肠储袋肛管吻合术，改善了患者术后的直肠功能。结肠储袋主要有 J 形、Harder 储袋和横向结肠成形储袋。

二、病因及病理生理

（一）回肠储袋炎

是回肠储袋主要的长期并发症，常见于溃疡型结肠炎患者，发生率在 6%~50% 以上，常反复发作。UC 患者行回肠储袋肛管吻合术（IPAA）术后回肠储袋炎的发生率为 6%~50% 以上。储袋炎的好发因素，包括粪便淤积、肠道细菌过度生长、原发性硬化性胆管炎、肠襻黏膜缺血、男性、储袋过长、自身免疫缺陷、UC 肠外表现、术前 UC 复发等。

（二）储袋排空障碍

结肠储袋肛管吻合术术后便秘发生率较直接吻

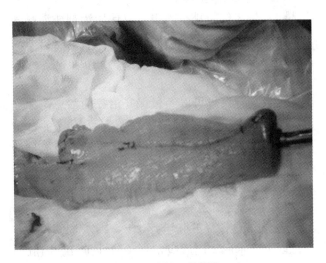

图6-2 回肠J形储袋

合者高，尤其是吻合口位置较高或储袋较长者，发生率为10%~20%。结肠储袋使"新直肠"容量增大，储袋肠管部分肠壁由近端向远端蠕动，另一部分肠壁由远端向近端蠕动，收缩力量较直接吻合明显减弱，故术后易出现储袋排空障碍。结肠储袋的长度在5~8cm术后功能较为理想，过小则储便效果不佳，超过10cm易发生排便障碍。

（三）吻合口瘘

储袋直肠/肛管吻合术后吻合口瘘的发生率大多低于5%，低于直接吻合者。原因可能为：①直接吻合时直肠残端周围的血管和脂肪组织剥离比较彻底，血供较差，而储袋顶端的血液循环一般保存良好；②储袋及其系膜减少了盆腔死腔和积液，盆腔感染的机会较少；③储袋起到了减压池的作用，缓冲近端的蠕动波带来的压力增高，减少了吻合口的张力。

（四）吻合口狭窄

储袋肛管吻合术后，吻合口狭窄的发生率约为18%~23%。其主要原因是血运障碍，吻合口瘘愈合后或吻合口瘢痕形成，或吻合口吻合不全及吻合器挤压过紧易造成吻合口黏膜坏死，形成膜性狭窄。其次功能性肛门括约肌痉挛，长时间也可造成器质性的收缩狭窄。

三、临床表现及诊断

（一）回肠储袋炎

临床表现为长期发热、腹泻、便血、尿急、腹痛、腹胀及其他全身中毒症状，肠镜下可见黏膜水肿，颗粒状，易出血，伴溃疡、隐窝脓肿等。也可有肠外表现，主要为关节痛。大便失禁是影响生活质量的主要原因。临床表现按活动性分为缓解、轻度活动、中度活动（大便次数增加，偶有失禁）、重型（住院治疗、常有失禁）几种；按病程可分为急性（4周以内）、慢性（4周或以上）；按发病情况分为偶发性（急性发作1~2次）、复发性（急性发作3次或以上）和持续性；最后根据对抗生素的反应可分为敏感型、依赖型和耐药型。

（二）储袋排空障碍

临床表现为长期的排便不完全现象，病人往往在15分钟内不能排空大便，有时伴有里急后重感，有些患者甚至需要定期口服缓泻剂或开塞露灌肠来协助排便，以避免肠梗阻及张力性大便失禁的发生。

（三）吻合口瘘

腹腔、盆腔感染是吻合口瘘最常见的临床表现，慢性的吻合口瘘可以造成腹腔、盆腔脓肿或肠间脓肿。严重的瘘可能导致严重的败血症及感染性休克。

（四）吻合口狭窄

吻合口狭窄的临床表现多为里急后重、排便不畅，肛门疼痛等。需扩肛治疗，1~2次/周，持续3个月以上。

四、预防

以下措施有利于预防储袋术后并发症的发生：①改善患者一般状况，纠正贫血，低蛋白血症，纠正凝血机制异常，做好术前肠道准备；②术中操作轻柔、细致、准确，避免肠管破裂污染腹腔，保护直肠阴道隔、膀胱等周围脏器组织，减少不必要的神经、血管损伤，止血彻底。肥胖、男性病人，骨盆狭小，操作难度大，术前予以重视；③在盆腔分离直肠时沿骶前间隙，在处理侧韧带时注意保护盆神经丛；④充分游离以保证提供足够长度的结肠制作结肠储袋，在重建回肠储袋前，按储袋类型排列好的肠襻拉至耻骨联合下至少3~6cm，保持无张力，防止术后肠管萎缩、吻合口狭窄、吻合口瘘；⑤处理吻合口远、近端肠管系膜以刚刚超过吻合口外缘为宜，保证吻合口血运良好；⑥吻合时针距和线的张力适合，若用吻合器吻合，吻合口两侧壁浆肌层可加强数针丝线缝合，盆底腹膜与近端结肠缝合，使吻合口位于腹膜外；⑦放置骶前双腔引流管，术后持续负压吸引，有效引流；⑧术后预防感染，合理营养支持，调理正常肠道菌群。

结肠储袋虽然可于术后减少排便次数，但其发挥优势作用仅限于术后 0.5～2 年，直接吻合的"新直肠"6 个月后即可发挥明显的代偿作用，2 年后"新直肠"的功能与是否做储袋不再有明显相关。因此，只有具备了娴熟的手术技巧和充分的术前准备，降低了手术并发症，才考虑行结肠储袋手术，以最大限度提高患者的生活质量。

五、治疗

（一）回肠储袋炎

在治疗上，有症状的储袋炎可口服甲硝唑（10～20mg/kg·d）或环丙沙星（500mg，每日 2 次）治疗。UC 患者可加用类固醇药物和其他免疫抑制剂如硫唑嘌呤或 FK506，储袋局部用水杨酸或类固醇药物保留灌肠治疗。Goseling 等发现，环丙沙星比甲硝唑更适于治疗回肠储袋炎，因为环丙沙星既清除了病原体又使回肠储袋正常菌群得以最理想的恢复。可以给予大肠杆菌双歧杆菌等微生物制剂调节肠道菌群治疗，或给予铋剂灌肠以保护回肠黏膜，铋剂还可以促进硫化氢的排出。

一些难治性储袋炎应考虑巨细胞病毒或艰难梭状芽孢杆菌感染的可能。少数严重储袋炎，储袋功能丧失，继发各种并发症，须行储袋切除回肠转流术。目前国内较常用的为 J 形储袋，虽然其增加存储粪便量不如其他类型，但手术操作简便，较少引起肠梗阻，储袋炎的发生率较低，容易控制。

（二）储袋排空障碍

一旦发生储袋排空障碍可以使用泻剂或灌肠甚至肛管排便治疗。一般的储袋排空障碍多可以通过保守治疗缓解。

（三）吻合口瘘

多数吻合口瘘可以经过保守治疗而治愈，保守治疗主要包括禁食、抗感染、营养支持等全身治疗，同时配合肛管减压、经引流管抗生素溶液局部冲洗等措施。但对于造成严重腹膜炎的吻合口瘘必须在感染性休克之前行再次手术治疗。

（四）吻合口狭窄

吻合口狭窄需扩肛治疗，1～2 次/周，持续 3 个月以上。术后 2 周后应常规预防性扩肛。因肛门手术史、盆腔感染不愈、直肠残端脓肿、回肠缺血引起的狭窄，扩肛治疗效果不佳，需以肛门为中心行狭窄环放射状切除、肛管成形、皮瓣成形或储袋重建。全大肠切除回肠储袋肛管吻合术是治疗 FAP 和溃疡性结肠炎的经典手术方式。但有少部分患者因发生储袋炎或储袋功能不良而需进一步治疗。目前认为离断原吻合重新行回肠储袋肛管吻合术为一可行的治疗方法。Jorge 等报道了 101 例这类病例的治疗经验，同时评价功能结果和生活质量。对于感染性指征和非感染性指征之间再次行回肠储袋肛管吻合术（无论重新制作储袋或修补原储袋）存活率无显著性差异。因此对于首次回肠储袋肛管吻合术失败患者再次行回肠储袋肛管吻合术是一种合理的治疗方法。

（张　卫　孟荣贵）

参 考 文 献

1. Tsunoda A, Kamiyama G, Narita K, et al. Prospective randomized trial for determination of optimum size of side limb in low anterior resection with side-to-end anastomosis for rectal carcinoma. Dis Colon Rectum, 2009, 52 (9): 1572 - 1577

2. Belda FJ, Aguilera L, Garcia de la Asuncion J, et al. Supplemental perioperative oxygen and the risk of surgical wound infection: a randomized controlled trial. JAMA, 2005, 294: 2035 - 2042

3. Ellozy SH, Harris MT, Bauer JJ, et al. Early postoperative small bowel obstruction: a prospective evaluation in 242 consective abdominal operations. Dis Colon Rectum, 2002, 45

(9), 1214 - 1217

4. Sajja SB, Schein M, Early postoperative small bowel obstruction. Br J Surg, 2004, 91: 683 - 691

5. Qadan M, Akça O, Mahid SS, et al. Perioperative supplemental oxygen therapy and surgical site infection: a meta-analysis of randomized controlled trials. Hornung CA, Polk HC Jr. Arch Surg, 2009, 144 (4): 359 - 366; discussion 366 - 367

6. Jones OM, Stevenson AR, Stitz RW, et al. Preservation of sexual and bladder function after laparoscopic rectal surgery. Colorectal Dis, 2009, 11 (5): 489 - 495; Epub, 2008, 15

7. Al-Niaimi A, Safdar N. Supplemental perioperative oxygen

for reducing surgical site infection: a meta-analysis. J Eval Clin Pract, 2009, 15 (2):360-365

8. Carlson E, Schlichting E, Guldvog I, et al. Effect of introduction of total mesorectal excision for the treatment of rectal cancer. Br J Surg, 1998, 85 (4): 526

9. 顾晋. 结直肠肿瘤外科医师观念的转变. 中国实用外科杂志, 2005, 25 (10):585-587

10. Koda K, Yasuda H, Suzuki M, et al. Reconstruction methods to achieve optimal postoperative bowel function following low anterior resection for rectal cancer. Nippon Geka Gakkai Zasshi, 2008, 109 (5):274-277

11. Ulrich AB, Seiler CM, Z'graggen K, et al. Early results from a randomized clinical trial of colon J pouch versus transverse coloplasty pouch after low anterior resection for rectal cancer. Br J Surg, 2008, 95 (10):1257-1263

12. Law WL, Chu KW, Ho JW, et al. Risk factors for anastomotic leakage after low anterior resection with total mesorectal excision. Am J Surg, 2000, 179 (2): 92

13. Gastinger I, Marusch F, Steinert R, et al. Working Group 'Colon/Rectum Carcinoma'. Protective defunctioning stoma in low anterior resection for rectal carcinoma. Br J Surg, 2005, 92：1137-1142

14. Kim NK, Lim DJ, Yun SH, et al. Ultralow anterior resection and coloanal anastomosis for distal rectal cancer: functional and oncological results. Int J Colorectal Dis, 2001, 16：234-237

15. Kosugi C, Saito N, Kimata Y, et al. Rectovaginal fistulas after rectal cancer surgery: incidence and operative repair by gluteal-fold flap repair. Surgery, 2005, 137：329-336

16. Dwarkasing S, Hussain SH, Hop WC, et al. Anovaginal fistulas: evaluation with endoanal MR imaging. Radiology, 2004, 231：123-128

17. Rutten H, den Dulk M, Lemmens V, et al. Survival of elderly rectal cancer patients not improved: analysis of population based data on the impact of TME surgery. Eur J Cancer, 2007, 43 (15):2295-2300; Epub, 2007, 20

18. Abou-Zeid AA, Makki MT. Anterior perineal plane for ultralow anterior resection of the rectum (The APPEAR Technique): a prospective clinical trial of a new procedure. Ann Surg, 2009, 250 (1):174; author reply, 174

19. 喻德洪. 肠造口治疗. 北京：人民卫生出版社, 2004, 179

20. Havenga K, Enker WE, Mac Dermott K, et al. Male and female sexual and urinary function after total mesorectal excision for autonomic nerve preservation for carcinoma rectum. J Am Coll Surg, 1996, 182：495-502

21. Sugihara K, Moriya Y. Pelvic autonomic nerve preservation for patient with rectal carcinoma. Cancer, 2000, 78：1871-1880

22. Seike K, Koda K, Oda K, et al. Gender differences in pelvic anatomy and effects on rectal cancer surgery. Hepatogastroenterology, 2009, 56 (89):111-115

23. Ohge H, Furne JK, Springfield J, et al. Associate between fecal hydrogen sulfide production and pouchitis. Dis Colon Rectum, 2005, 48：469-475

24. Graf W, Ekstrom K, Glimelius B, et al. A pilot study of factors influencing bowel function after colorectal anastomosis. Dis Colon Rectum, 1996, 39：744-749

25. Koda K, Yasuda H, Hirano A, et al. Evaluation of postoperative damage to anal sphincter/levator ani muscles with three-dimensional vector manometry after sphincter-preserving operation for rectal cancer. J Am Coll Surg, 2009, 208：362-367; Epub, 2008, 25

26. Gosselink MR, Shouten WR, van LieshoutLM, et al. Eradication of pathogenic bacteria and restoration of normal pouch flora: comparison of metronidazole and ciprofloxacin in the treatment of pouchitis. Dis Colon Rectum, 2004, 47：1519-1525

27. Seow-Choen F. Ultra-low anterior resection for low rectal cancer: five key tips to make it easy. Tech Coloproctol, 2009, 13 (1): 89-93; discussion, 93-4; Epub, 2009, 14

28. Ho YH, Seow-Choen, Tan M. Colonic J-pouch function at six months versus straight colonal anastomosis at two years: randomized controlled trial. World J Surg, 2001, 25：876-881

29. 陈其瑞, 王振军, 侯生才. 回肠/结肠储袋术后并发症的预防及处理. 国际外科学杂志, 2006, 33 (5):347-351

30. 楼征 (译), 俞德洪 (校). 因回肠储袋术后并发症再次回肠储袋肛管吻合术后的储袋功能和生活质量. 大肠肛门病外科杂志, 2005：11 (1):54

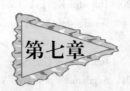

第七章 肝脏手术并发症

肝脏是人体最大的实质性器官，重约 1200 ~ 1500g，左右径约 25cm，前后径约 15cm，上下径约 6cm。肝脏大部分位于右上腹部，隐匿在右侧膈下和季肋深面，其左外叶横过腹中线而到达左上腹。根据进出肝脏的脉管系统的部位不同，肝脏可有第一肝门，内有门静脉、肝动脉、胆总管、淋巴管、神经等组成肝蒂，在肝的脏面下方进出肝脏；第二肝门，内有左、中、右三条主要的肝静脉在肝后上方的静脉窝进入下腔静脉。第三肝门则是数量不等的肝短静脉离开肝脏进入下腔静脉的部位。肝脏的主要功能是分泌胆汁及营养代谢，同时还有凝血、解毒及免疫吞噬等功能。在肝脏发生外伤、脓肿、囊肿、肿瘤等疾病时需要手术治疗。而在肝硬化、肝癌等晚期肝脏疾病的情况下甚至需要通过肝脏移植来治疗，以上各类肝脏手术均可引起多种并发症，最常见的有出血、感染、血管损伤、胆道损伤、胆道狭窄、胆汁漏、腹腔积液、胸腔积液、肝功能衰竭以及门静脉系统血栓形成等。这些并发症轻则增加患者痛苦、延长住院时间、加重经济负担，重则危及患者生命。因此，对肝脏手术并发症的正确预防和处理是降低肝脏手术死亡率、提高手术疗效的关键。

第一节 出 血

由于肝脏血供丰富、结构复杂，组织脆性弱，手术中和手术后出血是肝切除术最常见也是最严重的并发症之一。轻者，可导致血压下降，组织供氧减少；重者，可进一步引发其他并发症，甚至死亡。肝脏外科手术的发展过程就是外科医师不断地与手术出血相斗争的历史，近年来，随着手术技术、医疗器械以及围术期处理的进步，尤其是钛夹、双极电凝、Tissue Link 等止血设备的出现及超声电刀、水刀等高科技产品的发明使用，使得肝脏外科手术发展成为精确、可控、出血较少的手术。选择性肝切除手术并发症的发生率已由 1977 年 Foster 和 Berman 最初报道的高达 57% 下降至 10% 左右，手术死亡率也下降至 5% 以下，而因出血导致的肝脏手术死亡率已降至 0.2% ~ 0.6%，尽管如此，出血仍是手术死亡的主要原因之一。因此，对术中和术后出血的预防和处理至关重要，是降低手术死亡率和提高手术疗效的关键。

Ⅰ 肝脏外科手术中出血

一、概述

肝脏手术中大出血多由肝脏病变复杂、病变与大血管紧密粘连、解剖变异、手术者技术欠娴熟等因素所致，重者出血凶猛救治不及，可导致病人术中死亡。外科医师在行肝脏手术时应充分熟悉解剖、了解病变、细致操作，才能保证手术顺利安全。

二、病因及病理生理

（一）解剖因素

肝脏是一个由血管结构和血窦构成的器官，有肝动脉和门静脉两套供血系统，正常肝脏血流量高达 1500ml/min，肝内血管走行复杂，如果对肝脏解剖不熟悉，特别是在行不规则的肝段切除术时，由于未能达到解剖切除、规范式肝切除要求，常常引起肝脏实质断面的出血，亦即肝动脉、门静脉、肝静脉在肝实质内分支的出血，或者因为肿瘤较大，在肝内侵犯、压迫到重要血管分支导致其走行变异，术中损伤这些血管而导致大出血。因此，术者在术前应对肿瘤的部位，范围，与肝内重要血管分支的毗邻关系，及术中可能会遇到的血管，以及如何处理这些血管，术中要做哪些预防措施，都需要做到心中有数，才能有效预防术中大出血的发生。

（二）肝病因素

由于肝硬化等原发疾病的存在，导致凝血因子的合成不足，出现凝血功能障碍，容易造成术中血不凝而大量出血。此外，肿瘤侵犯血管或挤压血管导致其显露不佳也是术中出血的危险因素。术者在术前应对肿瘤的部位，术中可能会遇到的血管，以及如何处理这些血管，术中要做哪些预防措施，都要相当清楚。我们的经验是，术前应结合 B 超检查或血管重建影像及 DSA 检查，术者应同 B 超医师一道研究 B 超图像，多角度了解肿瘤与血管的关系，如肿瘤的大小和部位，肿瘤边界清晰与否，肿瘤包膜完整与否，肿瘤与哪些血管相邻，与血管的最近距离是多少，肿瘤是否压迫血管，血管受压的程度、受压后推移程度和方向，肿瘤是否侵犯血管，血管受侵犯的程度，以及是否有癌栓形成等。

（三）血管损伤引起的出血

以往多强调对术中大出血的处理，而对手术出血的预防则关注不够。肝脏的血管丰富，血流量大，走行复杂，变异多，在治疗肝脏肿瘤或肝脏切除术中，尤其是在处理位于第一、二、三肝门区的肿瘤或位于尾状叶的肿瘤，或行半肝、三叶肝切除时，常常需要处理这些较粗大的血管，在这些情况下稍一疏忽，即有可能损伤血管，引起大出血。常见的易于引起肝脏血管损伤的因素如下：

1. 肿瘤邻近或侵及肝门导致血管损伤　邻近第一肝门和位于Ⅶ、Ⅷ段或尾状叶的肿瘤，贴近门静脉、肝静脉及下腔静脉，在此处切除肿瘤，容易造成以上血管的损伤，尤其是在肿瘤过大的情况下，且需切除一侧门静脉主干分支时，由于牵拉对侧分支或手术导致偏离预切除线等原因，可部分或完全切断对侧门静脉分支导致大出血。

2. 门静脉损伤　门静脉位于肝十二指肠韧带的最深面，而且壁薄，在肝外解剖结扎门静脉分支时容易损伤出血。且门静脉右支的第一分支常距离左右支分叉处较近，并多起于右支的后下方，在行右肝切除如解剖门静脉右支，若不先有意识找到此支，即可能在肝内钝性分离时引起血管损伤而导致大出血。

另外，胆囊静脉在肝门处汇入门静脉分支，所以在解剖门静脉右支时常常容易损伤到该支血管，也可导致明显的出血。由于门静脉左支在肝外有较长的行程，解剖结扎多无困难，但在左肝外侧叶切除时，如果预切线太靠近脐静脉裂，则易于损伤粗大的门静脉左支的矢状部而引起大出血。

3. 肝静脉和肝静脉汇入处的下腔静脉损伤　肝脏的静脉系统收集来自肝小叶中央静脉的血液，

最后汇集成左、中、右三支肝静脉主干，行径在三个肝裂平面内。在肝外，肝静脉汇入下腔静脉处的直径为 0.8~2cm，该处也称为下腔静脉窝，以肝左、中静脉在汇入下腔静脉前 1~2cm 处形成共干后汇入多见（46%~66%），而肝左、中、右肝静脉分别汇入下腔静脉少见（33%~53%）。因此肝右静脉总是单独汇入下腔静脉。

可见，肝静脉的肝外部分很短（1cm 左右），所以行肝叶切除时如果试图预先在肝外结扎处理相应的肝静脉支，很容易引起肝静脉或相连的下腔静脉撕裂损伤，由于腔静脉为人体最重要的血管之一，虽然压力不及动脉高，但是回流的血流量大，且位置深在，此时的出血非常凶险，止血困难，同时还有空气进入血管导致空气栓塞的危险。因此目前多主张在肝叶切除的最后解剖时，在肝内处理、结扎相应的肝静脉。

4. 下腔静脉、肝短静脉损伤　在下腔静脉前壁与肝脏的背面之间有多根肝短静脉（在最下支与最上支之间常有两排，每排 3~6 支小静脉），直接从尾状叶和肝右叶注入下腔静脉，肝短静脉出肝后很快就进入到下腔静脉，在行右半肝、尾状叶或右肝三叶切除时需要暴露分离此处肝脏与下腔静脉之间的间隙，由于操作空间小，此时如不注意肝短静脉或牵拉过度，即可撕裂肝短静脉或肝短静脉汇入到下腔静脉的部位，造成难以处理的出血。特别是最下一支肝短静脉多位于肝右后，有时可与右侧肾上腺静脉共同汇入到下腔静脉，此处位置隐蔽，难于发现，是损伤的好发部位。

5. 膈静脉和右肾上腺静脉损伤　肝上下腔静脉两侧有膈静脉汇入，有时膈静脉可直接汇入肝静脉，在右肝下后方，右肾上腺静脉直接汇入肝下下腔静脉，行程很短（2~3mm）。在行全肝血流阻断时解剖控制肝上、肝下的下腔静脉时，如不慎则会损伤膈静脉或右肾上腺静脉，引起出血。解剖肝右后叶时要紧贴肝裸区，看到黄褐色三角形肾上腺时要推向下方，与肝分离，以免损伤。

三、预防

（一）熟悉解剖基础

熟悉解剖是所有外科手术的基础，肝脏外科医师必须熟悉肝脏的解剖，了解肝脏的分叶，分段，肝内外血管走行及肝脏的韧带可能出现的变异等情况，熟悉解剖基础是防止肝部分切除术中门静脉、肝静脉、下腔静脉含肝短静脉损伤的基础。

（二）术前完备的影像学检查

术前完善各项影像学检查，对 B 超、CT、MRI 等影像资料仔细研究分析，必要时可行 MRA、MRV 等血管重建技术对肝脏重要血管进行重建，以判断血管与肿瘤的关系及可能出现的血管变异情况。同时在肝脏手术当中可采用术中超声检查，辨清肝内主干血管及其分支的走向，对肿瘤进行精确定位及明确其与血管的关系，更加准确的决定肝脏切除线。

（三）切口选择

合适的切口是手术成功的一半。目前的肝脏手术，大多数采用的是双侧肋缘下人字形切口辅以腹腔自动拉钩，一般都能充分的暴露术野，而在肝右叶的巨大肝癌或者紧贴肝门大血管的肝癌切除术中，为了达到充分暴露，便于术中操作的目的，则有必要选择胸腹联合切口。这就要求外科医师术前对患者的体形，肋弓的夹角，以及肿瘤的大小、部位有一个整体的了解，选择一个合适的切口，以便利于操作，否则，一旦切口选择不佳，暴露不充分，术中出现意外，则会严重影响到各项应急措施的实施。

（四）仔细操作，规范解剖

肝脏手术的特殊性，出血是无法完全避免的，因此要求外科医生在术中务必要做到仔细操作，精细解剖，轻柔操作，避免过度搬动、翻转和牵拉肝脏，以免撕裂肝静脉和肝短静脉。同时解剖肝门，对出入肝脏的血管进行阻断，减少肝脏的血流。切除肝脏时尽量达到解剖切除、规范式切除，这样可避免过多的无规则离断肝内血管，有利于减少手术出血，也有利于结扎血管止血。国际肝胆胰协会（IHPBA）于 2000 年在澳大利亚根据肝裂、门静脉的分布及其与肝静脉系统的交织走向，将肝脏进行三级划分为 9 段。每个段或叶都有其独立的门静脉蒂，段与段之间或叶与叶之间的平面有肝静脉及其分支通过。规范式肝切除由于先处理了向待切除肝供血的门静脉蒂和其回流的肝静脉分支，所以可显著地减少术中肝实质的出血。

（五）预置血管阻断带

1. 第一肝门间歇性阻断 肝切除术中减少失血的重要方法是阻断第一肝门，又称 Pringle 法，是由 Pringle 于 1908 年报道使用，方法是用粗胶带套过 Winslow 孔和肝十二指肠韧带，一并控制肝十二指肠韧带的肝动脉、门静脉和胆管。断肝时可间歇性的阻断第一肝门，时限为 15～20 分钟，其依据是 1950 年 Rafucci 报道狗的肝脏在常温下只能耐受 20 分钟连续的肝门血流阻断，对于肝硬化的患者，时限更是要相应的缩短。一次阻断时限内不能完成切除的，可开放血流 5 分钟左右后再次阻断。但原则上仍然是尽快地完成切除手术，只有在肝切除的关键步骤或出血汹涌的情况下才再次阻断肝门，尽量减少阻断次数及缩短阻断时间，因为多次阻断和开放血流引起的再灌注损伤甚至比肝脏缺血缺氧损伤更为严重。

2. 第一肝门预置半肝血流阻断带 严律南等推荐在第一肝门作半肝血流阻断，方法是充分显露左、右肝管汇合部，在其上方肝被膜上用尖刀戳空，插入直角钳，在肝实质中、Glisson 鞘外轻轻钝性分离，在无阻力的情况下向肝十二指肠韧带后方、门静脉分叉部于尾状叶交界处穿出，带入 8 号导尿管作为阻断带，术中对相应肝叶进行左半肝或右半肝阻断，以达到既能减少出血又能减少对肝功能损害的目的。

3. 预置全肝血流阻断带 术前影像学资料提示肿瘤巨大且靠近第二肝门或第三肝门，手术难度大，术中大出血风险大的情况下，可在第一肝门、肝下下腔静脉和肝上下腔静脉预置阻断带。阻断顺序为第一肝门、肝下下腔静脉，肝上下腔静脉。解除阻断时顺序与阻断时正好相反，依次为肝上下腔静脉，肝下下腔静脉和第一肝门。

（六）使用新设备

科学的发展对肝脏外科手术起到了巨大的推动作用。从最早的手术刀发展到电刀、钛夹、双极电凝、Tissue Link 等止血设备的出现，尤其是近年来超声电刀、水刀等高科技产品的在国内越来越广泛的使用，而每一次的设备革新都为肝脏外科手术带来了巨大好处，大大降低了手术的风险，减少了手术的并发症和死亡率。超声电刀主要是有一个能以 23 000Hz 的频率，100μm 的振幅振动的刀头和一套冲洗吸引系统，能将高度含水的组织击碎，却使含大量胶原的血管壁和胆管保持完整。在离断肝实质时，采用超声电刀并辅以钛夹或 Tissue Link 来止血，不同于以往手指法切肝和血管钳夹法切肝，利用超声电刀可精确辨清和控制血管、胆管，获得精确切面和最少量肝组织坏死的特点，最大限度地减少了术中肝切面的出血。

四、治疗

（一）肝静脉、下腔静脉损伤出血的处理

肝静脉属流出系统，根部粗短，位于肝实质内，损伤后会出现：①出血量大、血管壁薄、内无瓣膜；②由于下腔静脉血倒流，阻断第一肝门不能控制；③断裂后容易回缩，破口不易显露，出血难以控制；④易发生空气栓塞；⑤盲目缝扎可导致流出道梗阻，加重出血，因此术中需要特别注意。

由于肝静脉的根部粗短，位于肝实质内，又受肿瘤占位的影响而移位，所以用血管钳钳夹静脉有时会滑脱，从而发生难以控制的出血。切除位于第二肝门处的肿瘤时，有时需切断肝静脉。左肝静脉损伤常发生在行左半肝或Ⅱ、Ⅲ段切除时，过度牵拉肝组织或分离第二肝门所致，其中左外上缘支由于位置表浅更容易损伤。中肝静脉损伤常发生在右半肝切除时，夹角被撕破或牵拉损伤，偶有左外叶切除处理左肝静脉时，由于左、中肝静脉有共干，可能损伤中肝静脉。右肝静脉短而粗，距下腔静脉近，破裂后出血量大，易导致低血压和发生空气栓塞。因此在肝静脉切断之前，可用中号针线缝扎肝静脉根部，再用血管钳钳夹切断后再结扎确实。

1. 一旦发生肝静脉根部撕裂或结扎线滑脱，术者切勿惊慌，避免用止血钳盲目钳夹或盲目缝扎，因这样可导致血管破口扩大，止血更为困难。此时术者应以拇指、示指压住撕裂的肝静脉根部，暂时控制住出血，然后立即吸尽积血，显露静脉破口，在直视下予以修补。也可将示指置于下腔静脉后方并向前方顶起，拇指压住撕裂的肝静脉根部，暂时控制住出血后立即吸尽积血，显露静脉破口，在直视下予以修补。

2. 亦可用一把或多把无损伤组织钳钳夹出血部位或用心耳钳钳夹裂口附近，然后缝合止血。但不能用止血钳钳夹，主要是因为肝静脉容易回缩，钳夹不易奏效，且容易损伤下腔静脉，导致越止血越出血的情况发生。

3. 在碰到肝静脉已经回缩而无法显露的情况时，可先用手指压住血管破口，行控制性止血，吸净周围血液充分暴露手术野后，用细长的大弯针7号线在血管破口的近端连同肝组织一起缝合结扎或做8字缝扎，大多数情况下均可以达到止血的目的。

4. 肝右静脉多单独汇入下腔静脉，且短而粗，

对于肝右静脉损伤或线结滑脱引起的大出血，术者应该马上以左手示指插至下腔静脉后方并向上顶起，拇指压住肝右静脉根部，吸净血液后用丝线缝扎。若是在已开胸的情况下，可利用开胸之便，立即用左手示指伸入胸内膈肌后面，向前顶住下腔经脉，拇指压住肝右静脉断端，再进行缝扎止血。

因此，对估计手术过程中可能损伤肝静脉者，切肝前充分游离冠状韧带，便于术者手指达到下腔静脉后方，及时控制出血，并立即进行修补。

肝短静脉位于第三肝门，直接开口于下腔静脉，一般有2～5支，在尾状叶切除或右半肝以上切除时可能损伤肝短静脉而致下腔静脉壁出现破口，出血汹涌。笔者采用了一种简便的指压缝合修补法，即当下腔静脉破裂出血时，术者先暂用左手示指按压住出血点，吸尽积血，同时迅速暴露术野进行修补，肝脏一侧的肝短静脉损伤可连同肝组织缝扎止血，下腔静脉一侧往往回缩，可用无损伤线做8字或连续缝合；若术野暴露不理想时，切勿过度翻转肝脏而致破口扩大，可先用纱条填压止血，迅速游离肝周韧带并切除肿瘤，使损伤部位得以良好暴露，再行缝合修补。若仍有出血，而又无法进一步止血，可用明胶海绵填压出血处，在其上用纱条填塞压迫，但注意不要过紧，以免影响下腔静脉回流，将纱条另一端从切口引出，其旁再放置双套管引流，尽早结束手术。术后1周左右，待血性引流物的量减少后再逐渐拔出。在进行右半肝切除时由于过度牵拉肝脏组织，导致肝短静脉于根部撕裂下腔静脉而引起大出血，此时除了用手指直接压住下腔静脉破口，吸净血液，还可以用无损伤钳或心耳钳夹住部分下腔静脉，使该段血管处于无血液状态，以利于直视下修补血管壁。预防肝短静脉出血的要点是：当分离该静脉时，向上牵拉肝脏时不宜用力过猛，宜从下腔静脉右侧壁自下方逐渐向上分离，每遇一根肝短静脉，用蚊式钳钳夹并切断，用细丝线妥善结扎。

对术前估计可能损伤下腔静脉的病人，术中应于肾静脉平面以上预置下腔静脉阻断带，以备修补下腔静脉之用。方法是：剪开静脉鞘，用长直角钳从下腔静脉一侧紧贴其壁，作钝性分离达下腔静脉另一侧，预置阻断带。肝上下腔静脉阻断有时因其外露部较短，可游离左右冠状韧带，显露肝上下腔静脉两侧，再用心耳钳钳夹下腔静脉，同样可以达到阻断下腔静脉的目的，但要注意钳夹住下腔静

脉。一旦发生下腔静脉壁撕裂，可以依次阻断第一肝门、肝下下腔静脉，钳夹阻断肝上下腔静脉，在无血状态下修补破口。解除阻断时顺序与阻断时正好相反，依次为肝上下腔静脉，肝下下腔静脉，和第一肝门。阻断的时间则是越短越好，肝硬化患者在 10 分钟以内，一般患者在 15～20 分钟。若在阻断时间内未能修补完毕，则可手指压迫裂口，开放血流 5～8 分钟后再次阻断，此后阻断时间则相应减少，以避免肝脏缺血时间太长，且缺血再灌注对肝脏的损伤而导致肝功能衰竭。

（二）门静脉损伤出血的处理

肝门部门静脉损伤多发生在紧贴肝门部的肿瘤切除时，有时由于肿瘤直接侵犯门静脉壁，导致切除肿瘤后门静脉缺损。此外，门脉高压伴肝门部丰富侧支形成时，解剖第一肝门结构也可能造成曲张的门静脉破裂。一旦发生门静脉主干破裂出血，应立即阻断肝十二指肠韧带，压迫出血点，吸尽积血后用 5-0～7-0 无损伤线修补血管壁破口。有时因左/右门静脉干较粗大，在行半肝切除时常因结扎不紧而致结扎线滑脱出血，若遇此情况，可在肝门阻断情况下用双 U 字交叉缝合门静脉断面，同时打结，可有效止血。

肝内门静脉分支出血多发生在肝切除过程中，由于肿瘤紧贴或侵犯肝内门静脉分支，或伴有门静脉癌栓形成时，此时在肝门阻断下结扎止血即可控制。当门静脉分支较粗或较短时应缝扎止血，以防因结扎线脱落导致的术后大出血。

（三）肝动脉损伤出血的处理

肝动脉位于肝十二指肠韧带内，且有明显的波动，故手术中较少损伤，但是在下列情况下容易受损：

1. 肝动脉解剖变异，肝动脉在进入肝门前有很多变异：肝左、右动脉分支的变异；迷走动脉的存在，迷走动脉是指起源于腹腔动脉以外的肝动脉。手术中误伤到变异的肝动脉。

2. 手术操作不仔细，损伤肝动脉。

3. 肿瘤位于第一肝门，贴近或侵犯肝动脉。肝动脉损伤可引起较大量出血，严重时可使血压下降和休克。及时结扎肝动脉可有效止血，因为肝脏为双重血液供应，在结扎单支肝动脉时多数情况下不会发生肝脏缺血坏死。但是在肝脏切除范围较大的情况下，术后无肝动脉供血可能使残余肝脏功能衰竭，则应行肝动脉修补或端端吻合。在阻断近端

肝蒂，控制肝动脉出血后，用 7-0 无损伤缝线修补裂口或吻合血管。

（四）肝切面出血的处理

1. 肝脏切除后肝脏断面出血，可先采用热盐水纱布压迫止血，对于较小的肝静脉渗血点多能止住，但是门静脉和肝动脉的出血点则需要用丝线做 8 字缝扎，彻底止血。由于血管多回缩到肝脏实质内，缝针最好穿过肝被膜，超过出血点，再由肝实质穿出，这样既可保持一定张力，也因为有被膜的存在而不致撕裂脆弱的肝组织。或者在打好线结后空针穿此线，将明胶海绵或止血纱布固定在创面上。

2. 如果仍无法彻底止血而有持续性渗血时，亦可在肝断面上作一排褥式缝合，但缝合切忌为了止血而收线太紧，以免断面肝脏组织缺血坏死。若缝合处无肝被膜覆盖，此时肝组织脆弱易碎，缝合时可穿过垫片打结，称为加垫褥式缝合法。

3. 在前后断面可被拉拢对合的情况下，可将两断面拉拢后对合缝合，技术要点仍是既要保持一定的张力，也不能过紧，以免造成组织缺血坏死或者张力过大而导致组织撕裂。如果断面过大，不易对拢缝合，可用带蒂大网膜或镰状韧带，圆韧带紧密覆盖再缝合固定。若是用大网膜覆盖，四周应与肝缘缝合固定，中央固定 2 针。

4. 对于以上措施都无效的肝脏切面出血，此时断面出血多为血不凝所引起，表现为创面出汗样渗血不止，此时应该当机立断放弃缝合止血，因为越是缝合，越是加重对肝脏组织的损伤，对止血更加不利。可用止血纱布包裹明胶海绵敷于渗血处或用大网膜覆盖，再以大纱布填塞压迫止血，纱布旁要放置引流管，然后缝合切口，尽快结束手术。需注意将每块纱布垫的一角拉出切口之外，5～7 天后，再逐一拔出，10 天左右拔完。同时辅以静脉止血，输注血小板，凝血因子，冷沉淀等措施来止血。

Ⅱ 凝血功能障碍引起出血

一、概述

对于需要行肝脏切除术的患者，或多或少地存在着肝脏功能的障碍，由于肝脏是产生众多凝血因子的器官，在肝脏功能不全时也常常伴有凝血机制的障碍，其中多为去纤维蛋白综合征所引起。

二、病因及病理生理

术中引起广泛渗血的原因：①参与凝血过程的凝血因子多半在肝脏合成，其中 Ⅱ、Ⅶ、Ⅸ、Ⅹ 因子的合成还需要维生素 K_1 的参与。肝脏手术时往往肝脏原发疾病导致凝血因子合成减少，其中首先减少的是 Ⅱ、Ⅶ、Ⅸ、Ⅹ 因子；②抗凝血因子合成减少，主要是生理性抗凝血因子和纤维蛋白溶解因子合成减少；③伴原发性纤溶和并发继发性纤溶导致凝血和抗凝血因子消耗增多；④术中失血过多而输入大量缺乏凝血因子的库存血；⑤内毒素血症加重止血、凝血机制紊乱。

三、临床表现及诊断

凝血功能障碍引起的出血主要表现为：①肝断面有大量的出血点，且不易止住，如果出血点在门静脉、肝静脉，则出血量可更大；②手术野广泛渗血，包括切口、肝断面以及后腹膜粗糙面等渗血不止，看不见血块，此现象也称为"血不凝"，其特点表现为切面及其他创面像出汗样渗血不止。

四、预防

术前有明显肝功能损害及凝血机制严重障碍者，比如肝功能 Child-C 级患者不能手术。对于术前有轻度肝功能损害及凝血机制障碍者，应通过积极的护肝治疗，待肝脏功能和凝血功能改善后再手术，并且术中限制肝脏切除量。术中尽量减少出血，需输血时可使用新鲜血来补充，避免输注大量库存血，术中或术后输注大量血浆冷沉淀、凝血酶原复合物。

五、治疗

手术创面出血多数是由于漏扎肝断面的小血管所致，仔细检查断面渗血点，逐一用 0 号丝线做 8 字逢合，大出血点需找出血管断端予以结扎，多可达到止血效果。手术野广泛渗血系指手术切口、分离创面、肝断面的广泛渗血。多由术前肝脏功能欠佳，术中出血多，又输入过多的库存血所致。术前应重视检查凝血功能，若凝血酶原时间延长 3 秒以上，术前应予纠正，予肌注维生素 K_1 20~40mg，每日 1 次。手术野广泛渗血，是一个危险的征兆。有效的方法是：一面立即输入适量鲜血，并输注适量纤维蛋白原、凝血酶原复合物或其他凝血物质，如血小板和冷沉淀等；一面用氩气刀喷凝或缝扎止血，若仍不能止血，可用大块明胶海绵铺垫渗血区，其上用大纱条紧紧填塞压迫止血，缝合切口，尽早结束手术，3~5 天后情况好转时，再逐渐拔除纱条。

Ⅲ 肝脏移植手术出血

一、病因及病理生理

肝脏移植手术容易出血的主要原因有：①原发肝病引起严重的凝血因子减少，如凝血因子 Ⅰ、Ⅱ、Ⅴ、Ⅶ、Ⅸ、Ⅹ、Ⅻ 以及抗凝血因子的合成减少；②严重的手术创伤和红细胞破坏可产生大量凝血活性酶等活性物质，消耗大量凝血因子和血小板；③术中无肝期，纤维蛋白原和凝血酶原等凝血因子不能合成；④在术中大量输血，同时输入大量的抗凝物质；⑤缺血的肝脏产生类肝素样物质和酸性代谢产物，影响血管收缩功能和凝血机制；⑥血管内皮损伤，暴露胶原物质，激活凝血系统、补体系统和血小板；⑦肝脏移植时血管吻合后，血流动力学改变引起凝血因子激活而发生抗凝血因子消耗。

二、预防及治疗

为减少肝脏移植手术时的出血，应注意：①切除病肝时减少电刀切开，尤其对于门静脉高压严重、侧支循环丰富的患者，应多采用丝线结扎或缝扎；②新肝植入时务求妥善吻合，避免吻合口漏血；③对存在的创面可用电刀烧灼或使用冻干人纤维蛋白黏合剂；④血流重新开放后可适量应用鱼精蛋白或肝素样物质；⑤适当补充新鲜血浆、凝血酶原复合物、纤维蛋白原、冷沉淀、血小板等凝血物质，同时密切检测凝血状态。

Ⅳ 肝切除术后出血

一、概述

手术后出血包括肝断面的出血和手术其他部位的出血，可以发生在术后数小时或数日后。术后发生出血时，可能自腹腔引流处吸出或溢出大量血液，这样就容易发现。但是，有时血液滞留腹腔内，早期容易被忽视，往往到出现腹胀、休克时才被发现。因此，术后应密切观察病情，注意患者血压、脉搏等变化，经常检查腹腔及引流管通畅情况以及引流液的量和颜色等，以便及时发现腹腔内出血，给予处理。

二、病因及病理生理

（一）出血原因

引起手术后出血的原因很多，常见的有：①术中止血不彻底；②血管结扎线脱落；③肝断面部分肝组织坏死，继发感染；④引流不畅，创面积液感染；⑤出血倾向，凝血功能障碍。

（二）出血部位

肝切除术后容易发生出血的部位有三处：

1. 切断的肝周围韧带处　肝周围韧带上往往有许多小血管，尤其是左三角韧带上有比较粗的血管与膈肌相通，如合并门静脉高压或周围有粘连时，往往还会有扩张的侧支静脉。因此，在分离韧带时，应仔细止血。

2. 肝裸区的后腹壁粗糙面　右半肝切除或备右半肝切除时，右侧后腹壁的粗糙面易出血，特别是在分离右侧肾上腺过程中有损伤时，术后易发生出血。因此在此处的所有出血点均应缝扎止血，以免术后发生出血。

3. 肝断面　肝切除后，肝断面常有渗血，有时因血凝块掩盖而未将某些出血点缝扎，在术后血凝块溶解脱落，也可以继发出血，故肝切除后对肝断面的出血，均必须彻底缝合结扎，然后再冲洗肝断面，除去凝血块，检查无出血后，再对拢缝合。如用大网膜覆盖时，必须紧贴肝断面，并用丝线缝合固定，这样对肝断面的止血更为可靠。血管结扎线脱落也是手术后出血的重要原因，较大的血管需结扎两道，必要时应做缝合结扎。

三、临床表现及诊断

肝切除术后出血主要表现为术后出血，但发生的时间和出血量可不相同。出血可发生在术后数小时内，也可发生在术后数天内，甚至术后10多天才发生出血；出血量则有多有少。

（一）血管结扎不牢靠，或结扎线滑脱

由于血管结扎不牢靠，或结扎线滑脱所引起的血管性出血多发生在手术后当日，自引流管可引流出大量鲜红色血，引流量可达 8～15ml/min。此时诊断多不难。然而，在引流管被血凝块堵塞时，血液积聚在腹腔内而不能引流出时，则临床上不易观察到，直至患者表现为烦躁、口干、心率加快及血压下降，才能作出诊断。

（二）凝血功能障碍

凝血功能障碍所致的出血多发生在术后 3～5 天，此时患者的凝血因子多已消耗殆尽，而肝脏功能尚未恢复，难以重新补充，因此容易在肝切面或创面出现渗血。主要表现为引流管的引流量在已减少的情况下又突然增多，且无凝血块。或者是引流管内由原来的腹水性质的引流液突然变为血性的引流液。查凝血功能和纤维蛋白含量出现明显异常时多可明确诊断。

（三）继发感染

继发感染导致的出血多在术后 10 天左右，主要是由于肝切面组织坏死或结扎块坏死导致腹腔感染，感染灶侵蚀小血管导致出血所引起。出血量通常不大，且在引流管可有坏死组织或脓液引出，对于此前出现体温正常后复又升高，心率增快，白细胞及中性粒细胞降而又升等感染迹象时，多应考虑到该诊断。

四、预防

治疗术后出血的关键是早期发现和早期治疗。当患者出现口干、腹张、烦躁、脉搏增快等症状，以及双套管内有大量鲜血引出，伴有血压下降、休克时应立即处理。若术后出血量少，可输注新鲜血和止血药、凝血因子，严密观察出血量。若引流出新鲜血逐渐减少，生命体征平稳，排除大出血积于腹腔等情况后，可不必再手术。若出血量仍较大，不易自行止住时，则应立即手术止血。

五、治疗

肝断面的部分肝组织坏死，可造成继发感染，结扎线腐烂脱落，引起术后严重的继发性出血。造成肝断面部分肝组织坏死的原因很多，如不按解剖关系切肝，在肝断面遗留有过多的无血液供应的肝组织，或采用交锁褥式缝合法缝合切面，或作大块肝组织结扎法，使肝断面遗留大块坏死肝组织；或肝切除后，肝断面用纱布填塞压迫止血，发生继发性肝组织坏死。这些坏死的肝组织术后发生感染，可能导致继发性出血。因此，肝切除时必须熟悉肝脏解剖和血管分布，应按肝内血管分布规律进行切除，切肝时宜采用边钝性分离肝组织边结扎所有血管和胆管，肝断面的出血点用细丝线逐一结扎，避

免作大块肝组织结扎。如果肝切断面仍有渗血，必须用纱布填塞压迫时，也应先用大网膜及明胶海绵等铺在肝断面上，然后再用纱布填塞止血，术后5~7天开始逐渐拔出纱布，这样可减少再出血的危险。

此外，肝切除后引流不通畅，也可造成创面积液、感染，而导致继发性出血。因此，术后充分引流创面渗出液，合理应用抗生素，可以避免发生感染和继发性出血。有出血倾向的患者，术前必须详细检查凝血功能，并做好充分的术前准备。对肝功能不良、出血倾向不能纠正者，则不宜做肝切除术。

术后继发大出血时，应立即进行手术止血，将出血处缝合结扎。如结扎血管确有困难，也可用纱布填塞止血，同时加强全身治疗，如输注新鲜血液，应用止血药等。临床经验表明，术后继发出

血，特别是合并感染时，治疗是比较困难的，危险性很大，病死率也较高。因此，应重视预防工作，如严格掌握手术指征和手术时机，手术操作要准确，止血要彻底，打结要牢靠，引流要通畅等。

典型病例：

患者男性，48岁。诊断肝右后叶原发性肝癌6cm×7cm，紧靠下腔静脉及右肾上腺，手术行右后叶肿瘤切除，肿瘤切除过程中因过度向左侧牵拉翻转肝脏导致右肾上腺静脉撕裂，出血汹涌，遂再即用盐水纱布压迫出血处，迅速进一步将右半肝完全游离，再将肝脏向左翻转，充分暴露血管破裂处，在直视下分别缝扎肾上腺血管断端及下腔静脉破裂口，出血遂停止，术毕于右膈下放置双套管引流1根，术后引流液不多，患者顺利恢复出院。

第二节　胆道并发症

胆道并发症主要包括胆瘘和胆道损伤后狭窄性梗阻。肝切除后，如肝断面不予以对拢缝合，手术后自肝断面会有少量的胆汁漏出，混入肝创面的渗液中。如果能得到充分引流，肝断面的胆汁渗漏很快会自行停止，不会引起严重的后果。如果手术后每日经引流管吸引出的胆汁较多，说明有较大的胆管漏扎或结扎线脱落。如果在负压吸引治疗期间胆汁引流量不但未减少，反而逐日增加，可能是由于局部肝组织坏死、脱落而发生新的胆汁外漏，也可能为胆道系统梗阻而引起，应注意鉴别。在无胆道系统梗阻的情况下，即使是较大胆管损伤或漏引起的胆汁外漏，均可以通过充分的引流而治愈。然而，如果同时有胆道系统的梗阻，单纯采用负压吸引的方法是不可能将其治愈的。现今，肝脏外科技术的发展，肝脏手术的并发症不断降低，然而，鉴于胆道系统的复杂性，肝脏术后胆道并发症的发生率仍维持在4.8%~7.6%，更重要的时，胆道并发症可导致严重的感染甚至是肝功能衰竭。因此胆道并发症通常是肝脏外科医师非常重视的一个环节。

Ⅰ　胆　漏

一、概述

肝脏手术后自肝断面若有少量的胆汁漏出，混

入肝创面的渗液中，称为胆瘘。少量的胆瘘如果能得到充分引流，肝断面的胆汁渗漏很快会自行停止，不会引起严重的后果。若为较大的胆管漏扎或结扎线脱落导致的较大量的胆瘘，且引流不通畅，则可造成胆汁性腹膜炎等严重并发症。

二、病因及病理生理

引起胆瘘的常见原因：

1. 胆管结扎不牢　如在行半肝以上的肝切除后，肝门部胆管处理不当，在结扎肝门部的胆管时常和肝门结缔组织一起结扎，容易发生结扎线滑脱或结扎不全，而导致胆瘘。

2. 胆管回缩，漏扎　如在行局部肝切除或肝叶切除时，采用血管钳和手指法交替切肝，细小的胆管被牵拉撕脱后常常回缩而不易被发现，术后则可发生胆汁外漏。

3. 肝断面缺血坏死　原来的小胆管结扎线脱落或胆管壁坏死破裂，发生胆汁外漏，特别是在应用微波进行肝切除时，断面坏死组织较多，胆瘘的发生率可达到13%。

4. 胆道系统梗阻　若是术中有主干胆道损伤，凝血块、结石残留阻塞胆道或肿瘤巨大，肝门部转移淋巴结肿大等原因导致胆道梗阻，肝内小胆管压力升高，使原来闭合的微小胆管被冲破，引发

胆瘘。

三、临床表现及诊断

胆瘘主要表现为肝手术后腹腔引流出金黄色的液体，若将引流液化验证实为胆汁后则诊断明确。细小胆管发生的胆瘘，经过充分引流或腹腔双套管冲洗引流，多可在术后 3~4 日内胆管闭合而自行停止。即便是较大胆管发生的胆瘘，每日胆汁量多达 100~300ml 时，只要引流充分，很快也可形成局部的包裹，而不易发生弥漫性的胆汁性腹膜炎。若为较大的胆管损伤或漏扎且引流不畅时，若胆瘘已局限，则可形成膈下积液，表现为局限性腹胀、腹痛、黄疸或发热；若胆瘘没有局限，则可形成弥漫性腹膜炎的症状，患者多有腹痛，腹胀，发热，心率增快，呼吸急促。腹部检查可有全腹压痛、反跳痛、腹肌紧张，以右上腹为著，肠鸣音减弱或消失。若同时合并胆道梗阻时，除上述腹膜炎症状外。还可相应出现黄疸，腹痛，高热等 Charcot 三联症。

四、预防

预防胆汁漏的要点是：①术前仔细分析影像学资料，对于肿瘤较大且贴近第一肝门，估计到肿瘤将导致肝管走向移位的，可预先在术中切开胆总管，将金属胆管探杆插入胆管内作支撑、引导，切开时便于保护肝管，使其免受损伤。同时 T 形管引流胆汁也可降低胆管内压力，利于防止胆瘘的发生；②手术中尽量减少手术引起局部肝组织缺血坏死的机会；确保胆管断端结扎牢靠；反复检查肝断面是否有漏扎的胆管，确定无胆瘘后，再对拢缝合或用大网膜覆盖肝断面；手术创面区常规用双套管持续负压吸引，引流必须通畅而充分。如果术后 1~2 天内引流量很少，应仔细检查引流管是否通畅，放置位置是否妥当，不可因引流量少，就放松警惕，应结合病情进行全面的分析。

五、治疗

胆瘘的治疗，最重要的是将漏出的胆汁充分引流到体外，以免形成弥漫性胆汁性腹膜炎，同时还要加强抗感染治疗和全身支持治疗。如果术后引流的胆汁量不多且逐日减少，说明胆管漏口不大，胆管内压力也不太高，随着胆管炎性水肿消退，胆汁能够顺利地流入肠道，胆瘘一般是可以自行愈合的。如果胆汁引流量大，而且逐日增多，每天多达数百毫升，且经久不愈合，说明胆管漏口大，或胆总管下端引流不畅，应行逆行胆胰管造影，并行鼻胆管引流术，一般可以治愈。如果经上述方法治疗无效，则需采取手术治疗。未发生胆汁性腹膜炎且无肝断面坏死而发生胆瘘时可行胆瘘修补术，主要是明确肝断面胆瘘发生的部位，扩大胆瘘切口，进入肝实质，探查到胆瘘的胆管残端，重新结扎或缝合修补胆管残端，但是因为这种手术常常会使漏口变得更大，已很少被外科医师采用。如果发生弥漫性胆汁性腹膜炎时，应及早手术处理。如术中发现胆管损伤或结扎线脱落，除腹腔充分引流外，需将胆管重新结扎，并在胆总管放置 T 形管引流，减低胆道的压力，有利于胆汁的引流和胆管漏口的愈合。必要时可行胆肠吻合术，即 Roux-en-Y 手术。

II 胆道梗阻

一、概述

无论是在肝脏手术中损伤胆道造成术后胆道狭窄还是术中误扎胆管，均可导致胆道梗阻、黄疸，极易诱发腹腔感染，肝功能衰竭等，给患者带来极大的痛苦甚至危及生命。因此外科医师应尽量避免其发生。

二、病因及病理生理

引起胆道梗阻的原因有：①解剖第一肝门时，误扎了肝管，或肝门部解剖异常，左右肝管分叉早，术中损伤胆管；②如同时切除胆囊，在处理胆囊管时过度牵拉，误将胆总管为胆囊管而部分甚或全部结扎，或需切断患侧胆管时太靠近胆管分叉，结扎或缝合胆管开口时会使对侧的胆管狭窄；③由于凝血块或残留结石而阻塞主要肝管或胆总管；④第一肝门部肿瘤转移压迫肝外胆管；⑤在行肝门解剖时损伤胆管或肝管的血供，使得胆管的血供不足，导致缺血性的坏死或炎性狭窄。

三、临床表现及诊断

根据胆管损伤和狭窄的程度可有不同的临床表现，不完全的胆道狭窄常常表现出反复的胆道感染，如寒战、高热、腹痛、白细胞升高，肝功能异常，甚至出现黄疸。如果是完全性的胆道梗阻，则表现为重度黄疸，肝功能异常，常常继发出现胆道感染的表现，包括畏寒、发热、黄疸、腹痛，B超、CT 及 MRCP 等可显示广泛肝内胆管扩张，梗阻下段胆管则狭窄。

四、预防

在肝脏手术中减少术中胆管损伤，保护肝门部胆管血供，防止术后胆管缺血或狭窄。必要时术中可行胆管造影或胆道镜观察胆管走行。

五、治疗

1. 内科保守治疗　通过保肝、抗炎、营养支持治疗等，待水肿的胆管壁消肿后，梗阻的胆管可重新通畅。

2. ERCP 介入治疗　可以行胆管狭窄扩张术，放置支架引流，缺点是容易发生再狭窄与感染。

3. 外科手术治疗　行胆肠吻合术，即 Roux-en-Y 手术。

典型病例：

患者男性，56 岁。因肝右叶原发性肝癌 9cm×11cm 行右半肝切除术，术中见肝脏呈轻中度肝硬化，手术顺利，于右膈下放置双套管引流 1 根，术后第 1 天发现有胆汁样引流液引出，约 100ml 左右，患者无腹痛、发热等症状，查体皮肤、巩膜无黄染，腹部软，无腹膜刺激征，考虑存在肝创面小胆管胆瘘，遂保持双套管位置不动，通畅引流，给予保肝、支持、预防感染治疗，患者肝功能恢复良好，无胆汁性腹膜炎表现，大小便颜色正常，双套管每日引出胆汁样引流液 200~300ml，术后 2 周经双套管造影见造影剂经右后叶胆管分支破口进入胆总管及肠道，遂行内镜下逆行胰胆管造影（ERCP）并在右肝管放置鼻胆管引流，以后双套管逐渐无胆汁样引流液引出，鼻胆管引流通畅。1 周后再次经双套管造影未见造影剂进入胆总管及肠道，分次拔除双套管。鼻胆管引流继续放置 2 周，造影未见有胆汁外溢后拔除，患者恢复出院。

第三节　肝功能衰竭

一、概述

肝功能衰竭是肝切除术后严重的并发症，是导致手术后死亡的最主要原因。肝功能衰竭约占肝切除术后并发症的 25% 左右，死亡率则高达 83%。

二、病因及病理生理

肝切除术后发生肝功能衰竭的原因是多方面的，包括肝实质细胞病变的范围及程度、肝切除范围、麻醉、失血量及输入库存血液的量等。这些因素中，最重要的是肝实质细胞病变的范围及程度，其次为肝切除量。肝实质细胞病变范围广且程度重者（如明显的肝硬化），肝脏储备功能差，其对手术创伤的耐受性就差，肝切除术后就有可能发生肝功能衰竭。因此，术前正确地评估肝脏储备功能、严格地掌握手术适应证及肝切除范围，是避免术后发生肝功能衰竭的几项重要措施。

肝功能衰竭的诱发因素：

（一）手术创伤影响

手术创伤因素包括：①手术切除正常的肝组织越多，越容易引发肝功能衰竭，尤其是存在肝硬化的情况下；②术中出血多，易出现低血压，或术中肝门阻断时间过长，加重肝脏的缺氧，导致肝细胞变性。又有多次肝门阻断，肝细胞反复出现缺血再灌注，活性氧对肝细胞损害；③手术中麻醉药物大多需要在肝脏代谢，加重了肝脏的负担并具有一定的肝毒性。

（二）手术后影响因素

手术后影响因素包括：①术中及术后电解质、酸碱失衡，加重肝脏损害；②术后胃肠道功能紊乱，肠蠕动停止，肠道内细菌繁殖，释放大量氨及其他有毒物质；③术后感染，切面坏死，腹腔感染等导致脓毒血症可加重肝脏损害。

三、临床表现及诊断

肝切除术后往往引起肝功能的损害，尤其是广泛肝切除术后，即使手术过程比较顺利，术后也常有轻微的黄疸、血浆蛋白降低、血清转氨酶升高等变化。但在残余肝脏能够代偿的情况下，这些变化一般从术后第 1 周起即能逐渐恢复正常。对某些肝切除的患者，特别是合并明显肝硬化者，则可能发生肝功能不全或衰竭，有的在术后数日内即发生，有的则在数周后逐渐出现。术后肝功能衰竭可分急性和慢性两型。急性型往往在术后立即出现，临床表现为体温升高、心跳快、呼吸急促，并伴有烦躁不安、昏睡、昏迷等症状，一般多在术后 48 小时内死亡。慢性型多发生在术后数日至数周内，患者逐渐出现烦躁不安、谵妄、昏睡、黄疸加深、腹水加重、消化道出血、下肢水肿、水、电解质紊乱、少尿以至无尿，最终可因肝、肾衰竭而死亡。肝功能衰竭的患者，不论临床表现为急性或慢性，尸检的结果均发现肝坏死。因此，预防术后发生肝功能不全或衰竭，首先必须严格把握手术指征，术前作好充分准备，合理掌握肝切除量，如对合并肝硬化的患者，术前肝功能化验出现异常结果时，应经短期积极保肝治疗使其功能改善后方能手术，手术时肝的切除量不宜太大。尽量避免使用对肝脏有损害的药物。术中应保证供氧，尽量缩短肝门血流阻断的时间，手术中尽量减少出血，术后要大力加强保肝治疗。

肝功能衰竭的另一种临床表现是肝切除术后血不凝。肝脏是合成多种凝血因子的主要场所，如果肝细胞受到损害，势必影响到凝血功能，容易发生出血。此外，血液库存时间越长，血液中的血小板以及其他凝血因子破坏也越严重。因此，对严重肝功能损害的患者，如术中输入大量库存血，则会加重凝血功能障碍，造成手术创面出血不止。所以术后血不凝的主要原因是肝功能损害、凝血功能障碍和术中输入过多的库存血。因此，对这类患者术前短期内应积极进行保肝治疗，改善凝血功能，术中减少出血，并尽量输给新鲜血液，必要时补充纤维蛋白原或凝血酶原复合物以及其他凝血药物，避免发生血不凝的后果。如术前肝功能严重损害、凝血功能差者，经短期治疗仍不能改善时，最好将手术时间推迟或不采用肝切除术治疗。

四、预防

1. 严格掌握手术指征，对于无肝硬化的患者肝切除量不要超过 60%，而有肝硬化的患者则不能超过 35%。

2. 术前结合影像学资料、生化检查等对肝脏功能储备进行准确评估，经典方法是按 Child 分级来评估，C 级以上的禁忌手术。对于术前有肝功能损害的患者，应积极保肝治疗，待肝脏功能改善并重新评估后再考虑手术。

3. 选择良好的切口，有利于暴露，也减低对机体的打击。现在胸腹联合切口已较少被外科医师采用。多采用双侧肋缘下人字切口。

4. 术中肝门阻断时间应限制再 10～15 分钟内，对于肝硬化患者还要适当缩短，尽量在一次肝门阻断时间内完成手术，如果需再次行肝门阻断，则至少需要间隔 5 分钟以上。

5. 手术中保证充足的氧气吸入，使血氧含氧浓度升高，有利于肝脏的恢复，术后还要持续给氧 24 小时，同时尽量减少使用对肝脏毒性大的麻醉药物。

6. 术中解剖清楚、操作熟练，减少出血，缩短手术时间。术后继续给予保肝治疗，使用对肝脏功能影响小的抗生素预防感染，加强营养支持治疗，维持水、电解质平衡，尽早恢复饮食，促进肠道功能的恢复，防止菌群失调。给予高糖、高蛋白、复合维生素、低脂饮食。纠正贫血、低蛋白血症和出血倾向，可采用少量多次输新鲜血、血浆、白蛋白。白蛋白水平不低于 35g/L，必要时可补充凝血因子及血小板。

五、治疗

一旦肝功能衰竭发生，务必加强治疗。主要治疗方法有：①可经颈内静脉或锁骨下静脉供给大量（400～500g/d）葡萄糖，除可提供每日的热卡需要、减少组织蛋白分解外，还具有促进氨与谷氨酸合成谷氨酰胺过程的作用，有利于降低血氨；②每日静脉给予乙酰谷氨酰胺 750～1000mg，或谷氨酸钠（5.75g/20ml，含钠 34mmol）、谷氨酸钾（6.3g/20ml，含钾 34mmol）或精氨酸 25～50g，加入葡萄糖溶液中每日静脉滴注。每日静脉给予支链氨基酸或含高支链氨基酸、低芳香氨基酸的复合氨基酸 20～100g，对改善肝性脑病症状有一定的作用；③每日经静脉注射地塞米松 20～60mg，对促进残余肝再生及治疗肝功能衰竭有一定的效果。一般是按此剂量连用 2～4 天，然后根据病情逐渐减少用药量，直至完全停药；④用乳果糖灌肠，以清除结肠内容物，酸化结肠内环境，抑制肠道细菌生长，减少结肠内产氨量并向体循环弥散；⑤注意监测肝、肾功能及电解质变化，根据情况予以及时处理；⑥如有肺水肿发生，应给予甘露醇等脱水剂；⑦禁止应用吗啡、巴比妥类及氯丙嗪等对肝脏有损害作用的药物；⑧有人认为左旋多巴具有补充正常的神经介质，从而取代突触中的假性介质的作用，可使病人从昏迷中苏醒。但临床观察发现，其疗效并不肯定;⑨如血浆蛋白较低,可适量补充人体白蛋白或新鲜血浆,以帮助残余肝再生及肝功能恢复;⑩每日补充大量的维生素 B、C、K 等及应用广谱抗生素预防感染。总之,对肝功能衰竭的治疗,目前疗效并不满意,病死率仍然很高,因此,必须重视预防。

第四节　肝肾综合征

一、概述

临床上肝肾综合征多是指继发于慢性肝脏疾病或慢性肝功能衰竭之后的,常常是以肾功能损害、明显的动脉循环异常、内源性的血管活性系统激活为特征。肾脏血管收缩导致肾小球滤过率的降低,而在体循环,主要是以动脉血管扩张,导致血液循环的阻力降低,进一步引起血压下降。在肝脏手术后,若出现急性肝功能衰竭时,也会继发肝肾综合征。

二、病因及病理生理

(一) 有效循环容量减少

肝脏手术后患者,尤其是合并有肝硬化的术后患者,常常会发生低蛋白血症,低钠、低钾血症,容易出现顽固性的腹腔积液。若同时存在肝外血管扩张及肝内动静脉分流,血浆容量和细胞外液减少,造成有效血容量不足和肾平均血流量不足,易诱发肾前性肾功能不全。

(二) 肾血流动力学异常

细胞外液容量变化,肾血浆流量下降,肾内血流重新分布,表现为肾皮质血流量减少,肾髓质充血。引起肾血流动力学障碍的原因主要有:①交感神经过度兴奋,释放大量儿茶酚胺类物质;②肾内肾素 - 血管紧张素系统兴奋,导致血管收缩,且醛固酮活性增加,加重水钠潴留;③肾内舒张血管性前列腺素合成减少,缩血管性的血栓素 A_2 产生过多;④由于血管缺血,导致血管内皮损伤,血管收缩因子(内皮素)产生过多,舒张因子(NO)产生相对过少,目前的研究认为该机制可能为导致肾血流动力学障碍最主要的原因。

三、临床表现及诊断

除具有腹腔积液、黄疸、低蛋白血症等一般表现外,肝肾功能检查有持续恶化的迹象。可出现少尿甚至无尿等急性肾衰竭的表现。尿液检查通常无蛋白,尿沉渣正常,尿钠低,小于 10mmol/L,尿浓缩,比重多在 1.020 以上。可逐渐出现氮质血症等表现,如厌食、恶心、呕吐、乏力等,生化检查提示:血肌酐,尿素氮升高快速,肌酐清除率下降,可出现高血钾,酸中毒,晚期则有神志及精神异常,严重者出现感染、休克、呼吸衰竭等,同时肾功能不全可加重肝功能的损害,还可表现出肝性脑病的症状。

四、预防

预防措施主要有:①术前积极评估肝肾功能,术中减少创伤打击,尽量缩短手术时间,减少出血,维持术中血压平稳;②术后维持有效的血容量,防止出现腹水及低蛋白血症;③维持水、电解质及酸碱平衡;④应用抗生素预防感染,但注意避免使用对肝肾损害大的药物。

五、治疗

1. 治疗诱因　积极治疗病因,祛除诱发因素。如纠正低蛋白血症,利尿减轻腹腔积液,维持电解质平衡,预防感染,保肝治疗,改善肝脏功能,避免用肾毒性药物(氨基糖苷类抗生素、非甾体类消炎药)。

2. 扩容及血管活性药　诱发肝肾综合征的一个重要原因是,肾脏的血流动力血异常,改善肾脏血流动力学有利于治疗。主要是给予输注血浆、全血、白蛋白等胶体,改善有效血容量。针对性的使用动脉扩张药,如(多巴胺、前列腺素和前列腺素类似物),及拮抗肾内肾素 - 血管紧张素系统药物(ACE I 类),增加肾血管血流量,改善肾小球滤过率。

3. 血液透析　鉴于发生肝肾综合征时因肾衰竭可有电解质、酸碱平衡紊乱,体内毒素积累,可出现多个系统的感染甚至衰竭,因此必要时可通过透析治疗来紧急排出毒素,维持机体内平衡。

第五节 顽固性腹腔积液

一、概述

正常人腹腔内存在少量液体，一般少于200ml，如腹腔游离液体过多则形成腹腔积液。产生腹腔积液的原因一般分为两类，一是肝脏因素如慢性活动性肝炎、原发性胆汁性肝硬化、血吸虫病以及原发性或继发性肝脏肿瘤等；二是肝外因素如胰腺炎、肾病综合征、充血性心力衰竭、布-加综合征和门静脉血栓形成等。肝脏手术后许多患者均可出现腹腔积液，有些患者经过6周的正规利尿剂治疗后仍无明显消退，这样的腹腔积液就成为顽固性腹腔积液。1996年，国际腹腔积液协会将顽固性腹腔积液定义为：药物治疗不能有效控制或早期复发的腹腔积液，其在腹腔积液病例中占5%~10%。Ikeda等报道有25%的肝切除患者和33%的肝硬化肝切除患者会发生顽固性腹腔积液。

二、病因及病理生理

肝脏手术后腹腔积液的形成和处理又有其特殊之处。

（一）血浆胶体渗透压降低

形成腹腔积液的两个重要因素是血浆胶体渗透压降低和门静脉压力升高。血浆胶体渗透压主要由血浆白蛋白维持，肝硬化及肝切除术后由于白蛋白合成减少，导致血浆胶体渗透压降低，因此不能限制液体从血管床渗出。如血浆白蛋白低于25g/L即可能发生腹腔积液。

（二）门静脉压力升高

单纯由肝硬化引起的门静脉高压不一定就出现腹腔积液。动物试验也证明单纯缩窄门静脉并不产生腹腔积液，若同时伴有低蛋白血症则可见腹腔积液形成。临床常见到肝外阻塞性门静脉高压症患者，如合并食管静脉曲张破裂出血或因其他原因引起血浆白蛋白下降时，即会产生腹腔积液，而在血浆白蛋白恢复正常时，腹腔积液也会随之消失。肝切除术后由于门静脉流出道相对减少、肝细胞水肿、手术切口疼痛等原因也会造成门静脉压力进一步升高，是成为腹腔积液形成的重要因素之一。

（三）腹膜通透性增加

腹腔积液和血管内液体的交换主要通过脏腹膜进行。脏腹膜下存在大量广泛分布的毛细血管床。腹腔积液和血液之间存在着动态平衡，每小时约有40%~80%的腹腔积液不停地进出腹腔。动物试验观察到白蛋白和球蛋白皆参与腹腔积液和血浆的交换，白蛋白的交换率3倍于球蛋白。肝切除术后的患者由于营养不良以及手术操作刺激等原因造成腹膜通透性的增高，破坏了腹腔积液和血液交换之间存在的动态平衡，导致滤过增加而回吸收减少，从而形成腹腔积液。此外，研究发现经静脉输入白蛋白后，很快可在腹腔积液内检测到，说明静脉输入血浆或白蛋白后，有时反而使腹腔积液内蛋白质含量增加，促使腹腔积液增多。

（四）淋巴回流受限

临床上也常见到肝硬化患者腹腔积液产生的部分原因系由肝再生结节压迫肝静脉，致使肝静脉回流受阻，肝包膜下或肝门区淋巴管成簇扩张以及淋巴液外渗。若行门腔静脉侧侧吻合术可使腹腔积液消失，这是由于80%的肝淋巴液来源于肝血窦的缘故。正常时，血浆蛋白质颗粒也能透过血窦。肝切除术可能造成肝静脉回流系统和淋巴回流系统减少，肝静脉血回流受阻，血窦内压力增加，则促使富含蛋白质的液体从血窦渗入组织间隙，受损的肝淋巴系统不能及时将其回收而排入腹腔形成腹腔积液。

（五）水钠潴留

肝切除术后肝功能受损，使得肝脏对醛固酮的灭活能力减弱，因此体内醛固酮增多，促进了钠的吸收和钾的排泄。此外，由于大量钠离子在近曲小管重吸收，首先引起细胞外液渗透压上升，导致抗利尿激素分泌增加，促进肾小管对水的再吸收，于是引起水钠潴留，促进了腹腔积液的形成。

三、临床表现及诊断

肝切除术后双套管引流液体量在术后应逐日减少，颜色逐渐由淡血性变为淡黄色腹水样。如果术后引流液颜色逐渐转为淡黄色，但引流量无明显减少，反而逐渐增加，量多时甚至可达每天上千毫升，同时伴有肝功能恢复欠佳、低蛋白血症、尿量减少等情况时应考虑到腹腔积液形成可能。患者往往主诉腹胀，此时应注意与术后胃肠功能未完全恢复导致的胃肠胀气鉴别，前者叩诊为浊音而后者为鼓音。B超多可明确诊断，了解腹腔积液量多少及分布范围，必要时多次B超检查可动态观察腹腔积液量的变化。

四、预防及治疗

肝切除术后腹腔积液治疗较其他类型的腹腔积液更为困难，原则上应以纠正诱发因素和治疗肝病为主。

（一）保肝支持治疗

在肝功能恢复欠佳时主要是卧床休息、吸氧以促进肝功能恢复。加强饮食营养，进高蛋白、高热量、高维生素饮食。在食欲不佳时应适当输注葡萄糖、氨基酸等加强营养支持治疗，必要时可给予全胃肠外营养支持治疗。除适当给予极化液、保肝药物治疗外，如患者存在低蛋白血症，还应适量输注血浆或白蛋白以提高胶体渗透压，减少腹腔积液生成。常用剂量为每天输入白蛋白10g~20g，对腹腔积液量较多者可在白蛋白中适量加入呋塞米以加强利尿效果，一次用量不宜过大，应缓慢滴注。大量腹腔积液形成还有可能造成水电解质紊乱，应当注意维持水电解质平衡。

（二）适当利尿加扩容

肝切除术后患者有腹腔积液形成时应给予利尿剂以减少腹腔积液生成。除在腹腔积液量较多时静脉给予呋塞米外，还可口服呋塞米及螺内酯片，前者利尿效果较强但容易造成钾的丢失，后者利尿效果较弱但可减少钾的丢失，二者应结合使用。口服药物一般起效较慢，应注意与静脉用药衔接好使用。起始一般从中等剂量开始，以后根据尿量及腹腔积液量的多少调节用药剂量。腹腔积液量较大时可使用呋塞米，呋塞米是强利尿剂，作用时间短，在密切关注电解质的前提下，小剂量多次使用呋塞米被证明是安全有效的。采用扩容等方法增加肾脏血流量及肾小球滤过率，可很好的恢复利尿剂治疗的敏感性，使腹腔积液暂时缓解。方法是用20%甘露醇250ml静脉滴注。甘露醇进入血液循环后不被组织利用和分解，可使组织间隙的液体迅速的转移入血管内，使血容量增加，提高肾脏滤过率。且渗透性利尿排水多于排钠，再辅以呋塞米时，可很好的减少腹腔积液。由于肝脏手术后腹腔积液患者多有低蛋白血症，因此应适当补充白蛋白，但白蛋白的半衰期较短，不利于长期维持血管内渗透压。我们的经验是在滴注白蛋白100ml后给予呋塞米20~40ml静推，对减少腹腔积液有较好的效果。

（三）腹腔积液的引流

肝切除术后早期引流液为淡血性时应注意引流通畅，防止血性渗液得不到充分引流而引起感染等并发症，此外大量胶体性渗出液在腹腔积聚也是腹腔积液形成的重要因素，此时应加强引流而不应拔除引流管。当引流液颜色逐渐转为淡黄色、引流量增加时多有腹腔积液生成，此时应降低负压吸引的压力，减少腹腔积液大量丢失而可能造成的蛋白丢失和电解质紊乱等并发症。当腹腔积液完全清亮后可拔除双套管，缝闭引流口，同时加强支持、利尿治疗，经此处理多数病人随着肝功能的逐渐恢复腹腔积液也可逐渐消失。如拔管后患者腹腔再次形成大量腹腔积液，甚至引起呼吸困难和腹胀难以忍受时，可考虑做腹腔穿刺引流腹腔积液。一般可在B超引导下于麦氏点或腹腔积液量多处置入深静脉穿刺管引流，引流时放液速度宜慢，每日放液量1000~1500ml，可分2~3次完成。但目前也有学者认为，在积极支持治疗的前提下，大量放腹腔积液并不一定会严重影响全身及肾脏血流动力血。Qvinter等应用大量腹腔放液与应用利尿剂进行了对比研究，结果表明大量放腹腔积液同时输注白蛋白治疗难治性腹腔积液的效果，比大剂量用利尿剂效果好，认为放腹腔积液可作为腹腔积液治疗的补充疗法。但放腹腔积液的并发症有感染、出血、肠穿孔、低蛋白血症、大量电解质丢失等，应注意加以防治。目前一般认为大量放腹腔积液的适应证为：①严重腹水影响心肺功能者；②腹腔积液压迫肾血流，引起尿少和下肢高度水肿者；③腹内压明显增高、脐疝或股疝显著者，或有食管静脉曲张破裂可能性者；④自发性腹膜炎者。

（四）经颈静脉肝内门体分流术（TIPS）

TIPS是治疗顽固性腹腔积液的有效方法，对于那些需要反复腹腔穿刺引流的患者可用此法，如果患者需1个月行3次以上的腹腔穿刺引流，则可考虑行TIPS。但TIPS可导致肝性脑病的发生，且有较高的支架狭窄率，故不作为首选方案。

典型病例：

患者女性，46岁。因肝脏巨大海绵状血管瘤行肝左三叶切除术，术中见肝脏无肝硬化，因瘤体包绕中肝及左肝静脉而将中肝及左肝静脉均切除，仅保留右肝静脉。手术顺利，于左膈下放置双套管引流1根。术后前3天淡血性引流液分别为500ml、450ml和450ml，逐渐转为淡黄色清亮腹腔积液，引流量逐渐增多至每日800～1400ml，肝功能总胆红素升至75μmol/L，血清白蛋白降至29g/L，给予保肝、支持、利尿、维持水电解质平衡治疗，患者肝功能逐渐恢复，术后10天引流液减少至300ml/

d，随拔除双套管，缝闭引流口，加强保肝、支持、利尿、维持水电解质平衡治疗，患者肝功能逐渐好转，2天后患者诉腹胀，B超检查见腹腔中量积液，于右下腹穿刺置单管引流为淡黄色清亮腹腔积液，引流3天后腹腔积液减至100ml，复查B超腹腔未见积液，拔除单管后患者出院。

第六节 膈下积液和脓肿

一、概述

肝切除术后并发症中，膈下积液和脓肿是较常见的一种，约占肝切除术后并发症的4%～47%。

二、病因及病理生理

肝切除术后发生膈下积液和脓肿的原因是多方面的：①肝切除术后特别是切除半肝以上时，创面大，渗液多；②肝切除范围大，手术创伤大，术中失血量多，超过3000ml者，或因出血而术后再次手术者，发生感染的可能性增加；③手术时间过长，术野显露过多，或同时作胆道手术，会增加术后感染的机会；④肝癌合并明显的肝硬化时，肝功能受到损害，蛋白质合成及氧化还原作用受到影响，使机体的免疫功能降低，易发生感染；⑤手术操作粗暴、组织损坏严重，或肝断面残留过多的坏死肝组织，易发生感染。正常情况下，每克组织有10^6个细菌才能导致感染，而存有局部组织坏死或积血时，只要每克组织有10^2个细菌就会发生感染；⑥手术时引流放置不当，术后未能做到充分的膈下引流，或采用开放引流、引流管拔除过早，是导致膈下积液和脓肿发生的最主要原因。

三、临床表现及诊断

肝切除术后，如果患者出现高热不退，伴有腹部以右季肋部疼痛，同时出现全身中毒症状，如脉速、呼吸急促、白细胞增多、中性粒细胞在90%以上，或伴有呃逆、腹部胀气、右上腹部压痛、腹肌紧张、右季肋部肋间压痛、反跳痛、肝浊音界升高等，应怀疑膈下脓肿的可能。此时可进一步作B超检查，如发现液性暗区，则可以初步诊断。如在B超引导下进行诊断性穿刺，抽出脓液，则诊断更加明确，同时可以做脓液细菌培养。

四、预防

在手术中应当将所有失活的肝脏组织都清除，术中遗留的失活组织将成为引起感染的异物，只有祛除异物后感染才能缓解。而术中行填塞止血时，填塞物应在1周左右拔出，否则容易引起继发感染。

保持顺畅的引流，腹腔双套管的正确放置和术后保持腹腔双套管引流通畅是预防术后膈下积液和脓肿的有效方法。术中双套管应放置在靠近肝脏创面的膈下最低位，引流管前端和侧孔避免靠近大血管。术后引流量少于50ml/d时，可逐日退出少许，一般术后3～5日可完全拔除。如退管后引流量增多，说明该区域以前引流欠佳，需继续引流至引流液减少，避免因引流管拔除过早导致的膈下积液和感染。发现引流管不通时应及时处理，防止膈下积液形成。

五、治疗

由于影像学技术的发展，特别是B超的普遍应用，膈下积液多在早期即可发现，形成膈下脓肿的情况已经很少。一旦明确诊断，应进行积极的治疗。

（一）应用有效抗生素

膈下脓肿最常见的致病菌为大肠杆菌、梭状芽孢杆菌、变形杆菌、类球菌、溶血性链球菌、葡萄球菌和产气荚膜杆菌等，而且多为混合感染。因此，明确有感染后可首先应用广谱抗生素。在可能的情况下，最好能根据细菌培养结果选择有效的抗生素。

（二）支持治疗和对症处理

肝切除术后并发膈下脓肿者，往往全身消耗较明显，应注意能量、蛋白质及维生素的补充。必要时，可多次少量输新鲜全血或新鲜血浆。对体温高达39℃以上者，可给予解热剂或采用物理法降温。疼痛较剧者，可适量应用止痛剂。

（三）外科处理

过去对膈下脓肿均作再次手术处理。手术治疗的原则是吸净脓液、清洗脓腔、充分引流。近年来多在B型超声引导下经皮穿刺、置管引流。脓液引流出后，每天经置入的引流管用抗生素溶液冲洗脓腔。对合并厌氧菌感染者，可应用甲硝唑溶液冲洗。如原来的引流管尚未拔除，可在B型超声监视下经引流管注入生理盐水，了解引流管的尖端是否达到脓腔内以及引流管的通畅情况。如发现引流管尖端在脓腔内，而引流管不够通畅，应当及时更换引流管，以达到充分引流的目的。若原引流管前端不在脓肿内，两者之间有组织相隔，说明这根引流管已不起作用。应在B型超声引导下，经皮穿刺，重新置管引流。文献中也有报告在CT定位及引导下经皮穿刺置管引流治疗膈下脓肿者。

典型病例：

患者男性，52岁。因肝右后叶原发性肝癌7cm×8cm行右后叶肿瘤切除，肝脏呈中度肝硬化，于右膈下放置双套管引流1根，术后前3天淡血性引流液分别为550ml、500ml和400ml，第4天拔除双套管后患者连续两天出现发热，体温最高38.6℃，B超检查发现右膈下积液，范围约5cm×6cm，右侧7~9肋间胸腔积液，液平约2.0cm，给予右侧胸腔积液穿刺置管引流、抗感染、支持治疗、对症处理后体温逐渐下降，复查B超见右膈下积液范围逐渐缩小，至术后10天范围约2cm×3cm，右侧胸腔积液消失，患者体温恢复正常后出院。

第七节　胸腔积液

一、概述

胸腔积液是肝切除术后最常见的并发症之一，发生率17.6%~45.5%。1958年Morrow等首先报告肝硬化伴腹腔积液的患者有胸膜渗出，称肝性胸腔积液。在晚期肝硬化患者中肝性胸腔积液的发生率为4%~10%。Hartz等认为，膈肌上有许多微孔，使胸腔与腹腔直接通连。胸腔内为负压，腹腔内为正压，促使腹腔内液体经这些微孔流入胸腔，发生肝性胸腔积液。开胸和不开胸的肝切除术后均可能发生胸腔积液，以右侧胸腔积液为多见。

二、病因及病理生理

造成胸腔积液的原因有：①右侧膈顶部、后腹膜和肝裸区存在创面，右侧肝切除术时，需要游离右三角韧带、右冠状韧带及肝裸区。游离后，膈肌上遗留一片仅由腹膜覆盖的创面。手术后由于腹痛、肠胀气，腹内压明显增加，使膈肌伸展开，导致游离处膈肌上的微孔扩大，致使肝断面渗出液引流入胸腔内；②膈下积液引流不畅；③肝功能不全导致的低蛋白质血症；④肝周围的广泛分离导致淋巴管损伤，引起淋巴引流不畅。也有人认为，肝切除术后胸腔积液与炎性反应有关，因为细胞学检查发现，胸腔积液中含有间质细胞、组织细胞、中性粒细胞及淋巴细胞。

三、临床表现及诊断

胸腔积液量较少者，一般不引起任何症状，无需进行处理，一周后可自行吸收而消失。胸腔积液量较大者，出现肋间隙饱满、气管向健侧移位。患侧胸部叩诊呈浊音、呼吸音减弱或消失，可引起胸闷、呼吸困难和发热等症状，有些患者体温可高达39~40℃，X线、B超检查易诊断。对于有临床症状者，应予以积极处理。

四、预防

主要是术前改善患者的一般情况，纠正低蛋白血症，改善肝功能。术中吸尽积血，彻底冲洗腹腔，避免术后腹腔感染。对于术后引流量较多时，可延迟拔管，拔管时严格无菌操作，以防继发感染。

五、治疗

通常的处理方法是在B超引导下定位，行胸腔穿刺抽胸腔积液，补充血浆和白蛋白，加强营养支持治疗。大多数病例经1~3次胸腔穿刺抽胸水后，即可治愈。开始时胸腔积液多为淡血性，以后逐渐变为淡黄色，引流量也逐渐减少。如胸腔积液反复出现，穿刺不能控制，可采用胸腔置管接水封瓶闭式引流，也可经胸腔引流管注入顺铂以促进胸膜腔粘连，减少腹腔积液的产生。近年来，肝切除术已放弃胸腹腔联合切口，仅作上腹部切口，故胸腔积液已很少发生，只有在右半肝切除后偶见右侧胸腔积液，经 B 超引导下穿刺抽液，很快即可治愈。

典型病例：

患者男性，46 岁。因肝右后叶原发性肝癌 5cm×6cm 行右后叶肿瘤切除，术中见肝脏呈中度肝硬化，因肿瘤位于右后叶，遂将右肝完全游离后切除病变，手术创面较大。手术顺利，于右膈下放置双套管引流 1 根。术后双套管引流量不多，于术后第 5 天拔除。以后患者出现发热，体温最高 38.4℃，B 超检查右侧 7~9 肋间胸腔积液，液平约 3.5cm，右膈下无积液。遂行右侧胸腔积液穿刺置管引流、抗感染、支持、利尿、对症处理后体温逐渐下降，胸液引流前 3 日为暗红色血性，分别引流 1000ml、800ml 和 600ml，以后引流量逐渐减少，每日约 200ml 左右，颜色转为淡黄色清亮，复查 B 超右侧胸腔无积液，至术后 14 天引流量减少至 50ml/d 左右，拔除胸腔引流管后观察两天，复查 B 超右侧胸腔无积液后患者出院。

第八节 切口感染和切口裂开

一、概述

肝切除术的切口较大，一旦发生感染，势必引起愈合延迟，而导致切口裂开，有内脏脱出的危险。

二、病因及病理生理

引起切口感染的因素很多，如开放性肝外伤、肝脓肿、肝内胆管结石，或合并胃肠切除者，在肝切除过程中，容易污染切口，引起切口感染；术前有黄疸的患者，切口的愈合及抗感染能力均下降，容易发生切口感染；术后并发胆瘘或腹膜炎的患者也容易继发切口感染。此外，对免疫功能低下的肝硬化患者，如手术时间过长，术中切口保护的不好，也有可能发生切口感染。非感染的切口裂开，主要是由于低蛋白质血症所引起的，有时因腹腔积液增多、腹胀、肺部并发症或慢性咳嗽等，也可增加切口的张力，促使切口裂开。

三、临床表现及诊断

对于一般患者，术后第 1 天切口疼痛感觉最明显，术后 2~3 天，在静息状态下切口疼痛可以明显减轻。术后 3 天内体温可略有上升，但很少超过 38℃，主要为吸收热。在此期间脉搏、白细胞计数可逐渐趋于正常。凡是术后 3~4 天病人出现原因不明的发热或切口由疼痛减轻转为加重，都应怀疑切口感染的可能。疼痛多呈刺痛、胀痛或跳痛，夜间加重明显，伴发热、脉搏加快、白细胞计数及中性粒细胞升高，严重时可有全身中毒症状。

四、预防

对出现可能导致切口裂开的并发症要及时处理。如出现腹腔积液时应补充白蛋白或血浆，促进切口愈合，同时加强利尿，必要时可在 B 超引导下腹腔穿刺置管引流腹腔积液，防止因腹腔积液过多将切口冲开。如发生切口裂开，应立即重新缝合，加强减张缝合，并延期拆线。因此，为了预防切口感染及裂开，手术中应做到：①严格无菌操作；②术前或术中预防性应用广谱抗生素，如有胆道感染等可留取胆汁标本做细菌培养、菌种鉴定及药敏，为术后抗感染治疗提供指导；③切口缝合前必须严密止血，防止切口血肿形成；④常规用生理盐水冲洗切口，对合并感染的手术需要用新霉素溶液或甲硝唑溶液冲洗切口；⑤做到层次清楚，准确缝合，防止因层次不清导致的切口愈合不良。

五、治疗

（一）一般治疗

早期发现和处理是加速治疗切口感染的前提。重视对患者早期的体温反应、切口的自觉症状和愈合情况的观察。在感染早期，脓肿尚未形成前，可选用对致病菌有效的抗生素和局部物理疗法。

（二）切口的局部处理

适当的切口局部处理是控制感染，加速愈合的关键。

1. 较轻的切口感染 发生线脚感染后，在及时拆除缝线后，往往可以自愈。如有切口脓肿形成，切开引流是唯一有效的方法。

2. 严重的切口感染　多指深筋膜以下或各层次受到感染，主要发生在下腹部和会阴部手术后。治疗主要是在良好的麻醉条件下，拆除缝线，凡受累各层均应敞开，清除积脓积血和线结，修剪已经没有生机的组织，以后细心逐日换药直至愈合。

（三）全身支持治疗

肝脏术后患者预防性使用抗生素，对于糖尿病者应在控制饮食的基础上应用口服降糖药或注射胰岛素，使血糖、尿糖控制在正常范围；重度营养不良和贫血，因蛋白质耗竭影响愈合，可少量多次输新鲜全血、血浆、白蛋白及或静脉补充氨基酸及能量，并改善饮食，达到正氮平衡，积极改善肝脏功能。另外，与切口愈合有关的维生素 C、维生素 A、维生素 D 及微量元素锌的补充对提高机体抵抗力及加速切口愈合也是有益的。

典型病例：

患者男性，54 岁。因肝内外胆管结石行肝左外叶切除、胆囊切除、胆总管切开取石、T 形管引流术，术中见胆囊、胆总管及左外叶胆管多发结石，关腹前用蒸馏水和新霉素溶液反复冲洗切口。术后第 7 天起患者诉发热、手术切口疼痛，检查手术切口见中下段红肿、触之有波动感，遂挑开切口，有大量暗红色液体溢出，探查见切口皮下组织大部分愈合不佳，肌肉组织愈合良好，遂给予盐水纱条引流，每日更换敷料 1～2 次，患者体温逐渐正常，手术切口疼痛消失，以后切口逐渐愈合，至术后 40 天完全愈合后患者出院。

第九节　肝移植手术后并发症

I　移植后肝脏功能不良

一、概述

移植肝脏功能不良是肝脏移植手术后肝功能衰竭的常见原因，其发生是不可预测的，多数中心报道发生率为 2%～10%，也有高达 22% 的，其最严重的情况是发生原发性移植肝无功能，发生率约占移植总数的 5%～10%，需要再次行肝脏移植手术，否则患者的死亡率高达 100%。

二、病因及病理生理

移植肝功能不良的病因至今不明，但总结临场经验可大致分为以下三大类。

1. 与供体有关的因素

（1）移植肝脂肪变性，一项对术前伴有脂肪变性而且术后肝功能衰竭的供体肝脏检查显示，在小叶中心存在着大量的较大细胞外脂肪球，在手术等过程中，脂肪可能释放到肝脏微循环中，引起微循环阻塞并缺血，导致广泛性肝细胞坏死等变化。

（2）供体切取肝脏前的血流动力学状态，供肝在切取时若发生低血压和低氧血症时可消耗大量的 ATP 并且损害肝细胞线粒体的功能，从而影响到供肝的质量。

（3）供体的质量，供体原有的疾病如高血压、糖尿病等，供体的年龄等导致肝脏血管及胆管发生病理变化或老化均可能导致移植肝术后发生功能不良。

2. 与手术及冷藏保存相关的因素

（1）原位灌注时发生的缺血或缺氧损伤，在手术及冷藏保存过程中可发生冷、热两种损伤，冷缺血主要引起肝窦微循环的内皮细胞选择性损伤，而热缺血主要损伤实质细胞。

（2）缺血再灌注损伤，供体肝脏在长时间缺血后再灌注可产生大量氧自由基，对细胞成分具有氧化杀伤作用。

（3）手术操作技术，手术后肝脏血管、胆管狭窄，血栓形成，手术麻醉剂损伤，输血过多均可能导致术后肝脏功能不良。

3. 与受体有关的因素

（1）免疫排斥反应，术后受体的免疫介导反应在严重的移植物损伤的发生中存在重要作用。

（2）受体术后药物治疗，肝移植受体在术中和术后都要接受大量的药物准备，其中许多药物本身就是有肝脏毒性的，而肠道细菌可产生大量内毒素入血，造成肝细胞损伤。

（3）受体的基础疾病，受体的原发性疾病如糖尿病、高血压、高胆固醇血症及肥胖等可影响移植器官的功能。

三、临床表现及诊断

原发性移植肝功能不良没有确切的诊断标准，

很大程度上是通过排除法来诊断。其表现可从潜在的肝功能不良到完全的肝功能衰竭，不同程度的昏迷，肾衰竭伴乳酸血症，持续的凝血功能异常，胆汁分泌量少或无胆汁生成、AST 和 ALT 急剧升高。其主要在移植手术后几个小时到数天之内发生，约40%的病例是在术后 48 小时内发生。

四、预防

因为对于移植后肝功能不全是多源性，是许多病理结果过程的共同作用结果，因此很难有效的预防。主要是选择理想的供体肝脏，严重脂肪变性的供体肝不用，在低温保存时可在保存液中加入别嘌呤醇、N-乙酰胱氨酸和 S-乙酰苷氮氨酸等抗氧化剂可减轻再灌注损伤。

五、治疗

较轻的肝脏功能不良，多可通过药物保肝治疗，其中常用谷胱甘肽具有较强的抗氧化作用，PGE2 和 PGI2 这两个前列腺素家族药物可扩张血管，保持溶酶体膜的稳定，抑制血小板聚集，增加内障血流等作用。对于移植肝脏出现功能衰竭时，最终的措施只能是再次移植，但其并发症的发生率和病死率都非常高。

II 肝脏移植的排斥反应

一、概述

长久以来，器官移植后受体的免疫排斥反应始终都是影响到移植手术成功率及患者生存时间的重要因素。自 20 世纪 70 年代以来，随着移植技术的标准化，术后管理水平的提高，有效免疫抑制剂的应用，尤其是钙调蛋白磷酸酶抑制剂他可莫司或环孢霉素等的出现，移植后感染的有效预防和控制，肝脏移植的成功率不断提高，移植中心报告肝脏移植后 1 年生存率接近 90%，但仍有报道 40%～60%的肝脏移植受体在移植后 1 年内至少有 1 次急性排斥反应发生。

二、分类及病因

1. 超急性排斥反应 超急性排斥反应是指在建立好移植器官的血运后数分钟内出现的一种暴发性的免疫反应，当受体存在对供体内皮细胞抗原特异性抗体时发生，移植器官会很快被破坏。超急性

排斥反应在肾脏或心脏移植中多见，而在肝脏移植中较少见，可出现在 ABO 血型不符的肝脏移植后。

2. 急性排斥反应 急性排斥反应可在术后数日到数月内发生，在移植后第 2 周最常见。发生急性排斥反应时，可出现胆道上皮、门静脉和肝静脉内皮细胞被炎性细胞浸润，炎性细胞开始仅聚集在门静脉组织，逐渐可浸润蔓延至门静脉和胆管壁，出现组织的损伤，引起白细胞（血管内壁和胆管）的反应性改变，也可出现局部坏死，肝小叶组织较少受到炎性细胞的浸润。

3. 慢性排斥反应 慢性排斥反应通常在移植后 1 年内开始，其发生机制与细胞免疫及体液免疫均有关。主要表现微胆管上皮细胞的损伤，胆管的减少或消失，也可累及小动脉，小动脉的内皮或内皮下区域泡沫状巨噬细胞浸润，导致动脉病变甚至阻塞。血管狭窄阻塞也加重了胆管的减少，因此慢性排斥反应也被称为胆管消失综合征。

导致出现慢性排斥反应的因素很多，主要有：①急性排斥反应没有完全治愈；②早期免疫抑制力度不够；③巨细胞病毒感染。而原有免疫性肝病的患者，如自身免疫性肝炎，原发性胆汁性肝硬化，原发性硬化性胆管炎，则是高危因素。

三、临床表现及诊断

1. 超急性排斥反应 主要表现为迅速出现的肝脏功能衰竭，胆汁减少、生化指标急剧恶化；肝昏迷，严重凝血功能障碍，酸中毒等危重症状。因其可能导致门静脉和肝动脉血栓，B 超可明确诊断。同时病理检查在移植肝内的动脉和胆管可发现 IgM 和 Clq 补体。

2. 急性排斥反应 急性排斥的患者通常没有特异性的症状，有的仅表现为全身不适，食欲减退，右上腹部疼痛，发热，黄疸，嗜睡，胆汁量减少，形状从黏稠，金黄偏暗液体变为稀薄、淡黄。实验室检查可见白细胞、嗜酸性粒细胞、淋巴细胞增多，肝脏生化指标（碱性磷酸酶、γ谷氨酰转肽酶、转氨酶及胆红素）升高。B 超检查可发现肝血管内血栓形成，肝内外胆管扩张。最终诊断必须依靠肝脏活检病理检查。

3. 慢性排斥反应 临床表现同急性反应，主要是发生的时间在移植后 1 年左右，病情进展较慢，随着病情进展可出现碱性磷酸酶、γ谷氨酰转肽酶、转氨酶及胆红素增高以及淤胆表现，胆道梗

阻逐渐加重，最终导致移植物衰竭和患者死亡。

四、预防

免疫排斥反应是器官移植的最大难题，几乎100%会发生，因此很难有明确的预防措施可避免其发生。

五、治疗

1. 超急性排斥反应 紧急再次行肝脏移植手术是唯一有效的治疗方法。

2. 急性排斥反应 传统治疗方法为糖皮质激素的冲击治疗，通常采用的是逐渐减量的大剂量系列疗法或者间歇性大剂量疗法。应掌握指征及给药原则：①所选择的药物为不需经移植肝激活即可产生疗效的制剂；②血浆的有效浓度可以维持适当时间，足以保证抗排斥作用；③少用盐皮质激素类的，减少水钠潴留及高血压的不良反应；④要了解所用的药物与氢化可的松之间的效能比。对于激素耐药的排斥反应，治疗可用抗淋巴细胞因子，最常用的是OKT3，一般剂量为5mg/d，维持12～14天。

3. 慢性排斥反应 以往常采用皮质类固醇为主要药物治疗慢性排斥反应，但大剂量的皮质类固醇疗法仅能延长再移植的时间，激素尚能加速患者健康的恶化。自20世纪90年代，治疗方案出现了较大的变化，FK506的出现被证实比单用环孢素效果更佳，且可逆转慢性排斥反应。因此，FK506可望成为肝移植后的免疫抑制剂被广泛应用。

Ⅲ 肝脏移植术后感染

一、概述

即便随着免疫抑制药物的研发和手术技巧方面取得了显著的进展，肝移植术后致命性感染的发生率明显减低，但仍是影响肝移植患者术后存活的主要因素，其发生率仍在60%～80%。由于肝移植手术解剖的特点，移植后病原体可通过胆道或门静脉由肠道进入到肝脏，引发各类感染。另一方面，由于患者自身术前抵抗力下降，体内代谢紊乱（糖尿病、营养不良）；术中血管，胆管吻合操作复杂，失血量大；术后腹腔液体渗出，引流不畅或终身使用免疫移植剂等原因，也是导致感染的危险因素。因此，早期认识和诊断感染，并给予及时有效的治疗，无疑是肝移植手术成败的关键因素。

二、病因及病理生理

由于大器官移植术后均会使用免疫抑制剂，故由此导致的感染在特点上存在一定的共性。Fishman和Rubin总结了各类感染发生的时间先后特点，发现术后感染谱随时间的不同而变化，将术后感染分为三个阶段：移植术后1个月，第2～6个月及术后6个月。

第一阶段的感染常与移植手术本身有关，其感染情况与接受相同时限重症监护的其他术后患者类似，95%的感染由细菌或真菌引起，主要有多重耐药性葡萄球菌（耐甲氧西林金黄色葡萄球菌、表皮葡萄球菌）、大肠杆菌、厌氧菌等。尽管此时免疫系统被严重抑制，但机会性感染并不多见，提示免疫移植药物的持续应用时间是一个重要的感染相关因子，而与药物的剂量不相关。

第二阶段的感染主要与免疫抑制后导致的多种机会性感染有关，绝大多数由巨细胞病毒（CMV）和卡氏肺孢子菌引起。可出现中枢系统及呼吸系统的症状。

第三阶段的感染主要取决于移植物的功能和制定的免疫抑制方案，80%以上的移植患者拥有功能良好的移植物且免疫抑制剂维持在最低水平，此类患者的发生感染的概率较小，若发生，则多为肺部感染；大约10%的移植患者罹患慢性病毒感染，此类感染危害巨大，带来移植物功能的丧失，如EBV甚至可以导致致命的移植后淋巴增生紊乱。其余的约10%的患者由于急、慢性排斥反应而需要强化免疫抑制时，可发生危害性更大的机会性感染。

三、临床表现及诊断

1. 早期感染 即发生在1个月以内的感染，主要与手术本身有关。在肝移植手术中，若血管吻合不恰当，此时肝脏血供不足，血流动力学紊乱还可导致血栓形成，可引起门脉高压，从而出现腹水。静脉曲张、上消化道出血、黑便、营养不良、肝功能恶化等症状，若继发血行感染时，可出现高热、寒战，肝区疼痛等感染中毒症状。在胆道吻合不恰当时，由于胆道狭窄或闭锁导致的不全或完全梗阻时，有高热、黄疸等症状，若继发细菌感染或胆肠吻合后肠道细菌逆行感染时多出现化脓性胆管炎的表现。根据临床表现，感染发生的时间窗，通过抽血行各项实验室检查，腹部 B 超、CT 等检查，多能明确诊断，若仍有怀疑时可对病灶行诊断性穿刺。

2. 中期感染　即第 2～6 个月时的感染，主要因免疫抑制而导致机会性致病菌的感染。细菌感染可导致中枢神经系统症状，如李司特单胞菌引起的急性脑膜炎，新型隐球菌引起的亚急性及慢性脑膜炎，在免疫抑制状态下，中枢神经系统感染症状多不典型，最常见的是头痛，也可有呕吐，肌张力增高，发热等非特异症状。肺部感染可由卡氏肺孢子菌引起，出现发热、咳嗽，伴或不伴咳痰。也可由真菌继发二重感染，主要为各类念珠菌感染。结合影像学、实验室检查及血液或痰液的细菌及真菌培养可明确诊断。

病毒是这一阶段最常见及危害性最大的致病物质。以巨细胞病毒（CMV）和其他各种病毒为主。由于此阶段，患者机体免疫力被抑制，病毒感染人体后并不都出现症状或出现的症状不典型，以巨细胞病毒为例，约 50%～75% 的肝移植患者可发生移植后的巨细胞病毒感染，但只有其中的半数患者可出现临床症状。主要表现为发热伴全身症状，包括纳差、不适、肌肉疼痛、关节疼痛、白细胞及血小板轻度减少，淋巴细胞增高，有时伴有消化道症状，恶心、呕吐、腹痛、溃疡形成及上消化道出血等。出现严重的肺部感染少见。诊断病毒感染可通过临床表现，感染时间窗并结合影像学及血清学检查，可查 CMV-IgM 滴度，但假阳性偏高，结合聚合酶链反应方法检测 CMV 抗原血症，并能进一步定量测病毒荷量，可满足临床抗病毒治疗及疗效考核的需要。

3. 后期感染　即发生在移植手术后 6 个月以后的感染。此期的感染除由中期感染延续至后期的感染外，如肝炎病毒的复发和再感染，多数为某些反复发生的一般感染，例如泌尿系统感染或呼吸系统感染等。主要是因为术后 6 个月的患者，80% 都处于一个较平稳的状态，发生感染的危险性不是很高，而其余的患者由于长时间的免疫抑制，机体未能恢复过来，一般状况尤其是移植肝的功能较差，可发生严重的机会性感染，如李司特单胞菌、卡氏肺孢子菌感染等。另有乙型或丙型肝炎复发的患者，也可发展为肝脏功能衰竭的表现。

四、预防

鉴于肝脏移植后患者一般情况较差，且合并使用免疫抑制剂，机体极易发生各种感染，且情况复杂，在临床中很难做到有效的预防感染的发生。对于感染的预防包括一般措施，如移植病房为无菌病房，或加强病房的通风换气，强化医务人员或家属的无菌观念等。积极提高患者的身体素质，补充人血白蛋白或免疫球蛋白，必要时小剂量反复输注新鲜全血等，注意抗生素的使用。对于机会性病原体的预防，如预防性使用 TMP/SMZ，可有效预防卡氏肺孢子菌、李司特单胞菌、诺卡菌以及鼠弓形虫的感染。对于巨细胞病毒感染，可预防性使用抗病毒药更昔洛韦。总而言之，目前对于肝移植术后的感染预防虽然积累了大量的经验，取得了长足的进展，但仍缺乏非常有效的手段。

五、治疗

治疗措施是在明确诊断的基础上有针对性地进行抗菌或抗病毒治疗。

1. 细菌感染是应根据胆汁及痰培养结果选用敏感抗生素，如革兰阴性菌群可联合青霉素类及奎诺酮类抗生素，青霉素类过敏者可改用头孢类。若确定为多重耐药的普通球菌感染，应选用去甲万古霉素或糖肽类的替考拉宁治疗。如为特殊的病原体感染，如军团菌感染则需用红霉素治疗，李司特单胞菌则用大剂量氨苄西林治疗。

2. 肝移植术后真菌感染多是发生在临床上在免疫抑制的状态下使用广谱抗生素后出现的二重感染。主要发生在肠道和呼吸道，最常见的是各类念珠菌。针对此类情况多选用酮康唑、氟康唑、伊曲康唑等治疗，效果一般较好。对于有其他深部真菌感染如隐球菌或曲霉菌感染者，可选用氟康唑或两性霉素 B，但两性霉素 B 不良反应较大，应从小剂量开始。对于机会性感染的卡氏肺孢子菌已归入到真菌类治疗，首选大剂量的 TMP/SMZ，如病情凶险时可慎重使用激素治疗，若对磺胺类药物过敏则可改为氨苯砜等替代。

3. 肝脏移植术后患者发生病毒感染的几率远大于普通人群，多为机会性感染病毒，以巨细胞病毒、单纯疱疹病毒，EB 病毒常见。治疗上在提高机体抵抗力的基础上使用抗病毒药物。主要为输注免疫球蛋白，应用阿昔洛韦、更昔洛韦等。以 CMV 为例，首选更昔洛韦，剂量为 5mg/kg，2 次/日。疗程至少 2～3 周，直至病毒的 PCR 定量检测显示为阴性为止。

Ⅳ 肝移植术后血管并发症

肝脏移植术后的血管并发症是最严重的并发症之一，也是造成肝脏移植手术失败和患者死亡的重要原因。由于肝脏血供丰富，解剖复杂，发生并发症后病情严重，因此临床上也将肝移植术后早期血管并发症的发生率作为评估移植技术的重要指标之一。

一、肝动脉并发症

（一）概述

在肝脏移植的血管重建中，肝动脉吻合难度最高，因其在所有肝脏需吻合的脉管系统中，是最细的，因此术后并发症最多。其中肝动脉血栓形成最常见，虽然各家报道不一致，但成人发生率多在 2%～15% 之间。

（二）病因及病理生理

导致肝动脉并发症的一些高危因素在临床中已被证实，其中较典型的为以下几项：①动脉内径较细，尤其是直径小于 3mm 时，发生率明显提高；②吻合技术不当，如血管外膜内翻，吻合口扭曲或是对肝脏的修剪数目过多；③血管内膜缺血时间过长，或被血管阻断钳损伤；④肝脏的流出道不畅，如肝上下腔静脉吻合口狭窄、扭曲、成角等；⑤急性排斥反应导致肝血流阻力增加等。

（三）临床表现及诊断

肝动脉并发症的临床表现多样，有时可无症状，多数可总结为以下几点：

1. 慢性肝脏坏死和败血症 患者可出现高热、神志改变、低血压和凝血机制障碍等表现，实验室检查可有肝脏酶学升高，白细胞升高，血细菌培养阳性。若血管完全被血栓堵塞则可导致暴发性肝坏死。

2. 肝脓肿及反复发作的菌血症 患者可出现发热，肝功能恶化，血象升高，血培养阳性。B超和肝脏 CT 可发现脓肿灶。

3. 胆道并发症 肝动脉分支狭窄或血栓可导致胆管缺血，进而发生胆瘘、胆道狭窄。多数患者常在术后几个月发生，尽管此时移植肝已形成部分侧支，但仍无法满足胆管对血供的需求。

诊断肝动脉血栓形成的金标准是行肝动脉造影。对于临床症状提示为肝动脉血栓形成的患者可行 B 超等无创检查筛查，近年来 64 排螺旋 CT 的血管成像及 MRA 等影像学的准确率越来越高。

（四）预防

肝脏移植手术是外科中非常精细的手术，手术难度大，发生并发症后预后差，因此对于并发症的预防应予以高度重视，对于肝动脉并发症的预防，应做好术前对受体的动脉走行及可能的变异应当通过影像学有初步的评估，仔细完成移植肝脏的血管修剪，注意保护重要的肝脏血管，并了解其在肝脏的走行并为血管吻合提供参考。术中提高吻合技术，避免血管上皮内翻，力争一次成功，减少反复吻合对血管的损伤，减少冷缺血的时间，少用库存血，避免阻断钳对血管的损伤。术后正确抗凝处理，目前提倡避免全身肝素化。

（五）治疗

对于出现败血症、菌血症、肝脓肿的应对症处理，结合血培养给予敏感抗生素治疗，早期可切除完全坏死的肝脏组织或对肝脓肿穿刺引流。若为动脉狭窄时，可尝试行血管内球囊扩张术或支架置入术，而在后期出现胆管狭窄或胆瘘时可经皮经肝放置支架扩张胆管以通畅引流。然而发生动脉性胆管并发症时常常需要行手术再次行肝动脉重建，通过动脉重建处切开取栓或行血管搭桥术，并结合抗凝治疗。然而，取栓后再次血管重建手术难度大，风险高，尤其是在肝组织严重坏死，肝内脓肿无法局限时，再次行肝脏移植手术是唯一有效的治疗方案。

二、门静脉并发症

（一）概述

肝脏移植术后门静脉的并发症较动脉并发症少见，其发生率在 1%～12.5%。主要包括门静脉狭窄和门静脉血栓形成。

（二）病因及病理生理

常见的病因与动脉并发症相似，包括手术缝合技术不当，如血管外膜内翻，吻合口狭窄，血管内膜损伤，静脉过长，吻合口扭曲；血管缺血时间过久，机体凝血机制紊乱，脾脏切除等，术后的免疫排斥反应也可出现门静脉血栓。

（三）临床表现及诊断

门静脉并发症临床表现取决于发生的时间及血管狭窄或阻塞的程度。早期可表现为肝功能严重损害伴凝血功能紊乱、门脉高压、静脉曲张、上消化道出血、腹腔积液等。若发生时间距离术后较长，且狭窄程度低，在形成足够的侧支循环后，临床表现也比较缓和。尤其是晚期的门静脉血栓形成的患者，可逐渐出现静脉曲张、腹腔积液或脾功能亢进。

诊断多可通过血管多普勒超声而得到，CT及MRI可发现较小或较隐蔽的血栓及狭窄。

（四）预防

预防措施仍是以提高手术缝合技术为主，避免血管吻合时不满意。

（五）治疗

对于腹水、消化道曲张破裂出血可给予对症处理。术后早期发现门静脉血栓或狭窄时可行手术治疗，对于狭窄者可通过PTA技术行球囊扩张，或支架置入。对于血栓形成者可行门静脉取栓术、门静脉成形术、门静脉内支架置入术、门静脉溶栓治疗等。若无法纠正时，或晚期肝脏功能衰竭时，只能再次行肝脏移植治疗。

V　肝移植术后胆道并发症

一、概述

长久以来，胆道重建都是肝脏移植外科技术的难点，甚至有外科医师将其形容为 Achilles heel（阿基里斯的脚踝），认为它是肝脏移植外科中的瓶颈。虽然现在器官保存技术、外科技巧、放射学及内镜技术都有了极大的发展，对于肝移植术后胆道并发症的预防及早期诊断和治疗都有了突破，但是其发生率仍维持在 5%～50%，而死亡率仍接近10%。近50%的胆道并发症发生在移植术后3个月内，而90%发生在1年以内，以胆瘘和胆道狭窄最为常见。

二、病因及病理生理

影响肝脏移植术后胆道并发症发生率的因素有很多，在临床经验总结中，大致可归结为以下几类：

（一）胆道重建吻合技术和材料

外科医师吻合技术无疑是影响术后并发症的重要因素，多次吻合、吻合位置或吻合口存在较大张力都是危险因素，而不同性质的缝线也起了一定的作用。但对于吻合的方式，目前常用的胆管端端吻合术（CC）和胆管空肠 Roux-en-Y 吻合术（RYCJ）在并发症的发生率上则无统计学差异。但T形管的

留置则可增加其发生率。

（二）肝脏移植术式

以往肝移植多采用经典的原位全肝移植，目前新开展的一些术式如活体肝移植、减体积肝脏移植和劈离式肝脏移植等方式在带来好处的同时，也增加了发生胆道并发症的风险。

（三）胆管供血不良

由于胆管的血供主要是由肝动脉及分支提供，在移植术后发生肝动脉狭窄或血栓形成等并发症时，由于肝内胆管缺血，吻合口愈合不良及胆管壁缺血坏死等原因常可造成胆瘘、胆道狭窄等并发症。

（四）肝脏保存及缺血再灌注损伤

肝脏离体后若胆道内有胆汁残留时会引起缺血状态下胆管上皮细胞的损伤，因此要及早用冰冻UW保存液充分灌洗胆道，减少胆汁的残留。同时由于离体肝脏的冷、热缺血时间较长，移植后的缺血再灌注所产生的超氧离子都会对胆道有明显的损伤。

三、临床表现及诊断

临床上胆道并发症缺乏非常特异的征象，且易于与其他并发症的征象混淆。尤其是早期，外科医师在临床上常常较关注排斥反应的发生与否，因此对于胆道并发症的诊断较困难且容易延误诊断。

临床上若出现胆红素、转氨酶、AKP 和 γ-GT升高等肝功能异常表现，尤其是当胆红素、AKP 和γ-GT 与转氨酶升高不同步时，应当考虑有胆道并发症出现的可能。如果为胆瘘，则可出现发热，血象升高，腹肌紧张、腹痛、反跳痛等腹膜炎体征，若为肝动脉血栓等原因引发者，症状则可更严重，甚至出现肝脏急性衰竭。观察腹腔引流管可发现有胆汁样液体引出，B超可见肝门周围液体积聚，积液多时通过腹腔穿刺抽出积液化验为胆汁则可明确。通过 T 形管、经皮或内镜（ERCP）行胆管造影于明确诊断及发现胆瘘位置。若为胆道狭窄或胆道梗阻则除了以上的症状外可表现为胆管炎的症状，如发热、寒战、黄疸和腹痛；在免疫抑制的情况下也可比较隐匿，到后期才出现较严重的黄疸。除以上的检查手段外，MRCP 对于胆道狭窄及梗阻的诊断有较高的价值，可以反映出胆道的树状结构，发现狭窄及梗阻的部位。

四、预防

临床上，对于胆道并发症的预防主要是针对其病因采取措施。首先，术前应详细了解肝内外胆管的解剖学变异，术中进行充分的影像学检查以决定合适的移植术式。其次，提高外科医师的手术技巧，熟练掌握显微外科技术，胆道重建吻合时争取一次吻合成功，并避免外膜内翻、张力过大等危险因素。在手术过程中还应避免过多损伤胆管的血供，减少缺血坏死的发生，术中减少冷缺血时间，尽量输注新鲜血液制品。在供肝的获取时，要注意保存液的使用并尽可能使保存时间在8小时以内。

五、治疗

（一）胆瘘

胆瘘的治疗主要是针对胆瘘发生的原因进行针对性的治疗。若是吻合口漏，则需行手术治疗。如果漏口小，胆汁漏出量少，且术中发现吻合口无张力，可在漏口修补缝合数针，多数能愈合。但是若漏口较大，漏出胆汁较多并形成包裹性积液时，需要拆除吻合口

重新行胆道重建，对于胆总管端端吻合的可改行胆肠吻合，对于已经行胆肠吻合的，则可拆除原吻合口而另再行胆肠吻合。若发现有严重的肝动脉血栓形成且肝脏功能不佳的情况，则只能再次行肝移植。对于术中留置T形管，在拔出T形管后发生胆瘘的患者，由于多数漏口较小，常能自愈，若漏口大且引起腹膜炎时可经T形管窦道置入细导尿管引流胆汁或经鼻胆管引流，通常能使漏口愈合。

（二）胆道狭窄或梗阻

胆道狭窄及梗阻包括发生在吻合口及非吻合口部位。发生于吻合口的狭窄或梗阻主要治疗方案有：①使用利胆类药物治疗，但要求此时肝脏功能受损程度较轻的情况下用；②利用ERCP或经皮放射技术，在狭窄部位行球囊扩张或支架置入术；③对于介入治疗无效时，可手术再次行胆道重建。若为非吻合口狭窄时，药物和介入治疗的方式与吻合口狭窄时一致，只是在手术治疗时，常常需要再次行肝脏移植。若为乳头功能紊乱引起的梗阻，可在内镜下行乳头切开术。

（杨　宁　卢正茂　杨广顺）

参 考 文 献

1. 吴孟超，主编. 肝脏外科学. 第2版. 上海：上海科学技术文献出版社，2000

2. 孙衍庆、宋鸿钊、邱蔚六、蒋泽先，主编. 现代手术并发症学. 世界图书出版社，2003，718-731

3. 王陆林，主编. 普通外科手术意外与并发症. 郑州：郑州大学出版社，2002，394-421

4. 武正炎，主编. 普通外科手术并发症预防与处理. 北京：人民军医出版社，2007，345-365

5. 郑树森、张启瑜，主编. 钱礼腹部外科学. 北京：人民卫生出版社，2006

6. Cardinal J, de Vera ME, Marsh JW, et al. Treatment of hepatic epithelioid hemangioendothelioma: a single-institution experience with 25 cases. Arch Surg, 2009, 144 (11): 1035-1039

7. 吴孟超，张智坚. 肝切除手术的并发症及防治，中华外科杂志，2002，40 (5): 332-335

8. 严律南，袁朝新，张肇达，等. 应用半肝血流阻断性肝叶切除术29例报告. 中华外科杂志，1994，32 (6): 384

9. 杨广顺，卢军华. 肝切除术中出血和术后并发症的防治，肝胆胰外科杂志，2001，13 (3): 113-114

10. Tannuri AC, Tannuri U, Gibelli NE, et al. Surgical treatment of hepatic tumors in children: lessons learned from liver transplantation. J Pediatr Surg, 2009, 44 (11): 2083-2087

11. Stańczyk M, Zegadlo A, Zwierowicz T, et al. Microwave ablation of liver tumors as a new instrument for minimally invasive liver surgery. Pol Merkur Lekarski, 2009, 26 (155): 545-549

12. Tomuş C, Iancu C, Pop F, et al. Intrabiliary rupture of hepatic hydatid cysts: results of 17 years' experience. Chirurgia (Bucur), 2009, 104 (4): 409-413

13. Aldameh A, McCall JL, Koea JB, et al. Is Routine Placement of Surgical Drains Necessary After Elective Hepatectomy? Results From a Single Institution. Journal of Gastrointestinal Surgery, 2005, 9 (5): 667~671

14. Johnson M, Mannar R, Wu AVO. Correlation between blood loss and inferior vena cacal pressure during liver resection. Br J Surg, 2003, 75: 12-15

15. Buell JF, Cherqui D, Geller DA, et al. The international position on laparoscopic liver surgery: The Louisville Statement, 2008. Ann Surg, 2009, 250 (5): 825-830

16. Lau H, Man K, Fan ST, et al. Evaluation of preoperative hepatic function in patients with hepatocellular carcinoma undergoing hepatectomy. Br J Surg, 1997, 84: 1255-1259

17. 徐峰，杨甲梅，严以群，等. 肝癌肝切除术后并发症

的处理（附 592 例报告），中华肝胆外科杂志，2002，8（7）：435 – 436

18. Mullin EJ, Metcalfe MS, Maddern GJ. How much liver resection is too much? The American Journal of Surgery, 2005, 190：87 – 97

19. Shimada M, Gion T, Hamatsu T, et al. Evaluation of major hepatic resection for small hepatocellular carcinoma. Hepatogastroenterology, 1999, 46（25）：401

20. Farges O, Malassague B, Flejou JF, et al. Risk of major liver resection in patients with underlying chronic liver disease: a reappraisal. Ann Surg, 1999, 229（2）：210

21. 陆录，孙惠川. 肝切除术后并发症影响因素的研究进展，国外医学外科学分册，2005，32（4）：252 –255

22. 叶青海，钦伦秀. 如何减少肝切除术后并发症，肝胆外科杂志，2004，12（4）：247 – 249

23. 郑树森 主编. 肝脏移植围手术期处理. 北京：人民卫生出版社，2004：103 – 126

24. 闵志廉，何长民，主编. 器官移植并发症. 上海：上海科技教育出版社，2002：184 – 220

25. 严律南，主编. 现代肝脏移植学. 北京：人民军医出版社，2004，286 – 324

26. Kamath GS, Plevak DJ, Wiesner RH, et al. Primary nonfunction of the liver graft: when should we retransplant? Transplant Proc, 1991, 23：1954

27. Bennett GE, Feierman DE, Barclay BU, et al. Preoprtaticve and intraoperative predictors of postoperative morbidity, poor garft function, and early rejection in 190 patients undergoing liver transplantation. Arch Surg, 2001, 136（10）：2537

28. Bud O, Golling M, von-Frankenberg M, et al. Intramucosal pH and serum endotoxin concentrations as early predictive parameters for primary nonfunction after experimental liver transplantation. Transplant Proc, 2000, 32（7）：2537

29. Takahashi K, Hakamada K, Totsuka E, et al. Warm ischemia and reperfusion injury in diet-induced canine fatty livers. Transplantation, 2000, 69（10）：2028

30. Yerdel MA, Gunson B, Mirza D, et al. Portal vein thrombosis in adult undergoing liver transplantation: risk factor, screening, management, and outcome. Transplantation, 2000, 69（9）：1873

31. Ikemoto M, Taqmaka T, Takai Y, et al. New ELISA system for myeloid-related protein complex（MRP8/14）its clinical significance as a sensitive marker for inflammatation resposes associated with transplant rejection. Clin Chen, 2003, 49（4）：594 –600

32. Warle MC, Metselar HJ, Hop WC, et al. Early differentiation between rejection and infection in liver transplant patients by serum and cytokine patterns. Transplantation, 2003, 75（1）：146 – 151

33. Diao TJ, Yuan TY, li YL. Immunologic role of nitric oxide in acute rejection of golden hamster to rat liver xenotransplantation. World J Gastroental, 2002, 8（4）：746 – 751

34. Lun A, Cho MY, Muller C, et al. Diagnostic value of peripheral blood T-cell activation and solution IL-2 receptor for acute rejection in liver transplantation. Clin Chim Acta, 2002, 320（1 –2）：69 – 78

35. Moya-Quiles MR, Muro M, Torio A, et al. Human leukocyte antigen-C in short-and long-term liver graft acceptance. Liver Transpl, 2003, 9（3）：218 – 227

36. Neumenn UP, Guckelberger O, Langrehr JM, et al. Impactof human leukocyte antigen matching in liver transplantation. Transplantation, 2003, 75（1）：132 – 137

37. Wojcicki M, Post M, Pakosz-Golanowska M, et al. Vascular complications following adult piggyback liver transplantation with end-to-side cavo-cavostomy: a single-center experience. Transplant Proc, 2009, 41（8）：3131 – 3134

38. Haque M, Schumacher A, Harris A, et al. Late acute celiac and hepatic artery thrombosis with portal vein thrombosis resulting in hepatic infarction 12 years post orthotopic liver transplantation. Ann Hepatol, 2009, 8（4）：396 – 399

39. Collins LA, Samore MH, Roberts MS, et al. Risk factors for invasive fungal infections complicating orthotopic liver transplantation. J Infect Dis, 1994, 170（3）：544 – 652

40. Ra SH, Kaplan JB, Lassman CR. Focal nodular hyperplasia after orthotopic liver transplantation. Liver Transpl, 2010, 16（1）：98 – 103

41. Ponziani FR, Zocco MA, Campanale C, et al. Portal vein thrombosis: insight into physiopathology, diagnosis, and treatment. World J Gastroenterol, 2010, 16（2）：143 – 155

42. Yamanaka J, Lynch SV, Ong TH, et al. Surgical complications and long-term outcome in pediatric liver transplantation. Hpatogastroenterology, 2000, 47：1371

43. Scatton O, MeunierB, Cherqui D, et al. Randomized trial of choledochocholedochostomy with or without a T tube in orthotopic liver transplantation. Ann Surg, 2001, 233：432

44. Nemec P, Ondrasek J, Studenik P, et al. Biliary complication in liver transplantation. Ann Transplant, 2001, 6：24

45. Pfau PR, Kochman ML, Lewis JD, et al. Endoscopic managemengt of postoperative biliary complicationsin orthotopic liver transplantation. Gastrointest. Endosc, 2000, 52：55

46. Lo CM. Complications and long-term outcome of living donors: a survey of 1508 cases in five Asian centers. Transplantation, 2003, 75：12

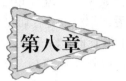

第八章 胆道术后并发症

第一节 胆瘘、胆汁性腹膜炎

胆瘘及胆汁性腹膜炎是胆道外科手术后较为常见且后果较为严重的并发症之一，及早发现和正确采取措施对胆瘘的预后有非常重要的意义。

一、概述

胆瘘是胆道外科手术后一种较为常见的并发症，通常是由于医源性胆管损伤或术中处置不当造成，如变异胆管损伤、T 形管安置不当、胆囊管残端结扎线松动脱落、胆肠吻合口漏或拔 T 形管后胆瘘等。各种术式中以胆囊切除术后并发胆瘘最常见，而腹腔镜胆囊切除术后胆瘘的发生率要高于传统开腹胆囊切除术。国内外大宗文献报道，腹腔镜胆囊切除术后胆瘘的发生率为 0.2%~3.4%，而开腹胆囊切除术后胆瘘发生率为 0.1%~0.5%。在我国，由于近些年来腔镜胆道外科手术的大量开展，医源性胆道损伤所致胆瘘的发生率要高于国外报道。而且，胆瘘以及胆汁性腹膜炎在手术时得到及时发现仅为少数，多数病例是在术后发生了并发症以后才发现，这对胆瘘的治疗和患者的预后都是不利的。

二、病因及病理生理

胆瘘常由外伤、手术及内镜操作等所致胆道损伤引起。

（一）医源性因素

1. 解剖变异或炎性粘连　如胆囊床毛细胆管或细小的副肝管损伤，胆囊管长度、汇入肝外胆管部位及汇合方式等方面存在变异，术中又未能及时发现胆管损伤。

2. 手术操作失误　胆囊切除术中胆囊管残端预留过短，或在急性炎症时胆囊管水肿结扎不牢固，水肿消退后结扎线脱落。腹腔镜胆囊管残端夹闭不全也是胆瘘发生的原因之一。在用探条探查胆道时动作粗暴导致形成假道或造成胆胰壶腹部损

伤。术中胆总管解剖过长，管壁周围软组织清除过多，影响胆总管壁的血供，导致术后胆管瘘。T 形管放置不当，选用的 T 形管过粗，留置的 T 形管横壁过长致胆总管壁坏死而发生胆瘘。

3. 缝合技术欠佳　胆总管切口未做到全层缝合，黏膜层漏缝以及缝合过紧过密，或缝线过粗等均可影响胆总管切口愈合。此外胆肠吻合时张力过大，残端血供不佳，术式选择不当等也可致胆瘘。

4. 拔 T 形管不当　拔 T 形管是一个易被忽视的因素。拔管时动作粗暴，或缝合线误缝到 T 形管，可致窦道撕裂或窦道与腹壁、窦道与胆总管分离撕裂形成胆瘘。如果术中胆总管下端探查不彻底，潜在性梗阻原因未解除，胆总管下段残余结石或水肿，导致胆总管内压力过高，拔 T 形管后可出现胆瘘。在临床工作中偶尔也会发生将 T 形管误当成腹腔引流管过早拔除的差错。传统的 T 形管的拔管时间是术后 2 周，有学者认为应为 3 周以上。我们认为术后拔管时间应为 2 周以上，而且必须具备下列指征方可拔管：胆道炎症已经控制，试夹 T 形管无不适主诉，T 形管造影显示胆道通畅等。而对一些高龄、糖尿病、低蛋白血症等患者应在积极治疗控制原发病及营养支持的基础上适当延长拔管时间

（二）患者因素

1. 年龄　高龄是胆道手术并发症发生的重要因素。年龄越大组织的修复能力就越差，术后胆肠吻合口愈合或 T 形管周围完整形成窦道所需要的时间较长，窦道与腹壁粘连形成不牢固，易导致拔 T 形管时窦道撕裂而出现胆瘘。

2. 营养因素　患者营养不良、长期使用糖皮质激素以及低蛋白血症等会影响细胞免疫功能，影响纤维蛋白的合成，可以使 T 形管窦道形成不牢固或未完全形成，导致拔 T 形管后胆瘘。

3. 合并慢性疾病 合并糖尿病、心肺肝肾功能不全、肝硬化、恶性肿瘤等疾病能抑制胶原纤维的合成，造成组织愈合能力下降和窦道形成延迟。

三、临床表现及诊断

(一) 临床表现

肝外伤、胆道手术及内镜操作后如出现高热、腹痛、腹胀、巩膜黄染、腹肌紧张等临床表现，B超检查提示右上腹肝下区积液应考虑胆瘘可能。如腹腔穿刺或腹水引流出胆汁则可确诊为胆瘘。胆管内胆汁相对较稀薄，漏入腹腔后对腹膜刺激性较轻，早期症状不明显，容易误诊。

(二) 辅助检查

影像学检查对本病诊断有较大的帮助。常用的方法有瘘道造影、逆行胰胆管造影 (ERCP) 和经皮经肝胆管造影 (PTC) 检查，确定胆瘘与胆管关系，并了解有无梗阻因素。如果 ERCP 检查失败或患者不能接受 ERCP 检查，可通过磁共振胰胆管成像 (MRCP) 方法确定胆瘘部位。常规 CT 扫描难以确定胆瘘的部位，应用螺旋 CT 三维胆道成像技术能够快速准确地显示出胆瘘的部位和损伤程度，具有良好的应用前景。对怀疑有胆瘘可能的患者还可应用^{99m}Tc HIDA 核素扫描进行检查，其诊断胆瘘的敏感性和特异性均较高，但有学者认为核素扫描诊断效果不如直接胆道造影，它尚不能替代 ERCP 检查。

四、预防

胆道手术切口应够大，以充分显露手术区。术者不仅要熟悉正常胆道解剖，还要了解它的异常解剖。肝门区的操作避免大块结扎，出血时不能盲目钳夹止血，以防止医源性胆管损伤。胆囊切除术中如胆囊三角炎症水肿程度较重，解剖困难，应采取逆顺行结合法切除胆囊。结扎切断胆囊管前应仔细辨认与胆总管的关系，双重结扎或缝扎。胆囊切除后缝闭胆囊床。术中应仔细检查胆囊床或附近有无迷走胆管损伤引起的胆瘘，如有则应妥善结扎或缝扎之，并置腹腔引流管引流；检查胆道有无损伤，注意胆总管缺口的修复，必要时置放 T 形管引流。

置 T 形管时长短及大小应适当，缝合疏密均匀，T 形管周围覆以大网膜以利窦道形成，拔 T 形管时应轻柔，预先行 T 形管造影及夹管证实胆道通畅无残石。T 形管应选择口径适中，横臂交叉部修剪成 V 形。缝合好后应将 T 形管连接注射器，注水后仔细观察缝合切口及 T 形管有无液体渗漏。拔除 T 形管前应先开放 T 形管至少 30 分钟，使胆汁流出以降低胆道压。拔除 T 形管的操作要轻柔、耐心，切忌一次力量过大、过快拔 T 形管，避免拔管过程中发生 T 形管断裂或窦道损伤。

拔管时间应个体化对待。对高龄或伴有肝硬化、糖尿病、长期应用糖皮质激素者，蛋白质代谢障碍，炎症反应受到抑制，影响胆总管愈合和 T 形管周围窦道形成，需延迟拔管。胆肠吻合口应无张力，血运良好，吻合可靠，一般需放置 T 形管支撑引流。肝胆手术区原则上均需妥善放置引流管，保证引流通畅。腹腔镜胆囊切除术应由训练有素的腹腔镜外科医师施行，严格掌握手术适应证。解剖 Calot 三角必须紧靠胆囊壁分离，辨清"三管一壶腹"的解剖关系后方可切断胆囊管。钛夹钳闭胆囊管必须完全、可靠。尽量保持胆囊床的完整性，并对可疑部位电凝处理，防止毛细胆管渗漏。重要的是有关手术操作必须十分细心、稳妥。

行 PTCD 检查应注意：①不用粗针造影，均应改为细针；②胆管明显扩张，下端又不通畅者，造影后应将胆汁和造影剂尽量抽净，必要时可通过穿刺针导向，置入塑料管引流，既可减少胆瘘发生，还可引流胆汁，改善肝功能；③阻塞性黄疸较深者，应把 PTC 安排在手术前施行，造影后即行手术解除梗阻；④PTC 后应密切观察腹部体征，特别是在穿刺后的 6 小时内，加强病情观察，一旦出现腹膜炎体征，即予以相应处理。

五、治疗

胆瘘治疗的关键是封闭胆管破损口，建立通畅引流。由于常伴有远端胆管梗阻，还要解除胆管梗阻因素。

(一) 非手术治疗

拔除 T 形管后一旦出现腹痛即应考虑有胆瘘的可能。争取在最短时间内试行从原窦道口置管引流，一般用适当粗细的导尿管经腹壁窦道口插入，不可强行用力，也不需插入过深，只要胆汁能充分引流即可认为置管成功。出现胆瘘后应取右侧卧位，先用解痉、抑制分泌、抗感染等药物保守治疗，B超检查明确腹腔积液范围及量的多少，有无右下腹积液。动态观察患者腹痛变化和生命体征，如出现呼吸、心率加快、体温升高、明显的弥漫性腹膜炎症状加重等，B超发现腹腔积液呈进行性增多等情况，无论置管成功与否均应及时手术处理，再次开腹行胆总管T形管引流和（或）腹腔引流术。

胆瘘产生的后果较为严重，及时的诊断和正确的处理是防止造成不良后果的关键。预防胆瘘首先积极抗感染营养支持，治疗合并疾病，选择手术时机，仔细的操作及合理的术式。充分引流是治疗的关键，经充分引流等综合治疗后胆瘘多可自愈而无须行再次手术。

1. 非手术治疗指征　下列情况可暂行保守治疗：①患者一般情况好，腹膜炎较轻或局限；②患者不能耐受手术；③引流通畅者；④合并乳头狭窄或胆管下端有结石或经内镜治疗者；⑤肝内胆管扩张可行经皮肝穿刺置管引流治疗者；⑥未置引流管发生的小胆瘘如有局限包裹，可经B超引导下反复穿刺抽出。保守治疗期间，应密切观察患者体征变化，如胆瘘严重，大多为胆道损伤口或缝合胆总管时有较大缺口，应及时手术；对于经非手术保守治疗无效、腹膜炎加剧、B超监测下显示肝下有多量液体积存或怀疑手术中胆管损伤可能的患者，可考虑再行手术。

2. 营养支持　部分胆瘘患者可能经过非手术治疗自行愈合。营养支持：胆瘘患者一般需禁食，营养状况较差，应尽早给予全胃肠外营养（TPN）加强支持治疗，补充所需的热卡和蛋白质。每日供热量在2000~2500 kcal可满足大部分患者的需要。伴有低蛋白血症患者予以输注血浆、白蛋白。条件允许可经空肠造瘘管或插至空肠上段的鼻饲管给予要素饮食，改善营养状况。如胆瘘已经局限化，也可考虑进食，给予高热量、高蛋白、低脂肪饮食。近年来研究表明，适当应用生长激素可显著提高肠外营养疗效，达到正氮平衡，促进瘘口愈合。

3. 生长抑素及生长抑素类似物　生长抑素广泛分布于中枢神经系统、胃肠道和其他神经内分泌器官，具有多种抑制作用，在消化道中生长抑素抑制肠道激素的释放，能够直接抑制胃液、肠液、胆汁以及胰液的分泌，也能抑制胃肠道平滑肌蠕动和肠上皮的化生。生长抑素不仅能通过降低胰液的分

泌速度、抑制碳酸酐酶的活性、改变胰液的组成成分，直接抑制胰液分泌，而且还可以通过抑制胆囊收缩素、胆囊加压素的分泌间接抑制胰腺的外分泌功能。

4. 胰、胆瘘的引流　保持腹腔引流通畅是胆瘘非手术治疗的关键。胆囊切除及胆道手术后一般应于小网膜孔处放置引流管，以便将胆汁引出。在持续引流2周后，如引流液仍较多，可以更换引流管。

5. 内镜治疗　ERCP不仅能够显示胆瘘口的位置、大小及流出道是否通畅，还可以通过放置内支撑管、经鼻经胆管引出胆汁，减少胆汁从瘘口漏出，加速瘘口闭合。有学者对胆瘘患者行经内镜胆管内支架置入术加括约肌成形术，结果ERCP检查显示大部分患者在1~3天内瘘口闭合。在38~86天后取出内支架，ERCP显示胆瘘消失。胆管内支架引流能够显著缩短胆瘘愈合时间，而且保留了Oddis括约肌的功能。内镜下经乳头胰管或胆管引流可有效解除胰管及胆道压力，是一种简单、易行、安全可靠的治疗方法。

（二）手术治疗

经上述各种处理后大部分胆瘘患者可以愈合。短时间的少量胆汁渗漏，只要引流充分，多能逐步减少而最后停止。长时间较多量的胆汁外漏，特别要充分地通畅引流，不使其在肝下区存留。必要时，可以用双套管负压吸引，使窦道早日形成而不留残腔或形成脓肿。

胆瘘经3~6个月的积极治疗不愈合者，应考虑手术治疗。术前应做好充分准备，对较长期胆汁丢失者应纠正水、电解质及酸碱平衡紊乱，改善全身营养状况，注射维生素K_1。术前应行腹部B超、CT及窦道造影检查，了解窦道与胆道的关系。针对病变及梗阻因素采取确定性手术治疗。胆瘘可根据瘘口具体部位作胆瘘内口以上胆道或瘘道与胃肠道的吻合，术式根据病变部位及复杂程度而定，一般多与空肠行Roux-Y吻合，并放置合适T形管支持引流3~6个月。由于瘘口附近胆管粗细不一，血供较差，一般不主张行胆管修补或对端吻合。如腹腔感染严重，肝门部解剖困难，应先外引流胆汁，3个月后再行胆肠吻合术。

第二节 胆管损伤

一、概述

医源性胆管损伤是指外科手术过程中造成的胆管损伤，它是胆道外科最严重且最常见的并发症。其中，胆囊切除术是医源性胆道损伤中最常见的致病原因，国内外大宗报道提示胆囊切除术病例约有 0.1% ~ 0.3% 发生胆管损伤。而有的单位报道腹腔镜胆囊切除术（LC）胆道损伤发生率是开腹胆囊切除术胆道损伤的 2~4 倍。胆道损伤的主要影响因素包括解剖因素、病理因素以及技术因素等。

二、病因及病理生理

胆道损伤的分类目前国内外尚无统一的标准。近来刘允怡等提出一种相对简单的分类方法：①胆囊床小胆管的损伤或胆囊管残端胆瘘；②胆总管或肝总管部分损伤（包括有或没有胆管组织缺损）；③胆总管或肝总管切断（包括有或没有胆管组织缺损）；④右/左肝管或肝内胆管损伤（部分损伤、切断，包括有或没有胆管组织缺损）；⑤胆道损伤合并肝血管损伤。此外，按胆道损伤的性质又可分为钳夹伤、电灼伤、裂伤、横断伤和缺损伤等。

（一）解剖因素

出入第一肝门的肝蒂结构均包裹在致密的结缔组织中，向上与肝包膜及肝内 Glisson 鞘相连续，向下则移行于腹膜外组织。肝外胆道的解剖变异比较常见，其中主要有两方面：①右肝管的汇合部位，特别是副肝右管变异情况较多；②胆囊管与肝外胆管汇合部位的异常。除了胆管的变异情况以外，肝动脉和门静脉分支的变异易引起术中出血，在止血过程中又可能造成胆管损伤。

1. 左半肝的肝门结构 左半肝的肝门结构由于位置较浅在，显露比较容易。门静脉左支位于左半肝门横沟和脐静脉窝内，肝左动脉发出位置较低且浅在，位于门静脉左支的下前方。肝左管位置较深，位于门静脉左支横部和肝左内叶下部之间。门静脉左支较长，分为横部、角部、矢状部和终末部。横部位于肝门横沟左半，可被肝门边缘掩盖，下方是肝左动脉或 2~3 支左外叶的段动脉，而肝

左管则位于其上前方。在行左半肝切除术时，应分别在上述胆管汇入点左侧及异常门静脉分支发出点左侧结扎切断肝左管和门静脉左支。

2. 右半肝的肝门结构 右半肝的肝门结构位置较深，被胆囊颈和胆囊管所遮盖，显露比较困难。在右半肝肝门区，肝右管位于上前方，门静脉右支位于下后方，肝右动脉位于两者之间。它们位于右半肝门横沟并稍偏右些，多在肝门内分支或汇合，然后进出于右半肝。门静脉右支一般短于左支横部，后壁大部被尾状突所掩盖，于此处常发出 1~2 小支，分布于尾状叶右段及尾叶突。在右半肝切除术时，结扎、切断肝右管和肝右动脉后，才能充分显露门静脉右支。肝右动脉一般经肝总管后方在 Calot 三角中分出一支胆囊动脉，然后在肝门右切迹内分出尾状叶右动脉、右前叶动脉和右后叶动脉。右前叶动脉在同名门静脉的内侧并与其伴行，而右后叶动脉则横过右前叶门静脉根部的前方到达其右侧，并与同名门静脉伴行。右前叶胆管和右后叶胆管有半数是在肝门右切迹内汇合成肝右管的，因此，这两支胆管位置较深。术中辨认右前叶胆管或右后叶胆管一般可按辨认门静脉右支分支的方法来确定。右前叶胆管与右前叶门静脉、右前叶动脉支的行程基本是一致的，但胆管多位于静脉内侧。右后叶胆管多经右前叶静脉根部的后方到达右后叶静脉的内侧，然后与其伴行。

3. 胆囊与胆囊管 胆囊体借疏松结缔组织附着于肝脏面胆囊窝，胆囊体下面为游离面，与十二指肠球部及降部上端毗邻。胆囊外下方与结肠肝曲及横结肠起始部相邻。故胆囊炎常可致胆囊与上述结构粘连，胆囊结石有时可致胆囊十二指肠瘘或胆囊结肠瘘。胆囊颈部较细，呈 S 状弯曲，并变窄移行为胆囊管。在胆囊体与胆囊颈之间有一突向后方的囊状结构，称为哈德门袋（Hartmann pouch），是胆囊结石最常见的部位。此处可因急、慢性炎症与胆囊管甚至肝总管紧密粘连，甚至穿孔造成胆囊胆总管瘘。胆囊管由胆囊颈向左后下方延伸，下端与肝总管呈锐角汇成胆总管。胆囊管管径约 0.2 ~ 0.3cm，长约 1.5 ~ 4.0 cm。胆囊管与肝总管汇合位置的变化比较大，约 60% 左右汇合部位在肝十二指肠韧带的中 1/3 范围内，胆囊管以锐角汇入肝总管

右壁。此外，还可汇入肝总管左壁、右肝管或胆总管远端。胆囊管与肝总管汇合位置及形态对胆道手术，尤其是胆囊切除术有重要意义。如少数患者胆囊管过长，与胆总管平行低位汇入胆总管，胆囊管与肝总管交叉，或胆囊动脉有变异，止血过程中处理不当而容易误伤胆管。

（二）病理因素

急性胆囊炎（化脓性或坏疽性）时胆囊周围组织充血、水肿，炎性渗出，组织明显增厚，常导致局部解剖关系不清，使三管关系失去常态。尤其是常使肝门区和肝十二指肠韧带的正常解剖关系难以分辨，不仅手术时难以分离，也增加了医源性损伤的机会。慢性胆囊炎，尤其是慢性萎缩性胆囊炎由于炎性瘢痕或纤维组织增生，导致胆囊三角区挛缩，甚至胆囊胆管瘘。复杂的病理变化使肝门部解剖结构难以辨认，增加手术难度和胆管损伤的可能性。而且，右肝管在此处容易受慢性炎症影响与胆囊壶腹部紧密粘连，常在分离切除胆囊时造成右肝管损伤。在发生肿瘤肝门部淋巴结转移、胆囊或胆管消化道内瘘或是十二指肠球部穿透性溃疡等情况时，常造成局部正常解剖关系发生变异，可能损伤胆管。

（三）医源性因素

与解剖变异及病理性因素相比，医源性的人为失误往往是最主要的致伤原因。虽然手术所致胆管损伤的发生常常是偶然的，即使是训练有素、有较丰富经验的高年资医师偶尔也会发生。但深入探寻损伤的原因，往往存在过分自信或责任心不强的问题。一些低年资医生手术经验不足，对解剖变异或病理改变处置不当，特别是在还不具备丰富的开腹手术经验和有效训练时就过早开展腹腔镜胆道手术，更容易发生胆道损伤。如错误地将胆总管当做胆囊管切除，分离解剖时电剥离钩误伤肝总管或胆总管，或为控制出血应用电凝、钛夹止血，意外损伤肝总管或胆总管等。此外，切口选择过小、麻醉不满意、主刀与助手之间配合欠缺默契等也是造成胆管损伤的原因。实际上，医源性胆道损伤的发生一般不是某一个因素造成的，而是由于多方面原因综合作用的结果，其中最后一道防线可能就是医师的技术经验与责任心。在面对由于炎症、出血和解剖变异造成的无法辨认的困境时，粗心大意、敷衍了事、惊慌失措或是盲目自信等都是可能造成医源性损伤的主观因素。

三、临床表现及诊断

（一）临床表现

在手术中，胆囊切除后应常规检查胆总管是否充盈，干净纱布贴敷于胆囊床及肝门部，观察是否有胆汁浸染。并应仔细检查切除的胆囊标本，观察胆囊管断端是否正常。如怀疑有胆道损伤的可能性，应仔细检查胆总管及肝总管走向，对肝外胆管完整性进行确认。如发现胆管损伤应立即中转开腹或延长切口，及时处理。

胆道损伤的患者手术后多出现黄疸、发热、切口或腹腔引流管周围有胆汁引出。体检发现上腹部压痛、反跳痛，移动性浊音阳性，肝区可有叩击痛。但有少数病人可以没有腹部压痛及腹膜炎的表现。

（二）辅助检查

血液检查肝功能提示直接胆红素及碱性磷酸酶（AKP）等持续性升高，应考虑到有肝外胆管损伤的可能。应行进一步影像学检查，如行B超、逆行胰胆管造影术（ERCP）或磁共振胰胆管成像（MRCP）等检查。各种检查方式各有其特殊性与局限性，常需运用多种检查手段进行综合分析才能做出正确的判断。如有腹腔积液，可行B超引导下穿刺，如证实为胆汁成分，则可证实为胆道损伤。必要时行剖腹探查，以及时治疗胆道损伤。

1. 静脉胆道造影　静脉胆道造影的造影剂在胆管系中的浓度较高，可以显示出胆管影像，主要用于诊断肝内外胆管的病变。现在一些基层医院还有应用。但需要注意的是，有肝功能损害者、阻塞性黄疸程度较重者、有碘过敏史或过敏体质者等禁用。

2. B超　B型超声扫描是诊断胆道损伤最常应用的影像学检查方法。它具有无创、安全可靠、可多次重复检查等优点。B超可以发现肝内外胆管扩张、肝外胆管连续性是否有中断、腹腔积液等，必要时可以引导腹腔穿刺抽液。但由于患者均为局部手术后，肠管扩张、局部解剖关系紊乱或肥胖等因素会严重影响B超的检查效果。

3. CT　CT检查不仅可以观察胆道梗阻、肝内外胆管扩张的存在，还可观察腹腔积液、肝脏硬化、门脉高压等情况。但对于胆道形态、损伤类型等的判断并无明显优势。

4. ERCP　ERCP对胆道系统病变的诊断更为

直接，可清晰显示胆道系统全貌以及胆管损伤的部位、范围、狭窄以上节段胆管扩张的程度、是否合并结石等，并可以同时施行 Oddi 括约肌切开、胆道取石、胆管置管引流或放置内支撑管等，对胆道损伤具有辅助治疗的作用。但 ERCP 操作较为困难，使用不当同样可以发生一系列并发症，如诱发胆道感染或急性胰腺炎等。对于胆道完全梗阻或完全横断的病例，ERCP 不能显示损伤部位以上的胆系情况。

5. 经皮经肝穿刺胆管造影术（PTC） PTC 可在 X 线电视透视或 B 超引导下进行，能够准确显示出损伤部位以上及狭窄段以下的胆道系统情况。已广泛使用于临床。尽管近些年来通过使用细针穿刺行 PTC 检查，胆汁漏、出血等并发症的发生率明显减少，但也应严格掌握适应证。对于有胆管炎存在、凝血机制不良、对碘过敏、对操作不合作或胆管存在多处狭窄等情况者应慎用。

6. MRCP 目前，MRCP 作为一种非侵入性胰胆管成像技术，是磁共振技术在胆管系统诊断中的突破，具有安全、简便、成像效果好等优点。MRCP 在医源性胆道损伤中的诊断价值，尤其是那些 ERCP 不成功或显影不佳，不易行 ERCP 的患者，MRCP 可观察胆管扩张、胆管结扎、狭窄、胆瘘等情况，可以为术后胆管损伤与狭窄的伤情及解剖位置作正确的诊断，从而有利于二次手术治疗。

7. 经 T 型管胆管造影 此为临床中最常使用的检查方法。通过 T 形管胆管造影，可以较全面地观察手术后肝内、外胆管的连续性及致伤情况。但应注意防止因操作不当而导致的严重并发症。一般应在胆管探查 2～3 周后进行，此时 T 形管周围已基本形成窦道，造影剂不会流入腹腔。若是使用硅胶 T 形管，则时间应在 3～4 周为宜。逆行造影时造影剂压力不可过高，防止造成逆行感染致感染性休克，或进一步加重伤情。造影完毕后须将造影剂抽净，放开 T 形管 24 小时以上再行夹管。

（三）胆管损伤的分类与诊断

临床中对胆管损伤应做到尊重事实，客观分析，正确判断损伤类型，不存侥幸，力争早期发现，早期诊断，早期处理。

1. 胆管损伤的分类方法 胆管损伤理论上可有多种分类方法：按发病时间先后，可分为即时性、早发性、迟发性。按致伤原因，可分为钝性、锐性、热力性。按损伤特征，可分为穿透性、部分或完全闭锁性、部分或完全离断性。按损伤部位，可分为高位、中位、低位。高位胆管损伤指胆囊管汇入点以上的胆管损伤，包括较大右侧副肝管的损伤；中位胆管损伤是指胆总管第一、二段的损伤；低位胆管损伤是指胆总管三、四段损伤，常同时合并胰腺及十二指肠伤。按临床特征可分为梗阻型、胆瘘型、梗阻及胆瘘混合型。

Bismuth 分型传统是用作高位胆管癌的分型。其后借用作良性胆道狭窄分型，共分五型：Ⅰ型：左右肝管汇合部以下，残端长度≥2cm；Ⅱ型：左右肝管汇合部以下，残端长度≤2cm；Ⅲ型：左右肝管汇合部完整，左右肝管相通；Ⅳ型：左右肝管汇合部损伤，左右肝管被隔离；Ⅴ型：Ⅰ、Ⅱ、Ⅲ＋右侧副肝管迷走肝管狭窄。Bismuth 分型的优点是应用广，并且它已被确认可以有效用作评估重建手术困难程度、协助选择胆道损伤手术的最好方法和预测胆道损伤手术预后结果。Bismuth 分型主要有两大限制：它不足概括腹腔镜胆囊切除引致的所有损伤，和它只限于胆道狭窄分型而不包括其他种类胆道损伤。McMahon 分型把胆道损伤以既定的准则，分型为严重和轻微。这分型方法过于简单，概括性不足。Strasberg 分型将 Bismuth 分型改良，增加了涵盖的范围。此外，其他改良 Bismuth 分型的建议，包括 Bergman 分型、Neuhaus 分型和 Csendes 分型。

近来刘允怡提出刘氏分型方法，将胆管损伤分为五型，并分别提示损伤原因与预防建议：

1 型损伤 胆囊管残端或胆囊床胆瘘。损伤原因为胆囊管残端闭合不良，或胆囊床解剖太深。预防方法：小心处理手术细节。如在术中早期发现，应缝合控制胆瘘，引流肝下间隙。延迟发现的处理方法为引流腹腔内胆汁囊肿，控制感染和通过经内视镜做胆道引流。

2 型损伤 胆总管/总肝管部分损伤，包括没有（2甲）或有（2乙）胆管组织损失。损伤原因：①术中胆管造影时，把胆总管误作胆囊管切开；②金属夹误扎胆总管，但识认出来；③胆囊管－胆总管接合处撕裂；④电灼引至胆总管/总肝管损伤。预防方法：①Strasberg 提出的关键性安全展示；②不要牵引胆囊力度太大；③小心使用电灼。早期发现时处理方法为中转开腹，修补细小撕裂，但 T 形管引流胆管存在争议性。应充分引流肝下间隙。延迟发现的处理方法是，在胆管狭窄前诊断：开腹、修补、引流；在胆管狭窄后诊断：处理如 3 型损伤。

3 型损伤　胆总管/总肝管切断，包括没有（3甲）或有（3乙）胆管组织损失。损伤原因：①胆总管误作胆囊管，导致胆总管/总肝管切断或切除；②电灼引致损伤。预防方法：①Strasberg 提出关键性安全展示；②不要解剖太接近胆总管。早期发现时的处理方法为中转开腹手术，把被切断胆管两端修裁到健康组织，封闭胆管远端，近端作肝管空肠吻合，引流肝下间隙。延迟发现时的处理方法为首先控制感染，引流腔内脓肿，引流肝内胆管，待感染控制后，开腹进行肝管空肠吻合。

4 型损伤　右/左肝管或区管损伤，包括没有（4甲）或有（4乙）胆管组织损失。损伤原因：把右肝管或区管误作胆囊管。预防方法：认识胆管解剖变异。早期发现时的处理方法为右/左肝管/分别作肝管空肠吻合。延迟发现时的处理方法：没有临床表现者随访。有临床表现者行肝管空肠吻合或半肝切除。

5 型损伤　胆管损伤综合血管损伤。损伤原因：①右肝或主肝动脉误作胆囊动脉；②在止血时，电灼或金属夹损伤右肝或肝动脉。预防方法：①认识肝血管解剖变异；②在看不清的情况下，不可滥用电灼或金属夹。早期发现时的处理方法如技术上可能，重建血管和胆管；如技术上不可行则结扎血管和胆管。延迟发现时的处理方法：没有病征的肝萎缩可随访。有病征者行肝管空肠吻合和（或）肝切除、肝移植。

2. 胆管损伤的诊断　胆管损伤破坏了胆道系统的通畅及完整性，可导致胆汁排泄受阻、胆瘘及腹腔感染，可以出现一系列胆道梗阻、腹腔及胆道炎症的临床表现，造成极为严重的后果，甚至危及患者生命。胆管损伤的患者一般都有明确临床表现，只要仔细检查，不存侥幸心理，通常都能确诊，不致遗漏或延误。

（1）胆汁渗漏：术中胆管壁或肝床的迷走胆管撕裂、灼伤、穿孔、部分或完全离断时均可出现胆汁渗漏。在操作过程中如发现术野异常的胆汁渗漏往往是发生胆管损伤的重要提示。但有些患者胆管壁破口较小、位置深在，术野区并无明显胆汁外漏，往往延迟至术后因出现腹膜炎体征或引流管外溢胆汁才确认胆管损伤。如为胆管下端或胆胰汇合区损伤时，可合并胰漏或十二指肠漏。胆汁、胰液

可向腹膜后间隙渗漏，患者可出现腰背部持续性疼痛、局部肿胀压痛及寒战、高热。由于腹膜后神经受到化学性刺激，少数病人可出现外阴部疼痛。此时患者可无明显黄疸。如因胆道探子造成胆管与十二指肠间有假道，T 形管可有大量混浊腐臭液体引出。

（2）胆道梗阻：胆管被完全夹闭或结扎时，患者术后短期即可出现渐进性黄疸，伴肝区胀痛、尿色深黄、甚至白陶土色粪便。血液肝功能及尿液常规检查呈现典型的梗阻性黄疸改变。B 超、MRCP 等影像学检查可显示肝内、外胆管明显扩张，术区胆管狭窄中断。如胆管损伤导致胆管腔部分梗阻时，术后早期患者可无明显临床症状，但由于胆管损伤处炎症及瘢痕组织增生压迫，可使胆道梗阻逐渐加重，在术后数月甚至 1 年后出现明显的黄疸、胆道感染等临床表现。病程较长的患者通常合并肝内外胆管结石，甚至出现胆汁性肝硬化和门脉高压症，伴有明显的肝功能损害、腹水及营养不良。此类患者应与肝炎后肝硬化及酒精性肝硬化进行鉴别。

（3）胆道感染：由于胆管损伤导致胆管狭窄、胆道梗阻，常常合并胆道感染。患者可反复出现发作性上腹绞痛、寒战高热及黄疸等 Charcot 三联征，甚至造成感染性休克。反复发作胆道感染会造成严重的肝肾功能损害、肝内胆管结石或肝脓肿，并可加重胆管壁纤维组织增生和瘢痕化程度，不及时处理会造成严重后果。

对后期出现胆管梗阻、感染等相应临床表现的患者，应及时进行 ERCP、B 超、MRCP 等影像学检查，一般能够明确胆管有无损伤、中断、狭窄及胆瘘等情况。

四、预防

胆管损伤是胆道手术后的严重并发症，其预后的好坏取决于诊治是否及时有效。也就是说，术中或术后及时发现胆管损伤，修复受损胆管，恢复胆道连续性与正常功能至关重要。综上所述，胆囊切除术中误伤胆管的原因多种多样，其后果严重，治疗困难，疗效往往难尽人意。

（一）术前防范

外科手术是一项系统工程，胆道外科更是如此。预防胆管损伤首先强调外科医师应清醒地认识到，胆道外科、包括胆囊切除术是一类充满潜在危

险的手术，对术者的知识层次、技术水平、实践经验乃至心理素质都是严峻的考验，决非简单的手术操作。只有主观上高度重视，熟知胆道系统的各种解剖及病理变异，术前应详细询问有无黄疸、胰腺炎病史，肝功能检查 ALT、AST、GGT、AKP、LDH、TBil、DBil 等是否有异常升高，B 超检查胆管是否增宽、胆囊内有无细小结石，必要时应用 MRCP、螺旋 CT 三维成像或 ERCP 等明确诊断，严密排查胆管是否并存结石、变异或其他可能的胆管梗阻性疾病。做到术前心中有数，根据患者的具体情况选择最合理有效的术式，才能最大限度地避免损伤胆管。目前主张对于腹腔镜下胆囊切除术（LC）术前应常规进行肠道准备，有利于减少意外穿刺伤、手术野暴露和术后胃肠功能的恢复。

（二）胆囊切除术（LC）的术中防范

术中麻醉肌松效果要确实，一般为气管插管全身麻醉。术野照明良好，对术前发现胆囊萎缩或炎症较重、合并门脉高压症、有胆道系统变异或肥胖患者宜取右肋缘下斜切口，以充分显露术野，便于特殊情况的处理。如肝门区严重充血水肿，解剖困难，患者一般情况较差时，应行胆囊取石造瘘，待日后情况允许时再择期行胆囊切除。一般采用顺逆行结合胆囊切除方式，即解剖游离出胆囊管后先带线单结结扎悬吊，暂不切断，然后从胆囊底部开始逆行剥离胆囊。结扎切断胆囊管之前，一定要再次确认胆囊管与肝总管、胆总管间的三管关系，并避免胆管过度牵拉成角。对胆道系统变异可能或者胆囊颈粘连严重、已无正常的胆囊管结构时（如 Mirizzi 综合征），不应强行分离粘连，而应做胆囊逆行大部切除，胆囊颈部残留黏膜搔刮后用碘酒或电刀烧灼损毁，最后间断缝闭胆囊颈断端，这样既去除了病灶又可避免胆管损伤。如胆囊颈结石嵌顿伴胆囊积液或积脓，胆囊张力较高，影响胆囊三角显露时，应先做胆囊减压，尽量取出嵌顿的结石，然后再分离三角区。如胆囊颈与肝门部广泛冰冻状粘连，无法判断局部解剖结构时，可先行切开胆总管，将胆道探子置入右肝管内标示出胆管走行，然后再分离切除胆囊，同时行胆管 T 形管引流。Calot 三角区发生大出血时，术者应先用手法控制肝十二指肠韧带，阻断入肝血流，使出血减少，吸净积血后看清出血部位再准确止血，切忌盲目钳夹或缝扎。

LC 术中导致的胆管损伤较开腹手术更为复杂。

既有后果严重、难于处理的高位胆管损伤，也有副胆管和迷走胆管的损伤；既有开腹手术的锐器伤、缝扎伤，也有腹腔镜手术特有的电灼伤和夹割伤。腹腔镜手术存在着一些先天的内在缺陷，如立体视觉变为平面视觉、术者对器械设备依赖性增大、失去手指触觉感知等。一些医师对其缺陷也认识不足，在遇到出血时盲目电灼及乱上钛夹，盲目扩大三孔法的适应证范围，加之视觉上的认知偏差或主观上盲目自信，导致 LC 所致胆管损伤发生率明显高于开腹手术。因此应严格掌握 LC 的手术适应证。胆囊严重萎缩、颈部结石嵌顿、Calot 三角结构不清、胆道存在变异、合并严重门脉高压症等情况不适合施行 LC 术。发现上述情况应及时中转开腹。

LC 术中应尽可能使用 30°镜，做到光照良好和图像清晰，弥补平面视觉和不能用手直接触摸的缺陷。从 Calot 三角前后叶的右侧边 V 字形分离浆膜。用弯分离钳或电钩（背向肝门）顺着胆囊管和胆囊动脉的走行方向轻分慢推，三角区多以冷分离为主，即是用器械（分离钳、冲吸管）或借助于纱布直接剥离解剖重要的组织结构。电钩应每次钩起纤薄的组织进行短促的电凝止血，以保持胆囊三角区解剖部位的清晰。单极电刀的最大热辐射可达 10mm，超声刀可达 5mm，应熟悉所用电外科器械的性能和工作原理，避免重要组织结构的意外电灼伤。

Calot 三角内的胆管和胆囊动脉变异类型复杂多样，如胆囊管与肝总管的汇合方式、副胆管、迷走胆管、多分支胆囊动脉等，因此不可想当然地草率处理手术区内的任何管道结构。要严格遵循紧贴囊壁分离的原则，以不变应万变。一般情况下，前哨淋巴结是寻找胆囊动脉的重要标志，循此淋巴结向胆囊分离多可清晰解剖出胆囊动脉。首先结扎或夹闭胆囊动脉近端，靠近胆囊壁电灼离断。此时，胆囊管与胆囊壶腹部衍变的象鼻征可得到确认。施夹前应将胆囊放松使胆总管还原，确认胆道三管结构后于胆囊管近端双重结扎或施夹后，在其近远结扎处之间的中远 1/3 处剪断。

术中若遇见解剖不清或者由于炎性水肿而辨认困难的困难情况时，应使用冲吸管结合纱布在打开胆囊颈部周围的浆膜后进行推剥分离，边冲洗吸引、边行冷分离，最大限度地保持术野中重要结构的清晰。对于明显增粗的胆囊管应用 4# 丝线双重结扎，再加用钳夹，以防止胆囊管渗漏。对于术中确实难以辨认重要组织结构的病例，应主动中转开腹手术，千万不要认为中转开腹是手术失败。能够在出现并发症之前主动中转开腹是一名腹腔镜外科医生成熟的标志。术中辅助检查也是预防胆管损伤的一种重要方法，除术中胆道造影外，还有术中 ER-CP、腹腔镜超声检查等方法。

（三）胆道手术的术中防范

胆道手术造成的胆管损伤多发生于肝外胆管，如过多游离显露胆总管周围组织；未按胆管走向切开胆管壁，造成 9 点和（或）3 点胆管滋养动脉横断，影响胆管壁血供；胆总管下端有结石嵌顿，以暴力用金属探子强行通过胆管下端，穿通胆管及十二指肠壁形成假道；胆道取石时用力搔刮造成胆管黏膜较大范围受损，导致术后纤维组织增生、瘢痕形成致胆管狭窄等。预防此类胆管损伤应掌握正确的胆管显露、探查、T 形管置放及胆管缝合方法。分离胆管时不宜过分骨骼化，应尽量保护胆管血供。前壁切开胆管时应先做一小切口，用器械探清走向后在管腔内预定切线两侧撑开血管钳，适当剪开胆管壁。探查胆管下端时，应先用 10 号导尿管，若能顺利通入十二指肠乳头说明下端基本正常，不必再用探子扩张。确认无结石嵌顿后依次用 3 ~ 6 号 Bakes 探子沿下段胆管方向逐步扩张，若仍不能通过，应行术中胆道镜检查，寻找原因，切忌使用暴力。一般不用 7 号以上探子扩张胆总管下端，以避免 Oddi 括约肌撕裂伤。选用 T 形管的直径应小于胆管内径，确保胆管切口的无张力缝合。用 4-0 可吸收线缝合胆管壁切口。胆管壁缝合的宽度和针距要适中，并注意避免切缘内翻。术后 T 形管留置时间一般不应少于 3 周，否则可能出现胆汁渗漏引起胆管引流口局部组织炎症反应，增加胆管瘢痕狭窄的可能性。胆总管下段有梗阻者行 ERCP 时，导丝或造影导管可穿透管壁造成损伤。施行内镜下括约肌切开术（EST）切开过深或过长也可造成胆总管及十二指肠穿孔。术者须对各种胆管损伤有清醒楚的认识并给予高度重视，针对患者的具体情况进行相应处理。

（四）ERCP 操作造成胆胰管损伤的防范

随着内镜技术的普及，ERCP 在国内的开展日益广泛，ERCP 造成的胆道甚至胆胰管同时损伤的病例时有发生。根据美国的大宗报道，12 427 例 ERCP 操作造成的 75 例胆胰管损伤，其损伤原因主要有：乳头切开穿孔占 15%，插入内镜损伤占 11%，插入导管损伤占 11%，插入导丝引起穿孔占 32%，支架置入损伤占 9%，扩张狭窄损伤占 7%。75 例患者中非手术治疗 53 例，手术治疗 22 例，死亡率 7%（5/75）。内镜下处理的方法主要有置胆道支架、放置胰管支架、放置鼻胆管引流、内镜下用夹闭十二指肠穿孔等。手术治疗方法包括局部修补、胆管 T 形管引流、十二指肠造瘘术、胃大部切除术等。在 ERCP 操作过程中，应注意动作不宜过大，如有水肿及乳头狭窄的情况尤其要注意防止过度操作导致穿孔。在操作过程中应注意控制电刀切开深度和球囊扩张的力度，发现异常情况应随时中止操作。

（五）术后防范

术后防范的重点是胆瘘的发生和充分引流。在术中对于进入胆囊的可疑管状结构尽可能予以夹扎或充分适度的电凝处理，胆囊床进行地毯式电凝。有可疑之处可以用干纱布逐段蘸压检查有无胆汁黄染，一旦发现即应缝扎处理。反复检查，直至干洁纱布无黄染为止。炎症较重或怀疑有迷走胆管、存在胆管变异的患者应在温氏孔妥善放置腹腔引流管，既可随时观察处理，也可在一旦发生胆汁渗漏后充分引流，避免再次手术。术后 1 周内应禁用高脂饮食，2 周内进低脂饮食。

五、治疗

（一）术中即时修复

术中如发现胆道损伤，应即时予以正确处理。手术方法根据损伤的部位、类型、程度及有无组织缺损等因素决定，设法建立永久通畅的胆管或胆肠引流是最终目标，也是手术成败的关键。

副肝管又称迷走胆管，是指肝段肝管低位汇合于肝外胆管，是一种常见的胆道解剖学变异。90% 以上的副肝管位于胆囊三角内，与胆囊管、胆囊动脉、肝右动脉的毗邻关系密切。故胆囊切除术时易损伤副肝管。细小的副肝管损伤后可直接夹闭，即使出现胆汁渗漏，通过充分引流后漏胆量可以逐渐减少至停止，不会遗留严重后果。但较粗大的副肝管通常是主要肝段或肝叶的胆管引流支，损伤后应行对端吻合重建，内置硅胶管支撑。如果直接缝合夹闭，可致引流肝段（叶）胆管炎，肝脓肿，萎缩、纤维化等严重后果。

对于胆管较小的割裂伤，可行裂伤缝合及局部引流。胆管横断伤如断端组织损伤程度较轻，无严重烧灼伤，可行胆管端端吻合以恢复胆道解剖完整性，并保留 Oddi 括约肌功能。吻合时应确保胆管端组织活力好、无张力，针距、边距一致，吻合口无狭窄，胆管内应放置适宜的 T 形管支撑。T 形管位置应在吻合口上或下端引出，以免拔管后吻合口狭窄，或拔管时吻合口撕裂伤。拔出 T 形管时间一般主张术后 6～12 个月。吻合口附近放置引流管，防止局部积液。胆管横断并有组织缺损，或电钩灼伤致胆管组织缺损范围较大，难以行端端吻合时，应采用肝胆管 – 空肠 Roux-Y 吻合术。胆肠吻合时应选 4-0 可吸收线，黏膜对黏膜精密吻合，吻合口 Y 形管支撑，局部放置引流。

（二）术后早期处理

一般认为，术后 24 小时以上发现胆道损伤并进行处理属于早期处理，胆道损伤超过 6 天进行修复属于手术后期处理。黄志强教授提出，胆道是一个脆嫩的器官，损伤后易导致狭窄和反复发作的胆管炎，最终可造成胆汁性肝硬化和门脉高压症。这些并发症半数以上是由于早期处理不当所致。

术后发生胆瘘或阻塞性黄疸的患者，应行 CT 或 MRCP 检查，评估损伤情况，决定手术时机。阻塞性黄疸患者如黄疸出现 <48 小时，修复手术相对比较容易。如果黄疸出现 >1 周，胆管虽有扩张，但胆管壁菲薄，一般成功率较低。如无胆道感染，应 4 周左右再行修复手术。对于出现胆瘘的患者应积极早期剖腹探查，争取时间。如胆瘘 >48 小时，由于局部充血水肿炎症严重，手术操作困难，此时修复狭窄率高。胆瘘 >1 周，已失去胆管对端吻合的时机。一般施行胆管、腹腔引流，不勉强修补损伤或做胆肠吻合，应行过渡性治疗，半年后考虑彻底性手术。

对于治疗方案的选择应具体根据局部损伤和全身情况决定治疗方案。对于术后出现的胆瘘，如患者无胆汁性腹膜炎表现，腹腔引流管通畅，应密切观察病情，瘘口可能在 2～4 周内自行闭合。如胆瘘持续不愈合者，可在术后 3～6 个月按后期胆管狭窄处理。如果患者术中未置腹腔引流管，出现胆汁性腹膜炎，应急诊施行手术。全身情况较好者，可行胆道重建术。如果全身情况差不能耐受手术或局部炎症较重未能找到胆管损伤部位，仅行近端胆管和腹腔充分引流，待病情稳定后按后期胆管狭窄处理。出现阻塞性黄疸的患者如考虑有胆管缝扎可能，24～72 小时内诊断可再次手术探查。

胆道损伤后早期的治疗方式主要有保守治疗、腹腔引流、一期单纯修补、胆管 – 胆管端端吻合、胆管 – 空肠 Roux-Y 吻合、带蒂组织瓣修补、ERCP 鼻胆管引流等。

1. 保守治疗 如果术中腹腔内已妥善放置引流管，术后发现腹腔引流管有胆汁引出，每日引流的胆汁量 <300ml，患者无腹膜炎表现，B 超、CT 等影像学检查腹腔无较多液体积聚，排除肝总管、左右肝管横断伤，可考虑采用保守治疗。应注意保持引流管通畅，妥善固定导管，防止引流管滑脱。

2. 一期单纯修补 适用于较小的胆管裂伤、穿透伤或部分离断伤，无胆管壁缺损，破口边缘整齐。创缘通常不需修整，单纯修补的优点是保持了生理功能。如果损伤时间超过 1 周，局部炎症严重或全身情况差者禁用单纯修补。一期单纯修补一般选择 5-0 Prolene 无损伤缝线修补较为理想。缝合时边距保持 1～2 mm，针距 2～3 mm。避免胆管壁张力较大和边缘内翻，避免缝合口狭窄。如果胆管损伤口径相对较大、边缘不规则、缝合不甚严密，经胆道造影证实无胆管狭窄，可经胆囊管插入细导管行胆道减压，或在损伤处上或下方另做切口置入 T 形管支撑，时间 3～6 个月。局部放置腹腔引流管。如损伤胆管边缘整齐而无胆管壁缺损、胆囊管造影，胆道远端通畅、胆管无狭窄及胆瘘，可单纯放置腹腔引流管，不需行胆道减压。

3. 胆管对端吻合 胆管对端吻合的优点是保持了胆道的生理功能。适用于胆管横断伤或部分胆管缺失。LC 电切横断的断端由于热效应其损伤范围有一定延伸，应予以适当修剪，避免后期出现吻合口瘢痕狭窄。行对端吻合前，应适当游离两端胆管，但需注意保护胆管壁血供，不宜过长、扭曲。以 5-0 PDS 可吸收无创缝线或单股 Prolene 无损伤缝线间断单层吻合。吻合时应遵循显微外科原则，做到耐心、细致、准确、对称，尽量少带黏膜，以减少后期狭窄的机会。文献报道活体肝移植医生，佩戴放大镜进行胆管对端吻合，可以减少 70% 的胆道并发症。胆管内支撑管放置 3 个月。若胆管壁缺损 ≥1.5cm，应行 Roux-Y 吻合术，支撑管放置 3～6 个月。如果吻合口张力较大，行 Kocher 切口游离十二指肠及胰头，并且支撑管放置 6～9 个月，甚至 1 年。

4. 胆肠吻合 胆肠吻合的优缺点是不受缺损胆管长度的限制。适用于胆道不能直接修复重建的高位或严重胆管损伤。基本术式为胆管空肠 Roux-Y 吻合术，并常规行胆肠吻合口内支撑管引流，置管时间不应少于半年。由于患者胆管口径往往较细，管壁较薄，行胆肠端侧吻合易于出现吻合口狭窄，因而可将左或右肝管适当切开，扩大胆管切口直径，行胆管空肠端侧侧吻合。

5. 带蒂组织瓣修复损伤的胆道 适用于胆管缺损范围较大，直接缝合修复可能导致狭窄者。常用的方法有：①胃壁修复：将胃小弯胃壁浆膜与胆管缺损区创缘直接行间断缝合，或取游离带蒂胃壁浆肌层瓣覆盖并缝合修复胆管缺损；②空肠壁修复：游离一段 Roux 肠襻，将其浆膜面直接缝合覆盖于胆管缺损处；③圆韧带修复：于脐上横断肝圆韧带并游离镰状韧带，利用圆韧带游离段浆膜缝合覆盖胆管缺损区。

6. 腹腔引流 对于胆管损伤发现较晚，腹腔炎症较重，全身情况较差者，或由于 LC 导致的高位胆管前侧壁大范围灼伤穿孔，既不能直接修复胆道，又无法施行胆肠内引流，只能先做胆管及腹腔引流，挽救患者生命。近端胆管行胆汁外引流，肝门部放置引流管充分引流。2～3 个月后待腹腔感染控制，炎症消退，上端胆管扩张再行后期胆道重建术。对于一些基层单位，在遇到胆道损伤时若经验不足或条件欠缺，宁可选择外引流而不盲目手术，

以免增加后期手术的难度或造成不可弥补的恶果，建议在专科医院中由有经验的医生组织会诊后实施手术，尽量保证手术的成功率。

7. ERCP + 经内镜置放鼻胆管引流术（ENBD）胆管引流 对术后漏胆不甚严重者，无胆汁性腹膜炎患者，在保证有效腹腔引流的前提下，可先经内镜置放 ENBD 管引流胆汁，能使胆道内压降低，控制胆汁外漏及腹腔引流量，减少手术次数及肝门区瘢痕粘连，有利于胆管损伤的后期处理。有研究报道，良性术后胆道狭窄内镜长期置入支架与再次手术的长期疗效相似，患者需每 3～4 个月更换支架一次，每次更换支架前采取气囊扩张狭窄部位。但对胆道手术后腹膜炎较重，伴有副肝管、迷走肝管损伤者不适用。

（三）后期处理

损伤性胆管狭窄是胆道胆管损伤后期需要处理的主要并发症，病情复杂多样，治疗方法较多，存在的争论也较多。目前一般的处理方法是将狭窄段切除、上端胆管与空肠 Ronx-en-Y 吻合，修复和重建胆汁进入肠道的通路。但是，该术式常在术后发生吻合口处的再次狭窄，从而出现长期反复发作的寒战、发热及黄疸等症状，临床常需反复手术，以纠正吻合口再次的狭窄，严重者最终需施行肝移植手术。

第三节　胆管狭窄

一、概述

胆道狭窄一般指肝门部或肝外胆道狭窄，伴有或不伴有胆汁漏，一般无较大的组织缺损。胆道良性狭窄绝大多数是由胆道损伤造成的，而 90% 以上的胆道损伤为医源性损伤，多发生在肝脏、胆道手术、内镜操作及胃大部切除术等。随着腹腔镜胆囊切除术的大量应用，医源性胆道损伤及狭窄在一定程度上有增多的趋势。由于医源性胆道狭窄可带来一系列严重的病理变化，预防和治疗该病有十分重要的意义。

二、病因及病理生理

胆道狭窄通常是由于受损部位胆管纤维瘢痕增生挛缩，导致胆道梗阻、胆汁引流不畅及反复胆道感染。术中过度游离胆管或手术操作粗暴，损伤胆

管滋养动脉可致胆管缺血，纤维瘢痕形成。具体原因包括：行胆道探查中，所用金属探条过粗，强行通过胆总管远端可能致胆管壁受损致瘢痕形成，或使用刮匙取石时过于粗暴，损伤大面积胆管上皮；手术中因炎症粘连、解剖变异等原因部分或横断胆管，电刀灼伤胆管等；切除胆囊，结扎胆囊管时牵拉过度可将胆总管提起部分误扎，或在止血过程中盲目缝扎而损及胆管；胆汁漏引起胆管周围的化学性炎症和感染致纤维瘢痕组织增生、压迫或包绕胆管而引起狭窄。

三、临床表现及诊断

（一）临床表现

胆道狭窄患者往往反复出现 Charcot 三联征，并可合并肝胆管结石、胆汁性肝硬化、门脉高压等。除胆道系统手术史及有关临床表现外，主要依

据影像学检查诊断损伤性胆管狭窄。

（二）辅助检查

1. B超 术前影像检查首选超声检查，特别适用于以黄疸为首发症状的患者，其价格便宜，对肝内外胆管扩张或胆道结石较为敏感。但B超常常受到肠道气体干扰，对胆总管下段结石及胆肠吻合口附近的病变情况诊断价值受限。

2. 逆行胰胆管造影术（ERCP） ERCP被认为是胆胰管系统疾病诊断的金标准，可以较清楚地显示胆管狭窄的部位、范围、狭窄段以上胆管扩张程度及结石等，并可同时行胆管置管引流，具有辅助治疗价值。但ERCP对胆道完全梗阻者不能显示狭窄部位以上的胆系情况，而且由于是侵入性诊断方法，有时可诱发胆道感染及急性胰腺炎。

3. 经皮经肝穿刺胆管造影术（PTC） 可清楚显示狭窄部位以上的胆系情况，有此情况下也可显示狭窄段本身及其以下的胆管，可与ERCP结合应用，明确狭窄段全貌。但PTC亦属侵入性检查，穿刺过程中可能将感染性胆汁带入血液循环，引发败血症或感染性休克，或导致出血、胆汁渗漏等并发症。一些胆管狭窄病程较长的患者，由于反复发作胆管炎或已合并胆汁性肝硬化，狭窄段以上胆管多无明显扩张，PTC穿刺较为困难。

4. T形管造影 T形管造影仅限于少数术后T形管尚未拔除的患者，操作较为便捷、安全，能够获得较好的成像效果。

5. CT CT扫描可清楚显示胆道扩张、积气，对胆管扩张、胆管炎等具有较好的诊断作用。由于部分肝内胆管结石与胆汁密度接近，故不易分辨。CT对胆肠吻合口附近及狭窄段胆管形态诊断价值较差。

6. MRCP MRCP作为一种非侵入性检查方法，能够立体直观地显示胆胰管系统全貌，其检查时间较短，成像速度快，一次屏气即可完成，对胆道术后各并发症的诊断均具有较高的准确率。但MRCP检查价格较昂贵，难以在基层单位推广使用。胆道内小结石往往会被周围高信号胆汁所掩盖而漏诊。体内有金属异物的患者也不适于此项检查。

7. 静脉胆道造影 可大致显示胆管的粗略情况。胆管炎性狭窄最常见的部位在胆管下端、肝门、左右胆管。影像的常见特征是狭窄段上方胆管扩张。肝内胆管结石的影像为造影剂分布不匀，显影迟缓、浅淡，狭窄：扩张交替，有时造影剂分布呈斑块状。静脉胆道造影对梗阻性黄疸或肝功明显损害者不适用。由于胆道显影质量较差，目前已很少应用。

8. 其他 如在术中探查时发现胆管狭窄的部位、范围或性质与术前诊断有出入，或解剖分辨困难，可采用术中胆道造影、术中B超、术中胆道镜及术中快速活检等进一步明确。

（三）分类方法

Bismuth将损伤性高位胆管狭窄分为四级，对区分病情严重程度及判断预后有实用价值：Ⅰ级：狭窄处与左右肝管汇合部间距>2cm；Ⅱ级：狭窄处与左右肝管汇合部间距<2cm，但未累及汇合部；Ⅲ级：狭窄处位于或已达到左右肝管汇合部；Ⅳ级：狭窄处超过左右肝管汇合部，常常已累及左和（或）右肝管。就一般情况而言，狭窄分级愈高，损伤程度愈重，病情愈复杂，治疗难度愈大，疗效预后相对愈差。根据影像学检查及术中探查结果，一般均可对患者胆管狭窄做出明确分级。

四、预防

医源性胆道狭窄的预防与胆道损伤类似。在胆道手术中发生出血时不应盲目钳夹止血。小的出血点可采用纱布止血，较大的出血应手法控制肝蒂后吸净积血，找到出血点后准确缝扎或结扎出血点，要避免盲目缝扎。切除胆囊时，如炎症较重，最好采用逆行切除，最后处理动脉及胆囊管，在准确弄清三管关系后再切断胆囊管。结扎胆囊管时不能牵拉过度，应将胆囊放至正常位置后再钳夹、结扎胆囊，防止误扎胆总管或致其成角狭窄。在胆囊三角区尽量避免大跨度结扎组织，以防损伤胆管血供。术中如解剖困难，应中转开腹或行术中胆道造影，了解胆道走行及有无胆道变异等情况。在行胆肠吻合过程中游离胆管要适度，避免将胆管剥离过度，损伤管壁血供。探查胆总管时应选取合适的探条，顺其自然走向探查，避免因动作粗暴损伤黏膜或撕裂胆总管。放置T形管时应较胆管直径至少细2～3mm，避免因T形管过粗压迫胆管黏膜致缺血及瘢痕形成。

无论是胆肠吻合或胆管-胆管端端吻合，吻合口愈合必有纤维组织形成，术后都有一定程度的收缩，且与吻合口中纤维组织量有关。如果吻合口边缘整齐，对合良好，特别是单层缝合后，纤维组织量最少，回缩也最小。如果原有瘢痕较多，管口上有肉芽组织，未能使黏膜对合良好者，术后再狭窄的可能性就比较大。

近些年来，LC 所致延迟性胆管损伤的发生率有明显增高的趋势，已经引起外科医师的注意。此类患者术后早期常并无特殊症状，但数月甚至 1 年后则因胆管狭窄而出现梗阻性黄疸和复发性胆管炎。其原因可能是胆管在术中受到电凝等间接热力损伤，术后逐渐出现炎症反应、纤维组织增生，终因瘢痕挛缩而致胆管狭窄。因此术中应注意在靠近胆囊三角分离组织结构时，应尽快使用冷分离技术，即用剪刀、解剖钳、刮吸器或纱布等分离、推开组织，避免过多应用电凝器，以防止热力损伤。在应用电钩时应注意要保持与胆管至少 5 ～ 10mm 的安全距离，且动作不宜过大，防止电钩在操作中接触胆管壁。

由于肝移植手术的逐渐普及，肝移植后胆道并发症，主要是胆管狭窄的病例也逐年增多。美国匹兹堡大学 1792 例原位肝移植后胆道并发症发生率为 11.5%，其中近半数为胆管狭窄，另一半为胆瘘及胆管梗阻。发生原因一般认为与胆管壁缺血、自身免疫反应等有关。因此在供体肝修剪时应保持胆管周围软组织的完整，防止修剪过度导致胆管缺血。胆管并非只是一条排泄管道，而胆管细胞更可能是许多肝内生理过程的参与者和调控者。胆管狭窄对患者造成的伤害非常复杂，往往最终需要再次肝移植解决。

五、治疗

（一）保守治疗

手术后发生胆管狭窄时，应进行 MRCP、EPCP 或 PTC 检查，明确狭窄的部位及程度，对于胆道良性狭窄及胆道损伤的治疗，外科手术是首选方法。由于胆管狭窄往往继发一系列严重并发症，病情的复杂性常会给再次手术带来许多意想不到的困难。因此对损伤性胆管狭窄需全面充分地进行术前准备，有效控制胆道感染，给予高糖高蛋白饮食，改善全身营养状况，增加肝糖原储备，并补充能量合剂和维生素 K、B、C，维护肝脏及全身免疫系统功能，纠正凝血机制障碍，妥善维护肝肾功能。对合并肝硬化门脉高压症的患者，有时需分期行胆道引流和脾肾分流，最后再手术纠正胆管狭窄。

（二）手术时机

损伤性胆管狭窄再次手术修复胆管的时机目前存在很大争议。传统观点一般认为手术处理必须在症状出现 3 个月以后，等待狭窄段上方胆管充分扩张，以及与以往手术相关的炎症反应完全消退再手术难度能够有所降低。然而近来的研究表明，由于反复发作胆管炎症，狭窄段近端的肝胆管往往呈进行性管壁增厚和纤维化，肝门部瘢痕增生以及胆管向肝门方向挛缩，近端胆管未必均能扩张至较满意的程度，反而增加了延迟手术的难度和再狭窄的发生率。随着病程的延长，患者易继发胆汁性肝硬化、肝叶萎缩甚至并发的门静脉高压症，导致患者全身营养状况恶化。因此，近年来更多的胆道外科医生对于损伤后胆管狭窄倾向于早期修复。

随着影像诊断技术与介入治疗技术的进步，以及有效抗生素的使用，因胆汁渗漏或者感染导致的局部炎症大多能在短期内得到较好的控制。第三军医大学西南医院的研究显示，修复手术与胆管损伤时间间隔小于 3 个月的患者，其术后黄疸消退时间、术后并发症和再狭窄的发生率显著低于间隔时间大于 3 个月者。而国外的大宗病例报道显示，修复时间对患者预后没有显著影响。由于各单位的外科手术及内镜、介入技术水平存在差异，因此目前对于修复时间尚无法统一意见。

（三）手术治疗

手术治疗的原则是切除狭窄段的瘢痕病变，修复和重建胆道。具体手术方式依赖胆道梗阻的时间、狭窄类型、程度、病理状态以及患者的一般情况决定。黏膜对黏膜的肝管空肠 Roux-en-Y 吻合术已成为损伤性胆管狭窄治疗的"金标准"，对多数狭窄病能够获得较好的结果。Johns Hopkins 医院报道 156 例损伤性胆管狭窄，98.3% 患者采用胆管 Roux-en-Y 空肠吻合，用可吸收性线间断缝合，硅胶管经吻合口支撑，82% 支撑 4 ～ 9 个月，结果修复成功率 91%。目前一般认为，保存胆管下端括约肌功能对损伤性胆管狭窄修复具有重要的作用。以往的胆肠吻合术均丧失了括约肌的自然防护作用，导致胆道感染、炎症、增生。细菌内毒素是胆管内皮细胞增生最强的刺激物，胆道慢性炎症—胆管上皮细胞增生—慢性增生性胆管炎—胆管上皮非典型增生—胆管癌是目前公认的胆管癌变发生的过程。在施行胆肠吻合的病例中，晚期发生胆管癌的概率较正常人明显增高。因此，黄志强院士提倡保存括约肌的空肠、圆韧带或胃瓣修复胆管的手术方法。

1. 狭窄修复术　狭窄段胆管修复适用于狭窄

范围较小、周围组织健全、整形后可维持胆管良好通畅度者。修复后应置 T 形管支撑引流至少 6 个月。其优点是可维持胆道的完整性，保留 Oddi 括约肌生理功能，避免肠液反流和逆行性胆道感染。但实际有条件施行修复术的病例并不不多，且勉强修复后期仍可能再出现胆管狭窄。对于狭窄松解成形后，胆管壁仍有部分缺损，可取带蒂空肠、胃瓣或游离圆韧带修补，并置 T 形管支撑。

2. 胆管对端吻合　胆管对端吻合适用于手术区粘连不重、狭窄段范围较小、上下端胆管口径相近、瘢痕切除后两断端胆管缺损不大者。为保证吻合口能够很好地愈合，局部必须无过大的张力。一般情况下，胆管缺损的长度超过 1.5cm 则不适于对端吻合。为减少吻合口的张力，胆管的游离是关键。另一方面应充分游离十二指肠，减少吻合口的张力。其方法是在十二指肠外侧切开后腹膜，将十二指肠、胰头予以钝性剥离，必要时游离下拉肝脏，以确保吻合口处无张力。T 形管支撑时间半年以上。

3. 胆肠内引流术　胆肠吻合术是治疗损伤性胆管狭窄最常用的方法。对于狭窄段位置不高、胆管明显扩张及老龄患者，部分单位主张施行胆总管十二指肠吻合，该手术操作相对简单，创伤较小，但肠液反流及盲端综合征的发生率甚高，目前已很少采用。胆囊切除时的胆管损伤，大部分发生在肝总管或左右肝管水平，此处损伤后因胆汁刺激、复发性胆管炎等因素致肝管回缩、瘢痕化。这种情况下既不能做胆管对端吻合，也不适合做胆管十二指肠吻合，而是以胆管空肠 Roux-en-Y 吻合为较理想的术式。手术关键是彻底松解胆管狭窄，或行肝胆管成形，胆肠吻合口直径应不小于 1.5cm。空肠盲襻要有足够的长度，不应少于 50cm。但肠内容物反流及吻合口再狭窄的问题仍未彻底解决。间置空肠胆管十二指肠吻合能够在一定程度上解决反流问题。即游离一段带系膜的空肠在胆管与十二指肠之间搭桥，胆汁仍然进入十二指肠，比较符合生理过程，适用于中、高位胆管狭窄。

部分病例若经影像学检查证实为高位胆管狭窄，或经多次修复手术失败，肝门部已"封闭"，解剖分离困难，可行经肝门肝胆管空肠吻合。这类病例术中分离粘连、显露胆管非常困难，操作必须耐心，部分患者需行肝方叶切除，以利肝门部胆管显露。可切开左肝管横部及右肝管起始部，做肝胆管成形、有效解除胆管狭窄后进行胆肠吻合。如左右肝管均存在狭窄，不能行肝胆管整形共干吻合时，应分别将左右肝管与空肠吻合。一些病例胆管壁组织严重缺失，难以行胆管空肠完整缝合，可行盆式吻合，将肠管与胆管周围的肝组织缝合，胆管内留置支撑管。术毕应在肝门部放置引流管以充分引流。胆管内 T 形管放置时间 3~6 个月。

如肝门区已发生严重瘢痕粘连、无法解剖出左右肝管的高位狭窄，也可采用 Longmire 手术，即切除肝左外叶，将肝断面的左侧肝内胆管与空肠行 Roux-en-Y 吻合。也可切开右侧的肝实质或切除部分右肝组织，寻找扩张的右前叶胆管与空肠吻合。但此术式由于肝门区狭窄病灶未去除，使胆汁引流的区域受到限制，且胆汁逆向引流，其远期效果不佳。

少数患者在胆肠吻合术后几年内重新出现复发性胆管炎，吻合口再度狭窄。如果一般情况较好，肝内肝管有一定程度扩张、无明显肝硬化门脉高压的患者，可酌情行胆肠再吻合。松解肝胆管狭窄处，取净肝内结石，利用原肠襻与肝胆管再做较大口径侧侧吻合，并置 T 形管内引流 6 个月以上。

对合并严重胆汁性肝硬化门脉高压，肝功能严重受损的胆管狭窄患者，可考虑行肝脏移植。

第四节　胆囊管残留过长

一、概述

胆囊管残留过长指胆囊切除术中胆囊管残留较长，术后患者由于残留胆囊管炎症、梗阻或胆囊管内残余结石增大，致使原有症状没有消失，或在此基础上又有新的症状出现，如腹痛、复发性胰腺炎、黄疸、胆总管扩张、肝功能障碍等。以前往往将些症状归类为胆囊切除术后综合征。但胆囊切除术后症状不缓解的原因是多方面的，如误将消化性溃疡、慢性胰腺炎或膈疝等诊断为慢性胆囊炎，术前未对胆道系统作全面检查，忽略了 Oddi 括约肌狭窄或肝内外胆管结石，以及术中胆囊管残留过长等情况。随着影像学技术和内镜诊断水平的提高，胆囊切除术后综合征的诊断已经逐渐被更确切的诊断所代替。由于只有部分胆囊管残留过长的患者术后出现明显症状，因此其确切的发病率尚无准确的统计数据。

二、病因及病理生理

胆囊切除术是普通外科最常见的手术。自1882年 Langenbuch 第一次成功地施行，至今已有100余年历史。做好胆囊切除手术是做好胆道外科手术的基本功。但由于肝门部胆管走行的变异类型较多，因此胆囊切除术要真正做好并不容易。

胆囊切除术的关键是对胆囊管和胆囊动脉的处理，因此需高度重视 Calot 三角。Calot 三角由肝总管、胆囊管及肝门部肝缘构成，胆囊动脉、右肝动脉及迷走胆管位于三角内。胆囊管和胆囊动脉在解剖上有许多变异类型。胆囊管的长度、注入肝管部位以及开口汇合形式均有不同。96%胆囊管注入总肝管，4%注入右肝管或副右肝管。85%开口于胆道右侧壁，其余可能开口于胆管前壁、后壁或绕至左侧壁。还有个别人胆囊管可汇至胆总管远端近壶腹部（图8-1）。在分离胆囊管时应尽可能追溯到开口部，辨明与胆总管的汇合关系再切断。然而，由于变异类型复杂，或因反复炎症发作，粘连较重，胆囊颈部、胆囊管及胆总管解剖关系辨认不清，或胆囊管与胆总管并行段过长，术中往往容易造成胆囊管残留过长。尤其是目前主要为 LC 手术，由于术野的局限和对胆道损伤的心理恐惧，术者往往不能仔细辨别胆囊管与胆总管的汇合处，而倾向于在"大概"的位置上切断胆囊管，容易残留较长的胆囊管。如果胆囊管本身已存在小结石，或在分离胆囊过程中将胆囊结石挤入残留的胆囊管内，则患者术后多会出现明显的临床症状，如因胆囊管梗阻造成疼痛、胆道感染甚至阻塞性黄疸等。这种情况下均需再次手术处理，否则临床症状往往难以好转。

三、临床表现及诊断

患者的临床表现往往与胆囊炎发作症状相类似，表现为餐后反复发作的胆绞痛或肝区钝痛，可伴有肩背部放射痛，服用利胆药后症状可有缓解。可出现食欲不振、消瘦，发作性或持续性黄疸，或反复出现畏寒、发热等胆管炎症状。

胆囊管残留过长缺乏典型症状，诊断往往比较困难，需要通过细致的临床检查，结合胆囊切除病史综合判断。对于症状不典型的病例，应作胃镜和胃肠钡餐检查，以排除胃肠道疾病，同时检查有无食管下端静脉曲张。

具有典型胆管炎症状的病例，首先应作 B 超检查，若发现残留胆囊管过长，甚至报告有正常胆囊存在，则可以明确诊断。但一般情况下，超声波检查效果常不理想。MRCP 检查可以立体直观地观察是否存在过长残留胆囊管，以及肝内外胆管有无扩张和结石存在。如胆囊管内有残余结石，一些患者可以出现胆管受压狭窄的表现。直接行 ERCP 检查可以观察残余胆囊管的长度以及是否存在结石。

四、预防

对于拟施行胆囊切除术患者术前应认真评估胆囊炎症及胆管结石、扩张等情况，必要时应行 MRCP 或 ERCP 检查以明确胆囊管与胆总管的汇合关系，避免胆囊管解剖变异。

麻醉方法应选择持续硬脊膜外麻醉或气管插管全身麻醉，以保证术中有较好的麻醉和肌松效果。切口多选用右上腹肋缘下斜切口或右侧经腹直肌切

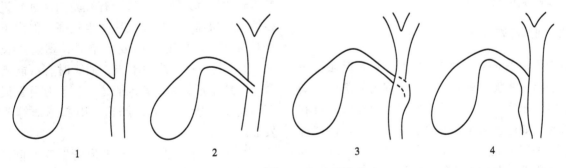

图 8-1　胆囊管汇入胆总管类型

1. 自胆总管右侧汇入；2. 自胆总管前或后方汇入；3. 绕过胆总管后方，开口于左侧；4. 胆囊管与胆总管并行一段再汇入

口，以保证有较好的术野暴露。LC 术中如果局部炎症较重，胆囊三角解剖困难，应放弃三孔操作，多加一孔对胆囊底进行牵引帮助获得满意显露。如仍然存在困难，此时术者应果断中转开腹，以避免发生胆管损伤或残留胆囊管过长。

一般情况下，应将自胆囊颈部起始分离胆囊管和自胆囊底部分离胆囊的顺逆行相结合的方法施行胆囊切除术，既避免了由于胆囊管未行控制，致使细小胆囊结石进入胆囊管或胆总管，又防止了由于解剖结构变异残留过长的胆囊管。如果患者反复炎症发作，胆囊壁增厚，粘连紧密，胆囊管与胆总管汇合部解剖困难，可经胆囊管作术中造影，明确胆管走行后，游离胆囊管至胆总管汇合处，距胆管壁约 5mm 离断胆囊管，并双重结扎。

五、治疗

如果明确胆囊管残留过长，患者出现明显的临床症状，就应考虑手术治疗。术前对各系统脏器功能作全面检查。病人若存在黄疸则应给予维生素 K_1 纠正凝血功能。对老年病人，特别有心、脑阻塞病史的患者使用维生素 K_1 应慎重，时间亦不宜过长。如存在胆道感染反复发作，应积极治疗胆道感染，预防感染扩散。感染较重者，需同时应用抗需氧菌及抗厌氧菌的抗生素。

若第一次手术为肋缘下切口，应切除原切口瘢痕，将原切口延长，由正常部分进入腹腔。若原为直切口，以改作右肋缘下切口为宜，保证二次手术区域的充分显露。进腹后，先分出肝脏边缘，循肝脏脏面右侧端向肝门方向分离。若第一次手术时在胆囊窝填以网膜，则分离过程会较顺利，用锐性分离方法紧贴肝表面用剪刀分离粘连，将十二指肠及结肠推向下方，分离过程中应避免损伤肠管以防术后形成肠瘘。在肝门部仔细分离解剖出肝总管，仔细观察原胆囊管切离位置，并应注意检查胆管是否存在结石可能。游离出残余胆囊管后，小心分离直至胆总管汇合处，检查胆囊管内是否有小结石，最后距胆管 5mm 离断、双重结扎胆囊管。应在温氏孔放置腹腔引流管，防止术后胆瘘发生。

第五节　T 形管脱落或堵塞

一、概述

T 形管作为胆道探查术后的减压引流，在手术后的 2 周左右，经过造影、夹管证实胆管无残留病变后即可拔除。如 T 形管置管的目的为支撑作用，拔管时间应相应延长。临床上 T 形管意外脱出，或由于置管时间较长，T 形管老化堵塞等情况并不少见。由于可能产生胆瘘、胆汁性腹膜炎或阻塞性黄疸等并发症，因此，应利用原手术窦道重新放置 T 形管，以避免再次手术。

二、临床表现

由于 T 形管固定不善或不慎将 T 形管强行拔除，如果出现胆瘘，患者的主要表现为局部或逐渐波及全腹的压痛、反跳痛及肌紧张，引流管口可有胆汁渗漏。如患者未出现明显腹部体征，可密切观察病情。采用 B 超、CT 等影像学检查，可以观察腹部有无积液，肝内外胆管有无扩张等。

三、治疗

治疗可利用原手术窦道重置 T 形管或行急诊手术。

（一）T 形管再置术

T 形管重置术前应做好充分准备，如检测凝血功能，行局麻药和造影剂过敏试验，准备合适型号的 T 形管。需注意的是，无论何处方法重置 T 形管，都应在 T 形管脱落后立即进行，否则窦道有可能很快闭合。

1. 直接插入法　适合腹膜炎症状较轻，T 形管置管时间较长的病例。可直接修剪 T 形管或取导尿管轻柔地插入窦道。对于有经验的医师来说，直接插入法快速、简单，成功率也较高。但由于直接法是盲插，如果窦道形成不牢靠，窦道过长、弯曲，T 形管选择或修剪不当，插管时有可能撕破窦道，导致 T 形管无法置入胆道，甚至有可能损伤肠管而使 T 形管直接插入肠道，引起肠瘘等严重并发症。

2. 导丝导入法　一般 T 形管置管时间超过 4 周，窦道形成较为坚固，可采用导丝导入法置管。导丝导入法较直接插入法成功率高。将导丝沿窦道插入至胆道内，T 形管一侧短臂穿入导丝另一端，将短臂沿导丝插入 T 形管窦道，继续将另一侧短臂也插入窦道，T 形管将沿导丝向前滑行，顺导丝进入胆道，估计 T 形管插入胆管后，拔出导丝。经造影或 B 超检查证实 T 形管进入胆道后，固定 T 形管。

3. 经胆道镜置管　如果 T 形管窦道较细，或由于 T 形管脱出时间太久，窦道有部分闭合的情况下，可先用中弯钳或取石钳等器械适当对窦道进行扩张，用较细的胆道镜试插进行直视观察，找到胆道瘘口，在胆管内置入内镜组织活检钳。将修剪好的 T 形管短臂由内镜组织活检钳后端插入，小心送入胆管内，调整好最佳位置并妥善固定。T 形管重置需要耐心细致，绝不能用暴力置管。

（二）手术置管

如 T 形管脱落后患者出现严重的腹膜炎表现，应及时予以手术治疗。手术原则为充分引流，视情况重置 T 形管。进腹后，吸净腹腔及肝门部淤积的胆汁，寻找到窦道，将修剪好的 T 形管用血管针夹住，由原 T 形管引流孔送入，待感到 T 形管短臂张开后，轻拉 T 形管使之与短臂成 90°，取 3-0 可吸收线缝合瘘口数针，经 T 形管注入生理盐水观察确定无明显渗漏。也可行胆道造影观察胆道有无梗阻或结石等。于温氏孔、盆腔放置引流管，确保充分引流腹腔渗液。取大量生理盐水冲洗腹腔。

目前临床应用硅塑料制 T 形管相应增多。与以前橡胶制品易刺激周围肉芽组织生长不同，为硅塑料刺激性较小，肉芽组织生长速度慢。而且由于近年来广谱抗生素的大量应用，使局部炎症控制较好，肉芽组织不易生长，瘘道形成慢且不牢固。因此，应适当延长 T 形管拔管时间，一般以 4 ~ 5 周为宜。

第六节　胆道感染

一、概述

胆道手术后胆管感染是胆道外科常见的并发症。常表现为术后寒战、高热，白细胞升高，甚至出现感染性休克的临床表现。

二、病因及病理生理

胆道外科术后胆道感染的主要病因有：①由于手术取石、取虫等操作动作较粗暴而诱发，取石匙的反复搔刮，特别是在嵌顿性结石的钳取时，对胆管壁造成一定的损伤是重要的因素；②肝内多发结石或泥砂样结石，取石较困难而反复加压冲洗，导致胆管壁受损有细菌入血，易导致败血症；③胆管有急性梗阻化脓性胆管炎时，在解除梗阻因素后不适当的取石和冲洗，或术后梗阻因素未完全去除；④胆道存在急性炎症，术中胆道造影或冲洗时压力过高，致细菌逆流入血。

由于胆道系统解剖复杂，胆道手术后胆管狭窄、胆汁引流不畅及炎性病灶残留发生率较高，因此胆道感染的发生因素也复杂多样，在感染部位诊断及治疗决策上要求也较高。胆道梗阻和感染是胆道疾病的两个最基本的病理改变，相互联系，又相互影响，因此在胆道感染的治疗中解除梗阻、改善胆汁引流也是重要的环节之一。少数胆道感染反复发作的患者，由于病程漫长，没有得到及时治疗或治疗不合理，往往会造成肝脏功能损害和全身影响，这就更增加了进一步手术治疗的难度，胆道感染过程中，可对各脏器功能造成损害。肝脏可出现肿大、充血、水肿，有时可见散在粟粒状脓性病灶，少数病例可见多发性肝脓肿，肝脏周围有炎性渗出。胆管通常增粗、水肿。管壁充血增厚，胆管内膜除水肿外，并有散在的溃疡面。胆管炎反复发作后可形成胆汁性肝硬化、门脉高压症，此时在肝门区、胆管周围可见有明显的静脉怒张，加之胆管炎症明显则探查胆管时可造成大量出血。

胆道梗阻并感染时，胆道内大量细菌生长繁殖，胆汁不能排出，压力不断升高，当升至 $30cmH_2O$ 以上时，肝细胞便停止分泌。压力继续上升可破坏肝细胞的结合结构，胆管内细菌、胆色素颗粒等，可逆流入肝血窦以至血循环。由于胆管内压力过高，不但肝细胞发生坏死，小胆管亦可发生不同程度的破坏。必须强调的是，肝内某一叶胆管梗阻后，病灶虽不大，仍然可有大量细菌侵入血循环，引起中毒性休克。

三、临床表现

胆道手术，尤其复杂胆道手术或多次胆道手术后，是困难而又精细的一项技术，要求术者对患者的病程和临床表现做到心中有数。术后胆道感染往往表现畏寒、发热，上腹胀痛不适，出现黄疸或较术前黄疸程度加重，即 Charcot 三联征表现，严重者可出现休克，甚至神志改变。体检可发现上腹部压痛、肌紧张，肝区有叩击痛。T 形管引流胆汁混浊甚至有脓液引出。化验检查提示胆红素上升，酶类水平升高，白细胞计数及中性粒细胞比例升高。胆道术后感染往往表现为症状反复发作，患者可出现营养状况不良，肝功能受损，甚至胆汁性肝硬化等表现。

四、预防

胆道疾病的复杂性和手术方式的多样性，决定了术者在胆道手术术前及术中应高度重视，精心准备，细致操作，努力防止并发症的发生。术前应针对胆道感染特点进行积极处理。

（一）抗生素预防性的应用

胆道疾病如合并结石、炎症或需行肝叶切除、胆肠吻合术等，均需在术前应用预防性抗生素。由于胆道感染静止期常伴有含菌胆汁，且大多为肠源性细菌，术中在切开胆管或行肝叶切除术时，含菌胆汁可能污染术野，造成继发性腹腔感染。其细菌谱包括需氧的革兰阳性和（或）革兰阴性球菌或杆菌，以及厌氧菌，并往往为混合性细菌感染。一般主张在术前 30 分钟静脉给药，使用氨苄西林或第三代头孢菌素，如头孢哌酮、头孢曲松或头孢他啶等广谱抗生素，加或不加用甲硝唑。如果手术时间超过 6 小时或手术创伤较大，出血量较多，可再加用 1 次。

（二）术中操作

手术中要精细操作，努力去除病灶，取净结石而又尽可能减少对胆道黏膜损伤。对于合并胆道感染或急性感染发作阶段的病例，应尽可能避免术中高压冲洗胆管，或过度骚扰胆管，减少感染复发或加重扩散的可能性。

胆肠吻合一般采用 Roux-en-Y 吻合方式，以防止术后逆行性胆道感染。Y 形襻肠段一般在 50～60cm 以上，术后作钡餐检查时，一般不再有钡剂进入胆管。但用作胆支的空肠襻中并不是无细菌的，钡剂虽未直接进入胆道，但可间接地将肠内容物推入胆道。因此，靠增加 Y 形襻长度来防止逆流，虽可有所减缓，但仍有少数患者在术后仍出现反复胆道感染。胃侧空肠支与胆侧空肠支断端对肠系膜缘作端侧吻合，为避免吻合后呈直角，应将胃侧支与胆侧支空肠浆肌层并拢缝合 8～10cm，使胃侧空肠支与输出空肠支呈一直线，以利肠内容物运行，防止肠胆反流。黄志强等在间置空肠与十二指肠吻合口处加作一个"人工乳头"，即以 20cm 空肠游离段，一端与胆管作大口吻合，胆管下端无狭窄者，可以切断胆管。另一端剥去 5cm 长一段浆膜，将黏膜面翻出，叠缝于浆膜缘，使该段为双层肠壁肌肉加厚，同时注意肠系膜血管不致受压。以此植入十二指肠外侧降段壁上 2cm 的切口中。由于它有双层肠壁肌层重叠，乳头口腔孔小，肌肉有舒缩，故可有一定的启闭作用，结石或其他固形物不易堵塞，突出于肠腔中，表现了壶腹乳头原有的防逆流作用。这些处理是否有用，须由手术者视具体情况而定。防逆流措施不宜多用，所增加的许多操作，必然增长间置空肠的长度，也将增加术后的并发症发生率。

（三）术后处理

手术后应加强观察护理和病情监测，尤其是心、肺、肝、肾等脏器功能。要有效控制感染，保持机体内环境的稳定，并重视患者营养的补充。如营养状况较差或禁食时间较长，应予以静脉高营养加强支持。重症病例应进入外科重症监护病房（SICU）治疗。重视对腹部体征和引流物量和性状的观察。一定要保持引流管的通畅和发挥它们的作用，避免引流液在手术区和腹内的滞留。T 形管应妥善固定，保持通畅，术后早期应避免对 T 形管的冲洗和注药造影，以防加重及扩散感染。引流管的拔除，要依病情的变化和发展而定。

五、治疗

术后胆道感染经严密的病情观察和及时处理后，多可在近期得到控制。及时合理地应用抗生素十分重要，理想的种类是血液中有效浓度的半衰期长，毒副作用小，抗耐药细菌力量强，如头孢哌酮、头孢曲松或头孢他啶等均可供选择。但如手术方式欠妥，胆道存在梗阻或上升性感染等因素，胆道感染往往会反复发作。对已有肝脏实质性损害（胆汁性肝硬化）的患者，往往病情较重，病程也较长，治疗比较困难，要有耐心。

（一）抗生素的应用

术后胆道感染通常为肠源性感染，多为以革兰阴性杆菌为主，包括革兰阳性菌和厌氧菌的混合性感染，甚至可以造成脓毒症。因此，除使用对革兰阴性杆菌敏感，并可覆盖通常的革兰阳性球菌的广谱抗生素外，还要特别注意胆道内的厌氧菌感染，必须加强抗厌氧菌措施。在抗感染早期，根据经验应用抗生素治疗的基础上，应尽快由胆汁或血液培养得到细菌培养和药敏结果，改以针对性抗生素治疗，既可提高了治疗的效果，又可避免长期应用广谱抗生素带来的不良后果。

（二）抗休克治疗

严重胆道感染患者多表现有脱水、电解质紊乱以及中毒症状，严重者可出现感染性休克。应及时予以扩容、补液，并根据血电解质、血气分析、中心静脉压检测结果相应调整补液量。应注意调节晶体和胶体补液量的比例，及时纠正低蛋白血症和贫血。在血容量得到有效补充后，可应用β受体兴奋剂，以解除微循环痉挛，增加回心血量及组织灌注。肾上腺皮质激素具有改善毛细血管通透性、减少内毒素对重要脏器的损害、解除血管痉挛改善微循环等作用，可在应用足量有效抗生素的前提下适量应用。

（三）重要脏器功能的保护

严重的术后胆道感染对生理状态影响较大，如病程较长可对全身重要脏器造成损害。因此在治疗过程中，除针对胆道病变的处理外，应注意对其他脏器的支持和保护。反复胆道感染对肝脏功能损害较大，必须加强保肝治疗。一般可给予极化液（GIK）、谷胱甘肽、甘利欣等药物静滴。合并低蛋白血症的患者可予以白蛋白或新鲜血浆加强支持治疗。由于感染、电解质失调，以及高胆红素血症等可导致肝肾综合征，甚至引起急性肾衰竭，因此在处理胆管疾病的同时，必须注意维持肾脏的有效灌注，并适当应用强效利尿剂以维持尿量。既可排出毒素，又可防止胆色素沉积于肾小管内而形成胆栓。在多尿期时要注意利尿剂的合理使用和液体补充，保持水电解质平衡。

（四）胆道引流

如术后胆道存在梗阻因素，胆道感染一般难以得到有效的控制。无限制地采取保守治疗，将出现中毒性休克、肝肾综合征、DIC 等严重并发症。胆道引流应在各主要脏器受到明显的损害之前进行。可行纤维十二指肠镜胆管逆行插管引流，许多患者症状可以缓解达到暂时性治疗，待病情稳定后再进一步治疗。如因胆肠吻合等因素内镜插入困难，也可行 PTCD 引流。在患者一般情况稳定后，可行再次手术治疗，解除胆道梗阻，建立通畅引流，切除病灶。引流手术必须在胆管梗阻的上方置管引流，打开胆管后取出结石，不能过多的搔刮以免引起胆道出血。一般不能用胆囊造瘘代替胆管引流，因长期复发性胆管炎者，胆囊往往处于闭锁状态，难以达到彻底充分引流胆管的目的。有时胆囊和胆管内均有严重的感染，应两者同时引流。如肝外胆管存在广泛狭窄，按一般手术方法，即切开肝外胆管后由此向上扩张管腔，亦不能通畅引流者。此时可采用劈开肝脏方叶的方法找肝内胆管进行引流。如果肝门部粘连过多，可在左外叶中部切开肝脏，拉开门静脉即见左外叶下段的胆管。亦可在右前、后叶交界分开肝脏组织，行右前下支胆管引流。对合并胆汁性肝硬化、门静脉高压症患者的引流应慎重，因为这类患者的肝门部血管往往明显怒张，加上炎症充血水肿，若由此途径处理胆管容易引起大出血，一般以 PTCD 引流较为安全。

第七节　黄　　疸

一、概述

胆道术后发生胆道损伤，多可出现梗阻性黄疸，表现为术后黄疸消退较慢或反而增高，胆汁引流量少，腹胀、腹水等。实验室检查显示直接胆红素升高。如胆道梗阻因素长时间得不到有效解除，可造成肝功能不全，出现低蛋白血症、间接胆红素升高、低钠、低钾等，黄疸可能进一步加重。

二、病因及病理生理

胆汁酸是肝脏最重要的分泌产物，它在胆汁中以钠盐或钾盐的形式存在。它又可分为初级与次级胆汁盐两种形式，前者是在肝细胞中生成后分泌到胆汁内，后者是初级胆汁盐，在肠道内各种细菌的作用下存在，再被肠管吸收重新循环至肝脏内，再分泌于胆汁中。在小肠上部，胆盐可使脂肪乳化，并加强胰脂酶的活性，可与甘油酯、脂肪酸、卵磷脂、胆固醇形成混合的微粒。不但可以帮助脂肪的消化产物及其他脂溶性物质的吸收，而且能促进黏膜细胞内脂肪酸脂化作用与乳糜微粒的形成。

由毛细胆管到 Vater 乳头部，任何一处发生阻塞，使胆红素排泄受阻均可发生黄疸。正常胆总管压力为 $100 \sim 150 mmH_2O$，如果胆道压力超过胆汁分泌压，即 $200 mm\ H_2O$ 时，肝细胞会停止分泌胆汁，淤滞的胆汁反流入淋巴管和肝窦，出现阻塞性黄疸。肝脏库普弗细胞在清除肠道内毒素和细菌中起着重要作用。而梗阻性黄疸时肝脏网状内皮系统功能下降，包括库普弗细胞数量减少，机体免疫功能降低，致使术后感染及脓毒血症的发生率升高。而且，梗阻性黄疸时，肠内胆盐缺乏，使肠内细菌菌群发生改变，肠内的内毒素易被吸收入门静脉产生内毒素血症。有研究显示，约50%梗阻性黄疸患者外周血中可测到内毒素。

阻塞性黄疸还会给全身造成不良影响。约60%左右阻塞性黄疸患者存在肾功能损害，损害程度与血中内毒素浓度具有相关性。而术后阻塞性黄疸患者往往同时存在胆道感染，使出现多脏器功能衰竭（MSOF）的发生率明显升高。由于肝脏功能受损，肝脏合成凝血酶原能力下降，维生素 K 吸收障碍，术后常出现凝血机制障碍导致的并发症，如切口血肿、胃肠道出血甚至弥散性血管内凝血（DIC）。

三、临床表现及诊断

胆道术后患者出现皮肤、巩膜黄染，或术前存在黄疸，而术后黄疸程度进一步加重时，应考虑为胆道损伤引起阻塞性黄疸可能。患者多出现皮肤瘙痒、腹胀、纳差等症状。肝功能检查提示：总胆红素和直接胆红素升高，碱性磷酸酶、$\gamma\text{-GT}$ 等也会升高。尿常规检查提示尿胆红素升高。一般术后黄疸定性并不困难，但确定黄疸具体致病原因和部位需要进一步影像学检查，甚至需要取得病理学诊断证据。

四、治疗

（一）术前准备

阻塞性黄疸手术治疗前，应对有营养不良患者予以肠内或肠外营养支持，纠正贫血和低蛋白血症。针对梗阻性黄疸患者常见的内毒素血症，可予口服熊去氧胆酸和鹅脱氧胆酸，可起到补充肠道胆盐的作用。此外，口服缓泻剂、乳果糖及不吸收的抗生素等，如新霉素可减少结肠菌群和内毒素吸收。肌注或静注维生素 K 可改善阻塞性黄疸患者凝血机制障碍的发生率，防止出现术中播散性血管内凝血。应用 H_2 受体拮抗剂或质子泵抑制剂可抑制胃酸分泌，保护在阻塞性黄疸患者中容易出现的胃黏膜糜烂。术前应用预防性抗生素也可使腹腔和切口感染的并发症得到有效控制。

（二）解除胆道梗阻

去除病因、解除胆道梗阻是治疗术后阻塞性黄疸的唯一有效方法。如为胆道损伤或胆管结石残留，应积极取净结石，恢复胆道的完整性和连续性。除手术治疗外，也可根据伤情，采取内镜或介入治疗技术，如经皮气囊扩张或经内镜扩张，并予以置管引流术。而对一些病程较长，胆道狭窄严重，肝功能明显受损，合并有门脉高压症的患者，也可考虑施行肝移植术。

第八节　胆　道　出　血

胆道出血是胆道术后的一种严重并发症，常继发于胆道严重感染、残余结石或胆肠吻合术后，如不能及时正确处理，病死率较高。

一、概述

病人手术后发生胆道出血较为罕见。其可以发生在胆管结石或肿瘤等手术后，也可以发生在非胆道手术，如肝外伤或肝肿瘤等手术后。在胆道手术中它可以在放置 T 形管的病人中出现，亦可在一些未放管引流的胆道手术，如胆道内引流手术后等。近年来，经皮肝穿造影（PTC）的开展，引起了较多的术后胆道出血特别是在行经皮肝穿刺插管引流（PTCD）后，使胆道出血的发生率有明显的增加。国内外大宗文献报道，PTC 后胆道出血的发生率一般为4%，而 PTCD 后胆道出血的发生率可高达14%，目前已被认为是胆道出血的主要原因。

二、病因及病理生理

术后胆道出血常见原因为胆道感染和损伤。胆道结石合并感染者术中可见胆管壁明显增厚，且管壁水肿、较脆，管壁小血管扩张，血循环增加。用取石钳或刮匙反复操作所产生的机械损伤很可能导致术中胆道出血，虽经处理后大多可停止，但术中的损伤和术后的残余感染或结石可致受累的胆管并发急性炎症，进而发生胆管周围炎和多发性脓肿，当炎症侵蚀胆管及周围小静脉可形成肝静脉或门静脉胆管瘘，或炎症累及汇管区的肝动脉分支可形成感染性动脉瘤。从而导致术后胆道出血。其次因胆管周围及胆管壁有较丰富的血管，切开时切缘多有活动性出血，在吻合前出血不彻底或因感染所致结扎或缝扎线脱落或松动亦可造成术后胆道出血。另外，还有一些少见的原因，如 T 形管大小不适致胆管受压，胆管壁血管糜烂出血；癌细胞侵蚀胆管壁及胆管周围血管而致出血等。

在胆管结石手术中，特别是在肝内胆管结石手术中或伴有急性胆管炎时，胆管黏膜充血、水肿明显，并伴有溃疡存在，为了尽量彻底清除结石，如术中不适当地采用刮匙或取石钳等器械用力地探查和取结石，有时很可能导致胆道出血，这种胆道出血往往在手术中即可发生。多致病人经处理后出血可停止。但术后可再度出现出血，并从 T 形管内流出。一般表现为血性胆汁，也可以完全是鲜血。如因 T 形管内血液发生凝血而堵塞 T 形管，就可出现沿 T 形管周围流出胆汁的现象，同时出现上腹不适或有胆绞痛等症状。表明胆管可能已被血块阻塞，胆汁引流不畅。

特别是 PTCD 带有塑料管的穿刺针，直径粗达 1.0mm 在盲目穿入肝脏实质后，穿刺针有可能贯穿肝内胆管、肝动脉、门静脉或肝静脉的分支，在拔针后各管道的刺破口一般将被肝实质组织封闭或自行闭合，不致发生内瘘。如穿刺针在血管或胆管分支上造成的破口较大，或上述管道内压力较高时，即可造成胆管分支和肝内血管分支之间的内瘘，即胆管血管瘘，或引起肝内小的假性动脉瘤的形成。这种内瘘或假性动脉瘤破入胆管后，血液便可流入胆道，发生胆道出血。严重时，PTCD 的导管内即可出现鲜血持续滴出，如内瘘发生在动脉与胆管之间，还可形成活动性出血。由于多数病人有较好的凝血功能，在流出一定量的血液后，导管内会很快发生凝血，出血能自行停止，但也有部分病人出血不能停止。此外，这种胆管血管瘘引起的胆道出血还可经肝内胆管臂流入肝外胆管臂，再进入十二指肠，造成上消化道出血，主要表现为呕血、黑便。血块堵塞了胆总管还可发生胆绞痛、黄疸或上腹不适等症状。

三、临床表现和诊断

（一）临床表现

胆绞痛、贫血、腹胀、反复黑便、T 形管反复流出新鲜血液是主要的症状，严重者可以出现休克，少数患者可以出现黄疸。胆道术后出血病例出现出血时间为术后 7 天～3 个月，多数发生在术后 20 日内。典型的胆绞痛多发生在胆总管探查、T 形管引流者或肝内胆管出血者，这是因为胆道出血一般为动脉出血，出血速度快，而且容易形成血凝块堵塞引流 T 形管，造成胆管内的压力突然升高，产生胆绞痛的症状，此类患者因反复出血得不到及时处理，临床可以出现黄疸表现。对于施行胆肠吻合术者，胆绞痛症状轻或无，以贫血、腹胀、反复黑便为主要特点，其原因可能是由于吻合口比较通畅，血流容易进入肠道，缓解了胆道压力的突然升高，而且由于血液不易在出血局部驻留，形成血凝块的机会减少，故出血可以持续而不容易被发现，患者出现失血性休克的发生率高。

（二）辅助检查

术后胆道出血患者，大多有 T 形管内引流出血性胆汁或鲜血、上腹痛、黄疸、呕血、黑便等典型临床症状及周期性发作的特点，一般不难诊断，关键是明确出血原因及确定出血部位，因为如果仅仅确定为胆道出血，而出血原因和部位不明确，则治疗盲目性很大。这时往往就得依靠一些特殊检查：

1. B 超、CT 或磁共振检查　可发现胆道有无残余结石，胆道扩张、胆道内血块或肝动脉血管瘤，由于无法检查胆道内部，因此仍难以明确出血的部位。

2. ERCP 或 T 形管逆行胆道造影　能显示胆道残余结石、胆道蛔虫或肝脓疡并可间接明确出血部位。

3. 纤维胆道内镜检查　适用于术中探查或术后带引流管病例能发现正在出血的胆管及胆管原发病灶。

4. 选择性肝动脉造影　它作为诊断及定位术后胆道出血的首选方法，具有快速、完全、准确的优点。可以直接显示出肝动脉胆管瘘甚至活动性出血部位，当出血量 ≥1.0 ml/min，有报道其诊断阳性率达 100%。对于少数出血原因及部位难以明确且出血量大的患者应积极给予手术探察，以免贻误手术时机。

四、预防

胆道出血是胆道手术后比较少见的并发症，其预后的好坏取决于诊治是否及时有效。如果延误治疗，将可能导致严重的失血性休克，甚至病人的死亡。对于手术后胆道出血，多数是由于手术中的不当操作导致的。因此对于胆道术后的胆道出血的预防重点在于避免手术中的不当操作，如尽量避免在严重水肿期行胆道手术；手术中不宜用用取石钳或刮匙反复用力操作，特别对于伴有严重炎症的胆管；胆道手术切口应够大，以充分显露手术区域，避免遗漏胆管内的小结石和继发胆道感染。

行 PTCD 检查应注意：①不用粗针造影，均应改为细针，避免反复多次穿刺；②胆管明显扩张，下端又不通畅者，造影后应将胆汁和造影剂尽量抽净，避免胆道压力过高；③阻塞性黄疸较深者，应把 PTC 安排在手术前施行，造影后即行手术解除梗阻；④PTC 后应密切观察腹部体征，特别是在穿刺后的 24 小时内，加强病情观察，一旦出现胆道出血，即予以相应处理。手术后如非特殊情况可以常规应用止血药物。

五、治疗

胆道出血由于出血原因不同、病情变化不一样，在处理上亦有很大差别。一般主要依据出血部位、出血量、出血速度和病人生命体征的情况，可分为非手术和手术治疗。

（一）非手术治疗

适合于以下情况：

1. 出血量 <500ml 或多次出血而出血量逐渐减少、出血间隔期时间逐渐延长而又容易自行停止者。

2. 病人情况极差，不能耐受手术者。

3. 经 T 形管出血少或经 T 形管给止血剂后效果明显者。

4. 对于无肝硬化、门脉高压、肝功能良好、病变局限、出血量少的病例可以考虑施行选择性或超选择性肝动脉栓塞。据有关资料报道，其栓塞的总有效率可达 85% 左右，尤其对于在选择性肝动脉造影时发现出血部位是动脉性出血时，如动脉胆管瘘、假性动脉瘤等疗效确实。

选择性肝动脉栓塞的优点有：①操作简单，效果快速；②可了解出血部位和解剖情况；③创伤小，易耐受；④诊断的同时可进行治疗。作为一种安全、可靠的微创诊疗方法，对于术后胆道出血的患者可作为首选手段但此操作要求熟练、准确、轻柔，以免引起动脉管壁损伤及异位栓塞。故操作者要有丰富的实践操作经验。

保守治疗的措施，包括全身抗炎、止血、补液及纠正生理代谢紊乱，带有 T 形管的可局部应用抗生素生理盐水及含去甲肾上腺素生理盐水持续胆道冲洗或经 T 形管注入双氧水及止血剂。

（二）手术治疗

1. 手术指征 ①在保守治疗期间反复出血超过 2 个周期仍无好转或减轻者；②出血造成失血性休克而不易纠正者，或保守治疗出血无停止倾向者；③有胆管炎症状并多源性休克者；④经检查明确出血部位估计经手术可获彻底治愈者。

2. 手术方式 首先可以通过高位胆总管切开直接观察，或用气囊导管或纱布条轮番堵塞左右肝管开口的方法来明确出血的病因及出血部位。对来源于肝内胆管，量大或部位难以明确的出血，可先试行阻断肝固有动脉或左右肝动脉来明确出血的部位。而根据病因及出血部位不同常用的手术方式有以下几种：

（1）直接缝扎止血：对于肝外胆管手术后出血首选考虑手术部位出血，急诊探查对出血部位可直接缝扎止血。

（2）局部的肝段、叶切除：既可止血又能祛除病灶，是较为理想的治疗方法，但手术创伤大，术中及术后风险大。因此肝段、叶切除手术一定要慎重，不仅术前显示病人耐受力较好；而且只有在选择性动脉栓塞失败或肝动脉结扎后复发出血者才可采用肝段、叶切除止血。

（3）肝动脉结扎：这是治疗胆道出血最常用的手术方式，术后胆道出血的病理学基础是损伤性胆管动脉瘘，故结扎肝动脉有良好的疗效。但要注意有部分患者可能存在肠系膜上动脉的异位肝脏血供，单纯靠手术结扎肝右动脉、肝固有动脉是不能达到止血的效果。同时肝动脉侧支循环很丰富，主干结扎后侧支则可能恢复肝血供，一方面可改善肝功损害，另一方也是止血不彻底主要原因。

（金　刚　张永杰）

参 考 文 献

1. Cavallaro A, Cavallaro V, Di Vita M, et al. Main bile duct carcinoma management. Our experience on 38 cases. Ann Ital Chir, 2009, 80 (2):107-111

2. Triantafyllidis I, Nikoloudis N, Sapidis N, et al. Complications of laparoscopic cholecystectomy: our experience in a district general hospital. Surg Laparosc Endosc Percutan Tech, 2009, 19 (6):449-458

3. Laurent A, Tayar C, Cherqui D. Cholangiocarcinoma: preoperative biliary drainage (Con). HPB (Oxford), 2008, 10 (2):126-129

4. Wojcicki M, Milkiewicz P, Silva M. Biliary tract complications after liver transplantation: a review. Dig Surg, 2008, 25 (4):245-57; Epub, 2008, 15

5. Li SQ, Liang LJ, Peng BG, et al. Bile leakage after hepatectomy for hepatolithiasis: risk factors and management. Surgery, 2007, 141 (3):340-345; Epub, 2007, 4

6. Srivastava DN, Sharma S, Pal S, et al. Transcatheter arterial embolization in the management of hemobilia. Abdom Imaging, 2006, 31 (4):439-448

7. Yang T, Lau WY, Lai EC, et al. Hepatectomy for bilateral primary hepatolithiasis: a cohort study. Ann Surg, 2010, 251 (1):84-90

8. Kapoor VK. Management of bile duct injuries: a practical approach. Am Surg, 2009, 75 (12):1157-1160

9. Laurent V, Ayav A, Hoeffel C, et al. Imaging of the postoperative biliary tract. J Radiol, 2009, 90:905-917

10. Chao HC, Chen SY, Luo CC, et al. Choledochoduodenal fistula caused by blunt abdominal trauma in a child. J Pediatr Surg, 2008, 43 (12):31-33

11. Wojcicki M, Milkiewicz P, Silva M. Biliary tract complications after liver transplantation: a review. Dig Surg, 2008, 25 (4):245-257; Epub, 2008, 15

12. oykhman Y, Kory I, Small R, et al. Long-term outcome and risk factors of failure after bile duct injury repair. J Gastrointest Surg, 2008, 12 (8):1412-1417; Epub, 2008 May 21

13. ateo R, Tsai S, Stapfer MV, et al. Ischemic mass effect from biliary surgical clips. J Laparoendosc Adv Surg Tech A, 2008, 18 (1):84-87

14. ivingston EH, Miller JA, Coan B, et al. Costs and utilization of intraoperative cholangiography. J Gastrointest Surg, 2007, 11 (9):1162-1167; Epub, 2007, 30

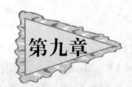

第九章　门静脉高压症手术并发症

门静脉高压症是指门静脉系统的向肝血流受阻，血液淤滞，使门静脉压力增高的临床病理现象。临床表现为：脾脏肿大、脾功能亢进，门腔侧支静脉（主要是食管胃底静脉）曲张破裂出血所致呕血和黑便、腹腔积液等症状。大多数门静脉高压症病人接受内科药物治疗已经足够，约20%～40%的病人在病情发展的后期需要外科治疗。外科治疗的目的是：降低门脉压力，减少出血概率，延长患者生命；减轻脾功能亢进和腹腔积液给患者带来的种种不适，以提高生活质量。目前，门静脉高压症外科治疗所采用的手术种类主要包括为：断流术、分流术、断流加分流术。每类手术又有多种手术方式，而各种不同手术方式术后并发症也不尽相同。国内学者陈学金报道了该院过去40年间门脉高压手术8240例，有1620例分别发生了15种并发症，占总数的19.66%。其中，肺部感染最多见，占18.95%，排第2位的是腹腔出血为12.46%。平均病死率15.31%。因此，门静脉高压症手术并发症具有发生率高、病死率高的"二高"特征，应当引起临床高度重视。

门静脉高压症行分流手术围术期主要的手术并发症，按其发生的时间可以分为：①术中并发症：血管损伤、胆管损伤、淋巴管损伤；②术后早期并发症：发热、急性胃黏膜损害、食管曲张静脉复发破裂出血、感染、营养障碍、腹腔出血、腹水；③术后晚期并发症：肝性脑病和肝性脊髓病、肝功能衰竭、肝肾综合征、吻合口血栓形成等。

门静脉高压症行断流术后的常见并发症有：①术中并发症：血管损伤出血、食管曲张静脉残留；②术后早期并发症：发热、出血性胃炎、门静脉栓塞、吻合口漏；③术后晚期并发症：食管、胃底静脉曲张复发出血、吻合口狭窄、迷走神经切断的并发症、脑病等。

截止到1999年10月，全国已经实施各种门静脉高压症行断流加分流联合术式近300例。资料统计表明：联合手术死亡率为3.3%～15%，术后远期再出血率为8.1%，肝性脑病的发生率为4.6%～6.25%，5年、10年生存率分别可达83.6%、69.1%，其再出血和肝昏迷并发症的发生率低于单一术式。

现就门静脉高压症手术后常见并发症分别详述如下。

第一节　脾　热

一、概述

所谓脾热是指在脾切除术后，确诊没有明显感染情况存在的前提条件下，而病人经常有38℃左右的弛张热型，且经久不退。我们通常将这种脾切除术后两周内出现，并持续相当一段时间的不明原因的发热，称为脾热或切脾热。既往文献报告此并发症的发生率很高，可达20%以上。自从术后应用抗凝剂以来，脾热的发病率明显下降。我院近10年来，施行门静脉高压症各类手术500余例，虽然术后病人体温超过38℃者有260多例，占52%，而发生脾热（符合脾热定义和标准）的只有26例，这里尚不能排除少数病例可能存在潜在的感染病灶。因此，根据我们的经验，脾热在门静脉高压症手术后的实际发病率应该在5%左右。

二、病因及病理生理

关于脾热的发生原因，目前仍不清楚。多数学者认为脾热与网状内皮系统功能的下降有关。肝脏内网状内皮系统细胞——Kupffer细胞功能占人体网状内皮系统的80%～90%，它在维持人体内环境稳定和调节人体免疫应答系统功能方面发挥重要作用。在门静脉高压症手术时，由于肝脏血流灌注减少，Kupffer细胞功能出现一过性或永久性损伤，这可能是脾热发生的主要原因。申桂娟等人报告，门静脉高压症术后持续发热与手术前肝功能分级显著相关（$P<0.01$）。说明肝脏 Kupffer 细胞功能变化与脾热的发生有一定关系。从术后应用抗凝剂以来，脾热发病率明显下降这一临床现象来考虑，脾热的发生也可能与术后门静脉系统内，最大可能是脾静脉残端内微小血栓形成有关。此外，脾热也可能与腹腔内残存血液或创面渗液的吸收有关。

三、临床表现及诊断

1. 临床表现　病人在脾切除术后 3 天至两周内，出现 38℃ 左右的弛张热型，而其一般情况较好，通过病史、症状、体征和影像实验室检查等排除体内感染灶。

2. 辅助检查　脾热不是感染所致，因此，病人血液中白细胞不增多，血培养阴性。临床施行各种检查主要是排除其他致热原因。

3. 鉴别诊断　应注意与膈下感染相鉴别。在确诊脾热前，必须排除所有可能存在的体内能够致热的病灶。国内文献报道，门静脉高压症术后发热病人中，88% 与手术并发症有关，如膈下感染、积液、积血、胸腔积液、门静脉系统血栓形成等。

四、预防

国内学者有报道，在门腔静脉高压症手术后，常规应用活血化淤中药，可以明显减少脾热的发生率。

五、治疗

应首先排除感染引起的发热。临床治疗上，通常是首选应用物理降温的方法治疗脾如果体温不能有效控制，可以选择阿司匹林、吲哚美辛栓纳肛，必要时使用短期静脉应用皮质激素来对症治疗，但必须同时合并使用抗生素治疗，防止爆发性感染的发生。另外，还可静脉应用前列腺素 E，扩张肝脏微循环血管，提高肝脏血流量，改善肝脏单核–吞噬细胞系统功能，防止脾热的发生、发展。

第二节　膈下感染

一、概述

门静脉高压症病人由于自身的抵抗力明显降低，各手术后种感染的发生率相对较高。其中，以膈下积液感染和肺部感染较为常见。另外还有膈下积脓、切口感染以及败血症等并发症的发生率相当高。国内最大宗病例报告是湖南血防所附院的报告，他们膈下感染的发生率是 2%，占总并发症发病率的 10%，病死率 6%。在我们 500 多例门脉高压症手术病人中，虽然膈下积液有 60 例，但细菌培养阳性的只有 13 例，膈下感染发生率为 2.6%。

二、病因及病理生理

门静脉高压症患者术后容易发生感染，感染可以发生在各个部位。膈下感染是常见部位之一。这是由于门静脉在长期高压力状态下，容易形成门静脉炎，使其管壁增厚并与其周围组织发生炎症粘连，同时，由于广泛侧支血管开放，门腔分流术中在解剖静脉时，可致邻近的胆总管、胰腺的损伤，不仅使手术的清洁度由Ⅰ类转为Ⅱ类，还使病人被迫面对手术胆道损伤和胰腺损伤的恢复问题，再则，门静脉高压病人手术创面大，凝血机制差，全身免疫系统抵抗能力不强，这些因素的存在，使术后发生膈下感染的机会明显增加。

三、临床表现及诊断

（一）临床表现

膈下感染的临床表现多无特异性。病人术后体温一度恢复正常后，又出现发热，甚至高热，全身表现为乏力、纳差、发热。在体征方面，主要表现为上腹部腹壁水肿，局部压痛和（或）叩击痛。

（二）辅助检查

血常规检查通常提示白细胞计数增多，中性粒细胞比例增高。超声检查常发现膈下有液性暗区，腹部 CT 检查对明确感染部位并指导治疗有重要价值。

（三）鉴别诊断

膈下感染与胸腔积液、肺部感染等发热病因在临床表现方面无特异性区别。如果影像学检查发现膈下间隙有积液，细菌学检查有细菌生长，则诊断可以明确。

四、预防

在门静脉高压症病人手术中，游离门静脉系统血管时，应特别注意精细操作，防止损伤胆总管、胰腺等消化道器官。一旦发生这些消化器官的损伤，应及时发现并予修复。比如，在损伤胆道系统时，可根据胆管损伤的程度，轻微的行胆管修补术；严重者应行胆管吻合加支架管（T形管）植入术。而是否继续行门腔分流术，还是改行其他术式值得商榷。因为，此时手术野已经受到污染，勉强分流可能会因术后感染而影响门腔静脉吻合口的愈合。另外，若术后出现胆道狭窄，还会加重病人肝脏负担，严重影响其预后。手术后，手术创面充分、有效的引流，改善肝脏功能，提高自身抵抗力，合理应用抗生素是预防膈下感染的关键措施。

五、治疗

对积液不多的膈下感染的治疗，主要是全身合理应用抗生素，最好能以细菌培养结果为依据，选择敏感的抗生素。局部给予物理疗法，加强感染病灶的吸收可能有较大帮助。对于积液较多的膈下感染应对局部实施充分的引流，以利于治疗。

第三节　腹　腔　出　血

一、概述

腹腔出血是指门静脉高压症手术中，短时间内出血量较大、病人循环系统出现不稳定，血压下降，脉率增快；或者手术后病人腹腔引流液中持续为血性。这是门静脉高压症手术较常见的并发症，其发生率约为 3%~6%。

二、病因及病理生理

在门静脉系统高压时，门静脉及其侧支血管系统普遍淤血，血管明显扩张，尤其以胃脾区血管的扩张为著。因此，在手术操作过程中，尤其在脾切除时，十分容易损伤到这些血管。它们一旦破损，出血会很汹涌，严重者可直接威胁病人的生命。手术后，脾床出血，此为术后腹腔内出血的又一原因。肝硬化门静脉高压症患者脾床有大量曲张的侧支血管。同时，此类病人往往因为肝硬化、脾脏功能亢进，术前血小板偏低，凝血酶原时间延长。因此，门静脉高压症手术后特别容易发生腹腔出血。若术中处理不当，术后可出现脾床大量出血，可导致休克，甚至死亡。

三、临床表现及诊断

（一）临床表现

术中腹腔出血及出血量常能够得到及时、准确判断，并得到有效控制。术后腹腔出血主要根据患者循环系统是否稳定，腹腔引流量、颜色、速度来判断。腹腔出血量大时，病人脉率明显增快，脉压减少，血压下降。腹腔引流颜色较深，甚至鲜红色引流液，引流速度大于 100ml/h，通常表示该出血量需要再次手术止血。

（二）辅助检查

实验室检查主要是动态检测血红蛋白和血细胞比容，如果他们呈持续下降状态，提示有活动性出血。

（三）鉴别诊断

在有腹腔引流的状态下，腹腔出血不难判断。但是，在没有腹腔引流，或引流管堵塞引流不畅的情况下，要注意与血容量不足作鉴别。

四、预防

在手术前准备要重视，纠正凝血机制障碍。PT延长超过 3 秒时，术前应用维生素 K、凝血酶原复合物，使 PT 在正常范围内；血小板低于 $50 \times 10^9/$L，应该在手术麻醉后、手术切开皮肤前给予输注血小板悬液 10 单位。

在手术过程中，行脾切除时，十分容易损伤到脾周血管，它们一旦破损，出血会很汹涌，严重者可直接威胁病人的生命，需立即采取有效措施止血。此时，手术人员切忌慌乱。首先应采用压迫止血，使手术野清晰，钳夹结扎或缝扎出血点，切勿过多夹持组织。否则，不规范地使用手术器械，不仅不能很好地止血，反而可能会扩大损伤或出现严重的副损伤。

门静脉高压症最常规的近端脾肾分流手术术中，容易造成血管损伤的部位主要有汇入肾静脉的肾上腺静脉和左侧生殖静脉和脾静脉及其与胰腺的分支。其中，脾静脉壁菲薄、或者脾静脉周围炎症粘连及解剖变异，在分离时容易破裂出血，致使脾静脉不能够分离出足够长度。如果此时勉强行分流术，吻合口张力较大，致使上述两血管壁损伤，而发生术中出血。若术中处理不当，可发生严重的出血，甚至危及病人生命。由于上述危险因素的存在，笔者主张对于门腔静脉条件不好的患者，不要勉强行分流手术。另外，在行脾切除移动脾脏时，一定要很好地把握住脾蒂和脾周围高度充盈扩张的血管，而且切忌粗暴手术操作，造成脾周围血管撕裂损伤出血。因此，术中对静脉实施剥离操作时，务必做到精巧细微。一旦发生上述血管损伤出血，切忌慌乱及盲目钳夹致更严重的副损伤，而应在出血部位的近端用无创血管钳阻断血流，在充分暴露和清理手术野的情况下，仔细彻底处理损伤部位。处理方法以钳夹后双重结扎或缝扎为好。处理不当则可能发生术后腹腔内大出血，其发生率一般为0.35%~4.0%，如抢救不力可危及生命。另外，在处理脾脏切除后创面时，切忌损伤腹膜后血管丛，即 Retzius 静脉。该血管一旦损伤，由于腹膜后组织疏松，间隙大，血液会大量渗入其间，难于止血和清理。即使能够清理止血，将会给患者造成过大的手术创伤，给其手术后恢复造成很大困难。

手术结束后，根据病人血液凝固情况及是否有腹腔出血情况，调整抗凝血药和止血药物的使用。必要时可以按照需要实施成分输血。

依据我们的经验，腹腔出血这类并发症的发生，主要与病人的解剖变异有关，此外还与术者的技术水平、认真态度有直接关系。只要术者精细操作，此类中多数的并发症是完全可以避免的。

五、治疗

腹腔少量出血通过保守治疗一般能够自行停止。但由于门脉高压症病人特殊的病理生理变化，仍然有相当一部分病人经保守治疗出血不能自行停止。因此，门脉高压症病人术后应密切监护病人的生命体征，一旦发现有活动性出血，应积极给予止血药、补液或输血。非手术治疗无效者，即保守治疗后，腹腔引流颜色较深，甚至鲜红色引流液，引流速度大于100ml/h，血红蛋白下降大于1g/h，通常表示该出血量需要再次手术止血，应及时手术探查止血。再次手术时，脾窝部位的少量积血，应该尽可能引流出体外，以减少术后感染、发热的机会。

第四节 上消化道再出血

一、概述

门静脉高压症并发出血手术后再出血是门静脉高压症术后严重并发症之一。此并发症多见于断流术后。国内文献报道其发生率在 10%~30% 间不等，病死率18%。作者单位近10年来，所有门静脉高压症病人手术后 3 个月内再出血发生率为5.6%，1 年内再出血率为13%，主要发生在断流术后，占64.3%。分流术后再出血往往由于吻合口血栓形成，导致门静脉内血栓形成，门静脉压力再次升高。再次出血不仅对肝脏功能带来进一步损害，而且在精神上给病人以重创。因此，要加强对门脉高压再出血的防治研究。

二、病因及病理生理

(一) 急性胃黏膜病变出血

急性胃黏膜出血亦称应激性溃疡、或出血性胃炎出血，多见于断流术后。门静脉高压症病人常伴有门静脉高压性胃病，断流术后由于离断胃壁血流，使胃黏膜损害加重，导致出血。在分流术只发

生于术后早期，因手术创伤、应激、胃黏膜缺血缺氧、胃黏膜屏障受损、肝功能不良等原因导致急性胃黏膜损害。此为门静脉高压症手术后上消化道出血的主要病因之一。研究表明，门静脉高压症时，胃黏膜下层动静脉短路明显增多，造成黏膜层的供血不足及营养障碍，胃黏膜的微循环及防病能力被削弱，导致了胃黏膜病变的发生。分流术后，降低了门静脉压力，有利于胃黏膜病变的恢复。

(二) 食管曲张静脉复发破裂出血

主要原因是：手术后近期降压效果差（如吻合口血栓形成）、物理性（如粗糙食物的损伤）、化学性（如反流胃液的腐蚀）以及门静脉压力的骤然升高（如剧烈咳嗽）等。上述因素可导致食管曲张静脉的静脉壁损伤或静脉内压力升高而发生复发出血，复发出血率可达10%。值得注意的是，每次出血都会给患者的体质造成严重打击，并且影响其预后。因此，患者的经治医师必须告知患者如何预防上述诱因的发生。复发出血一旦发生，应视出血量的多少及时开放静脉，补液、输血维持有效循环的稳定。必要时，可给予升压药来稳定循环，同时注

意保护肝、肾功能。

国外报道，其发生率在断流术后上消化道出血的病例中约占60%以上。原因是：①胃黏膜缺血缺氧：门静脉高压症患者，门静脉系统胃脾区循环高动力状态明显，胃壁动静脉短路开放，使胃黏膜有效循环血量降低，胃黏膜缺血缺氧。断流术后此种状况不仅没有改善，反而加剧；②胃黏膜屏障破坏：门静脉高压症时，胃肠道血液淤滞，黏膜水肿，使得胃黏膜营养不良。断流术后，部分胃血液供应被切断，胃黏膜营养障碍加剧，黏膜屏障受到损害；③肝功能不良：出血性胃炎的发生，多见于肝功能严重受损者，具体的发病机制尚不清楚。

（三）食管曲张静脉残留

断流术的根本目的是通过手术彻底切断门静脉与奇静脉之间的联系，以消除食管、胃底静脉曲张，从而降低该曲张静脉破裂出血的发生。因此，若发生食管曲张静脉残留，就会影响此手术的效果。一般认为，断流术后复发出血最主要的原因之一就是手术中离断食管曲张静脉存在残留。

三、临床表现及诊断

1. **临床表现** 无论是哪种原因导致的消化道再出血，主要临床表现为术后急性胃出血，病人表现为黑便、呕血。出血量大时出现循环系统改变。其最有价值的诊断方法为纤维内镜检查。

2. **辅助检查** 大便隐血试验是诊断少量消化道在出血的简便方法。必要时胃镜检查对明确出血部位、原因有重要价值，是对指导治疗有针对性的检查方法。

3. **鉴别诊断** 内镜检查不仅可以明确出血部位，还有利于鉴别食管静脉曲张破裂出血，抑或急性胃黏膜病变，或者应急性溃疡出血。

四、预防

断流手术未能彻底阻断食管下段静脉，以及术后新生侧支循环的建立使食管、胃底的静脉再次曲张，术后再出血率明显高于分流手术，可达50%以上。若能彻底离断食管胃底周围血管，则复发出血率可以明显降低。国外报道，在10%以下。因此，预防食管、胃底静脉曲张复发出血的关键是手术中的处理：①尽可能彻底离断门静脉与奇静脉之间的交通支；②设法阻止术后新生血管向吻合口的长入。国内有学者曾经做过动物实验，术中设置隔膜

法来阻止术后吻合口周围新生血管的长入，用以预防和减少断流术后复发出血。通过术后3~6个月的观察，发现食管静脉曲张的复发情况，实验组明显优于对照组。该方法在临床应用方面还有许多问题有待进一步研究。

五、治疗

对于急性胃黏膜病变出血，临床上多首先采用止血和抑酸药物对症治疗，以及应用可以降低门静脉压力的药物。应给予前列腺素改善胃黏膜血流，加强胃黏膜的屏障作用；给予制酸剂，如西咪替丁、洛塞克等；给予外分泌抑制剂，如奥曲肽等；应用各种止血药物、输血及止血措施。作者单位应用冰肾盐水（100ml生理盐水中加6~8mg去甲肾上腺素）定时冲洗胃腔有一定的止血效果。此外，还应注意胃肠道减压的负压不可过大，以免加重胃黏膜损伤。上述治疗无效时，可根据病人情况考虑手术治疗。治疗上，非手术治疗无效时，应考虑手术治疗，如胃部分切除、选择性迷走神经切断术。急性胃黏膜损害大出血后，病死率可达35%~65%。

食管、胃底静脉曲张一旦发生复发出血，出血量少者，可经鼻下三腔管压迫止血，并给予止血药物（巴曲酶、维生素K以及酚磺乙胺等）、抑酸药物（奥美拉唑、西咪替丁等）以及降低门静脉压力的药物（生长抑素、普萘洛尔等）治疗。需要输血者，应尽可能给予新鲜血或血浆。三腔管压迫是一种对多数患者行之有效的止血手段，约3/4的病人通过三腔管压迫达到止血目的。待病人一般状况稳定后，考虑经食管曲张静脉注射硬化剂治疗或延期手术治疗。出血量大，药物治疗无效者，可根据病情，考虑实施系腔体分流术。首选的术式为系腔分流术。对于不能承受手术者，可考虑行TIPS治疗。治疗出血期间，应特别注意保护肝脏、肾脏以及其他脏器的功能。

国外学者认为，在此情况下，再次断流手术的效果与经内镜硬化治疗的效果相近。故此，主张术中借内镜直视，证明手术结束时，曲张静脉是否已经完全萎陷或消失，以确定食管曲张静脉阻断的情况以及手术效果。若术后出现复发出血，轻者对症治疗，或行内镜硬化治疗，严重者可考虑行门体分流术，一般以系腔分流术为首选。

第五节　胸腔积液

一、概述

过去，对门静脉高压病人术后发热原因探究方面，把注意力集中在腹部寻找感染灶。近年来，我们发现门静脉高压症病人或者其他原因实施腹部手术的病人术后可以发生单侧或双侧的胸腔积液，它往往是病人术后发热的原因之一。而门静脉高压病人更容易并发胸腔积液，其发生率为 0.5%～15%。

二、病因及病理生理

门静脉高压病人肝功能普遍较差，血浆总蛋白和白蛋白水平一般低于正常，手术后还可能进一步降低。因此，患者血液胶体渗透压较低，体液容易渗出血管，积聚在第三间隙。胸腔内正常处于负压状态，是体液最容易积聚的场所。同时，由于切除脾脏、离断食管下段和胃底静脉时，手术创伤常不可避免地波及胸腔。因此，术后极易发生胸腔积液。

三、临床表现及诊断

（一）临床表现

少量胸腔积液，临床常无异常表现。在少数病人表现为术后发热。中等量或中等量以上胸腔积液时，病人表现出胸闷、呼吸困难、咳嗽，胸部叩诊为浊音，听诊发现呼吸音减退或消失。

（二）辅助检查

床旁超声波检查是术后早期发现胸腔积液最简便、经济、安全的检查方法，超声检查可以明确胸腔积液的部位和程度，还可以帮助临床医生定位穿刺引流。床边 X 线摄片对排除胸腔积液是否合并肺部感染有重要价值，但需要搬动病人，因此，在临床不作为首选检查。

（三）鉴别诊断

胸腔积液的鉴别主要是明确积液是渗出液还是漏出液。如果是前者，在治疗上主要是以引流为主。如果是后者，则以提高病人胶体渗透压、脱水为主。在影像学方面，胸腔积液要与肺不张鉴别。普通 X 线检查鉴别有困难时，增强 CT 检查有利于鉴别。

四、预防

门静脉高压症病人术后补充适量胶体可以减少胸腔积液的形成。依据作者的有限经验，最根本的预防措施包括：缩短手术时间，减少手术对胸腔干扰，改善肝功能，提高血液胶体渗透压。

五、治疗

少量胸腔积液时，可以通过保肝治疗、输注白蛋白等方法，等待其自身吸收。中等量或中等量以上胸腔积液时，在非手术干预的同时，行胸腔闭式引流。穿刺引流后，要预防胸腔感染的发生。

第六节　消化道漏

一、概述

食管离断部位吻合口漏以及胃底大小弯侧漏形成是门静脉高压症断流术所特有的严重并发症。该并发症发生率较低，国外报道，吻合口部位有少量漏出的发生率为 10.9%，而真正吻合口漏的发生率为 1.7%～5.3%，国内文献鲜有报道。湖南湘岳医院的经验是消化道漏发生率为 0.03%，但其病死率高达 50%。

二、病因及病理生理

在断流手术过程中，离断部位的血运被广泛阻断，使得吻合口部位血供明显减少；还有此类病人多伴有低蛋白血症、糖尿病等不利创口愈合的因素。另外，漏的发生也与手术人员的操作技术有关。在离断胃底大小弯侧血管时，血管钳钳夹近胃侧血管离胃壁过分紧贴，导致术后胃壁部分坏死，出现胃漏。消化道漏一旦形成将面临两大难题：一是消化液的大量丢失；二是胸腹腔感染的发生在所难免。经过吸引、抗感染、营养支持等积极治疗，一部分病人漏口可以自愈，一部分病人还需要通过手术修补达到治愈，但还有部分病人因为感染不能有效控制，和（或）者并发其他重要脏器功能不全而死亡。

三、临床表现及诊断

(一) 临床表现

吻合口漏多发生于术后 7～10 天。发生消化道漏后，病人首先表现为局部腹膜刺激症状，出现突然的腹痛、胸痛，腹部有压痛及肌紧张。肠鸣音减弱或消失。病人全身表现为脉率细数，体温上升，早期血压正常，随着腹膜炎的发展，中毒性休克的到来，病人出现血压下降。

(二) 辅助检查

怀疑病人有消化道漏形成时，如果引流管仍在位，可以通过口服亚甲蓝溶液或口服活性炭，检查引流管中是否有上述物质流出，并根据流出的时间和量判定漏的部位和大小。上消化道碘水造影可以发现漏口的确切部位和大小，且有利于指导治疗。

(三) 鉴别诊断

消化道漏主要与胸、腹腔感染相鉴别。虽然，消化道漏也可以诱发胸腹腔感染，但后者的治疗要远难于前者。需要医师有丰富的理论基础和临床经验，更需要投入大量的精力和耐心。

四、预防

在食管离断和重建手术中，应该注意吻合口两端完善止血，细致吻合，防止吻合口周围出现血肿。若是经胸断流，还应注意严密缝合切开的胸膜。即便是术后出现吻合口漏，也可减少脓胸的发生。术后应注意持续吸氧以增加血氧含量，改善组织供氧，给予静脉营养支持以及保持有效的胃肠减压。在离断胃底周围血管时，血管钳要离开胃壁 3～4mm，可以防止胃壁术后坏死。

五、治疗

在消化道漏的治疗上，禁食、持续胃肠减压，给予 TPN 支持是必不可少的。一般情况下，1～3 周可以治愈。否则，若出现脓肿者，应考虑手术引流和空肠造漏。病人在联合断流和分流术后第 9 天进食牛奶后发现腹腔引流管中有牛奶引出，但腹部没有明显体征，在胃镜下可以窥视到置于腹腔脾窝内的引流管的末端凸入胃底胃腔内，考虑消化道漏形成。为防止胃液通过引流管胃腔外侧孔进入腹腔，在胃镜引导下，将引流管深插入胃腔内，直至有侧孔部分引流管全部进入胃腔。经该引流管充分引流及其他支持治疗，术后 3 周拔除引流管，病人获得治愈。

第七节　肝功能衰竭

一、概述

术后肝功能衰竭是指与手术有关原因引起的严重肝损害，常伴有意识障碍，它是肝硬化食管静脉曲张出血病人中最常见的死亡原因，其发生率约为 5%。肝肾综合征在晚期肝硬化病人的发病率为 40%～80%，死亡率很高，常达 100%。

二、病因及病理生理

门静脉高压症病人术前肝功能及其代偿状况一般较差，手术创伤、术中出血以及药物应用情况都会对术后肝功能产生影响。肝脏术后的基本病理改变为肝细胞坏死。术中输血后发生的病毒性肝炎，围术期使用药物（如麻醉中应用的氟烷等）所致的肝坏死，大出血、重症感染以及心功能衰竭等引起的低血压，进而导致肝脏处于乏氧状态，都可以使已有的肝脏损害遭受进一步打击。

病毒感染和药物影响所致的肝功能衰竭在临床上表现为重症肝炎型。病程急骤，早期就可出现意识障碍，死亡率很高。大出血导致的肝功能衰竭属于循环障碍型。此型病程进展比较缓慢，但仍会严重影响病人的预后。肝肾综合征，即指由于肝脏失代偿引起的自发性肾衰竭，该综合征的特点是缺少常见的致肾功能不全的病因，如肾脏自身的器质性病变和尿路梗阻等，而出现氮质血症和少尿等肾衰竭的征象，属继发性的肾功能性障碍。病理检查肾脏本身的结构正常。

三、临床表现及诊断

(一) 临床表现

临床上，患者一般情况较差，还可有纳差、乏力、恶心、呕吐及口渴等，多数病人伴有消瘦、腹腔积液和黄疸。其氮质血症和少尿常在消化道出血、反复放腹腔积液后突然出现。出现氮质血症后，患者的寿命一般不超过6周，多死于肝肾衰竭和消化道出血。

（二）辅助检查

实验室检查可有肝功能损害、低钠血症、低钾血症和低蛋白血症（以白蛋白为主）。PaPpar（1987）将此症分为四期：①氮质血症前期；②氮质血症期；③氮质血症晚期；④终末期。治疗上只需针对肝脏失代偿，减轻稀释性低钠血症以及其他对症治疗（如纠正低钠、低钾和低蛋白）。

（三）鉴别诊断

血液生化检查可以明确诊断。

四、预防

加强术前、术中和术后管理，对预防术后肝功能进一步损害非常重要。诱发肝损害的一般因素有术中药物应用、缺氧或低氧状态以及输血。

（一）药物

临床上，影响肝功能的药物很多，如麻醉药、抗生素、消炎镇痛药及镇静药等。药物性肝损害多于给药后1~4周后出现。其表现为：①初期症状为发热、皮疹、皮肤瘙痒及黄疸等；②周围血象白细胞总数增多，嗜酸性粒细胞增多（60%以上）；③药物敏感试验（淋巴细胞培养试验及皮肤试验）阳性；④偶然再次给药又出现肝损害。

（二）缺氧或低氧状态

低血压、休克及大量出血导致缺氧时，肝脏所受的影响最大，尤其是既往已有肝损害者。当血氧饱和度降至40%~60%时，即可发生肝小叶中央坏死。术中、术后给予吸氧以提高血氧饱和度可有一定帮助。术后一旦发生肝功能衰竭，应按急性肝功能衰竭治疗。以血氨、凝血功能检查和昏迷程度为指标，应用胰高血糖素—胰岛素治疗，给予特殊氨基酸制剂和类固醇等。同时并用血浆交换疗法。不能进食者，可予胃肠外营养（高支链氨基酸、高糖、高维生素）支持。另外，实验及临床研究表明，门腔静脉侧侧分流术后经门静脉的肝血流供给明显减少，甚至形成离肝血流，通过限制性分流可使这种现象减少。分流术后肝动脉血流均有不同程度的代偿性增加，其增加的程度直接影响病人肝功能状况及预后。据Price报告，其增加的程度为11%~165%，该增加程度与肝硬化累及肝动脉的程度有关，亦与患者的预后密切相关。虽然这种代偿不足以弥补门静脉血流的丧失，但是，肝动脉血流率的增加无疑将有益于病人分流术后的恢复。若其增加量<100ml/min，则预后不良。据Burchell报道，分流术后肝动脉血流增加量>100ml/min者，术后10年的存活率为40%；而肝动脉血流增加量<100ml/min者，术后10年的存活率为0。可见术后肝脏的缺氧状态对其预后有着十分重要的意义。

（三）输血

目前，医用血源十分紧张。在一般情况下，输血及血液制品是安全的，但是有2%~13%的病人在输血后发生轻重不同的不良反应。术中大量输血很易导致输血后肝炎（以乙型肝炎最为常见，还有丙型肝炎等；其次，艾滋病的传染也是人们十分关注的问题，其发生率可达2%），从而加重肝损害。另外，输血还可引起如发热、过敏、急性溶血等不良反应。因此，临床上多主张在可能的情况下，尽可能采用术中自体血液回输、血浆代用品或成分输血，而不输全血。

五、治疗

目前，对于肝功能衰竭尚无特殊治疗，临床工作的重点应是以预防为主。治疗上积极给予保肝及对症治疗，包括减少氨的来源，应用去氨药物以及给予支链氨基酸等。发生肝功能衰竭后，最有效的治疗方法是肝移植。肝移植后，患者的肝功能多可恢复。肝移植在国外已经成为具有临床意义的成熟的终末期肝病的治疗手段，在国内也有多家医院进行了有益的尝试，并且逐步推广应用。这无疑给晚期肝病患者的生活带来了一线曙光。

第八节　肝性脑病

一、概述

肝性脑病、肝性脊髓病是肝硬化门静脉高压症，门体静脉分流术后的严重并发症，直接影响到患者的生存质量。肝性脑病早已广泛被人们所认识，而肝性脊髓病也已得到越来越多的临床医师们的了解。多数学者认为，肝性脊髓病的病因与肝硬化的进展、门体静脉分流情况及血内神经毒性物质有关，其中枢神经系统的病理改变主要是脑、脊髓神经营养障碍及毒性物质作用所产生的脱髓鞘等改变。根据临床表现，对其作出诊断不难。但是目前，国内外对于其病因和病理生理变化的研究尚不充分。若能明确其致病因素、发病机制，无疑将对该病的临床治疗起到很好的推进作用。

二、病因及病理生理

氨基酸代谢紊乱学说　芳香族氨基酸，包括苯丙氨酸、酪氨酸以及游离的色氨酸，在肝硬化时显著升高。部分是由于肌蛋白分解造成其释放的增加以及其参与蛋白合成减少所致。但是，最主要的原因可能是肝脏对其清除作用降低。慢性肝功能衰竭时，血浆氨基酸失衡的特征是苯丙氨酸、酪氨酸、游离色氨酸、蛋氨酸、谷氨酰胺、天门冬氨酸和组氨酸水平升高，支链氨基酸水平下降。在临床上，常用血浆支链氨基酸/芳香族氨基酸的比值来描述这种关系。在肝功能衰竭时，支链氨基酸/芳香族氨基酸的比值降至 1.4～2.0 时，通常表明存在显著的肝脏病变，当比值下降至 1.0 以下时，通常会出现肝性脑病。

多数学者认为肝性脊髓病是一种不可逆的病理过程。其发病是多种因素综合作用的结果。至少与以下因素有关：①门体静脉之间存在人为的或自发的分流；②肝脏功能障碍，解毒能力减退；③肝脏代谢紊乱，合成物质减少；④营养物质缺乏，特别是 B 族维生素缺乏；⑤蛋白质分解产物特别是氨增加；⑥氨基酸代谢异常。

三、临床表现及诊断

（一）临床表现

根据 Zieve 等的分类，将肝性脑、脊髓病分为四类。即第一类为急性脑、脊髓病，有过一次肝昏迷发作；第二类为急性复发性脑、脊髓病，反复多次出现过肝昏迷或昏迷前状态；第三类为慢性复发性脑、脊髓病，肝昏迷反复多次发生，神经精神症状持续时间较长，但是经过适当的治疗，上述情况仍然可逆；第四类为慢性持续性脑、脊髓病，表现为中枢神经系统器质性病变所造成的、持续存在的神经系统症状。其中，前三类以精神症状为主，经过适当治疗，症状可以得到缓解。但是，由于肝性脊髓病根本的病因未能去除，故多有复发。第四类以神经系统症状为主，是疾病发展的不可逆阶段，

现有的治疗方法均无明显疗效。

国内多将本病的临床过程分为三期：第一期为神经症状前期，主要表现为肝功能损害和门静脉高压症；第二期为肝性脑病期，以反复发生的一过性意识障碍和精神症状为主要表现；第三期为痉挛性截瘫期，初为双侧下肢乏力、沉重感、活动不便、步履艰难，最后表现为双侧下肢痉挛性截瘫。

（二）辅助检查

肝功能检查多有轻度异常，血氨多增高。头颅、脊柱 X 线检查正常。脑脊液检查可有轻度蛋白增高。肝活检呈肝硬化表现。脊髓造影正常。肌电图显示神经元损害，脑电图显示轻、中度弥漫性异常。

（三）鉴别诊断

与其他原因引起的昏迷相鉴别。

四、预防

门腔静脉分流术中，吻合口的大小直接影响到肝脏的血流动力学情况，并影响到患者的预后。据 Rypins 报道，完全性分流术后肝脏的营养性血流量（门静脉 + 肝动脉血流量）约为 243ml/min。1986 年，刘传绶等通过动物实验证实，门腔静脉侧侧分流术中不同的吻合口径，对门静脉压及其血流方向将产生不同的影响。吻合口大时，门静脉降压明显，压力小于肝静脉，形成离肝血流；缩小吻合口，可在门静脉降压的同时，维持一定的向肝血流。门腔静脉限制性侧侧分流术，其最佳的分流口径为 0.8～0.9cm，术后门静脉压力降至 25cmH$_2$O 左右。另外，还能降低末梢循环中血氨的浓度，减少术后脑病的发生。但是，在随后的临床实践中发现，这种所谓的限制性门腔静脉分流术并没有真正限制住门腔静脉吻合口及其血流量，术后随着血流压力的作用，吻合口不断扩大，门静脉血的分流量逐渐增多，术后脑病的发生率也增高。北京中日友好医院王宇等报道，自 20 世纪 80 年代末始，创用了附加限制环的限制性门腔静脉侧侧分流术。所谓附加限制环的限制性门腔静脉侧侧分流术，是通过在门腔静脉吻合口周附加抗张力的限制环，来防止术后吻合口被动扩张，其目的是在降低门静脉压力的同时保持一定的门静脉向肝血流量。自 1988～1994 年，共为 154 例患者进行了该手术。其中 Child A 级 91 例，Child B 级 41 例，Child C 级 18 例。在平均 3.2 年的随访期间内，住院死亡率为 1.3%，总的死亡率为 2.6%，再出血率为 1.9%，

术后肝性脑病、脊髓病发生率为 4.1%，术后 2、3、4、5、6 年生存率分别为 98.3%、96.6%、93.7%、89.2%、83.3%。该手术方式临床效果满意，特别是术后脑病的发生率明显低于以往报道。其原因可能是由于该手术中放置的限制环，真正起到了持久限制分流的作用。

断流术后肝性脑病的发生率明显低于门体分流术，一般为 4% 左右。既往认为断流术后，由于门静脉压力不降低，从而有利于肝脏的门静脉供血，改善肝功能。这一点在国内外的实验及临床研究中均未得到证实。实际上，术后肝性脑病的发生，其根本原因还是肝功能的损害状况。只有确实改善肝功能，才能真正有效地防止脑病的发生。

五、治疗

治疗上，肝性脑病患者可给予护肝支持疗法、降氨疗法（谷氨酸钠、钾）、减少肠道产氨和氨的吸收、应用支链氨基酸、防治脑水肿。若病人肝功能尚好，则通过限制蛋白摄入和利用肠道抗生素等，脑病常可得到控制。

第九节 腹腔积液

一、概述：

手术前没有腹腔积液的门静脉高压症病人术后出现腹腔积液，或者术前已有可控制性腹腔积液，术后腹腔积液加重，都认为是术后并发腹腔积液。腹腔积液是门静脉高压症术后常见并发症之一。根据作者单位近 10 年 500 多例手术经验，其发生率约为 20%。

二、病因及病理生理

术后腹腔积液的形成是由于多种因素综合作用的结果。其中主要有门静脉压力增高、淋巴回流受阻以及血浆胶体渗透压降低等。另外，与肝功能障碍导致的抗利尿激素、醛固酮等分泌增多、灭活减少，致使水钠潴留也有一定的关系。手术后早期肝功能损害加重，有可能使腹腔积液形成增多。

三、临床表现及诊断

1. 临床表现　门静脉高压症病人无论实施何种手术，手术后容易出现腹腔积液。临床表现为腹胀、引流管或切口有大量腹液流出，下肢水肿，病人尿量减少。

2. 辅助检查　肝功能检查常有低蛋白血症。腹腔积液检查，早期通常混有血细胞，蛋白试验阳性。后期，腹腔积液以漏出液为主。

3. 鉴别诊断　腹腔引流液少时，要注意鉴别是否有电解质紊乱，如低钾血症引起的腹胀等。

四、预防

手术中在解剖门静脉和下腔静脉时，无疑会使其周围淋巴管损伤。因此，术中应注意严密结扎其周围切开的组织。否则，一旦有较大淋巴管结扎遗漏，势必导致术后发生淋巴外漏，形成乳糜腹腔积液。远端脾肾分流术，由于胰腺下缘及脾静脉的广泛剥离，尤其容易损伤淋巴管。乳糜腹腔积液可经腹腔穿刺，抽出腹腔积液镜检发现其中有脂肪颗粒、乙醚及苏丹Ⅲ试验阳性而得到证实。若术后发生乳糜腹腔积液，首先可通过给予营养支持，注意减少脂肪的摄入，等待损伤的淋巴管自行愈合。非手术治疗无效者，可根据病人情况，考虑手术探查，封闭损伤的淋巴管。但是，一般二次手术的难度较大。只有手在术中找到导致淋巴外漏的淋巴管，予以结扎或缝扎，方可根治本症。由此可见，首次手术时，认真细致地结扎引流血管周围组织与可能损伤的淋巴管对防止术后出现淋巴漏具有十分重要的意义。

五、治疗

腹腔积液一旦发生，治疗上应该以非手术治疗为主。饮食要控制钠的摄入，给予高碳水化合物、高蛋白质补充，每日钠的摄入量应少于 1.5g。液体的输入应该根据病人的情况，尽量控制在 2000ml 左右。必要时，可给予血浆或人血白蛋白等，以增加其血浆胶体渗透压。另外，还可酌情应用利尿剂，如呋塞米、氨苯喋啶、螺内酯或氢氯噻嗪等。同时注意补钾。反复多次排放腹腔积液应特别慎重，注意防止引发腹腔内感染。对于顽固性腹腔积液可根据病人的耐受情况考虑手术治疗。常用的术式有腹膜颈静脉转流术。

第十节 静脉血栓形成

一、概述

静脉血栓形成是外科手术后较常见的并发症。在西方国家的报道中，其发生率较高。近年来，由于我国血管外科技术水平的不断提高，对该并发症的认识、治疗手段取得了较大进步。在门静脉高压症病人术后，静脉血栓形成主要表现为门静脉血栓栓塞、系腔静脉分流吻合口血栓形成和下肢深静脉血栓形成三种形式。门静脉栓塞是一种非常严重的并发症（图9-1）。一旦发生，可引起门静脉压力急性升高和上消化道大出血。血栓栓塞范围广泛，可以引起小肠坏死或严重的肝功能衰竭，常导致病人死亡。吻合口血栓形成可以导致系腔吻合口闭塞，分流作用消失，门静脉压力再次升高，是分流手术后再出血的主要原因，其发生率约为15%~25%。最常发生于术后6个月内。下肢深静脉血栓形成（DVT）在欧美发生率为20%~30%，因此很受重视。在日本发生率为16%。在我国尚未引起临床医师的足够重视，未见有关的统计报告。

二、病因及病理生理

关于血栓形成的发生原因，Virchow（1856）曾提出血栓形成三要素，即凝血功能亢进、血流淤滞和血管壁损伤，至今仍为医学界所遵循的原则。

其中，凝血功能亢进主要表现为凝血因子增加，凝血抑制因子低下，纤溶功能低下，纤溶抑制因子增加，血小板增加并功能亢进，脾、肝等单核－吞噬细胞系统对凝血活性物质的排出功能降低。血流淤滞主要表现为由于麻醉或肌松剂的应用使动静脉血流速度减慢，术后体位不当造成静脉血流淤滞。其他的危险因素还有老年人、肥胖、手术时间长、下腹部手术、术中大量输血、长期卧床等。门脉高压病人门静脉容易形成血栓的发病原因主要有：硬化的肝脏广泛阻碍血液流动，导致门静脉血流淤滞；脾切除术后致血小板增多以及脾静脉残端血栓蔓延等。吻合口血栓形成与吻合口两侧系腔静脉压力差大小、吻合口表面光滑程度、吻合口口径以及有无成角扭曲有关。DVT的发生主要与术后病人下肢活动少也有关。

三、临床表现及诊断

（一）临床表现

在临床上，门静脉栓塞诊断非常困难，一般可以通过腹腔内出血、便血以及麻痹性肠梗阻等间接推断。分流术后早期吻合口血栓形成，通常表现为食管曲张静脉复发出血。只有极少数病人，在吻合口通畅时发生食管静脉曲张破裂出血，主要是由于技术原因所致的分流缺陷或吻合口狭窄。分流术后

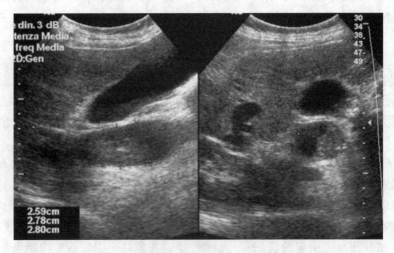

图9-1　超声显示门静脉内部分血栓形成

横断面显示血栓占据门静脉管腔1/2

晚期血栓形成的表现形式多样。对于分流术后复发食管静脉曲张破裂出血，除非有证据证明是由于其他原因造成的，否则应首先考虑是由于吻合口血栓形成所致。分流术后晚期血栓形成的其他表现常不明显。远端脾肾分流后，病人脾脏突然快速增大时，外科医师应想到吻合口血栓形成的可能性。门体性脑病的显著加重，是吻合口血栓形成的另一表现，同时有腹水加重。术后随访时，腹部血管彩超检查、CT 或 MRI 下的血管造影检查（脾肾静脉 CTA 或 MRA）有可能发现无症状的吻合口血栓形成。

DVT 临床上主要表现为因回流障碍所导致的下肢肿胀，浅静脉怒张，有时伴有与血栓发生部位一致的局限性压痛。术后需长期卧床者，其 1 周后发病的危险性很大。

（二）辅助检查

静脉造影（脾肾静脉 CTA 或 MRA）或血管彩色超声检查可以帮助明确诊断（图 9-2 ～ 图 9-4）。在随访时，这些检查有助于疗效的判定。对影像检查不能确诊的病例，手术探查是确诊的唯一办法。

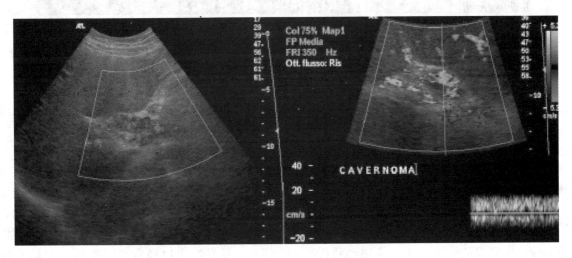

图 9-2　门静脉主干内被血栓堵塞

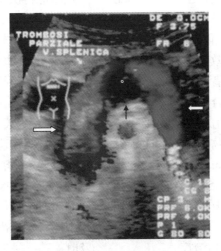

图 9-3　胰腺段脾静脉内节段性血栓形成
彩色多普勒发现该部位血流消失（黑色箭头所示），
而其上行和逆向血流存在（白色箭头所示）

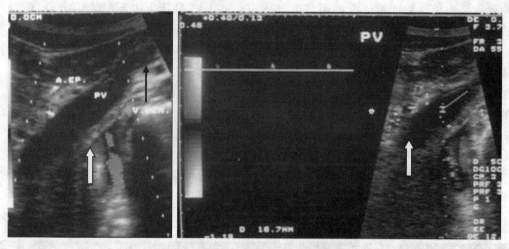

图 9-4　门静脉内完全血栓形成

彩色多普勒或增强彩色多普勒提示门静脉内无血流（白色箭头所示）

（三）鉴别诊断

门静脉血栓形成应与术后肠麻痹鉴别。直肠指诊发现肠腔内有洗肉水样物，高度提示大、小肠静脉回流障碍，是门静脉血栓形成的危险信号。下肢DVT要与下肢感染相鉴别。

四、预防

门静脉血栓形成的预防方法是术中细致操作，严格止血，术后注意监测血小板及凝血因子的变化。若血小板升高到正常值的3倍以上时，应考虑应用抗血小板聚集的药物，如低分子右旋糖酐、阿司匹林等对症治疗。国外有学者推荐术后2～3天使用阿司匹林栓剂。药物治疗无效者，可考虑手术切除坏死的肠管。但是，此类患者预后较差。吻合口血栓形成的预防方法是术中吻合的血管游离长度要足够，吻合静脉口径大小要合适，吻合时要保证静脉内膜外翻。术后不用止血药物，术后第1天开始使用抗血小板聚集的药物500ml/d，胃肠功能恢复后，口服阿司匹林肠溶片25～50mg/d。DVT的预防主要是鼓励患者术后早期床上活动肢体。脾切除术后1～2周，要密切观察血小板变化，血小板过高时（大于50×10⁹/L），应适当治疗。

五、治疗

门静脉栓塞形成一旦发生，目前尚无很好的治疗方法，全身溶栓治疗无显著效果。出现腹膜炎症状时往往提示有肠管坏死，应该及时手术，手术切除确已坏死的肠管，切除范围要足够，尽量避免二次手术。

若考虑到吻合口血栓形成，则应行血管造影检查（CTA或MRA）来证实。如果其他治疗方法尚还有效，应尽可能避免再次手术。目前，已经有经腔内气囊扩张肠腔、门腔和远端脾肾静脉吻合口狭窄的报道。通过建立腹腔－颈静脉吻合术可以控制腹水。复发性出血通常可以通过硬化治疗得到控制。对于顽固性出血病人，若其身体条件尚好，则必须考虑再次手术减压。

下肢DVT，特别是非深静脉主干血管的栓塞，保守治疗效果较好，故手术治疗（取栓术）的适应证应慎重。非手术治疗措施包括：①抬高患肢15°～30°；②纤溶疗法：一般应用短期大剂量疗法，即尿激酶（urokinase，UK）第1天用96万单位，第2、3天48万单位静脉滴注，长期应用无意义；③抗凝疗法：为了抑制凝血功能亢进和血栓蔓延，可与纤溶疗法并用。肝素持续静脉滴注（1mg/kg，6～8小时），以保持凝血时间和凝血酶原时间在正常值的2倍为指标调整用量。另外，治疗中注意术后出血者禁用，若治疗后出现出血时要及时停药。一般情况下，术后1周内我们鼓励病人术后安静卧床（适当活动下肢），使用弹力绷带包扎，1周后，建议病人开始下床行走。非手术疗法无效，下肢高度水肿且出现动脉供血障碍（即"青白肿"）时，且发病在1周以内者，可行手术取栓治疗。

第十一节　胃肠排空障碍

一、概述

在门静脉高压症手术后 4～6 天，患者进食后、特别是在改食半流质后，出现上腹部饱胀、恶心呕吐，呕吐物含有胆汁性胃液和食物，这种并发症称之为胃肠排空障碍，也称胃瘫综合征。目前尚无该并发症在门静脉高压症手术后确切发生率的报道。

二、病因及病理生理

在门静脉高压症时，手术中要彻底地切断门静脉与奇静脉之间的联系，迷走神经的损伤几乎是不可避免的。随之而来的就是该神经受损后的结果，表现为胃失神经支配性蠕动减慢、扩张，幽门功能失常，胆汁反流，严重者会出现反流性胃炎；胆囊、胆管失去神经支配，胆囊收缩力减弱，胆汁淤积，胆管扩张，严重时可诱发胆囊、胆管结石。

三、临床表现及诊断

（一）临床表现

在门静脉高压症手术后 4～6 天，患者拔除胃管后，通常是在开始进食或改食半流质后，出现上腹部饱胀、恶心呕吐，呕吐物含有胆汁的宿食，病人呕吐后感舒服，发病过程中无腹痛、无停止排气、排便的表现。腹部检查上腹部膨隆，振水音阳性，肠鸣音减弱。

（二）辅助检查

胃肠减压每天吸出 1000～3000ml 胃液，胃液含有胆汁。普通 X 线检查可见肠管无扩张。上消化道碘水造影提示胃蠕动消失，碘水不能通过幽门进入远端小肠。胃镜检查发现胃壁充血、水肿。

（三）鉴别诊断

主要与肠梗阻相鉴别。最主要的区别在于后者临床表现有腹痛和停止排气、排便，肠鸣音高亢，小肠肠管扩张，甚至有气液平面。

四、预防

重在预防，术中尽可能保留迷走神经主干或肝支。但是，在病人体内具体操作上，比较困难。

五、治疗

临床发生胃肠排空障碍时，应实施胃肠减压，并使用高渗盐水冲洗胃腔，减轻胃壁水肿，使胃肠得以休息。同时，要加强营养支持，纠正水电紊乱。对胃神经动力的减弱，需术后给予胃肠道动力药物，如多潘立酮（吗丁啉）或西沙必利等对症治疗。也可以试用红霉素静滴以期增加胃肠蠕动。结合针灸和足三里穴位注射，对胃肠蠕动恢复有一定的帮助价值。经上述治疗 1～2 周后，如果仍然没有恢复胃肠蠕动者，可以试行上消化道造影，泛影葡胺造影剂的高渗和重力作用可以刺激胃壁，恢复胃肠蠕动，也可以通过胃镜检查使胃肠吻合口恢复蠕动。总之，该并发症的治疗需要医患双方要有足够的耐心。

第十二节　脾切除术后暴发性感染

一、概述

脾脏是人体最大免疫器官。早在 1929 年，O'Donnell 在世界上报告第 1 例儿童切除脾脏后发生暴发性脓毒血症，但当时由于医学界对脾脏功能认识不够而未能引起重视。直到 1952 年，King 等人报道了脾切除术后发生严重感染儿童病例，人们才逐渐了解和认识脾切除术后暴发性感染（Overwhelming post-splenectomy infection，OPSI）。国内学者汪国平等报告，OPSI 的病死率高达 60%，平均发病时间在脾切除术后 2.5 年。国外大宗病例统计结果表明，OPSI 在脾切除病人中的发病率为 2.93%。OPSI 的发生与脾切除的原因有关，在外伤性脾切除病例中发生率最低，在肝硬化门静脉高压症行脾切除病人中发病率最高，血液病脾切除病人发生 OPSI 处于两者之间。

二、病因及病理生理

OPSI 的发生主要是与脾脏免疫功能有关。实验研究发现：脾切除后，病人血液 T 淋巴细胞亚群、自然杀伤细胞和免疫球蛋白水平下降，术后1年虽然有所上升，但仍低于正常水平，表明脾切除的结果使病人免疫功能下降。加之，门静脉高压症病人长期肝功能损害，体内多脏器功能受影响，术后容易发生感染性疾病。当肝功能恢复后，细胞免疫功能才逐步恢复。儿童进行脾切除对免疫功能损害更大，主要是儿童脾切除后，机体的肺泡巨噬细胞功能受损，影响肺炎球菌的杀灭，这种损害可能持续7周以上。临床容易发生暴发性感染。

三、临床表现及诊断

1. 临床表现　脾切除术后2~3年间，首先出现轻度流感样症状，继而骤然寒战、高热，随即出现头痛、恶心、呕吐，上腹部弥漫性疼痛、腹泻、全身乏力等，病情发展快，迅速发生昏迷，伴有明显酸中毒、休克、凝血功能障碍，皮肤出现小淤斑出血点。可在数小时内死亡。

2. 辅助检查　血常规检查提示严重感染征象。在病情严重时，凝血功能检查可以发现DIC表现。血液或分泌物细菌培养常可分离出致病菌，如肺炎球菌、嗜血流感杆菌、脑膜炎双球菌和大肠杆菌等。

3. 鉴别诊断　OPSI是一种极其严重的急性感染性疾病，并且常在脾切除术后相当一段时间后发病，临床容易误诊误治。因此，需要将它与一般的感染相鉴别。

四、预防

OPSI能否预防，目前仍存在争议。随着人们对脾脏功能认识的不断提高，国内外有学者提出最大限度地保护脾脏功能，如在切除脾脏后，实施自体脾移植，应用脾动脉栓塞治疗替代脾切除手术，可以有效地降低OPSI的发生。

五、治疗

一旦确诊OPSI，应该静脉给予大剂量、联合应用抗生素，积极有效的抗感染是治疗OPSI的关键。防治中毒性休克和DIC是保证病人恢复的重要步骤。

第十三节　肺部感染

一、概述

门静脉高压症病人由于自身抵抗力明显降低，手术后肺部感染的发生率相对较高。国内文献报道其发病率约为3.8%，占总并发症的19%，病死率的9.12%。

二、病因及病理生理

门静脉高压症患者术后容易发生肺部感染。这是由于门静脉高压症患者肝功能受损，长期处于低蛋白血症，肺组织间质水肿，局部回流障碍，清除入侵微生物的能力低下。同时，脾脏功能亢进，患者术前大多存在明显的贫血和血液白细胞减少，机体免疫功能下降，在这样的病理状态下，实施任何一种手术，术后都容易并发肺部感染。

三、临床表现及诊断

1. 临床表现　肺部感染的临床表现为发热，咳嗽，咳痰。病灶范围广泛，或者器官内痰液较多时，病人常有呼吸困难。在体征方面，主要表现为两肺听诊常有干、湿啰音。

2. 辅助检查　血常规检查通常提示白细胞计数增多，中性粒细胞比例增高。胸部X线片或CT检查对明确是否有肺部感染有重要价值。痰培养及菌种鉴定，对指导治疗有意义。

3. 鉴别诊断　肺部感染常要与胸腔积液、肺不张等发热疾病鉴别。

四、预防

在门静脉高压症病人手术前纠正低蛋白血症和贫血。断流手术中尽量不要或少干扰胸腔。术后加强呼吸道管理，加强营养支持，提高机体免疫力，能够减少肺部感染的发生。

五、治疗

对肺部感染的治疗，主要是全身合理应用抗生素，最好能以细菌培养结果为依据，选择敏感的抗生素。对轻症感染，局部给予雾化吸入，鼓励病人深呼吸，拍背促进排痰。胸腔物理疗法对感染病灶的吸收可能有较大帮助。对严重肺部感染，经祛痰剂或沐舒坦等内科保守治疗无效时，需要气管插管或气管切开进行呼吸支持，痰液较多时加强吸痰。

痰液黏稠时，可以在支纤镜下帮助吸痰。

第十四节　慢性营养障碍

一、概述

营养障碍是门静脉高压症病人术后所有并发症中不易为人们所关注的一种并发症。几乎所有肝硬化病人都存在营养不良的问题。这是因为，门静脉高压时，胃肠道处于淤血状态，食物的吸收受到抑制，肝脏功能的损害还会影响到营养素的代谢和合成。

二、病因及病理生理

在门脉高压症病人，肝功能受损害时发生营养不良的原因主要有以下几个方面：①食物摄入不足：是引起慢性肝病患者营养不良的主要原因；②营养物质的消化吸收障碍：是造成营养不良的另外一个重要因素；③由于肝脏在营养物质的代谢中有着十分重要的作用。肝功能衰竭患者对大多数营养物质的代谢均发生了变化。一些在正常情况下由肝脏合成或活化的非必需营养物质，如胆碱和维生素D，则转化为了必需的营养物质；④肝硬化患者因消化道出血、反复排放腹水等，造成体内蛋白质丢失过多以及肝病患者合并感染等并发症，造成组织分解代谢增强，蛋白质分解增多，均可加重营养不良的程度。

三、临床表现及诊断

1. 临床表现　病人明显处于消瘦状态，各项营养指标测定，如皮皱厚度，均低于正常水平。

2. 辅助检查　最直接的检查是皮皱厚度测定和氮平衡测定，他们能够反映病人是否有营养障碍及其程度。

3. 鉴别诊断　要排除甲亢、糖尿病等内分泌原因和神经性厌食引起的营养不良。

四、预防

门静脉高压症病人，由于术前均有不同程度的营养不良，且手术创伤大，对机体的生理状态影响大，术后一定时间内不能进食。此类病人手术后均应进行肠外营养支持的指征。

五、治疗

术后患者应摄取高热量、高糖、高维生素、低蛋白、低盐及低渣饮食。分流术后尤其应注意将每日蛋白质的摄入量限制在60g，并且注意控制钠盐的摄入。蛋白质的摄入不足可以通过增加高浓度支链氨基酸的供给来补偿。有条件的医院可给予胃肠内或外营养支持，以使患者顺利度过手术恢复期。胃肠外营养支持的原则应当是既保证营养支持的效果，同时也应当尽可能地减轻对肝脏功能的损害，恢复病人正常的血浆氨基酸谱，以便病人平稳地渡过手术期，减少术后脑病的发生。

（徐　斌）

参 考 文 献

1. Don C. Rockey. Pharmacologic therapy for gastrointestinal bleeding due to portal hypertension and esophageal varices. Current Gastroenterology Reports, 2006, 8 (1): 7 – 13

2. Krige JE, Shaw JM, Bornman PC, et al. Early rebleeding and death at 6 weeks in alcoholic cirrhotic patients with acute variceal bleeding treated with emergency endoscopic injection sclerotherapy. S Afr J Surg, 2009, 47 (3): 72 – 74, 76 – 79

3. 陈学金. 门脉高压症术后近期并发症发生的相关因素分析. 中华临床医学实践杂志, 2005, 4 (1): 61 – 63

4. 黄筵庭. 门静脉高压症外科学. 北京: 人民卫生出版社, 2002, 383 – 395

5. 高志清. 普通外科手术技巧和并发症处理. 北京: 人民军医出版社, 2003, 354 – 362

6. 徐均耀, 杨镇, 王雄彪, 等. 门静脉高压症断流术后并发症的防治. 中华普通外科杂志, 2004, 19 (3): 133 – 135

7. 杨维良, 闫朝歧, 张东伟, 等. 腹腔非胃手术后胃瘫综合征22例的临床分析. 中华胃肠外科杂志, 2006, 9 (4): 305 – 307

8. 段雅琦, 量萍. 脾切除后暴发性感染与脾脏的免疫功能. 中国危重病学杂志, 2006, 18 (1): 62 – 64

9. Farmer AD, Saadeddin A, Holt CE, et al. Portal vein thrombosis in the district general hospital: management and clinical outcomes. Eur J Gastroenterol Hepatol, 2009, 21 (5): 517 – 521

10. D. Sacerdoti, G. serianni, S. Gaiani, et al. Thrombosis of the portal venous system. Journal of Ultrasond, 2007, 10:12 – 21

11. Yasuko Iwakivi, Roberto J. Groszmann. Vascular endothelial dysfunction in cirrhosis. Journal of Hepatology, 2007, 46:927 – 934

12. Gao L, Yang F, Ren C, et al. Diagnosis of cirrhotic portal hypertension and compensatory circulation using transsplenic portal scintigraphy with (99m) Tc-phytate. J Nucl Med, 2010, 51 (1): 52 – 56; Epub, 2009, 15

13. Karsidag T, Tuzun S, Makine C. Domino effect from hypertriglyceridemia to sinistral portal hypertension. Chirurgia (Bucur), 2009, 104 (2): 219 – 222

14. Woodrum DA, Bjarnason H, Andrews JC. Portal vein venoplasty and stent placement in the nontransplant population. J Vasc Interv Radiol, 2009, 20 (5): 593 – 599; Epub, 2009, 31

15. Matsumoto J, Kojima T, Hiraguchi E, et al. Portal vein tumor thrombus from colorectal cancer with no definite metastatic nodules in liver parenchyma. J Hepatobiliary Pancreat Surg, 2009, 16 (5): 688 – 691, Epub, 2009, 17

16. 徐斌，霍正禄，居小萍，等. 血管源性急腹症的诊断和治疗（附 15 例报告）. 中国实用外科杂志，2003，23 (7): 417 – 418

17. Xavier S. Portal hypertension associated with sickle cell disease. Is there a coexistent liver disease? Indian J Gastroenterol, 2007, 26 (6): 302

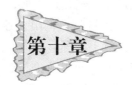

第十章　胰腺、十二指肠手术并发症

第一节　出　血

一、概述

与腹腔内其他脏器手术相比，胰腺十二指肠区域疾病手术后出血性并发症的发生率更高、更容易出现危及生命的大出血。这是与该区域血供丰富的解剖学特点和胰腺十二指肠疾病手术复杂、创伤大以及胰腺的特有功能等因素密切相关。与胰腺十二指肠手术最相关的大血管有肝动脉、门静脉－肠系膜上静脉和肠系膜上动脉。肝总动脉从腹腔动脉发出后在胰腺上缘走行，在胰颈处分出胃十二指肠动脉向十二指肠和胃窦部供血，其主要分支胰十二指肠上动脉走向胰头上部和十二指肠；肠系膜上动脉在胰腺后方从腹主动脉发出，有多支小动脉走向胰腺钩突部，并分出胰十二指肠下动脉与胰十二指肠上动脉通过胰十二指肠前、后动脉弓相交通；而门静脉－肠系膜上静脉在跨过胰腺钩突部后在胰腺后方走向肝脏，收集多支细小的来源于胰腺钩突和胰头部的静脉血；在胰颈上缘，还有胃冠状静脉汇入门静脉。如此丰富的血供不仅导致了胰腺十二指肠区域术中容易发生大出血，也同样成为术后腹腔内创面出血的解剖学基础；其次，胰腺十二指肠疾病相比腹腔内其他脏器的疾病在手术方式上更为复杂，如壶腹周围癌外科治疗的代表性术式－胰十二指肠切除术，不仅涉及胰头、胆道、十二指肠、远端胃等多种脏器的切除，同时还包括胰胆胃消化道连续性的重建，手术范围广，创伤大，术后应激性溃疡出血也不少见。故强调对胰腺十二指肠手术术后出血性并发症的认识，是提高手术安全性、改善手术效果的重要保证。本章节即以胰腺十二指肠外科最复杂的手术方式－胰十二指肠切除术为代表，阐述胰腺十二指肠区域术后出血性并发症。

二、分类和病因

（一）按出血部位分类

胰十二指肠切除术后出血发生率约为 5%～16%。术后有出血情况存在时，临床医师首先应明确出血部位。胰十二指肠切除术后出血最常见的有两个区域：腹腔内出血和消化道出血。由于术后均常规放置腹腔引流管和鼻胃管，发现并做出上述两个区域是否存在出血的判断并不困难，困难的是要对具体的出血部位、出血的量和可能的趋向做出准确的判断。这一点恰恰是临床处理的关键，尤其是对出血的具体部位判断和趋势走向作出评估是外科医师决定是否应该再次剖腹探查止血的关键依据。

1. 腹腔内出血　可分为手术创面渗血、手术区域活动性出血和腐蚀性出血三类：

（1）创面渗血：原因主要是凝血机制障碍和手术创面大。这类病人术前通常存在轻重程度不等的阻塞性黄疸，术前如果没有补充足够的维生素 K_1 纠正潜在的凝血障碍，就可能导致术中以及术后的出血；其次是手术操作，胰十二指肠切除术手术创面大，术后创面少量渗血不可避免，但如果手术中失血过多，大量输血必然导致凝血因子的缺乏，引起创面的大量渗血。

（2）手术区域活动性出血：通常发生在术后 48 小时以内，出血部位多位于胰腺钩突系膜、肠系膜根部和胃十二指肠动脉残端，主要是因为血管结扎的不确实或结扎线脱落所致。由于胰腺钩突系膜、肠系膜根部血供丰富，压力高，即使是小的静脉出血，也很难自行止血；此类出血的特点是出血量大，速度快，通过使用止血药物等保守治疗获得止血的可能性很小，是胰十二指肠切除术后早期最严重、最危险的出血并发症，病死率可高达 60% 以上，一旦发生，必须及时处理，掌握手术时机，再次手术探查止血，是患者得以生还的有效措施。

（3）腐蚀性出血：由于胰瘘、胆瘘和腹腔感染，胆汁胰液漏出到周围组织，胰酶被激活，腐蚀血管壁导致出血。如果有胰肠吻合口破裂，胰腺残端被腐蚀出血还会引起消化道大出血。胰胆瘘导致的腐蚀性血管出血多发生在手术后 7 天后，甚至在

2～3周后。其特点是初始为腹腔引流管消化道内的少量出血，数小时或数天后可能出现大量出血。如果出血来源于门静脉－肠系膜上静脉的小的属支血管壁被腐蚀，只要有效的引流漏出的胰液，可以很快止血；但也会发生胃十二指肠动脉残端、肝动脉、脾动脉等大血管管壁被腐蚀引起假性动脉瘤破裂出血，出血量大，必须通过动脉造影明确出血部位，介入栓塞止血，必要时再次手术缝扎或纱布填塞止血。胰瘘腐蚀导致的假性动脉瘤出血是胰十二指肠切除术后晚期最危险的并发症，多与胰胆瘘、腹腔感染并存，病人全身状况差，处理困难，病死率很高。

2. 消化道出血　可分为应急性胃肠黏膜溃疡出血、吻合口出血与手术操作相关的胃壁出血等：

（1）应激性溃疡出血：胰十二指肠切除术手术创伤大，如果病人术前合并有严重黄疸和营养不良，术后容易发生应激性溃疡出血。通常在术后3～5天出现，出血量少时可仅表现为黑便，出血量大时可以表现为呕血或胃管中大量鲜血引流出。胃镜检查能够确诊，胃镜下可以见到胃肠黏膜广泛糜烂出血，通过积极的抑酸、止血处理，通常可以逐渐止血，但手术前后积极的预防措施比发生出血后的处理更重要。术前减黄、纠正营养不良，术后常规给予 H_2 受体拮抗剂、质子泵抑制剂等抑制胃酸分泌，目前应激性溃疡的发生已明显少见。

（2）胃肠吻合口出血：出血点多在胃壁一侧，也有在肠壁一侧，与术中行胃肠吻合完毕没有仔细观察吻合口出血情况和彻底止血有关，部分是因为术中血压偏低、血管回缩不出血、术后血压回升后发生出血。

（3）胰肠吻合口出血：术后早期发生的胰肠吻合口出血主要来源于胰腺残端出血，多见于套入式胰肠吻合，胰腺残端出血流入消化道；其次是空肠肠壁切缘小动脉出血也会导致消化道大出血；而发生于手术1周后的胰肠吻合口出血却多是由于吻合口破裂、胰腺残端血管被激活的胰酶腐蚀出血，通常并存腹腔内腐蚀性出血。

（4）与手术操作相关的胃壁出血：多为术中止血不够彻底导致的术后出血，如胃大、小弯残端切缘出血，胃后壁被吻合器抵钉座穿过时血管被切断回缩，术后导致消化道出血。如果有留置鼻胃管，术后消化道出血可表现为胃管内有新鲜血液引流出，量大小不等，出血量大时可以很快导致病人血

压下降和失血性休克；如果在胃肠道功能恢复、鼻胃管拔除后发生消化道出血，出血速度快、量大时可以表现为大量呕血；出血速度慢时表现为黑便、血红蛋白持续下降等。对出血部位的判断往往只有再次探查止血才能明确。

（二）按出血时间分类

不同原因的术后出血发生时间也有区别。通常把术后48小时以内的出血称为早期出血；腹腔内的早期出血多为创面渗血、血管结扎不牢或结扎线脱落的活动性出血；消化道早期出血多为与手术操作相关的胃壁、肠壁出血，如吻合口出血、胃残端切缘出血等。术后7天后发生的称为晚期出血或延迟性出血，部分发生于术后2～3周甚至1个月后。腹腔内的延迟性出血一般与消化道漏（瘘）和感染有关，激活的消化酶腐蚀血管导致出血；晚期的消化道出血多为胰肠吻合口出血。

三、临床表现和诊断

无论是腹腔内出血还是消化道出血，对出血量、速度和趋向性的判断是临床医师选择恰当治疗的关键。量小、速度慢、有逐渐减少趋势的出血对循环的影响不大，换言之不会危及生命，通过积极的补充有效循环血量、采用各种止血药物以及降低门静脉系统压力的药物，可以达到止血的目的。但是，对于术后早期发生的出血，出血量大、速度快，已经影响到血循环的稳定，在密切观察、积极扩容和采用各种止血药物后仍不能奏效的情况下，再次手术止血是最佳的选择。

出血程度判断由以下几个方面综合：

1. 生命体征　术后出血的病人，都应该密切监测血压、脉搏和中心静脉压（CVP）。心功能代偿良好的病人，如果出血导致血压下降、脉搏增快和CVP的下降，通常出血量已达800ml以上。如果在快速输血扩容的情况下，血压、脉搏和CVP不能改善，说明存在活动性出血。观察甲床和睑结膜的颜色对于判断因失血导致的循环变化也简单有效。

2. 腹部体征　腹腔内出血的病人，重点要观察腹部体征的变化。病人腹胀感加重、腹部膨隆、腹壁张力增高都是腹腔内出血增多、有多量血块积聚的表现。

3. 腹腔引流管和胃管引流液的性状和量　引流液的颜色如果为鲜红色，提示存在动脉性出血，

暗红色提示为静脉性出血。如果引流物中有血块，通常提示出血量大。但是，临床上引流管被血块堵住、无血液引流出的情况也不少见，不能因为观察过程中引流管无血性液体继续引出就轻易做出出血停止的判断。

4. 呕吐物的观察　病人呕吐物中有新鲜血块，提示有大量的消化道出血。

5. 扩容、止血治疗的疗效观察　积极扩容和已采用各种止血药物，血液循环仍不能稳定，甲床和睑结膜的苍白没有改善，血细胞比容没有升高，都提示存在活动性出血。

6. 床旁 B 超检查　B 超检查简单易行，对判断腹腔内出血量有一定帮助。但当出血量大，腹腔内大量血块积聚时，B 超并不能提示，相反会对临床判断产生误导。因此，该检查只能作为参考，不能作为临床判断的重要依据。

四、预防

积极预防胰十二指肠切除术后出血并发症更有意义，围术期处理应注意以下几个方面：

1. 术前纠正潜在的凝血机制障碍　黄疸患者都存在脂溶性维生素的吸收障碍，术前应补充维生素 K_1 纠正因凝血因子合成不足导致的凝血障碍。

2. 术后常规给予制酸剂　如 H_2 受体拮抗剂等预防术后应激性溃疡。

3. 避免因术中输血导致的凝血障碍　减少失血量，避免大量输血。预见术中可能发生大出血时，应提前输注红细胞悬液、血浆并给予冷沉淀、纤维蛋白原等凝血因子，防止因大量输液导致血液稀释、凝血因子缺乏，出现血不凝状况。

4. 术中胰腺钩突和肠系膜根部的处理　在靠近肠系膜上动脉处切断结扎钩突系膜，防止因钩突的残留而成为术后胰瘘和出血的根源。十二指肠系膜和肠系膜根部组织的结扎应可靠，必要时缝扎，防止因结扎不牢导致术后的腹腔内活动性出血。

5. 胰肠吻合方式　提倡采用胰肠端侧、黏膜对黏膜吻合，术后胰瘘发生率明显低于套入式吻合；吻合前缝扎并缩小胰腺残端创面，并以空肠浆肌层创面覆盖胰腺残端，避免胰液与胰腺残端接触，从而减少了胰腺残端出血的可能。胰肠吻合口破裂尽管已少见，但一旦发生，死亡率很高。胰肠吻合口破裂与病人全身状况差，营养不良，胰肠吻合口水肿，愈合能力差有关。术前、术后积极的营养支持，改善全身状况，纠正低蛋白血症，有助于防止发生胰肠吻合口破裂。

6. 术后引流管的管理　尽管胰腺外科技术的发展，胰瘘的发生率已大大降低，但其发生率仍在 10% 左右。胰瘘处理的关键在于保持通畅有效的引流。有效引流 10 天～2 周，等待瘘管形成后，再出现感染和腐蚀性出血的可能性明显降低。

五、治疗

出血的一般处理不再赘述。术后早期的出血并发症应密切观察其出血量的变化，一旦明确有活动性出血，应及时手术探查止血。结扎或缝扎出血的血管和创面，积极纠正凝血机制，病人可以获得良好的预后。但手术适应证判断的失误、手术时机的延误会带来严重的后果，低血压时间过长所导致的脏器功能损害是导致病人死亡的重要原因。

最困难的是胰胆瘘并发感染导致的腐蚀性出血的处理：①首先要尽快明确有无胰周大动脉的假性动脉瘤破裂出血，一旦是假性动脉瘤破裂出血，必须通过介入血管栓塞或手术治疗才可能有效止血，故有学者推荐对于在胰胆瘘基础上发生的腐蚀性出血，宜急诊行血管造影，既有助于明确出血部位，也可以栓塞治疗；②其次应区分两种情况：胰肠吻合口瘘和胰肠吻合口破裂。如果没有胰肠吻合口破裂，仅因为胰肠吻合口瘘导致的胰周创面腐蚀出血，只要能够有效引流漏出的胰液，如采用双套管冲洗引流的方法，一般可以达到止血效果，通常不需要手术探查。在胰肠吻合口破裂的情况下，不仅存在腹腔内腐蚀性出血，也会合并胰腺残端出血和消化道出血，应积极介入栓塞处理，必要时手术探查止血。如果增粗的胰管、肠壁水肿程度尚可以承受缝线的张力，可以再次行胰肠吻合，并放置有效的引流，此时胰管的外引流很有必要，可以获得止血并保留胰肠吻合的目的；如果胰管不增粗，周围组织有严重的炎症水肿，无法再次胰肠吻合，切除残余胰腺，关闭原胰肠吻合口肠壁切口可能是预防再次出血最为有效的方法。在胰肠吻合口破裂、胰瘘合并感染、出血的情况下，病死率达 50% 以上。

第二节 胰 瘘

一、概述

胰瘘是胰腺十二指肠手术后严重的并发症之一，发生率约为5%～25%。胰瘘合并感染、出血是导致病人死亡的重要原因，病死率约为20%～50%。预防胰瘘的发生、恰当地处理已经发生的胰瘘仍然是胰腺外科医师需要不断努力解决的课题。

二、定义和分型

文献中尚无统一的关于胰瘘的（pancreatic fistula）定义。克氏外科学中的定义：各种原因导致胰管破裂，胰液从胰管漏出7天以上即为胰瘘。但这个定义适用范围太广，包括了手术后胰瘘、假性胰腺囊肿、胰肠内瘘、胰性胸腹水等，应用于腹部外科临床并不方便。Howard给出的定义相比更为具体：术后腹腔液体经引流部位或切口流出超过5天，引流液中淀粉酶和脂肪酶的浓度3倍于血清值，液体量每天大于10ml即可诊断为胰瘘。Bassi等牵头的一个国际研究组把手术后胰瘘定义为：由于胰肠吻合口缝合或愈合失败、或与吻合无直接关系的胰实质漏，导致术后3天或3天后腹腔引流液中淀粉酶超过血淀粉酶3倍，无论引流液量的多少，均称为手术后胰瘘。

根据胰液的漏出量，胰外瘘可分为高流量（＞200mg/d）与低流量瘘（＜200ml/d）。又可将胰外瘘分为侧瘘与断端瘘，侧瘘是指胰管与胃肠道的连续性仍存在，亦称部分瘘；端瘘是指胰管与胃肠道的连续性消失，亦称完全瘘。胰腺侧瘘在不合并感染的情况下多能自愈，而合并感染的侧瘘通常无法自愈，必须在感染控制后才有愈合的可能。端瘘的病人肯定无法自愈，需手术治疗，可以行胰腺瘘管空肠吻合或胰腺的部分切除术。

三、临床表现和诊断

根据腹腔引流液淀粉酶检测结果，很容易做出胰瘘的临床诊断。进一步的检查方法有CT、ERCP和瘘道造影。CT检查的主要价值在于观察胰瘘周围是否有积液、脓肿形成，对判断是否应该再次手术引流十分重要。

对于胰外瘘要了解瘘道与胰管及周围脏器的关系，瘘道有无分叉，胰瘘引流是否通畅并对端瘘和侧瘘进行区分。可行瘘道造影进行观察，对于瘘道造影不满意的病人需行ERCP检查。在进行ERCP检查的同时，对于近端胰管有狭窄的还可行内镜下放置胰管支架，可促进胰外瘘的自愈。由于ERCP有诱发急性胰腺炎的风险，瘘道造影可能导致感染的扩散，故在手术后胰瘘发生的早期，通常不行ERCP或瘘道造影，只是在反复引流不能愈合的慢性胰瘘病人才考虑行ERCP或瘘道造影，以寻找瘘管不能愈合的原因。

四、预防

要想减少与胰瘘相关的并发症和病死率的发生，最重要的是预防胰瘘的发生。在术前、术中、术后的每一个环节的处理上等应该认真细致：

（一）术前明确是否存在胰瘘的危险因素并作出相应处理

多项研究表明，胰瘘的危险因素有：①高龄：年龄大于65岁的高龄病人，组织愈合能力相对较差；②术前高胆红素、低白蛋白血症：长时间的阻塞性黄疸会导致肝功能严重损害，除肝脏酶谱升高外，肝细胞合成能力下降，白蛋白和前白蛋白水平明显下降，导致术后胰肠吻合口愈合不良；③胰管细小，直径在2mm以下：2mm直径以下的胰管，行胰管空肠黏膜对黏膜吻合困难，往往只能选择套入式吻合，发生术后胰瘘的几率较高；④胰腺质地：质地软的胰腺，不能耐受缝线的张力，打结时易撕裂，成为术后胰瘘的原因；⑤吻合方式：胰管空肠黏膜对黏膜温和后胰瘘的发生率低于套入式吻合，胰管内放置内支撑管也可以有效防止胰瘘的发生。其中胰腺的质地和胰管直径细小被认为是术后胰瘘发生的主要因素。胰腺的质地和胰管的直径是外科医师无法改变的，但术前适当减黄、纠正低蛋白血症是有利于减少术后胰瘘的发生。

（二）胰肠吻合方式的选择

胰腺残端处理的最常用的方法是胰腺空肠吻合，有多种吻合方式和改进的方法：①胰腺空肠端侧吻合，即先行胰管空肠黏膜吻合（duct-to-mucosa anastomosis），再行肠浆肌层与胰腺被膜的缝合；②胰腺空肠端端吻合，先行胰腺断端与空肠断端的吻合，再使用空肠浆肌层折叠包埋胰腺断端并与胰腺被膜行间断缝合；③在前者的基础上加胰管支撑，支撑管引出或不引出体外；④使用间置无功能空肠襻行胰腺空肠吻合，分流胰液与胆液，以免胰酶激活。具体吻合时又加用前述技术；⑤国内彭淑牖提倡的捆绑式胰肠吻合，胰瘘发生率不到1%；⑥胰胃吻合：国外有多项研究以胰胃吻合替代胰肠吻合，有报道认为胰胃吻合后胰瘘发生率明显低于胰肠吻合，但也有多项RCT研究认为两者胰瘘的发生率并无显著差别，故认为胰胃吻合替代胰肠吻合仅仅是一种改变而不是改进，并无优越之处。

笔者认为，没有一种最佳的胰肠吻合方法能适用于所有患者，长海医院胰腺外科在胰肠吻合方式的选择上通常遵循下列原则：

1. 既符合消化道生理又利于减少并发症发生　采用Child吻合方法，以胰胆胃的顺序重建消化道，胰肠、胆肠吻合口相距15～20cm。既保证了吻合口无张力，而且胰肠吻合口处基本没有胆汁等消化液经过或积聚，减少了胰酶激活的机会，即使出现了胰瘘，多为单纯的胰液漏出，不会有胆汁、胃液从胰肠吻合口漏出，减少了腐蚀性出血的可能。

2. 恰当地处理胰管不增粗的正常胰腺　胆总管下段癌、胰头部无功能胰岛细胞瘤、十二指肠间质瘤等通常没有胰管的梗阻、胰管直径不增粗，行胰十二指肠切除术时甚至无法找到主胰管，有时胰腺断面大、质地脆，缝合打结很容易发生胰腺创面撕裂。胰腺的质地和胰管直径细小是术后胰瘘的主要因素，这种情况下，首先应设法缝合缩小胰腺断面，其次是争取找到主胰管行胰管空肠黏膜吻合并放置细硅胶管支撑引流，在行胰腺断面空肠吻合、打结时松紧适度、避免胰腺撕裂。

3. 选择手术医师最熟练的吻合方式　长期采用一种主要的吻合方式，无论是胰肠黏膜对黏膜吻合、还是套入式吻合，熟练程度的增加也可以明显减少胰瘘的发生。

（三）术后抑制胰腺外分泌

术后禁食、胃肠减压和胆道减压、使用生长抑素及其类似物，可以减少胰液的分泌量。生长抑素可充分抑制消化液的分泌，治疗各种消化道瘘的疗效已获肯定，为此人们尝试使用生长抑素及其类似物来预防胰外瘘。有报告表明，生长抑素类似物奥曲肽在胰腺围术期使用可减少胰外瘘的发生，且有

半衰期长，临床易于使用的特点。但也有多项研究表明使用生长抑素及其类似物来预防胰外瘘并无临床意义，故目前临床上并不推荐常规采用。

五、治疗

（一）非手术治疗

胰腺十二指肠区域术后，根据引流液淀粉酶的检测，一旦明确手术后胰瘘存在，通常首选非手术治疗。总的治疗原则是充分引流、控制感染、防治腐蚀性出血、纠正水电紊乱和行营养支持。通过积极的非手术治疗，85%以上的胰瘘可以获得自愈。

1. 充分引流　充分通畅的引流是手术后胰瘘处理的最主要和最重要的措施，首要的是引流管的管理。如果术后引流通畅，即使有胰瘘发生也没有太多的担心，漏出的胰液可以从引流管中引出，不会积聚到其他地方而导致细菌增殖和腐蚀性出血。通常腹腔引流使用的多孔乳胶或橡胶管，是被动引流，用于引流一般的腹腔渗液效果尚可，但对胰瘘的引流不够理想，一旦引流管上的小孔或管腔被网膜肠管或坏死脱落组织堵塞，很容易引流不畅。长海医院胰腺外科通常采用双套管负压冲洗引流，主动引流腹腔内的液体，可以取得理想的引流效果。双套管放置5天后，可以适当旋转松动避免有网膜等组织堵塞管腔，如果发生堵塞不通，应及时更换。双套管的外套管一般是橡胶管，组织相容性差，有利于促进瘘管的形成。双套管放置7～10天后，瘘管已形成，即可以更换管径细的负压引流球，一方面保持引流通畅，一方面有利于瘘管变细，促进其自愈的过程。

2. 控制感染　胰瘘时感染发生的主要原因是引流不畅。病人表现为反复发热、白细胞升高，腹部有压痛或有胃排空障碍，引流管有脓性分泌物，细菌培养阳性。解决的首要措施仍然是引流，可以反复在B超或CT引导下穿刺置管引流。

对合并局部感染的胰外瘘病人还应注意抗生素的合理应用。首先应行引流液或脓液的细菌培养与药敏试验。培养结果没有明确前，可先经验性使用抗生素。一般感染的细菌多为革兰阴性菌和厌氧菌，开始可选用头孢三代抗生素，同时联合抗厌氧菌的甲硝唑，待细菌培养结果出来后可据药敏调整抗生素的使用。有时，由于长时期应用抗生素，会发生抗生素相关性腹泻和双重感染，严重者出现伪膜性肠炎和全身真菌感染，应注意预防、监测和作

相应处理。

3. 腐蚀性出血的防治　胰瘘合并腹腔内出血是最危险的情况，一旦发生胰瘘，一定要高度重视腹腔内出血的防治。胰瘘导致的腐蚀性出血多发生在手术后 7 天后，甚至在 2 ~ 3 周后。其特点是初始为腹腔引流管内或消化道的少量出血（sentinel bleeding），数小时或数天可能出现大量出血。出血的处理方法如下：

（1）减少消化液的分泌：出血常见于胰十二指肠切除术或胰头部切除后的胰肠吻合口瘘，单纯的胰尾部瘘出血较少。出血的主要原因是胰液与胆汁、肠液混合后胰酶被激活，对胰腺及周围组织的消化腐蚀所致。因此，阻止胰酶的激活，也就阻断了组织的被消化及继发的出血。常规放置鼻胃管以引流胃液，并使用生长抑素来抑制胰液、胆汁、肠液等消化液的分泌。

（2）充分引流：引流不畅是胰瘘出血的常见原因。如果出血来源于门静脉 - 肠系膜上静脉的小的属支血管的管壁被腐蚀后的胰周创面出血，只要有效的引流漏出的胰液，可以很快止血；很多病人在被动的乳胶管引流改为主动的负压吸引引流后，出血很快就停止了。其原因就是消化液被主动吸出后已无法再腐蚀周围组织。仍然以双套管负压冲洗引流效果最佳。使用单腔负压吸引效果不佳，主要由于管尖易吸附组织而无法获得理想的引流。

（3）介入或手术止血：胰瘘腐蚀导致的假性动脉瘤出血是胰十二指肠切除术术后晚期最危险的并发症，多与胰胆瘘、腹腔感染并存，病人全身状况差，病死率很高。来源于胃十二指肠动脉残端、肝动脉、脾动脉等大血管管壁被腐蚀引起假性动脉瘤，这种出血量大，必须通过动脉造影明确出血部位，介入栓塞止血，必要时手术缝扎或纱布填塞止血。如缝扎止血不满意，还可根据出血所在的部位结扎供应该部血运的血管。手术应尽可能简单，以达到止血为目的。如果局部炎症水肿明显，无法缝扎止血，可行纱布填塞止血。

（4）胰肠吻合口破裂的处理：在胰肠吻合口破裂的情况下，不仅存在腹腔内腐蚀性出血，也会合并胰腺残端出血和消化道出血，必须积极手术探查止血和处理破裂的胰肠吻合口。如果增粗的胰管、肠壁水肿程度尚可以承受缝线的张力，可以再次行胰肠吻合，并放置有效的引流，此时胰管的外引流很有必要，可以获得止血并保留胰肠吻合的目的；

如果胰管不增粗，周围组织严重的炎症水肿，无法再次胰肠吻合，可切除残余胰腺，关闭原胰肠吻合口肠壁的切口可能是预防再次止血最为有效的方法。在胰肠吻合口破裂、胰瘘合并感染、出血的情况下，病死率达 50% 以上。

（5）促进凝血与血管收缩：包括全身使用止血药物、局部使用凝血酶、使用去甲肾上腺素溶液冲洗局部出血部位、使用生长抑制素减少内脏血管的血流量等措施，亦可能使部分病人出血停止。

4. 纠正水电紊乱　胰外瘘病人常见的水电解质失衡是低钠、低钾与脱水，主要与丢失过多和补充不足有关。尤其要注意的是低渗性脱水，由于病人口渴感不明显、尿量无明显减少，但伴随着胰液丢失也会有钠的持续丢失，如果再补充不足，就极易发生低渗性脱水。通过血生化监测，根据血钠浓度，适量补充 3% 的氯化钠，多可及时纠正。对于严重的低血钾可通过微量泵经中心静脉补充氯化钾来纠正。

5. 营养支持　由于胰液外溢致胰酶丢失，病人消化与吸收功能明显受到影响，因此营养不良在胰外瘘病人十分普遍。而同时并存的感染会进一步加重营养不良。胰瘘早期可行全肠外营养支持，肠道功能恢复后应设法恢复肠内营养支持。肠内营养给予的途径以经空肠给予为优，因其可避免对胰腺进一步的刺激。

（二）手术治疗

术后胰瘘通常采用非手术治疗，但如果合并有腹腔脓肿，经介入穿刺等非手术方式引流仍不理想时，应再次手术放置引流。胰瘘合并腹腔内出血，特别是由于胰肠吻合口破裂导致的腐蚀性出血，宜急诊手术处理。

经有效的引流和相应的非手术治疗后，胰瘘自愈率达 85% 以上。实施上述治疗措施后仍未治愈、时间达 3 个月以上者，可考虑行手术治疗。手术方式有切除包括胰瘘的部分胰腺组织、胰腺瘘管与空肠的 Roux-en-Y 吻合术等。但在确定具体手术时机和手术方式时可因引起胰瘘的原因、胰瘘的类型而有所不同。

在进行手术治疗前应行瘘管造影检查了解其走行。胰瘘不能自愈的重要原因是近端胰管有狭窄导致引流不畅。胰管近端通畅且位于胰尾部的胰外瘘最适于做胰尾切除术。胰管近端不通畅的胰尾瘘可行胰尾切除和胰腺空肠吻合术或瘘管空肠吻合术。

位于胰头、胰颈或胰体的胰外瘘则应行空肠瘘管的 Roux-en-Y 吻合术。

近年来，临床上采用内镜下行 Oddis 括约肌切开、胰管内放置支撑引流管治疗胰外瘘逐渐增多，其原理是行胰管近端减压，破裂胰管支撑，最终促进胰外瘘自愈。

第三节　胰管梗阻

一、概述

胰管梗阻最常见的病因是慢性胰腺炎、胰管结石，其次是壶腹周围肿瘤，包括胰头癌、壶腹癌和十二指肠乳头癌，以及胰腺导管内乳头状黏液性瘤（IPMN）的肿瘤细胞分泌的黏蛋白沉积，上述原因导致胰管出现完全或不完全堵塞，一旦可导致胰腺分泌突然增多的情况出现（如暴饮暴食），过量的胰液不能通过胰管及时排泄，则会使胰管内压力增高，轻者腹痛、腹胀，严重者分支胰管破裂，引起急性胰腺炎发作；慢性的胰管梗阻会导致持续性胰管高压，最终胰腺腺体萎缩、纤维化，胰腺外内分泌功能减退，患者出现脂肪泻、糖尿病等。

二、病因及病理生理

胰腺十二指肠手术后发生的胰管梗阻临床并不多见，与手术过程相关的主要有：①术中误扎了主胰管，如 Oddis 括约肌切开成形术，切开处距主胰管开口近，缝合成形时就可能缝扎了主胰管；胰腺良性肿瘤局部切除术，如果部分肿瘤位于胰实质内，肿瘤切除、胰腺创面止血时也可能缝扎主胰管；②十二指肠乳头水肿：胰腺十二指肠区域手术，只要涉及乳头区的操作，术后就可能发生乳头水肿导致胰管梗阻，发生术后急性胰腺炎；③胰肠吻合口狭窄：多发生于胰十二指肠切除术术后远期，由于胰肠吻合口狭窄导致胰管梗阻。

三、临床表现和诊断

急性胰管梗阻，如主胰管被缝扎、十二指肠乳头水肿等，会导致急性胰腺炎发作，腹部的症状和特征有上腹痛、腰背痛、腹胀、腹部压痛等，但这些症状与术后的切口痛、腹胀混杂在一起，不易引起临床医师的注意，全身表现有心率增快、呼吸急促等全身炎性反应的表现。如果临床医师考虑到有急性胰腺炎的可能，行血尿淀粉酶检查可以发现淀粉酶升高，结合 B 超、CT、MRCP 等发现有胰管扩张、胰腺肿大、胰周渗出，即可以作出急性胰管梗阻的诊断。

慢性胰管梗阻的临床症状多变：

1. 最常见症状是上腹部胀痛　疼痛程度轻重不等，多呈放射性，部分疼痛剧烈者需要使用镇痛剂，甚至因连续注射麻醉剂导致成瘾。疼痛多与进食有关，进食后疼痛加剧。

2. 急性胰腺炎反复发作　一旦胰腺分泌突然增多的情况出现（如暴饮暴食），过量的胰液不能通过胰管及时排泄，则会使胰管内压力增高，分支胰管破裂，引起急性胰腺炎发作。

3. 消化功能障碍和糖尿病　慢性胰管梗阻者，由于胰液流出不畅，患者多有消化不良、食欲减退；胰实质萎缩后会产生胰腺内外分泌功能不良，病人出现脂肪泻、糖尿病。

4. 营养不良　胰管梗阻的病人多体形消瘦，主要与消化吸收功能障碍有关。慢性胰管梗阻的诊断并不困难，B 超、CT 或 MRCP 发现有胰管扩张，结合上述的临床表现，即可确定有胰管梗阻。

四、预防

如何预防胰腺十二指肠手术后发生胰管梗阻尚未引起充分重视，主要与这类手术多相对集中在专科医师手中完成，非胰腺专科医师完成的此类手术量少、术后胰管梗阻的病例并不多见。长海医院胰腺外科在行胰十二指肠切除术时主张行胰管空肠黏膜对黏膜吻合，胰管直径在 4mm 以下时放置硅胶支撑管，不仅降低了胰瘘的发生，也避免了远期的胰管梗阻。相比胰管空肠黏膜对黏膜吻合的方法，套入式吻合无法做到胰管黏膜与空肠黏膜的愈合，更容易出现胰管开口处引流不畅而发生胰管梗阻。

五、治疗

术后 1 周内发生的急性胰管梗阻以非手术治疗为主，治疗方法同急性胰腺炎。慢性胰管梗阻多数情况应考虑手术治疗，手术适应证有：①顽固性腹痛；②急性胰腺炎反复发作；③有胰腺内外分泌功能渐进性下降。手术方式应能充分引流胰管，多行胰管空肠吻合术。胰管高压解除后，不仅可以缓解腹痛和避免胰腺炎发作，还可以延缓胰腺内外分泌功能的减退。但少数慢性胰管梗阻病人无腹痛腹胀等不适、发现胰管梗阻时胰腺内外分泌功能已基本完全丧失，对于这类病人，手术治疗的时机和必要性已不存在，应采用非手术治疗、给予胰酶片等药物替代胰腺功能即可。

第四节　胆　瘘

一、概述

手术后胆汁没有完全从胆总管或胆肠吻合口流入肠腔，胆汁或含胆汁的液体持续从胆道破损处流入腹腔、腹膜后、或经引流管流出到体外即为手术后胆瘘（瘘）。发生的初期因没有瘘管形成，称为胆瘘；1周左右，胆汁流出道被纤维组织包裹，瘘管形成，即称为胆瘘。

二、病因和病理生理

胰腺十二指肠术后胆瘘并不少见发生原因如下：

1. 胰十二指肠切除术术后胆肠吻合口瘘　Whipple 术后有胆汁性液体从引流管引出，多数是发生了胆肠吻合口漏。大部分漏发生在术后 3 天以内，通常因为胆肠缝合欠严密、连续缝合过程中助手没有持续性拉紧缝线，术后吻合口缝线松脱；发生于术后 5～7 天的胆瘘通常是由于术后营养不良、低蛋白血症导致胆肠吻合口愈合不良；输入襻梗阻也会导致胆肠吻合口破裂、发生胆瘘。

2. 保留十二指肠的胰头切除术或次全胰切除术　保留十二指肠的胰头切除术或胰颈体肿瘤行次全胰切除过程中，需要在肠系膜上静脉右侧切断胰腺，操作区域靠近胰内段胆管，在切除或胰头部创面缝扎止血过程中可能误伤胰内段胆管，导致术后出现胆瘘。

3. 与十二指肠手术相关的原因　主要是十二指肠乳头区的手术操作欠妥，术后出现十二指肠漏和（或）胆瘘。

三、临床表现和诊断

胆瘘的漏出物可为胆汁、肠内容物、食物残渣等。量少时仅有几毫升，多者达数千毫升。漏出量少或能及时经引流管引出者可以表现为局限性腹膜炎，如右上腹疼痛、压痛、肌紧张等，但全身反应不明显；一旦漏出量大或引流不畅伴感染时，可以有弥漫性腹膜炎和严重的全身炎症反应。

胆瘘对机体全身情况的影响与每日的漏出量和是否合并感染有关。正常情况下，肝脏每日分泌胆汁 1000ml 左右，胆汁中无机盐成分与血浆大致相同，其中的钠、钾、钙离子浓度略高于血浆。少量的漏出通常无碍。但大量的胆汁流出会导致机体的水电解质紊乱，最常见是低钠低钾。胆瘘致流入胃肠道的胆汁减少，维生素 A、D、E、K 吸收也会减少，出现脂溶性维生素缺乏和脂肪吸收障碍，患者营养不良和体重减轻。合并感染时局部有疼痛、压痛、肌紧张等，全身表现有白细胞升高、心率增快等。

胆瘘（瘘）的诊断在多数情况下并不困难，术后有胆汁从引流管流出，或腹腔积液穿刺出胆汁样液体，即可确定有胆瘘。少数病人由于瘘口小，可以没有明显的胆汁引出，但表现为引流管口不愈合，有脓性分泌物，这种情况下可行经引流管的瘘管造影，如果胆道显影，即可确诊胆瘘。

四、预防

行胰十二指肠切除术和胆肠吻合术应注意下列几个方面，以预防术后胆瘘的发生：①保证吻合口良好的血供：胆管的游离过长、胆管壁剥离太光都会影响吻合口血供，导致因吻合口愈合不良而发生胆瘘；②吻合口无张力：胆肠、胰肠吻合口距离不宜太靠近、吻合完毕时宜将吻合口两侧空肠浆肌层与肝门部浆膜缝合两针以减少吻合口张力；③保证吻合口通畅：吻合口扭曲、缝合时肠壁黏膜内翻太多都会影响吻合口通畅；④胆管直径不增粗、较薄的胆管壁的处理：胆管直径在 1.5cm 以下时，吻合口应常规放置 T 形管支撑、两短臂置入左右肝管、长臂从空肠侧引出。胆管直径不增粗时往往胆管壁薄，吻合时针距小，尽可能减少吻合口缩窄，同时应注意避免胆管撕裂。

保留十二指肠的胰头切除术或次全胰切除术时为避免胆总管损伤导致胆瘘，必要时可以先切开胆总管、置入金属探条直至伸入十二指肠内以明确胆管的走行从而避免损伤。

五、治疗

胆瘘的处理关键是通畅而充分的引流。只要瘘口远端的胆道没有梗阻，大多数胆瘘会自愈。保持原引流管引流通畅，必要时在 B 超或 CT 引导下穿刺抽液和置管。需要手术处理的情况如下：①引流管位置不当、引流不畅，再次手术的目的是重新正确的放置引流管；②远端胆管梗阻或输入襻梗阻，非手术处理失败，必须再次手术解除梗阻；③胆瘘合并感染，腹腔脓肿形成。B 超或 CT 引导下穿刺置管失败。

胆瘘合并胰瘘情况下最危险，感染、出血发生率高。其处理同前述胰瘘的治疗原则大致相同。

第五节　胆道梗阻

一、概述

胆道梗阻最常见的原因是胆道结石、胆管炎性狭窄和胆道肿瘤。胰腺十二指肠切除术后早期的急性胆道梗阻并不多见，往往合并胆管损伤和胆瘘。胰腺十二指肠切除术后的慢性胆道梗阻多于胆肠吻合口狭窄有关。

二、病因及病理生理

与胰腺十二指肠切除术后相关的胆道梗阻有以下几种情况：①术中胆管损伤导致术后急性胆道梗阻。胆总管下段进入十二指肠乳头前，一部分从胰头后方穿过，称为胰内段胆管。故胰头十二指肠乳头区域的手术操作都可能损伤到胰内段胆管，致术后出现胆瘘和胆道梗阻；②胰十二指肠切除术后胆道梗阻：胰十二指肠切除术后近期胆道梗阻少见，其原因多为吻合时肠黏膜内翻过多堵塞了吻合口，也有因为胆肠吻合口水肿致胆道梗阻；胰十二指肠切除术后远期发生的胆道梗阻通常见于手术后 2 年后，多合并胆道结石，其原因为胆肠吻合口狭窄。尤其多见于胆总管不扩张的患者行胰十二指肠切除术，术后容易发生胆肠吻合口狭窄。

三、临床表现和诊断

急性胆道梗阻后胆汁排泄不畅，临床表现为阻塞性黄疸。B 超等影像学检查提示肝内胆管扩张，MRCP 是一种无创性胆道显影技术，可以全面观察胆道情况。术后出现黄疸，结合 B 超和 MRCP 检查，可以比较容易判断出是否存在胆道机械性梗阻。

慢性胆道梗阻多表现为反复发作的胆道感染，可突发右上腹痛、寒战、发热和黄疸，部分病人黄疸可以不明显。诊断慢性胆道梗阻也依靠 B 超和 MRCP 检查结果。

四、预防

胰腺十二指肠术后胆道梗阻多需要再次手术处理，应重在预防：①胰头十二指肠乳头区域的手术操作时注意保护胰内段胆管，必要时从胆总管放置一细导丝或胆道探子通过十二指肠乳头进入十二指肠内，以此作指引，防止术中损伤；②Whipple 术时胆肠吻合口应足够大，吻合时针距均匀，吻合口平滑不扭曲，防止肠黏膜内翻过多；③胆总管直径在 1cm 以下的患者行 Whipple 术，胆肠吻合口应常规放置 T 形管支撑，6 个月以后拔管，以减少术后吻合口狭窄的机会。

五、治疗

解除胆道梗阻的方法有多种。非手术方法包括 PTCD、内镜下放置胆道支架或鼻胆管等；手术治疗应根据梗阻的情况作出术式选择，要求重新建立通畅的胆肠引流通道。

第六节　术后急性胰腺炎

一、概述

腹部手术后急性胰腺炎是一种少见但又严重的并发症，多发生于胆道、胰腺、胃和十二指肠等部位疾病的手术后，发生率约占 5%～10%。由于多发生于重大手术创伤后，起病突然，临床症状与手术后疼痛、应激反应重叠，易被忽视或误诊，死亡率高。

二、病因及病理生理

诱发术后急性胰腺炎的主要原因有以下几种：

1. 十二指肠乳头梗阻 胆道手术是诱发术后急性胰腺炎的最常见原因，尤其是胆总管下段取石或胆道探子反复探查过程中，强行将结石捅入十二指肠或胆道探子强行通过十二指肠乳头，导致十二指肠乳头括约肌的损伤、痉挛或水肿，致术后发生胰腺炎。

2. 胰腺损伤 胰腺十二指肠手术时直接损伤胰腺组织及胰管，引起水肿、胰管梗阻，诱发术后胰腺炎。如十二指肠球部后壁穿透性溃疡，切除溃疡就可能损伤胰腺；胰腺钩突部良性或低度恶性肿瘤行局部切除术可能缝扎损伤主胰管，诱发术后胰腺炎。

3. 胰腺血运障碍 手术中出血多，有低血压过程或低血容量性休克，胰腺血液灌注不足，或门静脉阻断时间过长，胰腺内淤血、微血栓形成，术后易发生急性胰腺炎。

4. ERCP后 ERCP后发生急性胰腺炎的发病率在5%~10%，与操作过程中对胰胆管的机械损伤、造影剂的压力等因素有关。

三、临床表现与诊断

术后急性胰腺炎最早可在手术当天发生，多数发生于术后1~4天，也有术后2周发生胰腺炎的报道。临床症状多不典型，腹痛不严重或不出现腹痛，但上腹部腹胀较明显，可伴有恶心、呕吐或胃管引流胃液量多；全身炎症反应重，患者心率增快，达120次/分钟以上，气促、气急、呼吸困难明显，部分病人很快发生多脏器衰竭。由于手术后的切口疼痛、应急反应等同样可以产生类似症状，上述的腹部与全身表现往往被临床医师忽视而导致病情延误处理。

诊断并不困难，关键是临床医师对术后急性胰腺炎的认识不足，缺乏警惕性而导致误诊和延误治疗。只要考虑到术后胰腺炎的可能性，血、尿淀粉酶升高、尤其是B超或CT提示胰腺肿大，即可确立诊断。急诊增强CT是诊断急性胰腺炎的首选方法，可以提示胰腺肿大、界限模糊、胰周积液、胰腺坏死等。

四、预防

术后急性胰腺炎临床表现不典型，往往被忽视或误诊，导致病情延误加重，故临床医师应提高对术后胰腺炎的认识，在术中、术后采取以下的预防措施，防治术后胰腺炎的发生：

1. 在整个手术过程中应保持血液循环的稳定性，避免低血压，不仅可避免胰腺的血流灌注不足，同样也保证了心、脑、肝、肾等重要脏器的血流灌注，对于术后患者的顺利恢复非常重要。

2. 手术中注意保护胰腺，避免或尽量减轻对胰腺的刺激或损伤，防止损伤主胰管。

3. 胆总管下段探查一定要避免暴力或反复刺激十二指肠乳头部。

4. 术后有效的胃肠减压、常规使用制酸药抑制胃酸分泌，可以间接抑制胰腺分泌；对于胰腺手术后适当应用生长抑制素，可以抑制胰腺分泌并减少术后胰瘘的发生，但是否应常规使用尚存争议。

五、治疗

治疗同急性胰腺炎的处理。轻型患者以非手术治疗为主，通常1周内逐步稳定。对于重症病人，经积极的非手术治疗后病情仍在发展，尤其是腹胀明显、腹腔积液增加，后腹膜坏死组织范围扩大，应掌握手术时机、及时行胰周和腹膜后引流，否则，死亡率很高；对于有明显胰腺感染证据者，也应该及时手术引流。

第七节 十二指肠瘘

一、概述

十二指肠瘘是临床上最危险、最难处理的消化道瘘，死亡率高达20%以上，但自然发生的或因病变导致的十二指肠瘘的并不多见，临床上70%~90%的十二指肠瘘是医源性的。故预防医源性十二指肠瘘的发生有非常重要的临床意义。

医源性十二指肠瘘的高发生率、高死亡率与十二指肠的解剖学特点和生理功能有密切关系：①十二指肠上接胃幽门部，下接空肠，呈C字形包绕胰头部，胰胆管开口于十二指肠降部内侧的乳头部，故与溃疡病、胃癌、胆胰疾病的手术操作都涉及十二指肠，医源性损伤的机会大大增加；②其次，十二指肠的血供主要来源于胰十二指肠前后动脉弓的十二指肠支，属终末血管，在该区域手术时一定要注意保护十二指肠血供，血供损伤后易发生肠壁的缺血、坏死；③十二指肠肠壁薄，如果存在其远端肠管的梗阻，易导致十二指肠腔内压力过大、进一步影响其血供而发生破裂；④从解剖位置看，除十二指肠球部和部分升部有腹膜包裹外，大部分没有腹膜覆盖，十二指肠属于腹膜后位器官，一旦发生十二指肠瘘，可以导致严重的腹膜后感染；⑤从生理功能看，十二指肠是胆汁、胰液、胃液的共同流出道，每日流经十二指肠的消化液达数千毫升，故一旦出现十二指肠瘘，可以导致大量的消化液丢失、引起机体的水电解质紊乱。故十二指肠瘘是高位、高流量肠瘘，其发生会导致严重的生理紊乱，在合并腹膜后感染的情况下，死亡率明显增加。

二、病因及病理生理

发生医源性十二指肠瘘的常见原因有：①十二指肠残端游离过多，血供受损；②十二指肠残端有癌细胞侵犯，切缘阳性；③输入襻等十二指肠远端的肠襻梗阻，导致十二指肠腔内压力过大；④胆总管探查时金属探子捅破十二指肠后壁；⑤腹腔引流管质地硬，压迫十二指肠壁导致穿孔；⑥胰头肿瘤局部切除、缝扎止血时损伤部分十二指肠血供；⑦营养状况差、低蛋白血症等导致十二指肠空肠吻合口愈合不良，造成吻合口瘘。

三、临床表现和诊断

早期诊断是十二指肠瘘治疗和获得良好疗效的关键。术后十二指肠瘘多发生在术后 3～7 天。对于胰腺十二指肠手术后，病人出现右上腹痛伴有压痛和肌紧张，持续发热及全身感染症状，超过正常术后反应时限和程度，尤其是腹腔引流见胆汁样引流液，应考虑十二指肠瘘发生。经胃肠减压管行水溶性造影剂造影即可明确诊断。

四、预防

行胰腺十二指肠区域手术时，临床医师应高度重视预防医源性十二指肠瘘的发生。应注意以下几个方面：①保护十二指肠的血供；②避免输入襻过短、成角等，防止远端肠管的梗阻发生；③有效的十二指肠引流减压，鼻胃管放置到十二指肠腔内未必能有效的减压，如果术后有发生十二指肠瘘的可能，可以术中预防性十二指肠造口；④术中轻柔操作，避免损伤；⑤及时发现并处理术中误伤的十二指肠。

五、治疗

十二指肠瘘的治疗与其他消化道瘘的处理相似，关键是保持通畅的引流以控制腹腔感染。如果原手术时放置的引流管引流不畅或位置不满意，应及早再次手术安置有效的引流，采用双套管主动吸引引流效果更佳。保持胃管通畅，必要时行十二指肠造瘘以更有效地引流减压。再次手术时可以考虑行空肠造口术，以备术后经空肠造口给予肠内营养。在保持引流通畅的前提下，加强抗感染治疗，根据引流液培养的结果选择敏感抗生素，可辅以使用免疫球蛋白、胸腺肽等免疫增强剂，必要时输注新鲜血、血浆等加强全身支持治疗。

相比其他消化道瘘，十二指肠瘘病人每日可能从瘘口丢失 3～4L 消化液，由此带来严重的体液丢失和水电、酸碱紊乱，故纠正水电酸碱紊乱、维持内环境稳定是十二指肠瘘治疗中的重要内容。必要时使用生长抑素，减少消化液的分泌。

营养支持在十二指肠瘘的治疗中同样非常重要。早期采用全静脉营养，如果有空肠造口，可根据肠道功能恢复的情况尽早给予肠内营养。合理的营养支持可促进正氮平衡，有利于瘘口的自然愈合。

医源性十二指肠瘘与外伤后十二指肠瘘不同，多数瘘口小，漏出量少，通过积极的引流、抗感染和营养支持治疗，大部分瘘口会自然愈合，不需要再次手术。对长时间未愈合的十二指肠瘘，可在全身和局部感染情况都已获控制的前提下尽早选择手术治疗。术前行瘘管造影或消化道造影了解瘘管的部位、路径、分支等情况。根据情况采用瘘管切除、肠壁缺损修补、肠襻浆膜层覆盖、空肠十二指肠吻合等术式。

第八节　其他并发症

一、假性胰腺囊肿形成

假性胰腺囊肿的最常见原因是急性胰腺炎、慢性胰腺炎反复发作、胰腺外伤，发生于十二指肠胰腺手术后的假性胰腺囊肿并不多见，与术中胰腺的损伤和术后急性胰腺炎发作有关。诊断与治疗同急性胰腺炎后假性囊肿形成。

二、胰腺内、外分泌功能不全

全胰或次全胰切除术后、原有胰腺内、外分泌功能不全的基础上又行部分胰腺切除术，术后必然发生或加重胰腺内外分泌功能不全，临床表现为脂肪泻、消化吸收不良和糖尿病。胰腺外分泌不全的处理一是饮食的调整，减少油腻饮食；其次是胰酶替代疗法。值得注意的是，部分胰腺手术后发生腹泻的原因不仅是胰腺外分泌功能不全，还有肠系膜上动脉周围神经组织切除后肠道蠕动增强的原因，在这种情况下应联用抑制肠道蠕动功能的药物。胰腺内分泌功能不全的处理同糖尿病的治疗。

（邵成浩　胡先贵）

参 考 文 献

1. Yoon YS, Kim SW, Her KH, et al. Management of postoperative hemorrhage after pancreatoduodenectomy. Hepatogastroenterology, 2003, 50 (54): 2208 – 2212

2. Hashimoto N, Haji S, Nomura H, et al. Arterial hemorrhages by pseudoaneurysms following pancreatoduodenectomy. Hepatogastroenterology, 2004, 51 (60): 1847 – 1848

3. Balachandran P, Sikora SS, et al. Raghavendra Rao RV, Haemorrhagic complications of pancreaticoduodenectomy. ANZ J Surg, 2004, 74 (11): 945 – 950

4. Choi SH, Moon HJ, Heo JS, et al. Delayed hemorrhage after pancreaticoduodenectomy. J Am Coll Surg, 2004, 199 (2): 186 – 191

5. Yang YM, Tian XD, Zhuang Y, et al. Risk factors of pancreatic leakage after pancreaticoduodenectomy. World J Gastroenterol, 2005, 11 (16): 2456 – 2461

6. Niedergethmann M, Farag Soliman M, Post S. Postoperative complications of pancreatic cancer surgery Minerva Chir, 2004, 59 (2): 175 – 183

7. Yeo CJ, Cameron JL. The pancreas. In: Sabiston DC, ed. Sabiston textbook of surgery, the biological basis of modern surgical practice. 15th ed. Philadelphia: WB Saunders Company, 1997, 1152

8. Oida T, Mimastu K, Kawasaki A, et al. Toward zero pancreatic leakage after pancreaticoduodenectomy for soft pancreas in low-volume pancreatic surgery centers. Hepatogastroenterology, 2009, 56 (91 – 92):886 – 890

9. Bassi C, Dervenis C, Butturini G, et al. International Study Group on Pancreatic Fistula Definition. Postoperative pancreatic fistula: an international study group (ISGPF) definition. Surgery, 2005, 138:8 – 13

10. Munoz-Bongrand N, Sauvanet A, Denys A, et al. Conservative management of pancreatic fistula after pancreaticoduodenectomy with pancreaticogastrostomy. J Am Coll Surg, 2004, 199 (2): 198 – 203

11. Kazanjian KK, Hines OJ, Eibl G, et al. Management of pancreatic fistulas after pancreaticoduodenectomy: results in 437 consecutive patients. Arch Surg, 2005, 140 (9): 849 – 854

12. Yang YM, Tian XD, Zhuang Y, et al. Risk factors of pancreatic leakage after pancreaticoduodenectomy. World J Gastroenterol, 2005, 11 (16): 2456 – 2461

13. Sugiura Y, Horio T, Aiko S, et al. Pancreatectomy for pancreatic cancer with reference to combined resection of the vessels, twenty nine year experience by a single surgeon. Keio J Med, 2009, 58 (2):103 – 109

14. Yeo CJ, Cameron JL, Lillemoe KD, et al. Does prophylactic octreotide decrease the rates of pancreatic fistula and other complications after pancreaticoduodenectomy? Results of a prospective randomized placebo-controlled trial. Ann Surg, 2000, 232 (3): 419 – 429

15. Barnett SP, Hodul PJ, Creech S, et al. Octreotide does not prevent postoperative pancreatic fistula or mortality following Pancreaticoduodenectomy. Am Surg, 2004, 70 (3): 222 – 226

16. Igami T, Kamiya J, Yokoyama Y, et al. Treatment of pancreatic fistula after pancreatoduodenectomy using a handmade T-tube. J Hepatobiliary Pancreat Surg, 2009, 16 (5):661 – 667; Epub, 2009, 28

17. Sriussadaporn S, Pak-Art R, Sriussadaporn S, et al. Pancreaticoduodenectomy with external drainage of the pancreatic remnant. Asian J Surg, 2008, 31 (4):167 – 173

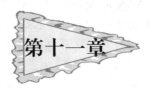

第十一章　腹腔镜手术并发症及处理

第一节　一般并发症

一、概述

腹腔镜手术后的一般并发症主要可分为三种类型：气腹的并发症、穿刺伤口的并发症、套管穿刺器穿刺的并发症。

二、病因及病理生理

（一）气腹的并发症

气腹的并发症与高碳酸血症、心肺功能受抑、气体栓塞或皮下气肿（常见继发于套管针周围漏气，或 CO_2 注入腹膜前间隙）等有关。因为 CO_2 能快速被机体吸收，故皮下气肿一般不会发生明显问题。腹膜外的 CO_2 通常可以自限。有明显的呼吸道问题，如慢性阻塞性肺病变（COPD）的患者是一种例外，术后 CO_2 的持续吸收可致 CO_2 过度增加，这种情况下，术后应严密监测病人，以判断其能否排出吸收的 CO_2，而没有 CO_2 的过度增加。高碳酸血症是 CO_2 气腹固有的并发症，除某些特殊情况外，注意呼气末气体和使用机械通气可预防相关问题的发生。已有酸碱代谢改变的患者，可考虑采用替代气体或无气腹的腹腔镜手术。这类患者包括慢性肺病患者及其未出生的胎儿。

气体栓塞是文献中经常提及的问题，但很少发生。因为 CO_2 能很快被机体吸收，故出现重量性效应之前必须有大量气体进入静脉循环。但 CO_2 栓塞仍有发生的可能，并可能是致死性的。预防这种并发症的最好方法是了解它是如何发生的。只有直接将 CO_2 注入静脉循环内，才能达到形成栓塞所必须的 CO_2 量。例如，当穿刺针刺入静脉或海绵状器官，如肝脏或子宫；或使用激光时用液态 CO_2 冷却该器械的尖端。如激光器的尖端置于组织深部，有足够数量的 CO_2 能被注入静脉循环而产生生理性影响。使用氩束凝固器时也可发生类似情况。因为使用这种器械时，氩气流量高，如其尖端放置于组织深部，或腹内压力升高，引起开放的静脉管道时，

则可能形成气体栓塞。如发现较早，其危险性较小。

（二）穿刺伤口的并发症

与开腹手术相比，腹腔镜手术的伤口很小，故其合并感染的可能性也很小，严格注意无菌技术和止血将有助于消灭绝大部分此类并发症。当术后已发生感染或液体积累，单纯打开皮肤切口或应用标准的伤口处理原则即可治愈。

疝形成在腹腔镜手术初期是一个常被忽略的问题。随着套管穿刺针大小的增加。此问题已变得较为明显，最初用于 LC 的最大套管穿刺针为 10mm，但随着新器械的引入，套管穿刺针的大小也在逐渐增加。典型的一次性套管穿刺针的管壁较厚。因此，一次性套管穿刺针的外径要比相同内径的非一次性套管穿刺针的外径大。另外，外科医师在取出标本时常用力扩张和伸展穿刺部位，也可使其增大，导致脐部套管穿刺针穿刺部位和较大的穿刺孔处发生疝。外科医师常规缝合大于 5mm 套管穿刺孔的筋膜缺损，此并发症将减少。即使是肥胖患者，如使用特殊器械，缺损筋膜的关闭也很容易。

（三）套管穿刺针穿刺的并发症

套管穿刺针是锐性器械，常为盲视穿刺，外科医师的稍许判断错误即可导致部分患者的明显损伤。可能的危险有：空腔脏器穿孔，实质性脏器损伤，腹壁血管损伤，包括上腹部动脉出血，腹直肌出血等；大血管损伤，包括腹主动脉、下腔静脉、髂动、静脉。

套管穿刺针插入的危险绝大部分与开始盲目穿刺有关。一旦进入腹腔以后，所有的套管穿刺针穿刺步骤均应在直视下进行，故可减少其危险性。另一种例外是，当第 2 个套管穿刺针放入时引起的腹壁血管损伤。如出血未能得到适当控制，这些穿刺伤口则可出现明显出血。利用腹腔内的腹腔镜灯光透照腹壁，有助于辨认腹壁血管。应用开放式放置套管技术放置第 1 个套管，可避免盲目插入套管针

所致的危险。即使采用开放式放置套管技术，有肠管与腹壁粘连的患者，如在粘连处切开也可发生肠管损伤。采用开放式放置套管穿刺技术可避免发生所有腹膜后的大血管损伤。

尽管有很多顾虑，采用可接受的穿刺技术行第一个套管穿刺针盲目置放被认为是一种比较安全的操作技术。据报道，重大的穿透性损伤发生率低于0.8%，其中包括大血管损伤和空腔脏器穿孔。时间证实腹腔镜手术是安全的，与开腹手术相比有明显的优点，即使开腹手术是采用小切口（微剖腹术）。"微小"进路的优点也仅能与腹腔镜手术相近，但不能完全等同。如外科医师小心谨慎，腹腔镜手术的并发症应该可以减少到最低程度，而且并发症不应成为不做腹腔镜手术的理由。

三、临床表现及诊断

（一）气腹相关的并发症

气腹的建立很少发生明显的心、肺功能受抑。当腹压升高超过肺静脉压力，可发生静脉回流受抑，反过来又可影响心排出量。除非腹压升高超过20mmHg，对大多数患者影响很小。对于患心瓣膜疾病、充血性心力衰竭或有冠脉搭桥的患者，即使腹内压较低，也可发生心、肺功能受抑，血容量明显降低的患者也是如此。因为术前禁食，患者术前有脱水并不少见。气腹所致的静脉回流减少，暂时性低血压常见，且可被低血容量加重。建立气腹后监测血流动力学指标和血氧饱和度非常重要。

气体栓塞的发生率虽然极低，但一旦发生却是致命的。血管误注 CO_2 气体可导致气体栓塞甚至死亡。少量 CO_2 进入血循环可被吸收或被排出，临床上常无症状。一旦发生严重气体栓塞，患者表现为循环呼吸障碍，肺动脉压增高，急性右心衰竭，中心静脉压增高，呼气末 CO_2 压下降，动脉压下降，动脉低氧血症和高 CO_2 血症，口唇四肢发绀，心前区可闻及典型的磨轮样杂音。严重时可发生心脏骤停，甚至死亡。

（二）穿刺伤口的并发症

和所有的外科手术切口一样，腹腔镜穿刺伤口也有发生并发症的可能，包括感染、血肿、切口疝或浆液瘤形成等。

（三）套管穿刺针穿刺的并发症

Garry R 主张将腹腔镜穿刺并发症分成两类：Ⅰ类损伤，指位于正常位置的血管或肠管的损伤；Ⅱ类损伤，指粘连于腹壁的腹腔镜组织器官的损伤，大网膜或大网膜及肠管损伤为ⅡA，仅有肠管损伤者为ⅡB。这种分类法对了解不同部位损伤发生的原因以及相关的预防措施都有着实际意义。

1. 腹膜后血管损伤　由于腹膜后血管的解剖位置，故损伤均为Ⅰ型。最常受损的腹膜后血管为右髂总动脉，其次为腹主动脉及下腔静脉。腹主动脉的解剖位置中线稍偏左，右髂总动脉通过中线后再进入盆腔。左侧髂总动脉位于乙状结肠的下方，故较少受损。腹膜后血管损伤为严重的并发症，一旦损伤出血凶险，有生命危险。气针引起的血管损伤可用抽吸试验证实，一旦诊断明确应将气针留置于血管内，立即开腹修补。留置气针的目的一方面可作为指示，手术时易找到出血部位，另一方面亦有减少损伤处出血的作用。进入腹腔后立即于肾动脉下方压迫腹主动脉，并由血管外科医师进行修补。如腹腔内无明显出血，应注意腹膜后血肿的可能。套管针引起的血管损伤通常更为严重。仰卧时，腹主动脉的位置高低有不同。其下端可从脐部上下2~3cm不等。头低脚高位时，腹主动脉位置上移，使髂总动脉及其分支更加靠近脐部，肥胖病人脐部与主动脉的距离缩短更为明显。术后如病人很快出现循环衰竭，应考虑腹腔内出血的可能。腹膜后大血管的损伤主要与闭合式穿刺有关，开放式或直视下穿刺法损伤机会少。

2. 腹壁血管损伤　腹壁血管包括腹壁浅动脉、腹壁上动静脉、腹壁下动静脉。腹壁上动脉为乳内动脉的分支，腹壁下动脉为髂外动脉的分支。辅助套管针穿刺有损伤这些血管的可能。由于辅助套管针穿刺并非盲目性，而是在腹腔镜的窥视下进行，通过腹腔的照明可看到腹壁血管，因而可避免损伤，但有时腹壁血管显示不清，如腹壁薄的病人。这时可通过解剖标志确定血管的位置。如腹壁下动脉的走行是从髂外动脉至股管。

3. 内脏损伤　主要为肠管及大网膜的损伤，辅助套管针有时可引起膀胱的损伤。正常位置无粘连肠管的损伤，发生机制与腹膜后大血管损伤一样，属于Ⅰ类损伤；如肠管粘连于前腹壁引起损伤，而大网膜无损伤者属于ⅡB类损伤。大网膜粘连于前腹壁引起的损伤属于ⅡA类损伤，可合并有肠管损伤。如果粘连在脐周，则损伤很难避免。即使开放式腹腔镜亦不能避免Ⅱ类损伤的发生。但闭合式腹腔镜引起肠管损伤有时易忽略，术后出现肠坏死、腹膜炎甚至败血症等严重并发症，而开放式腹腔镜造成的损伤较易及时发现并处理。

四、预防

行腹腔镜手术时常规要注意监测腹内压力、气腹后监测血流动力学指数和血氧饱和度，便于及时发现由于腹内压力过高引起的并发症。因此，在连接充气装置前，应先用注射器回抽看有无血液是重要的安全保障措施，以防止气体栓塞形成。

相关组织脏器的损伤关键在于预防，穿刺时要注意避开有重要血管或组织的部位。应注意穿刺位置靠近侧腹时，有可能损伤髂外血管。术中发现腹壁血管撕裂，可采取腹壁全层缝合法止血。缝合位置应包括套管针穿刺处上下 1～2cm 处。有时也可用双极电凝止血。或用 12 号 Folley 导尿管自 5mm 套管针处穿刺处插入腹腔，气囊内注入 5～10ml 盐水，外拉 Folley 导尿管使气囊压迫于腹壁以期止血。直径大的套管针引起损伤的机会多。气针及腹腔镜套管针进入腹腔时病人应平卧，穿刺方向应朝向骶骨上方。辅助套管针穿刺时，方向应对着子宫底部，不可对着骶骨或侧盆壁。脐部无皮下组织，因此不论病人胖瘦，其厚度仅为几厘米，切开脐部皮肤时，手术刀亦可损伤主动脉，因此应提起腹壁方可切开皮肤。

应用更安全的套管针，避免使用锐性套管针可减少 I 类损伤，带光套管针在腹腔镜的直视下进入腹腔，还有带保护鞘的套管针，其螺旋式的进入方式，可将腹部各层组织推开而非切开，而且还可插入腹腔镜进行直视观察；这类套管针更安全，可有效避免 II 类损伤，但价格比较昂贵。

五、治疗

行腹腔镜手术时常规要注意检测腹内压力、气腹后监测血流动力学指数和血氧饱和度，如果上述指标有明显变化，外科医师必须尽快地排放气以降低腹压。在输入适量液体后，可开始再次建立气腹的尝试，随着腹压的增加，应注意监测心、肺功能指标。如问题持续发生，必须考虑中转开腹手术。

而与腹腔镜相关的特殊并发症的治疗最主要是气体栓塞的治疗，主要包括以下几点：①停止 CO_2 充注；②排空气腹；③患者采用头低脚高左侧俯卧位；④放置 CVP 管以尽可能吸出气栓；⑤维持强有力的通气支持。有人建议采取右心插管抽吸气体栓塞，此法可能有帮助，但要谨慎。

第二节　腹腔镜疝修补术并发症及其处理

一、概述

腹腔镜疝修补术后最常见的并发症是疝复发和腹股沟区神经损伤，包括生殖股神经的股支、股外侧神经及股神经；而后就是腹股沟区其他组织的损伤包括：髂静脉、膀胱、精索或肠管等损伤。其他还有一些不常见的并发症如肠梗阻，出血等。

二、病因及病理生理

腹腔镜疝修补术后并发症的发生关键在于外科医师对腹腔镜的腹股沟进路缺乏了解，未能找到明显的疝，如果解剖结构辨认不请，将导致修补失败及手术中损伤重要的组织器官。

（一）腹腔镜疝修补术后肠梗阻

可由网片覆盖不完全或粘连引起，或再缝合不完全导致小肠疝入腹腔的缺损处而造成。腹腔腹膜前网片疝修补术或完全腹腔外疝修补术，由于暴露的网片面形成粘连的可能性几乎不存在，因为外科医师有能力将腹膜游离以完全覆盖网片。但由于腹膜缺损所致内疝已有报道，无论应用钉合或缝线关闭腹膜，都不能在缝合腹膜时遗留间隙。CO_2 气体和分离腹股沟管后壁可造成腹膜与腹壁之间的潜在空隙，在此空隙的进口处可能引起肠梗阻。甚至腹膜的一个小孔也可能导致小肠梗阻。腹腔镜疝修补术后肠梗阻的另一个原因是套管口疝。

（二）套管口处的关闭不完全

特别经腹腔腹膜前网片疝修补术者，可引起腹股沟疝修补新的并发症：迟发的套管口疝。侧方套管口处的关闭是困难的，已有明显数量的套管口疝的报道。大多数可在腹腔镜引导下将一缝线穿过肌膜，再从对侧筋膜穿出。

（三）出血

任何手术都可引起出血，当腹腔镜疝修补术发生出血时会严重影响手术操作，如果出血速率快，表明极可能有血管损伤。必须很快控制出血完。腹壁下血管的位置（腹壁下血管损伤是最常见的出血原因）可能不同。在完全腹膜外疝修补术时，术者应站立在病人腹直肌的侧面，以避免在放置侧方套管针时损伤腹直肌，经缝线结扎后可避免这种疝的发生。

（四）精索和神经损伤

多由于解剖结构不熟悉或手术操作不细致所致。

三、临床表现与诊断

腹腔镜疝修补术后肠梗阻的临床表现与诊断多与开腹手术后肠梗阻相同，但要注意戳孔疝及腹膜外间隙疝的发生，由于均可在早期即引其大段的肠坏死及继发的严重全身中毒症状。如腹腔镜术中有胆汁和结石溢入腹腔而又未彻底清理，可造成粘连性肠梗阻，这部分病人常伴有腹腔内程度不同的感染，如膈下脓肿、肠间脓肿，甚至全身中毒症状等。出血、精索或神经损伤均会出现相应临床表现。

四、预防

腹腔镜疝修补术应在通过腹腔镜对盆腔和腹股沟解剖充分了解的基础上施行。了解正常解剖，可避免所有的这些并发症，外科医师在做他的第1例腹腔镜疝修补术前，应先当其他已能熟练进行腹腔镜疝修补手术医师的助手，在实践中学习，积累较多的经验后再独立操作。

许多患者的正常解剖可被复杂疝、复发疝或嵌顿疝所掩盖。在这种情况下，外科医师应从一正常解剖区开始分离，慢慢地将组织分离开，这样便可辨认出正常的解剖标志。在完全性的腹腔外进路中，耻骨联合和 Cooper 韧带将引导外科医师至髂静脉和腹壁下血管，这是疝修补术的重要路标。然而，如为嵌顿疝，髂静脉则隐藏在嵌顿疝的疝囊后方。在髂静脉被显露之前，应将疝内容物进行复位，了解髂静脉所在部位，否则不可能看见腹壁下血管。不要轻易结扎疝囊，因为膀胱顶部可能成为疝的一部分，结扎疝囊可能造成膀胱损伤。如为直疝嵌顿，腹壁下血管则位于疝囊的外侧。外科医师需将侧面组织从腹壁上分离出来，以确认腹膜和精索。经腹膜前进路，直疝疝囊清晰可见；而在完全性腹膜外进路，必须解剖和确认间接的空隙，以防遗漏斜疝。经腹腔腹膜前网片疝修补术时，腹股沟的解剖通常较易理解。即使采用此途径，并发嵌顿

疝或滑动性疝时可能引起混淆。应从上方和侧方开始解剖到内环处，直到确认正常解剖。应避免损伤肠管及精索。斜疝疝囊位于精索的侧方，常可将疝囊从精索上剥离。如疝囊过长或粘连于睾丸血管或输精管上，可将疝囊从外侧向内侧打开，在疝囊的内下方寻找精索。

常见的并发症是神经损伤，包括生殖股神经的股支、股外侧神经或股神经本身，这是由于缺乏对正常解剖的了解或缺乏对正常解剖结构定位的缘故。外科医师对髂耻管下方的组织应予足够重视，这样可避免电灼伤、横断或包埋神经。该组织多为线状，在内环下缘犹如一纤维带。因为神经进入股部是在此线下方，在髂耻管上方放置固定钉合器或缝合可避免损伤神经。

在手术后，如立即出现股神经、股外侧皮神经或生殖股神经的股支分布区的严重疼痛，外科医师应用腹腔镜探查腹股沟管后壁，寻找引起症状的钉夹并将其去除，手术后数天或数周后出现的疼痛常常是暂时性的，可能是由于神经受刺激而不是包埋。仅有当时间长和其他方法（如抗感染治疗）无效的情况下才需要手术再探查。

输精管和睾丸操作损伤是开腹修补术的并发症。虽然这种并发症在腹腔镜疝修补术并不常见，但一旦发生，对病人和外科医师都十分麻烦。在切断任何纵形组织结构前，须小心确认精索，用无创伤钳控制输精管和睾丸血管，通常可避免这种并发症。在腹腔镜手术实施腹股沟管后壁的分离时，由于生殖股神经的生殖支受刺激，引起阴囊疼痛。对某些患者来说，这是迟发的并发症，是精索周围的纤维化而引起的神经压迫和刺激。随着时间的推移，大多数病例阴囊的不适会消失。开放性疝修补术引起的缺血性睾丸炎的发生率约为 3%～5%，但未见有睾丸积液在腹腔镜疝修补术后发生的报道。

五、治疗

腹腔镜疝修补术后并发症的治疗多与开放式的手术相同。

1. 术中出血　一般需要仔细探查，明确出血的原因，如放置套管引起出血，可用缝匠针 U 形缝合或移去套管，如出血未能立即控制，可发生大量出血。在完全腹膜外疝修补术进路中，气囊分离器的扩张可将腹壁下动脉推离腹壁，撕裂其小分支而使血液充满整个潜在腔隙，放入腹腔镜时，只能看

到一片暗的血性视野,此时应立即加大光线强度,并在腹中线插入2个套管,这样便可进行腹膜外腔隙的冲洗,以便外科医师发现出血源。一旦确认了出血点,通常可用钛夹或电凝止血。分离疝囊也可导致腹壁下动脉出血,但很容易用手法控制,一手用器械压迫血管,另一手用结扎、钛夹或电凝止

血。如发生髂静脉出血,则是一危及生命的并发症,应立即压迫控制出血和预防CO_2栓塞形成。在压迫髂静脉的同时,应加做第3套管孔,以缝扎静脉破口或中转开腹手术修补缝扎出血点。

2. 肠梗阻按一般肠梗阻原则处理。

3. 神经或输精管损伤必要时施行手术探查。

第三节 腹腔镜胆囊切除术的并发症

一、概述

腹腔镜胆囊切除术的并发症和开腹胆囊切除术的并发症是相同的,包括积液、出血、胆瘘、胆汁性腹膜炎(伴或不伴胆管损伤)、残留胆总管结石、胰腺炎;胆管损伤等。虽然这些并发症可发生在开腹(OC)或腹腔镜胆囊切除术(LC),但每种特殊并发症的发生率在OC和LC都是不同的。大部分并发症的发生率在LC和OC差异很小,而且可解释为病例选择的不同。事实上两者相比,已报道LC的总并发症发生率比OC低。但LC的并发症中出现了不成比例的高胆管损伤发生率,至少占报道的并发症的22%。OC的胆管损伤发生率是0~0.4%,LC是0~2%。术中发现的胆管损伤低于50%,胆管损伤诊断的延误将导致严重的并发症,包括胆管狭窄、胆汁漏导致胆汁瘤形成,以及腹膜炎,可能引起死亡。

二、病因及病理

(一)胆管损伤

可发生于以下情况:①大多数是由于外科医师没有遵循外科手术的基本原则所致;②或在控制胆囊三角出血时,采用盲视钳夹或电凝;③或者错误地辨认胆管结构而引起,把胆总管误认为胆囊管而予以横断,这常见于急性胆囊炎合并胆囊管附近组织的明显炎症粘连;④也可发生在胆囊管短或胆囊管在胆总管后方汇入者;⑤胆管损伤的其他可能原因包括在胆管处使用电外科器械,经胆囊管和胆总管行术中胆管造影所引起的医源性损伤。

(二)胆汁和胆石从胆囊溢出

胆囊切除行腹腔镜手术时这种情况很常见,但溢出的胆汁和结石都需要完全清洗和取出,如果清洗不完全,有残留胆汁和结石,就会有并发症发

生,已报道的并发症包括,弥漫性腹膜炎、腹腔和腹膜后脓肿形成、脐眼溢液和外溢结石穿透腹内空腔器官,也有外溢结石腐蚀膈肌并进入胸腔而致咳吐结石。因此,通过腹腔冲洗,完全取出外溢的结石是必须的。必要时抽吸胆汁标本进行微生物学检查,直接指导抗微生物治疗,放置引流和详细做手术记录也同样非常重要。

(三)胆囊管钛夹移位

是术后发生胆总管结石的原因之一,也是腹腔镜手术后罕见的并发症,目前已有报道。此种并发症可用腹部平片或CT检查诊断,并可用ERCP证实,治疗可选用Oddi括约肌切开,取出钛夹及结石,极少数患者需外科手术治疗。

(四)严重出血

腹腔镜手术后很少发生引起血流动力学变化的严重出血。但动脉解剖变异可导致胆囊动脉在结扎前被横断,肝左动脉或肝右动脉的解剖异常,可导致其被不经意的结扎或离断,发生出血和明显的肝细胞损伤。肝动脉损伤可导致假性动脉瘤形成、动脉瘤破裂及胆道出血。LC后胆囊动脉假性动脉瘤形成也已有报道。LC的其他出血性并发症包括肝脏出血和胆囊窝出血,可导致术中失血或术后血肿形成。

(五)术后胆瘘

术中未被发现的胆管损伤可导致术后胆瘘,还有围术期的其他问题都可导致胆瘘。胆囊管是术后胆瘘最常见的部位,胆囊管残端的缺血性坏死和胆总管结石残留所致胆总管压力升高可导致胆囊管破裂。胆总管和Vater壶腹部的操作(如腹腔镜胆总管探查术)所致壶腹周围水肿,可导致暂时性胆总管梗阻,以及胆总管压力增高和胆囊管破裂。胆总管探查后网膜孔留置外引流可减少术后胆汁瘤形成。副肝管的横断也是引起胆瘘和胆汁瘤的原因。

三、临床表现及诊断

（一）急性腹膜炎

急性腹膜炎是腹腔镜手术中空腔脏器及肝外胆管的损伤、胆囊管处理不妥、迷走胆管未钳闭和腹腔感染的共同临床表现。如术后出现高热伴有剧烈的腹痛多应考虑损伤重要胆管而引起的胆瘘所致。胆瘘时常有胆汁性腹膜炎，病人出现腹痛、压痛、肌紧张和反跳痛，后期感染性腹膜炎可引起体温升高。术后早期出现胆瘘的病人常常由于伤口的疼痛而掩盖了胆汁性腹膜炎症状，由于胆瘘时病人往往生命体征平稳，除非有胆道梗阻一般无黄疸，且腹腔镜手术中不常规放置引流管，故常导致延误诊断。如已放置引流管，若可见有胆汁性液体自引流管中引出，可早期诊断。

（二）黄疸

腹腔镜手术后黄疸大多由肝外胆管损伤和胆总管残余结石所致。因此，术后第 1 天就应注意观察患者的巩膜和皮肤是否有黄染，是进行性加重还是逐渐消退，这对于判断黄疸的原因和性质有重要意义。

（三）出血

腹腔镜手术后出血多发生在 8 小时以内，临床症状为低血容量休克表现，病人可出现烦躁不安、面色苍白、出冷汗、四肢湿冷、血压下降、脉压减小、脉搏增快，严重者可出现昏迷，甚至因失血性休克而死亡。其中脉搏增快多在血压下降前即出现，为一重要体征，持续性脉搏增快多提示有问题，应引起医护人员的重视。对于放置腹腔引流管者，最直接的证据是引流管内有大量血液引出，无血液引出亦不能排除出血可能，可能是引流管被血块堵塞或放置的位置不佳所致，此时需调整引流管的位置，亦可作适当冲洗以保持其引流通畅。术后腹腔引流管一般无或仅有少量淡红色血性液体引流，术后第 1 天不超过 50ml，24 小时后方可考虑拔除。但若在 30 分钟内引流出血量大于 50ml，应警惕腹腔内出血的发生，每小时观察 1 次引流液的颜色、性质并记录引流量。出血 600ml 以上者病人多有心率增快；1200ml 以上者则有血压下降。无腹腔引流管者则无直接的出血依据，但多有轻度的腹膜刺激征，但多往往被术后伤口疼痛所掩盖，应引起重视。移动性浊音阳性，大量出血时可见腹部膨隆，行腹腔穿刺可有不凝血。

四、预防

术者在手术时一定要遵循外科基本原则，基本原则和方法包括以下几个方面：

1. 在进行手术操作之前，应保证手术视野显露充分。

2. 小心细致地进行解剖分离并完善止血，不能盲视钳夹或电凝出血点。避免在胆总管周围盲目地使用钳夹或电凝，可进一步减少胆管损伤率，可使腹腔镜手术中胆管损伤率与开腹手术时相近或减少。

3. 在三角区操作时尽量使用钝性分离，减少使用电凝或其他锐性分离的操作。

4. 避免胆管损伤的最有效方法是沿着 Hartmann 袋的中部侧方切开其腹膜反折，然后开始解剖分离胆囊管，并仔细辨认胆总管、肝总管和胆囊管的关系后方可对其切断。

5. 在结扎和离断任何组织结构前要确认其解剖关系。必要时行充分的胆管造影，则可以避免大多数的胆管损伤。

6. 腹腔镜手术有一个学习曲线，在学习曲线中发生技术性并发症的危险性比较高。并发症发生率的减少是由于腹腔镜技术发展。在腹腔镜手术的早期实践中，要分离到胆囊管和胆总管的交汇处，这将导致胆总管区的不必要的解剖分离，而且有可能造成胆总管缺血性损伤和以后发生胆总管狭窄，在接近胆总管使用电外科器械也是造成胆总管损伤和狭窄的可能原因。因此，目前解剖和直视胆总管的方法已被废弃，被确认 Hartmann 袋和胆囊管交汇部的技术所替代，也可安全地施行胆道造影以确认胆总管。

7. 根据实际情况需要，必要时如能及时中转开腹，可避免许多不必要的胆管损伤。

外科医师不能满足于自信解剖已被确认，必须显示胆道手术相关确切的解剖标志，最经典的解剖标志是胆囊管 - 胆总管相交接处，显示此交接处相当于解剖出了胆囊三角（calot 三角）。肝总管，胆囊管和肝脏面围成的三角形区域称为胆囊三角。如不能确定解剖标志，外科医师应通过胆道造影来显示解剖标志，或中转开腹手术。开腹手术能让外科医师用手直接触摸组织，这在腹腔镜手术中是不可能的。如能遵循外科手术基本原则，腹腔镜手术中因判断错误所致的损伤是可以避免或减少的。

不顾实际情况而固执坚持腹腔镜操作完成手术

可能导致严重的手术并发症、病残及死亡。因此，外科医师既应该了解腹腔镜技术的艺术性和科学性，同时也要认识到这种技术的局限性，必要时中转手术是一种正确的技术判断和合理选择。

五、治疗

腹腔镜手术后的并发症虽然少不多，但有时却十分严重，一旦诊断明确，需立即正确处理，必要时需开腹手术治疗。手术应根据胆管损伤的部位、严重程度及发现时间采取不同的手术方式修复：

1. 术中发现胆管部分损伤、胆管横断伤和单纯胆管切割伤，应立即中转开腹手术，行胆管修补或行横断的胆总管端端吻合和 T 形管引流，也可考虑行胆总管十二指肠吻合。胆总管完全横断性损伤可行端端吻合或行胆肠内引流术，常用方法是行胆总管空肠 Roux-en-Y 吻合术。本组有 3 例胆总管横断伤均在术中发现并立即转开腹行胆管对端吻合加 T 形管引流，远期随诊情况良好。如损伤范围过大，应选择肝管空肠 Roux-Y 吻合术。

2. 胆管损伤造成胆汁性腹膜炎，应先行腹腔引流或近端胆管置管引流，也可行 Oddi 括约肌切开和放置内支架引流，但许多患者仍最终需行开腹手术以施行胆管损伤的决定性治疗，或待腹腔感染控制后数月再行胆管 - 空肠 Roux-Y 吻合术。

3. 后期胆管狭窄或完全梗阻病例，可根据 MRCP、ERCP（逆行胰胆管造影）或 PTC（经皮肝胆管造影）检查结果确定狭窄、梗阻的部位和程度，选择经内镜乳头切开置扩张支撑导管或经 PTC 留置扩张支撑导管，完全梗阻者需行开腹近端胆管空肠 Roux-Y 吻合术。

第四节　腹腔镜脾脏切除术并发症及处理

一、概述

腹腔镜脾切除术适应证与开腹脾切除术相同，可用于治疗血液病（各种溶血性贫血和血小板减少性紫癜等）、继发性脾功能亢进、外伤性脾破裂、脾囊肿、脾肿瘤、霍奇金肿瘤等。腹腔镜脾切除术的绝对禁忌证为难以纠正的凝血功能障碍以及合并心、肺功能不全不能耐受全身麻醉的患者，相对禁忌证为脾脓肿、脾动脉瘤、门静脉高压、合并腹腔积液、巨脾等。

二、常见并发症

（一）术中大出血中转开腹

腹腔镜脾切除术最主要的风险在于脾血管破裂的术中大出血，如果发生，将影响手术视野，且出血比较凶猛，止血困难，是导致中转开腹的主要原因；另外，比较容易出血的部位是脾胃韧带的出血，在分离的时候，如果血管凝固不完全可以引起比较麻烦的出血；在用尖细的手术器械牵引脾脏或过于靠近脾脏分离脾周围韧带时，一不小心便会引起脾脏包膜撕裂出血，并且止血困难；偶见内镜切割器切断脾血管后因切割钉钉合不紧而引起血管断端出血；在血小板减少性紫癜患者，术前血小板计数过低，术中凝血机制障碍也可发生广泛渗血；门静脉高压症的巨脾患者，脾周围韧带内会出现较多大而粗的侧支血管，在分离时

稍有不慎极易招致难以控制的出血。

（二）术后出血

术后出血多发生于术后 48 小时内，临床表现为腹腔内出血，其严重程度根据出血量和失血速度而定，留置的腹腔引流管可见较多的鲜血引出。其原因多是由于术中忽略了小的出血点或局部止血不完全所致。因凝血机制障碍或损伤胰尾导致高纤溶状态而引起出血者较罕见。

（三）血栓形成和栓塞

由于脾脏切除后血小板升高和血液黏稠度增加所致。血栓大多起源于脾静脉残端，可蔓延至肝门静脉。

（四）左膈下积液、腹腔感染

脾周分离后的创面止血不彻底或渗血，患者凝血机制不健全或门静脉压力增高，使小出血点或渗血不易自行停止，可导致脾窝发生积血、积液。

（五）脾组织种植、副脾残留

血液病脾切除术后，残留副脾或脾组织种植会影响手术疗效，导致疗效不佳或病情复发。

（六）周围脏器损伤

在分离脾胃韧带过程中，由于该韧带很短，容易损伤胃而引起胃壁穿孔；分离脾膈韧带过程中，偶见损伤膈肌引起左侧气胸、肺不张等。

三、临床表现及诊断

脾切除后脾窝发生积血、积液，表现为术后持

续高热，体温 38~39℃，白细胞计数轻度升高；如继发细菌感染，则表现为术后高热不退，体温持续 39℃以上、寒战、乏力、左季肋区疼痛，局部软组织水肿等。可用 B 超或 CT 等检查确诊。

脾切除术后门静脉血栓形成，常在术后第 2 周血小板计数达高峰时出现临床症状，表现为上腹钝痛、恶心、呕吐、血便、发热、白细胞计数增多及红细胞沉降率（血沉）增快等，也有无症状者。可用彩色超声等检查确诊。

四、预防及治疗

（一）术中出血

积极预防出血的发生是最佳策略，为此必须熟悉脾脏解剖及开腹脾切除技巧，腹腔镜下精细操作，对脾血管的处理可采用内镜切割吻合器直接离断或分出脾动、静脉后逐一用钛夹夹闭离断；对于血小板减少性紫癜，术前应注意将血小板计数控制在 50×10^9/L 以上，以免术中凝血机制障碍发生广泛渗血；另外腹腔镜医师在学习曲线阶段手术适应证限于正常或轻度增大的脾脏，待术者技术娴熟后再扩展至巨脾切除，对防止术中大出血也极为重要。如果发生出血，应先将腹腔镜稍微后退，防止镜头被血污染，迅速用吸引管吸出血液，并用分离钳夹住出血点，再使用钛夹或套扎器等方法止血，也可用一块干纱布压迫出血区，帮助寻找出血点。使用吸引管时，要求间断吸引，防止吸出大量 CO_2 导致气腹空间消失。如术中出血不能及时、有效得到控制，应适时中转开腹。

（二）术后出血

术后出血如果量不多，血压、脉搏正常时，首先考虑保守治疗，积极给予巴曲酶，凝血酶原复合物等止血药，必要时补充凝血因子或新鲜血，如经积极保守治疗后，患者的血压、脉搏仍趋于不平稳，应及时行手术探查。

（三）血栓形成和栓塞

对于脾切除术后血小板计数增加明显者可口服双嘧达莫治疗，必要时采用肝素疗法预防血栓形成。如出现上述血栓形成的症状，应行 B 超检查以明显诊断。如无禁忌证时，可试用纤溶疗法。经抗凝、禁食、输液以及抗生素治疗渡过急性期后，门静脉系统可能再通。

（四）左膈下积液、腹腔感染

防治方法是术中彻底止血，脾窝放置引流管进行有效引流，术后预防性应用抗生素，一般可避免此并发症的发生。左膈下积液容易继发感染，故应在未合并感染前及时处理，B 超定位下左膈下穿刺抽液效果良好。继发感染未形成脓肿前，应用有效抗生素积极治疗；已形成脓肿者应积极手术引流，也可选用 B 超引导下脓肿穿刺引流。

（五）脾组织种植、副脾残留

脾切除后，术者应将脾脏完整装入标本袋中，然后在腹腔镜监视下取出脾组织，对于巨脾可采取手助腹腔镜技术，将腹壁切口开大，再取出脾组织。如果发生脾组织碎块落入腹腔，应仔细寻找并吸引干净，防止发生种植。术中还应细致耐心地寻找副脾。术后如出现疾病复发，可行核素检查，以明确有无残留脾组织或副脾存在，以期二次手术切除。

（六）周围脏器损伤

在分离脾胃韧带过程中，由于该韧带很短，容易损伤胃而引起胃壁穿孔；分离脾膈韧带过程中，偶见损伤膈肌引起左侧气胸、肺不张等。在处理脾蒂时，可误将胰尾一并夹住并损伤胰尾，尤其在局部有粘连时更容易引起损伤。术者应提高手术技巧，充分显露手术视野，仔细辨认所有应分离的组织；超声刀分离组织过程中，应注意避免超声刀接触到周围脏器。发生胃穿孔，可行腹腔镜下胃穿孔修补术，术后留置胃管。发生膈肌穿孔者，应立即行腹腔镜下修补，合并气胸、肺不张者应行胸腔闭式引流；发现胰尾钳夹后应将钳夹部分切除，残端牢固结扎，左膈下放置引流管，术后持续负压吸引，监测血淀粉酶，如持续升高，则应使用生长抑素治疗。

第五节　腹腔镜胃肠道手术的并发症

一、概述

腹腔镜胃肠道手术种类繁多，且多涉及消化道重建，手术操作比较复杂，还需要一些价格比较昂贵的一次性进口手术材料，而且大部分胃肠道手术还存在争议，尤其是胃肠道的恶性肿瘤手术，所以目前在国内开展还不多，远没有腹腔镜胆道手术开展广泛。目前开展的腹腔镜胃肠道手术种类包括胃外伤穿孔修补、胃十二指肠溃疡穿孔修补、胃迷走神经切断、胃空肠吻合、胃大部切除（B-Ⅰ和B-Ⅱ）、胃癌根治性切除、全胃切除、胃楔形切除、胃后壁肿瘤切除、胃间隔捆扎减肥术、结肠部分切除、横结肠癌根治、左半结肠切除、Dixon手术、直肠全系膜切除低位/超低位保肛术、右半结肠切除、直肠悬吊、Miles手术、结肠造瘘、先天性巨结肠切除、阑尾切除、肠粘连松解、小肠部分切除、小肠穿孔修补、小肠侧侧吻合、梅克尔憩室切除、腹腔淋巴结活检、阑尾周围脓肿引流等。

二、病因及病理生理

胃肠道手术因其难度大，手术并发症也较多：

1. 肠穿孔　大多数是由于技术失误所致，在探查过程中因为器械使用不当导致正常肠段穿孔。

2. 吻合口漏　常见原因是技术失误、吻合口张力过高或血运不良。包括吻合器关闭小肠切口时缝合不完全、手法缝合时不够仔细等。

3. 吻合口狭窄　常见原因是手术操作不当，吻合口张力过高或血运不良。包括吻合时包埋入的肠壁过多、吻合口形成血肿、缝合时缝入的肠壁过多、导致形成瘢痕过多等。

4. 术后幽门梗阻　幽门管溃疡或十二指肠溃疡穿孔修补后，一般不会引起幽门梗阻。但有些患者穿孔前已有一定程度的幽门狭窄，或在修补穿孔时，错误地作纵形缝合并将肠壁过分内翻，或穿孔较大且用成团的大网膜塞入，均可导致术后幽门梗阻。

5. 肠梗阻　最常见原因是术后粘连，部分小肠梗阻。

6. 出血　最常见的是在行直肠手术时损伤骶前静脉：主要由于分离层次不清、操作手法粗鲁所致。解剖上在直肠与骶骨之间有一层疏松的结缔组织，当肿瘤生长在直肠后壁并侵犯到肠壁以外，分离此层间隙可能会有困难，勉强分离易引起出血。一般是由于损伤大血管或对于分离的血管没有进行确切的止血，少数是由于迟发的穿刺孔出血或凝血机制较差引起。

7. 肠麻痹　术后肠麻痹是腹部手术的正常反应，虽然腹腔镜术后会有所减轻，但仍有发生，好发于术后有腹腔感染和炎症，特别是吻合口漏者。

8. 腹腔、肠腔积液与感染　无论采用何种术式，在术中肠内容物都可能或多或少的溢出，如果有创面渗血或创面过大，这些都可能引起术后腹腔内感染。

9. 直肠阴道隔/直肠尿道隔出血　在行低位直肠前切除术时，特别是当肿瘤位于直肠前壁时，分离时层次不清晰，易伤及阴道后壁/前列腺以致出血口。

10. 输尿管损伤　除非肿瘤已经侵犯输尿管，结直肠手术中损伤输尿管均是误伤。主要原因是没有显露输尿管。左侧输尿管损伤较多见。需要一提的是，当输尿管已经显露或已被游离，在处理肠系膜下血管时，因为镜子从乙状结肠系膜右侧叶显示术野，可能会忽视后方被悬吊的左侧输尿管。另外，遇到输尿管表面或是周围出血，有时止血不当也会造成损伤。

11. 腹壁切口或穿刺孔种植　腹壁切口或穿刺孔种植多由病例选择不当或切口保护措施不完善引起。有动物实验结果显示，气腹压力高于20mmHg，穿刺孔种植的发生率明显增加，但在临床上少有报道。

三、临床表现及诊断

腹腔镜胃肠道手术后并发症的临床表现基本和开腹胃肠道术后的并发症类似，在此不再赘述。

四、预防

腹腔镜术后并发症多由于术中操作不仔细或不熟悉操作的过程所致。预防的关键在于术中术者操作轻柔仔细，如果发现粘连严重分离困难时，不要勉强在腹腔镜下操作，必要时考虑中转开腹。同时应熟练掌握镜下的基本操作技巧，如缝合、结扎等。

（一）出血

1. 开放式建立气腹，尽管现在的医疗市场上提供了各种带有保险装置的套管针，笔者仍主张采用开放式方法建立气腹，这样可以将危险系数降到最低。

2. 建立气腹之后的所有操作都必须在屏幕直视的监视下进行。

3. 分离系膜时要看清血管的走行，现今做腹腔镜结直肠手术多用超声刀。对3 mm以下的血管，超声刀大多能安全的断离，但需要作用时间。遇到较粗的血管宜上钛夹。

4. 合理选择病例，肿瘤过大，并且CT提示肿瘤已侵犯盆壁的病例，不宜行腹腔镜手术。

5. 分离骶前一定要看清层次，如术前估计不足而术中的确遇到困难时，宜及时改变手术方案。

（二）吻合口瘘

1. 预防方法是缝合时认真操作，注意保证吻合的残端血供良好而且没有张力。

2. 如果肠管水肿严重时，可考虑手法细致缝合。

3. 行直肠前切除术，游离近端肠管应足够长，一般须在不作过度牵拉的情况下可达耻骨联合。

4. 如果切除肿瘤段肠管后，游离段肠管长度不够做吻合或吻合口张力过大，必须游离脾曲。

5. 分离系膜时不宜将肠管剥离过度。

6. 完成吻合后，须做灌水注气实验，检查吻合口的完整性。

（三）吻合口狭窄

预防方法是缝合时要对组织进行检查，防止将小肠前后壁缝合在一起。若术中发现有吻合口狭窄，应立即重新吻合。

（四）腹腔感染

腹腔彻底冲洗及腹腔内放置引流管引流是预防感染的重要措施。如术后发生腹腔内积液，应尽早设法引出积液，可以考虑在腹腔镜下完成引流管放置。

（五）输尿管损伤

腹腔镜结直肠手术，必须显露输尿管走行，特别是在全直肠系膜切除术（TME）时。在处理肠系膜下血管时，一定要再次确认左侧输尿管。当输尿管周围有出血时，无论用超声刀或电凝，都应避免触及输尿管，输尿管表面血管网出血，可以压迫或等其自止。

（六）腹壁切口或穿刺孔种植

一般认为，有腹腔转移的晚期病例不宜行腹腔镜手术；在将肿瘤标本移出腹腔时，对腹壁切口一定要用塑料膜加以保护；手术过程中，应尽量避免器械接触肿瘤，器械应通过套管针进出腹腔，严禁将器械直接通过腹壁穿刺孔的粗暴操作；手术中还应尽量减少器械进出腹腔的频率。

五、治疗

（一）术后出血

一般采用保守治疗，包括输血、使用止血药等，如上述方法无效则要考虑手术止血。腹腔镜手术必须有清晰的视野显示，较大血管损伤往往导致图像模糊。如及时止血不行，不应作太多的尝试，以免因出血过多引起严重后果；更要避免盲目止血而造成进一步损伤。手术中一旦发生骶前出血，试图钳夹往往徒劳，甚至加大静脉破损。有条件的可以试用热凝止血（超声刀或电凝）；没有条件或热凝无效的，可试用纱布局部压迫，多能止血；如果止血仍不能满意，应该及时中转开腹。

（二）肠穿孔、吻合口瘘等消化道并发症

如果吻合口漏的症状较轻，并且可能自行愈合者，可考虑保守治疗，通过使用抗生素、禁食、补液、加强腹腔引流等处理，而不必进行手术治疗。如果临床表现恶化，出现脓毒血症，肠漏持续存在，肠漏的量较大或高位肠漏，则需要再次手术。进行漏口修补加引流，尤其近端肠内容物的引流，同时可能需要放置肠内营养管或全胃肠外营养，有时也可进行短路手术以旷置发生漏的吻合口。

如果术中发现肠穿孔、吻合口瘘等消化道并发症，应立即进行缝合修补，必要时留置腹腔引流管。

（三）术后肠梗阻

1. 术后早期者，可能通过肠道休息、胃肠减压及补液而自行缓解。

2. 一旦发生严重的机械性小肠梗阻或绞窄性梗阻则需手术治疗。

3. 发生在吻合口部位的梗阻应再次手术，重新吻合。

4. 如果出现肠麻痹，首先要排除机械性肠梗阻，治疗主要包括胃肠减压、禁食、静脉补液，直到肠功能恢复。可以考虑使用一些促进胃肠动力的药物。

（四）输尿管损伤

一旦发生输尿管损伤，应及时中转开腹手术，修补损伤或行输尿管端端吻合并放置输尿管支架，如缺乏经验，应请泌尿外科医师协助手术。

（五）腹壁切口或穿刺孔种植

非晚期病例，一旦发生腹壁切口或穿刺孔种植，应作肿瘤局部的扩大切除。

（胡旭光　李际辉　郑成竹）

参 考 文 献

1. Leiserowitz GS, Xing G, Parikh-Patel A, et al. Laparoscopic versus abdominal hysterectomy for endometrial cancer: comparison of patient outcomes. Int J Gynecol Cancer, 2009, 19 (8): 1370 - 1376

2. Lomanto D, Chua HC, Myat MM, et al. Microbiological contamination during transgastric and transvaginal endoscopic techniques. J Laparoendosc Adv Surg Tech A, 2009, 19 (4): 465 - 469

3. Nfonsam V, Chand B, Rosenblatt S, et al. Laparoscopic management of distal ventriculoperitoneal shunt complications. Surg Endosc, 2008, 22 (8): 1866 - 1870; Epub, 2008, 3

4. Lourenco T, Murray A, Grant A, et al. Laparoscopic surgery for colorectal cancer: safe and effective? -A systematic review. Surg Endosc, 2008, 22 (5): 1146 - 1160; Epub, 2007, 11

5. Martins MV, Skinovsky J, Coelho DE. Laparoscopic cholecystectomy by single trocar access (SITRACC) -a new option. Rev Col Bras Cir, 2009, 36 (2): 177 - 179

6. Staerkle RF, Buchli C, Villiger P. Patient satisfaction, hernia recurrence rate, and chronic pain 10 years after endoscopic total extraperitoneal inguinal hernia repair. Surg Laparosc Endosc Percutan Tech, 2009, 19 (5): 405 - 409

7. Scheer A, Martel G, Moloo H, et al. Laparoscopic colon surgery: does operative time matter? Dis Colon Rectum, 2009, 52 (10): 1746 - 1752

8. Rosenthal RJ, Bashankaev B, Wexner SD. Laparoscopic management of inflammatory bowel disease. Dig Dis, 2009, 27 (4): 560 - 564; Epub, 2009, 4

9. Borie F, Philippe C. Laparoscopic splenectomy: indications, techniques, outcomes. J Chir (Paris), 2009, 146 (4): 336 - 346; Epub, 2009, 18

10. Sülberg D, Chromik AM, Kersting S, et al. Appendicitis in the elderly. CRP value as decision support for diagnostic laparoscopy. Chirurg, 2009, 80 (7): 608 - 614

11. Ramos JR. Laparoscopic very low anterior resection with coloanal anastomosis and intersphincteric resection. Rev Col Bras Cir, 2009, 36 (5): 459 - 465

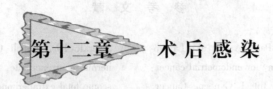

第十二章　术后感染

第一节　腹　膜　炎

一、概述

术后腹膜炎是腹部手术常见的并发症，如治疗不当可发展成严重的脓毒症引起中毒性休克、多器官功能衰竭，导致病人死亡。尽管抗生素发展迅速，ICU水平不断提高，腹膜炎引起的死亡率仍为5%~50%之间。病原菌以大肠杆菌、克雷伯杆菌、变形杆菌、链球菌、脆弱杆菌及梭状芽孢杆菌多见，多数为需氧菌和厌氧菌混合感染。

二、病因及病理生理

（一）原发疾病对腹腔造成的污染

多见于腹腔脏器的急性炎症、穿孔、坏死、闭合性或开放性内脏损伤引起的腹膜炎。

1. 急性炎症性病变　急性阑尾炎、急性胆囊炎、急性梗阻性化脓性胆管炎、急性胰腺炎、十二指肠或直肠的憩室炎等。主要是脏器发生急性炎症后，大量的炎性物质渗出，肠壁或管壁的通透性增加，细菌或消化液渗出导致腹膜感染，或消化酶漏出对腹膜的腐蚀所致。

2. 急性穿孔性病变　急性阑尾炎穿孔，消化道溃疡穿孔、急性胆囊炎穿孔、溃疡性结肠炎穿孔或胃肠道肿瘤穿孔等。空腔脏器穿孔后流出的消化液中含有大量的细菌、内毒素、外毒素、消化酶等，可直接污染腹腔，导致严重的继发性腹膜炎。

3. 腹部外伤　无论是开放性的腹部外伤，还是闭合性腹部外伤中的空腔脏器穿孔或实性脏器出血均可以诱发腹膜炎。

（二）手术治疗过程造成腹腔污染

常见于术中消化液外漏，腹腔出血量大、手术时间过长导致内源性细菌感染；或手术室空气消毒不彻底，手术过程中不注意无菌技术，造成外源性细菌入侵；及胃肠道、胆道或胰腺等手术后发生吻合口瘘、胆瘘及胰瘘，此外，腹腔内血肿及异物（纱布、引流条）存留也是继发腹膜炎的原因。

（三）病人年老体弱，伴有其他严重肝、肾疾病、营养不良、糖尿病及衰弱征的手术患者

因机体免疫力下降，易发生腹腔感染，在手术应激后，机体抵抗力进一步下降，即使在非腹腔手术时，也可能发生自发性腹膜炎。

（四）肠道细菌易位

术后患者在手术创伤的打击之下、胃肠道手术后胃肠功能紊乱，术后营养支持不足或长期使用抗生素，致使肠壁缺血、缺氧，水肿，通透性增加，肠道菌群失调及易位，可使细菌从肠腔内转移到腹腔中，从而发生感染。

三、临床表现及诊断

（一）临床表现

1. 急性腹痛　腹痛是最主要最常见的症状，多数突然发生，持续存在，迅速扩展，其程度与性质取决于腹膜炎的种类，炎变的范围和患者的反应。胃、十二指肠、空肠等空腔器官吻合口破裂引起弥漫性腹膜炎时，消化液刺激腹膜，可骤然产生强烈的全腹疼痛，甚至产生所谓腹膜休克。少数病例在发生细菌继发感染之前，可因腹膜渗出大量液体，稀释刺激物，而出现腹痛和腹膜刺激征暂时缓解的病情好转假象，当继发细菌感染后，则腹痛再度加剧。

2. 恶心与呕吐　为出现很早的常见症状。开始由于腹膜刺激，恶心呕吐是反射性的，时有时无，吐出的为胃内容物，有时带有胆汁；以后由于麻痹性肠梗阻，呕吐变为持续性而无恶心，吐出物为棕黄色肠内容物，可有恶臭。

3. 其他症状　若空腔脏器吻合口瘘或破裂，常在早期出现高热，随着病程的发展，出现腹膜休克或毒血症，虚脱现象常见，此时体温多低于正常或接近正常。在急性弥漫性腹膜炎病例，由于腹膜渗出大量液体，腹膜及肠壁高度充血、水肿，麻痹的肠腔积聚大量液体，加上呕吐失水等因素，有效

循环血容量及血钾总量显著减少。此外，由于肾血流量减少，毒血症加重、心、肾及周围血管功能受损，患者常有低血压及休克表现，脉搏细数或不能扪及，也可有口渴、少尿或无尿、腹胀、无肛门排气。有时有频繁的呃逆，其原因可能是炎症已波及膈肌，或由毒素被吸收所致。

（二）体征

多表情痛苦，咳嗽、呼吸、转动身体均可使腹痛加剧。患者被迫采取仰卧位，两下肢屈曲，呼吸表浅频数。在毒血症后期，由于高热、不进饮食、失水、酸中毒等情况，使中枢神经系统和各重要器官处于抑制状态，此时患者呈现精神抑郁、全身厥冷、面色灰白、皮肤干燥、眼球及两颊内陷、鼻部尖削、额出冷汗等表现。

腹痛部检查可发现典型的腹膜炎三联征——腹部压痛、腹壁肌肉紧张和反跳痛。在局限性腹膜炎，三者局限于腹部的某一处，而在弥漫性腹膜炎，则遍及全腹，并可见于腹式呼吸变浅，腹壁反射消失，肠鸣音减少或消失。压痛和反跳痛几乎始终存在，而腹壁肌肉痉挛程度则随患者全身情况不同而不一致。一般在吻合口急性破裂时，腹壁肌肉呈木板样强直，而在极度衰弱者，如肠伤寒穿孔或毒血症晚期病例，腹肌紧张或强直征象可能很轻微或缺如。腹腔内有多量渗出液时，可出现移动性浊音。胃肠穿破致气体游离于腹腔时，约 $55\% \sim 60\%$ 病例的肝浊音区缩小或消失。当炎症局限、形成局限性脓肿或炎性肿块近腹壁时，可能扪及边缘不清的压痛性肿块。在盆腔的肿块或脓肿有时可通过直肠指诊扪及。

（三）诊断

根据腹痛病史，结合典型体征、白细胞计数及腹部 X 线检查等，诊断急性腹膜炎一般并不困难。但要注意腹肌紧张的程度并不一定反应腹内病变的严重性。例如儿童和老人的腹肌紧张度就不如青壮年显著；某些疾病如伤寒肠穿孔或应用了肾上腺皮质激素后，腹膜刺激征往往有所减轻。故不能单凭某一项重要体征的有无而下结论，要进行全面分析。

若在诊断时需要进一步的辅助检查。如肛指检查，盆腔检查，低半卧位下诊断性腹腔和女性后穹隆穿刺检查。根据穿刺所得液体颜色，气味、性质及涂片镜检，或淀粉酶值的定量测定等来判定病因。也可做细菌培养。腹腔抽出的液体大致有透明，混浊、脓性、血性和粪水样几种。结核性腹膜炎为草黄色透明之黏液，上消化道穿孔或吻合口破裂为黄绿色混浊液含有胃液，胆汁。而绞窄性肠梗阻肠坏死时，可抽出血性异臭之液体。急性出血坏死性胰腺炎时，可抽出血性液而且胰淀粉酶定量很高。若腹穿为完全新鲜不凝血，则考虑为腹腔内实质性脏器或血管出血。

一般空腔脏器破裂引起的腹膜炎多是杆菌为主的感染，只有原发性腹膜炎是球菌为主的感染。如果腹腔液体在 100ml 以下，诊断性腹穿不易成功。为明确诊断，可行诊断性腹腔冲洗，在无菌下注入生理盐水后再抽出腹腔液体进行肉眼检查和镜检，会给明确诊断提供可靠资料。对病因实在难以确定而又有肯定手术指针的病例，则应尽早进行剖腹探查以便及时发现和处理原发病灶，不应为了等待确定病因而延误手术时机。通常空腔脏器穿孔引起的腹膜炎多是杆菌为主的感染。只有原发性腹膜炎是球菌为主的感染。如果腹腔液体在 100ml 以下，诊断性腹穿不易成功。为明确诊断，可行诊断性腹腔冲洗。对病因实在难以确定而又有肯定手术指针的病例，则应尽早进行剖腹探查以便及时发现和处理原发病灶，不应为了等待确定病因而延误手术时机。

四、预防

术前纠正贫血、脱水及低蛋白血症，改善病人一般状况。术中作吻合时应注意对合确切、吻合完善，应特别注意吻合口的血运、张力，必要时可放置腹腔引流管，以备术后观察及引流。术中注意清理腹腔，吸尽脓液，清除坏死组织、血肿及胃肠漏出液或内容物，避免遗漏。

五、治疗

（一）非手术支持治疗

有些情况下，经过加强抗感染、营养支持、通畅引流，可不需进行手术而治愈。

1. 补液扩容　腹膜炎通常会有休克症状，应积极补液扩容治疗。应快速输入晶体液以纠正低血容量，同时检测中心静脉压以防止心力衰竭和肺水肿的发生。

2. 抗生素治疗　腹膜炎的病原菌以大肠杆菌、克雷伯杆菌、变形杆菌、链球菌、脆弱杆菌及梭状芽孢杆菌多见，多数为需氧菌和厌氧菌混合感染。

因此要联合应用抗生素以对抗需氧菌和厌氧菌。常用的抗菌药物有青霉素、头孢曲松钠、丁胺卡那、甲硝唑等。

3. 吸氧和胃肠减压 对于低氧血症的患者，先给予面罩吸氧，只有在氧饱和度不能维持正常的情况下可给予气管插管，同时行胃肠减压，可吸出进入胃腔内的气体及消化液，防止反流及误吸，还可减轻肠胀气和腹胀，有助于呼吸的改善。

（二）手术治疗

少数情况下需再次手术治疗，手术以处理原发病、减少腹腔内感染及引流为主要目的。手术适应证如下：

1. 腹腔内脏器损伤破裂，肠坏死，胃肠、胆肠等吻合口漏。

2. 腹膜炎加重，腹腔内有大量积液，中毒症状重，甚至并发休克者。

3. 经非手术治疗无好转而有进行性加重者。

术中应小心分离粘连的肠管和系膜，将腹腔内渗出的纤维蛋白性脓液和纤维素性粘连彻底清除，并用大量生理盐水或术尔泰反复冲洗腹腔，直至冲洗液清亮为止，并与膈下间隙，盆腔等易于积液、积脓的位置或原发病位置放置双套管引流，术后给予持续吸引 2～3 天，至临床症状缓解为止。

（三）营养支持和抗感染治疗

因腹膜炎的蛋白性渗出，发热，毒素损伤等原因，患者能量消耗巨大，再次手术后仍应继续营养支持治疗，可经胃肠外静脉营养（TPN）补充，并且根据手术中清除的脓液细菌培养及药敏试验结果选用敏感的抗生素治疗。

第二节 术后腹腔脓肿

腹腔内感染的液体积聚于腹腔内的某些间隙，逐渐被周围的纤维组织或脏器包裹而形成脓肿。通常为腹部污染或感染性手术的并发症，也可由化脓性腹膜炎演变而来。术后腹腔脓肿可发生于腹腔任何部位，但以手术部位、平卧最低位、膈下、盆腔及肠襻间隙中最常见（图 12-1）。术后腹腔脓肿可为单发或多发，致病菌多为混合感染，常见致病菌为大肠杆菌、链球菌、葡萄球菌、厌氧菌如脆弱类

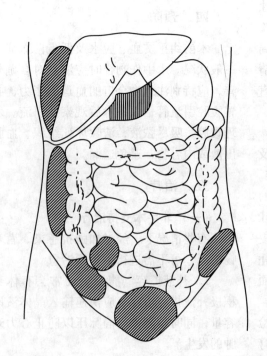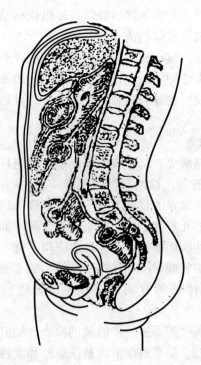

图 12-1 腹腔脓肿常见部位

杆菌等。

I 膈下脓肿

一、概述

膈下间隙为横膈膜以下，横结肠及其系膜以上和两侧壁腹膜之间的间隙，膈下间隙发生感染后形成的脓液积聚即为膈下脓肿。腹部术后膈下脓肿的发病率约为 0.5%~1.0%，随着外科技术的提高及抗生素的发展，近年来发病率呈下降趋势。膈下间隙被肝脏及腹膜分为肝上间隙和肝下间隙。肝上间隙被镰状韧带分为左、右肝上间隙，右肝上间隙又被右侧冠状韧带分为前后两个间隙，肝脏上面于冠状韧带前后叶之间还有一个不被腹膜所覆盖的腹膜外间隙。肝下间隙也被韧带分为左右两部分。左肝下间隙被胃及肝胃韧带、胃结肠韧带分为左肝前下和后下两个间隙，左肝前下间隙是大腹膜腔的一部分，左肝后下间隙即是小网膜囊。右肝下间隙给予肝下和横结肠之间，向后延伸至右肝后叶和后腹膜之间形成袋状，成为 Morison 囊。因此膈下区域共有七个间隙。膈下脓肿发生于右侧（右肝上、右肝下）间隙较多见，约占 2/3，其次为左侧（左肝上、左肝下）1/4，双侧同时发生较少见。其中以右肝上间隙最常见，约占全部的 30%。

二、病因及病理生理

手术创伤所造成的腹腔内积液、积血未能及时吸收或清除，成为细菌生长、繁殖的培养基，形成脓肿。术后膈下脓肿的形成与膈下特殊的解剖结构有关，上腹部脏器毗邻紧密，系膜和韧带繁多，因此可形成脓肿的间隙多。并且膈下具有丰富的淋巴网，周围有许多器官的隔离，平卧位最低，脓液容易积聚于此处。尤其胃十二指肠溃疡穿孔、急性阑尾炎穿孔、化脓性胆管炎、肝硬化、门脉高压、脾切除等术后，易发生膈下脓肿。脓肿的部位和原发病有密切相关。急性阑尾炎穿孔后，脓液沿升结肠旁沟流至右肝下间隙，胆道疾病、消化道溃疡穿孔、右侧结肠手术可引起右肝上间隙脓肿；近端胃切除、胰腺手术、左侧结肠切除等可引起左膈下间隙脓肿；脾切除术虽然为无菌手术，但是由于脾脏切除后机体免疫功能缺陷，且需行脾切除术的患者多伴有门脉高压和肝功能障碍，术后易发生渗血、渗液，积聚于脾窝，成为细菌繁殖的基础，且脾窝在平卧位时最低，因此不利于积液的引流，导致左膈下脓肿的形成。

三、临床表现及诊断

（一）临床表现

膈下脓肿形成之前，先有一个膈下炎症的阶段，早期临床症状及体征表现不明显，或在原发病好转后又出现新的感染症状。膈下脓肿一旦形成，可出现明显的全身及局部症状。

1. 全身症状　发热，初为弛张热，脓肿形成以后持续高热，也可为中等程度的持续发热。脉率增快，舌苔厚腻。逐渐出现乏力、衰弱、盗汗、厌食、消瘦、白细胞计数升高、中性粒细胞比例增加。

2. 局部症状　脓肿部位可有持续性钝痛，深呼吸时加重。疼痛常位于近中线的肋缘下或剑突下。脓肿位于肝下靠后方可有肾区痛，有时可牵涉肩、颈部。脓肿刺激膈肌可引起呃逆。膈下感染可通过淋巴系统引起胸膜、肺反应，出现胸水、咳嗽、胸痛。脓肿穿破到胸腔可发生脓胸。近年由于大量应用抗生素，局部症状多不典型。严重时出现局部皮肤凹陷性水肿，皮肤温度升高。患侧胸部下方呼吸音减弱或消失。右膈下脓肿可使肝浊音界扩大。约有 10%~25% 的脓腔内含有气体。

（二）诊断

腹部手术数日后出现不明原因的发热、腹痛，血常规提示白细胞计数增加，中性百分比升高，核左移，应高度怀疑膈下脓肿并作进一步检查。①X线透视可见患侧膈肌升高，随呼吸活动度受限或消失，肋膈角模糊，积液；②胸部 X 线片提示膈下脓肿处有膈肌上抬，膈肌运动受限，平片上可见膈下有占位性阴影，或可见阴影内有气液平面，膈上可见肋膈角变钝或胸腔积液；位于左膈下脓肿还可见胃泡移位，胃泡与膈肌间距增宽，胃底受压。小网膜囊脓肿可表现为发热、恶心、呕吐、纳差等症状；③B 超、CT 检查可提示脓肿大小、数量、部位及是否有纤维间隔等，对诊断及治疗均有很大帮助，其中 B 超的准确率在 85%~90%，CT 的准确率则可更高。同时可在 B 超指引下行诊断性穿刺，不仅可帮助定性诊断，而且对于小的脓肿可在吸脓后注入抗生素进行治疗或放置引流。需要提出的是，穿刺阴性者不能排除有脓肿的可能。

四、预防

膈下脓肿发生后会增加患者的痛苦与住院时间及费用，并有一定的死亡率，因此要注重预防。

1. 对于术前诊断为胃十二指肠溃疡穿孔、急性阑尾炎穿孔、化脓性胆管炎等疾病并伴发急性弥漫性腹膜炎的患者，手术时应仔细检查膈下区域，吸净脓液，并用大量生理盐水冲洗腹腔至冲洗液呈清亮为止，必要时可再用术尔泰 500ml 灌洗，然后用盐水纱布拭干净腹腔，并放置引流管。

2. 腹腔手术尤其是胃肠道手术时，应防止空腔脏器内容物外溢污染腹腔，而实质性脏器手术时则应彻底止血，防止血液聚集在膈下。并放置双套管引流。

3. 术后尽早采取半卧位，使腹腔内液体流入盆腔，并使用抗生素治疗。

五、治疗

当膈下脓肿较小时，先用敏感抗生素、加强营养支持，可使脓肿缩小或吸收。而脓肿增大时往往需要手术治疗。

（一）经皮穿刺置管引流术

在 B 超或 CT 明确脓肿部位、大小、数量、有无分隔，并确定最佳穿刺点及最佳路径。脓腔较小（直径小于 4cm）时可在 B 超引导下穿刺抽脓；脓腔较大时则应在 B 超或 CT 引导下穿刺并留置引流管，可使用深静脉穿刺针或猪尾巴穿刺套管针，吸出脓液后注入抗生素（甲硝唑 100ml），反复冲洗至清亮，必要时可隔日冲洗 1 次，至临床症状好转，约 80% 的膈下脓肿可获得治愈。

（二）切开引流术

该法创伤较大，但引流彻底。

1. 经腹膜外引流术　适用于右肝上前、左肝上、左肝下前间隙的膈下脓肿切开引流。优点是引流膈下和肝下脓肿而不致污染腹腔。在肋缘下作一平行切口，按层次切开，达到腹膜时将腹膜自膈肌向上分离。到达脓腔位置后，切开脓腔，吸尽脓液，冲洗脓腔，放置引流管。

2. 经腹膜腔途径引流术　对于网膜囊脓肿需经此方式才能达到，同时还可以探查腹腔内有无其他脓腔，例如肠襻间脓肿，切口同上，进腹后仔细探查，避免撕破脓腔导致感染扩散。

3. 经后腰部切口引流术　适用于右肝上后及右肝下后的脓肿及左肝下后脓肿。沿 12 肋切口，显露并切除部分 12 肋，平第 1 腰椎平面横行切开肋骨床，进入腹腔，达脓肿位置，穿刺证实后切开脓肿，冲洗干净后留置引流管。切勿顺第 12 肋骨床切开，否则将切开肋膈角的胸膜隐窝而进入胸腔。

4. 经胸壁切开引流术　适用于右肝上后及右肝下间隙等高位膈下脓肿。沿右胸壁第 8 或第 9 肋骨切口，切除部分肋骨达胸膜外，填塞碘仿纱布，5～7 天后待胸膜与膈肌粘连后再切开脓肿并冲洗引流；若已有粘连，则可以一期切开胸膜与膈肌而直接引流脓肿。此类方法损伤较大，且有感染胸腔的可能，故少用。这两种方法在通畅引流的同时，须加强抗生素及全身营养支持治疗，有利于脓肿的缩小和愈合。

Ⅱ　术后盆腔脓肿

一、概述

盆腔是指腹腔最下方，直肠上段前壁腹膜返折以上直肠乙状结肠交界处两侧的间隙，腹膜返折处构成直肠膀胱凹，在女性因子宫位于此间隙之间，又将它分为膀胱子宫凹和直肠子宫凹两个间隙。

二、病因及病理生理

术后盆腔脓肿常发生于阑尾炎穿孔伴发急性腹膜炎后，亦可于上腹部和盆腔手术后；上腹部或腹膜炎术后常采用半卧位，盆腔处于最低位，脓液易积聚于此形成脓肿。且由于盆腔腹膜面积小，吸收毒素的能力较低，全身中毒症状较轻，渗血、渗液容易发展成脓肿。

三、临床表现及诊断

术后出现持续发热不退或下降后又上升，全身中毒症状不重，突出症状是尿急、尿频、尿痛、腹泻、下腹部坠胀或里急后重等膀胱刺激症状或直肠刺激症状者，应考虑到盆腔脓肿。行直肠指诊或阴道指诊，扪及直肠前壁饱满，有触痛或波动感，或有压痛的肿块，肿块表面光滑，突出腹腔。B 超、CT 检查可提示脓肿积聚部位、大小等；经直肠前壁或阴道后穹隆穿刺，可明确诊断。

四、治疗

盆腔脓肿的早期，在使用抗生素的同时，辅以如温水坐浴、中药坐浴或灌肠等治疗，可促使小脓肿的吸收与消散。较大的脓肿，经直肠指诊可扪及波动感者，可在波动明显处做直肠穿刺或切开引流，已婚妇女可行阴道后穹隆穿刺或切开引流。术后继续斜坡卧位，并行下腹部理疗等，促其恢复。

Ⅲ　术后肠间隙脓肿

一、病因

各种原因造成腹膜炎后，渗出液或脓液在腹腔内隐窝、系膜间、肠襻间积聚，并被肠管、肠系膜或网膜包裹，就可形成了大小不等的脓肿。脓肿大多数发生在腹中部。

二、临床表现及诊断

主要表现为术后发热、脉搏细速、腹部隐痛等化脓感染症状。肠间隙脓肿常为多发，可形成广泛的粘连，造成不同程度的粘连性肠梗阻；因此，查体时可见局部腹胀、腹部压痛、反跳痛、肌紧张或扪及包块。腹部 X 线摄片可发现肠壁间距增宽及肠襻积气，并可见扩张肠管及气液平面。B 超、CT检查有助于诊断。

三、治疗

当脓肿较小时，全身症状轻，可给予抗生素，并辅以全身支持治疗；当非手术治疗无效或脓肿增大时或合并肠梗阻，可考虑剖腹探查进行脓肿引流。对表浅的较大脓肿，可考虑经皮穿刺置管引流。术前作 B 超或 CT 检查对脓肿的部位、数量均可了解，有助于选择穿刺和切开的位置。

第三节　感染性休克

一、概述

腹部外科围术期的严重感染如果不得到有效的治疗，可进一步导致感染性休克（septic shock），感染性休克是严重脓毒症的表现之一，其病死率很高，是临床治疗的难点问题。同时感染性休克时常造成内环境紊乱，使病情进一步加重，因此在治疗感染性休克时应注意内环境紊乱的纠正，并掌握正确的治疗策略。

二、病因及病理生理

感染性休克又称中毒性休克或内毒素性休克，是由病原微生物及其毒素或抗原抗体复合物所引起的休克综合征。腹部外科围术期引起感染性休克的常见病因有胆道感染、尿路感染、急性弥漫性腹膜炎、广泛的非损伤性组织破坏、脓毒症（sepsis）等。多由于革兰阴性细菌释放的内毒素或革兰阳性细胞产生的外毒素的作用，引起的毛细血管痉挛，血流减少，组织灌注不足，进而诱发感染性休克。

（一）代谢性酸中毒

绝大多数感染性休克患者都伴有不同程度的高乳酸血症和代谢性酸中毒（代酸）。这种酸碱平衡紊乱是引发感染性休克的因素之一。显然休克时组织低灌注、缺血、缺氧应该是导致酸中毒的主要原因，休克时合并肺损伤、呼吸衰竭、肾衰竭，有时也是加重酸中毒的原因。反之，感染性休克时代谢性酸中毒的存在及其严重程度与病情轻重及预后有密切关系，代谢性酸中毒越重，表明组织缺血缺氧持续时间越长，病情越严重，预后也就越差。血乳酸水平及血乳酸增高的速度目前已被作为监测休克或脏器低灌注的重要指标之一，同样高乳酸血症及代谢性酸中毒是否被纠正，也已成为衡量休克是否纠正的重要指标之一。代谢性酸中毒本身可引起心血管系统功能障碍，导致严重心律失常（可能与高钾血症有关）、心肌收缩力减弱及心血管系统对儿茶酚胺反应的减弱，除此之外，还可引起中枢神经系统功能障碍并对其他脏器功能产生影响，对免疫系统及炎症反应、介质释放等也有一定影响。这些影响的大小取决于原发病及酸中毒的程度及持续时间，如临床上常见一些其他原因引起的代谢性酸中毒（非低灌注或缺氧引起的酸中毒，如糖尿病酮症酸中毒、先天性遗传代谢病所致酸中毒及药物所致酸中毒等），对机体的影响要看持续时间的长短，若是持续时间不长，对机体不会造成不可逆或致命性损害，表明机体对酸中毒有一定的代偿和耐受能力。相对于酸中毒本身，更重要的要看导致酸中毒的原因，如休克或严重缺血、缺氧（低氧血症、心搏骤停等），它们对机体的损害远比酸中毒本身严重得多。这就解释了为什么糖尿病酸中毒或某些有机酸代谢障碍时，即使血 pH 非常低（甚至≤7），同样也可以挽救生命，而如果是休克或心搏骤停后血 pH≤7，预后就非常差。说明酸中毒虽然有害，但预后主要还要看病因。所以，代谢性酸中毒应该纠正到可接受的程度，但更重要的是对导致酸中毒的病因进行治疗。

（二）凝血机制障碍

严重脓毒症包括感染性休克可导致凝血系统紊乱的事实，早已被人们注意到，但对其在严重脓毒症发生、发展及其影响预后重要性方面的认识是在近年来才获得的。促使对脓毒症凝血系统紊乱问题关注的原因，可能部分得益于 20 世纪 90 年代中期大规模抗感染治疗的失败，促使大家转向其他方面的研究，包括对脓毒症凝血系统紊乱的研究。以往认为，凝血机制障碍或 DIC 是脓毒症晚期的并发症，而近来大量的动物及临床研究证实，凝血机制障碍贯穿于脓毒症整个病理过程，是脓毒症发生发展及决定预后的关键环节之一。脓毒症常伴有 DIC，明显的 DIC 发生于 20%~50% 的脓毒症患者，而且是病死率高的重要因素。Kinasewitz 等对 164 个医学中心 2 530 例脓毒症患者进行随机双盲对照研究，经过荟萃分析，提出炎性反应和凝血系统改变与疾病的严重度和病死率密切相关。脓毒症时的全身炎症反应导致炎症介质大量产生，而这些介质会导致凝血及纤溶系统的激活。脓毒症凝血障碍的突出特点是血管内纤维蛋白形成及清除之间的不平衡，即抗凝血能力严重减弱，而纤维蛋白溶解清除能力明显下降，因此导致广泛的凝血激活，大量纤维蛋白生成，同时伴有凝血因子及抗凝物质的消耗。大量血管内纤维蛋白生成导致微血管血栓形成，进而引起广泛的器官缺血性损伤甚至器官坏死，临床表现为多脏器功能障碍综合征（MODS）甚至皮肤坏死。脓毒症时凝血因子被激活、抗凝物质减少及纤溶受抑制是 DIC 的主要原因。

三、临床表现及诊断

根据患者临床表现评估循环功能状况是临床最常用、最便捷的方法。它主要包括两个方面的症状及体征：一方面是指循环系统的表现，如心率、血压及毛细血管充盈时间等；另一方面是指循环功能不良导致的终末器官低灌注的表现。

（一）临床表现

1. 循环系统表现　血压是评价循环系统功能的重要指标，临床评价循环系统功能时应注意不同年龄患者血压标准不同；休克早期由于血管收缩等机体代偿机制，血压可正常或稍高，而血压降低通常提示重症或晚期感染性休克；此外感染性休克时收缩压下降常较舒张压明显，因而脉压变小；心率及脉搏是评价循环功能的另一个重要指标，休克患者回心血量减少，心率代偿性增快，此表现常出现在血压变化之前，同时由于每搏心输出量减少而脉搏细数；毛细血管再充盈时间正常为 2 秒，休克时常延长。

2. 终末器官低灌注表现　意识改变：感染性休克患者视脑灌注不足程度的不同可表现为激惹、烦躁、淡漠，晚期因缺血缺氧导致脑水肿，可出现抽搐及昏迷；呼吸改变：感染性休克时患者代谢增高、缺血缺氧及代谢性酸中毒等可导致呼吸深快，重症病例当缺血缺氧影响到呼吸中枢时可出现呼吸节律改变；尿量：休克导致患者肾血流量减少，同时由于肾素－醛固酮系统激活，肾潴钠保水能力增强，尿量通常减少 [<1ml/（kg·h）]。感染性休克时，由于感染病原菌产生的毒素及肾缺血可致肾小管坏死，也表现为尿量减少，应注意区分；皮肤四肢循环改变：感染性休克患者多表现皮肤黏膜苍白、四肢厥冷、发绀明显，呈大理石花纹，但暖休克时可呈现肢体温暖，皮肤潮红。

（二）诊断

1. 血流动力学监测　感染性休克时的不同阶段，其容量状态、血管阻力及心脏功能皆可能不同，血流动力学监测的目的是为了解患者这几方面的情况，以明确病情，指导治疗。主要指标包括中心静脉压、平均动脉压、心输出量、心搏指数、肺毛细血管嵌压及体循环阻力。

2. 组织氧合的评估　感染性休克最终结果是导致组织器官微循环灌注急剧下降，因而通过了解组织氧合，可从一个侧面对循环状况进行评估。目前临床常用评估组织氧合的指标有血乳酸水平、中心静脉血氧饱和度及胃黏膜 pH。

在临床工作中，我们应认识到感染性休克时循环评估并不是某几个指标的简单叠加，而是一个复杂的过程。具体应用时应注意以下几个方面：①每个参数在反映病理生理指标变化时都有一定局限性，临床监测结果与患者真实血流动力学状态之间存在差异，因此，往往不能依据单一监测指标来进行判断，而应用多个参数或相关的一组参数进行评估。如 $ScvO_2$ 正常，可能提示组织氧合适当，也可能是组织利用氧障碍所致，此时结合血乳酸水平方能得出正确结论；②由于疾病进展及患者对治疗反应同，患者循环状态在动态改变之中，这要求我们应对患者进行连续性评估，根据患者循环状态及时调整治疗方案。同时，动态评估还有助于我们了解治疗的效果，如液体复苏时应动态观察心率和皮肤灌注改变，如心率逐渐下降，皮肤颜色由青紫发花变为苍白乃至正常，则说明治疗有效；③进行评估时应结合患儿症状及体征综合判断。如液体复苏过程中患儿出现发热，则无法通过心率改变了解治疗反应，此时则应观察 CVP 改变。总之对于感染性休克，应全面、动态地评价循环状态，从而优化治疗方案，才能最终提高生存率。

四、预防

对腹膜炎和腹腔脓肿等感染的有效治疗就是对感染性休克的最好预防。

五、治疗

（一）纠正酸中毒

对感染性休克的病因治疗应该是尽快纠正休克或脏器低灌注及组织缺血缺氧，这是纠酸的根本，包括充分的扩容以及血管活性药为基础的目标导向治疗，力争在最短时间内使中心静脉压达到 8 ~ 12 mmHg，平均动脉压 ≥65 mmHg、尿量 >0.5ml/(kg·h)，中心静脉血氧饱和度或混合静脉血氧饱和度 ≥70% 或 ≥65%。目前 2008 年新版《重症脓毒症及感染性休克治疗指南》指出，对由低灌注引起的高乳酸血症 pH ≥7.15 的患者，反对使用碳酸氢钠纠酸来达到改善血流动力学或减少血管活性药使用的目的。因目前没有证据支持 pH ≥7.15 时补充碳酸氢钠有任何益处。两项研究表明，补充碳酸氢钠和生理盐水对改善血流动力学和减少血管活性药物的使用无差别。pH ≤7.15 时补充碳酸氢钠是否有益尚缺少证据，但考虑到大量补充碳酸氢钠可能导致医源性高钠高渗、液体负荷过多、增加乳酸、增加 CO_2 及游离钙下降、低钾及反常性细胞内酸中毒加重等问题，故对 pH ≥ 7.15 的高乳酸血症性感染性休克患者，可以在血气监测下适当补充碳酸氢钠，尤其存在明显高钾血症时，但一定是在前述的治疗基础上的实施，更不能寄希望于用碱性液体使 pH 达到正常。感染性休克患者使用连续血液滤过方法对纠正顽固性代谢性酸中毒、清除炎症介质、纠正肾功能障碍导致的内环境紊乱有明显疗效。

（二）抗凝治疗

针对恢复抗凝能力或补充抗凝物质、增强纤溶，可能是脓毒症治疗的新靶点，即脓毒症 DIC 治疗的核心应是疏通血管为主。使用凝血酶生成抑制物或凝血酶激活抑制物，可能有积极的治疗价值。在大量前期动物实验及一些前期人类试验的基础上，多中心随机对照研究开展了对抗凝血酶（AT）、活化蛋白-C（APC）及组织因子途径抑制物（TFPI）的疗效研究。其中针对 AT 临床应用双盲随机临床试验（Kyber-Sept）及 TFPI 的随机双盲对照研究（OPTI. MIST）均未能证实确切的疗效，而且有增加出血的风险。而目前仅有 APC 的临床研究（PROWESS）证实可明显降低重症脓毒症病死率（绝对病死率减少 6.1%，相对危险减少 19.4%），但 28 天内出血的事件增多（3.5% 比 2.0)，$P = 0.06$）。值得关注的是，这是目前脓毒症靶向治疗中唯一证实有效的药物。但最近一些学者对 APC 的应用效果提出了不同的看法，他们认为在 PROWESS 试验中设计上还存在一定问题，尤其对脓毒症病情轻重、DIC 的严重程度等未进行分层分析。实际上 APC 仅对病情极重者有一定效果，而对病情相对轻者效果并不明显。随后的临床试验的失败也证实了这一点（ENHANCE 和 ADDRESS 试验）。最近发表的有关儿童 APC 的多中心研究（RESOLVE）并未证实能显著降低儿童脓毒症的病死率包括重症脓毒症患者，相反却有增加中枢神经系统出血的风险。因此，在成人严重脓毒症及脓毒性休克诊治指南中，APC 还是用在死亡风险高及有多脏器衰竭的脓毒症患者，2008 年国际重症脓毒症治疗指南更是不推荐其在儿科的应用。

（三）纠正高血糖

重症脓毒症或感染性休克常发生应激性高血糖，血糖值的高低在一定程度上反映了疾病的严重程度，而且持续高血糖常与不良预后相关：Van den Berghe 等发现增强胰岛素治疗（使血糖水平维持在 3.9 ~ 6.1 mmol/L）比传统治疗（使血糖水平维持在 9.9 ~ 11.1 mmol/L），能使危重患者的脓毒症发生率和病死率更低。很多成人脓毒症的临床试验均证实了控制血糖策略，可以减低重症脓毒症病死率，缩短住院时间。一项大宗病例研究发现，采用控制血糖策略相对病死率下降 29%，绝对病死率下降 6.1%。在 53 例感染性休克亚组分析中绝对病死率减少 27%，相对病死率减少 45%。因此在 2008 年指南中成人重症脓毒症推荐高血糖病人使用胰岛素来降低血糖，并建议血糖控制在 8.33 mmol/L 以下。推荐静脉应用胰岛素时应同时静脉给予葡萄糖提供热卡，最初要 1~2 小时测 1 次血糖，稳定后 4 小时测 1 次血糖。也有个别试验结果并未得出降低病死率的结论，相反却容易增加低血糖的风险。但是血糖应控制在多少较合适尚无定论，故应在严密监测血糖的情况下使用胰岛素。关于胰岛素在脓毒症中的保护机制尚未阐明。伴有高血糖症的脓毒症患者中性粒细胞的吞噬功能受损，而纠正高血糖症则可改善粒细胞对细菌的吞噬作用。此外胰岛素的抗凋亡、抗炎症作用，可能是另一个潜在的有益机制。

（四）其他各种治疗

包括抗休克、抗感染、支持各主要器官功能、加强营养等。

第四节　腹部外科围术期的抗生素应用

腹部外科患者的术后感染是一个复杂的难题，特别对于伴随自身免疫功能的紊乱，全身应激能力较差的病例，手术后更容易发生感染，并久治难愈。围术期抗生素应用可以减少手术部位的感染，但据世界卫生组织（WHO）最新资料报道，我国住院患者抗菌药物的使用率占 70%，其中广谱抗菌药和联合用药约占 58%，远高于国际平均水平（30%），由于抗菌药物的过多使用和不合理使用而引发耐药菌株越来越多，使抗菌药物的疗效越来越差，感染越来越难以控制，药物的不良反应也日益增多，甚至危及患者的生命。如何有效地遏制抗菌药物的滥用，加强合理、有效、安全的用药已成为社会关注的重点问题。

一、抗菌药物在腹部外科围术期应用中存在的问题

（一）药物选择不当

现今很少有医师对抗生素进行过系统全面的了解，使用的盲目性很大，在选择抗菌药物时不加思考，不重视病原学检查，盲目的大剂量使用广谱抗菌药，或几种抗菌药物联合应用，致使大量耐药菌产生，甚至产生二重感染，使难治感染越来越多。同时，临床上无指征使用抗菌药也相当普遍，如上腹部外科术后感染多为革兰阴性杆菌感染所致，许多医生总是要用多种抗菌药联合应用，也是导致耐药菌产生的一个主要原因。此外，一些医师忽视用药个体化和药物的禁忌证，不区分特殊人群（老年人、婴幼儿童、孕妇、哺乳期妇女）与成人的生理差别和药物在特殊人群中的禁忌使用。在选药时未加区分，以致造成严重不良反应的发生，如肝、肾功能损害、婴幼儿听神经损害等。

（二）用药方法、剂量不当

临床治疗中，对于抗菌药物的给药时间、次数和给药途径不尽合理，特别是门诊患者在治疗时，为了静脉给药方便。一般是每日给药 1 次，而难以维持较为稳态的血药浓度影响疗效。还有给药途径不当影响疗效，如庆大霉素口服给药时，不能用于治疗肠道以外的敏感菌引起的感染。此外，用量过小达不到治疗的目的且易产生耐药，剂量过大易产生严重的不良反应。如过量应用青霉素可使中枢神经系统发生严重的毒性作用外，还可导致电解质平衡失调。

（三）用药疗程不当

在应用抗菌药物时，患者体温下降就停药，体温升高时再用；个别住院周期长的患者反复间断使用抗菌药物。抗菌药物的疗程是因药物毒性和药理学特点及感染部位的不同而异。一般宜用至体温正常，症状消退后 3~4 天停药。疗程过短可导致疾病复发或转为慢性感染。疗程过长可产生毒性作用。

（四）抗菌药物联合应用不当

有些医务人员仅考虑药物在治疗学上的协同作用，却忽视了抗菌药物的配伍禁忌。抗菌药物分为四类：Ⅰ. 繁殖期杀菌药：如内酰胺类抗生素；Ⅱ. 静止期杀菌药：如氨基糖苷、多黏菌素类抗生素等；Ⅲ. 快速抑菌药：如四环素、大环内酯类；Ⅳ. 慢速抑菌药：如磺胺类药物等。

实验证明，联合应用上述两类药物时，可产生四种效果：协同作用、拮抗作用、相加作用、无关作用。Ⅰ、Ⅱ类药物联合应用可获协同作用；Ⅰ、Ⅲ类药物联合应用时产生拮抗作用；Ⅲ、Ⅳ类药物联合应用产生相加作用；Ⅰ、Ⅳ类药物联合应用产

生无关或相加作用；Ⅱ、Ⅲ类药物联合应用相加作用。如频繁出现青霉素或头孢菌素类药物与大环内酯类药物联合应用，一类为繁殖期杀菌药，一类为速效抑菌药，后者可降低前者的杀菌作用，应避免合用；奥格门汀（阿莫西林/克拉维酸）与头孢哌酮联用；红霉素与克林霉素联合用药，均为抗菌药的联用不当，因它们的抗菌谱类似，抗菌机制相同。竞争同一受体，产生拮抗作用，降低药效，增加毒性，应避免联用。

（五）频繁换药

在应用抗生素 1~2 次就换药，抗生素的疗效有一定的周期，大多数的抗生素在应用 2~3 天后才发挥疗效。频繁换药很容易使细菌对多种抗生素产生耐药性及二重感染，给治疗带来棘手的问题，故在疗效不显著时，应先考虑用药的时间和药量的不足，给药途径不当以及患者的免疫功能状态和全身状况等因素对疗效的影响，频繁换药不仅疗效差，易产生耐药，同时增加药物的不良反应和患者的经济负担。

（六）重复用药

临床上重复用药的现象时有发生，如给患者使用青霉素同时用阿莫西林舒巴坦钠；青霉素与头孢菌素药物同时用；氨基糖苷类的药物两药合用均为重复用药，因为他们属同类药物，其抗菌谱、抗菌机制、排泄途径均相似，会产生严重的不良反应。

二、腹部外科围术期抗菌药物的合理应用原则

随着抗菌药物的广泛应用，不合理用药产生的耐药性，二重感染等为感染性疾病的治疗带来了很大的困难，甚至严重危及患者的生命。因此必须以科学、严谨的态度，正确合理地使用抗菌药物。使抗菌药物的应用更安全、有效。

（一）尽早确定病原菌

应尽早从患者的感染部位、血液、痰液等取样、培养、分离致病菌，并进行抗菌药敏感试验，有针对性地使用抗菌药。如果患者感染症状严重，可在临床诊断的基础上预测最有可能的致病菌种，并根据细菌对各种抗菌药的敏感度与耐药性的变迁，选择适当的药物进行治疗。

（二）按适应证选药

各种抗菌药物均有特定的抗菌谱与适应证，不同的致病菌对药物的敏感性也不同，要根据临床诊断，细菌学检查，药物的效应及药代动力学特点，选择疗效高、毒性小的药物。

（三）治疗方案个体化

应根据患者的年龄、性别、生理、病理、免疫及肝肾功能和患者的承受能力及药代动力学的参数等情况制定用药方案，并确定适宜的剂量、疗程及给药的途径。对妊娠期、哺乳期妇女要避免使用致畸和影响幼儿生长发育的药物；新生儿肝肾功能尚未发育完善，老年患者肝肾功能减退，要减少或避免使用对肝肾有损害作用的药物。肝、肾功能不全的患者，既要考虑药物对肝肾的损害，又要避免药物的蓄积中毒。

（四）控制预防用药

预防用药的目的是为了防止细菌可能引起感染，目前占抗菌药物使用量的 30%~40%。不适当的预防性用药可引起病原菌高度耐药，发生继发感染而难以控制。对于腹部外科的Ⅰ类切口手术一般无需预防用药。因此，预防性用药应仅限于实践证明确实有效的少数情况：

1. 预防结肠或直肠术后的多种需氧与厌氧菌感染。

2. 防止闭塞性脉管炎患者因截肢手术或腹部外伤导致的气性坏疽。

3. 预防结核性腹膜炎导致结核的扩散。

4. 预防风湿热或风湿病。

5. 感染病灶的切除后预防感染扩散。

（五）联合用药需有明确的指征

1. 病因未明的严重感染。

2. 单一抗菌药不能控制的混合感染或严重感染，如肠球菌所致的心内膜炎。

3. 长期应用细菌易产生耐药性的慢性感染，如结核病。

4. 感染部位为一般抗菌药物不易渗入者，如中枢神经系统感染等。联合用药的目的是利用药物的协同作用，减少用药剂量和提高疗效，从而降低药物的毒性和不良反应。

（六）防止抗菌药物的不合理使用

1. 病因未明的发热者，对于发热重要的是发现病因，除非伴有感染，一般不用抗菌药物治疗，否则会掩盖典型的临床症状和难于检出病原体而延误正确的诊断和治疗。

2. 除非皮肤感染必须局部应用抗菌药物，应尽量避免皮肤黏膜的局部用药，否则可引起细菌耐药和变态反应的发生。

3．剂量要适宜，疗程要足够。

（七）综合治疗

在细菌性感染疾病的治疗中，要注意人体内在因素尤其是免疫功能的提高。因此，在抗感染治疗的同时要注意改善全身状况，采取综合性措施，如改善循环，补充血容量，纠正电解质紊乱，营养支持，处理局部病灶和原发性疾病等。

（罗天航　卢正茂　方国恩）

参 考 文 献

1. 华积德，郑成竹，方国恩主编. 临床普通外科学. 北京：人民军医出版社，2003，287 - 309

2. Joachim B, Thilo S, Jochen M, et al. The Value of an Albumin-Based Intravascular Volume Replacement Strategy in Elderly Patients Undergoing Major Abdominal Surgery. Anesth. Analg, 2006, 103：191 - 199

3. 黄筵庭. 腹部外科手术并发症. 北京：人民卫生出版社，2000，62 - 106

4. Mariell J, Susan B. Heart Failure. N. Engl. J. Med, 2003, 348：2007 - 2018

5. 邱红根，杨家英，吴双南，等. 脾切除术后膈下脓肿原因及对策. 现代中西医结合杂志，2006，15（7）：907

6. 葛继先，赵庆生，李庆艳. 腹壁深层脓肿的手术治疗. 中华医学实践杂志，2004，3：126

7. DA Kelly. Managing liver failure. Postgraduate Medical Journal, 2002, 78：660 - 667

8. Rock P, Rich PB. Postoperative pulmonary complications. Curr Opin Anaesthesiol, 2003, 16：123 - 131

9. Renee DS, Bennet MW, Leonard DH, et al. Causes and Timing of Death in Patients With ARDS. Chest, 2005, 128：525 - 532

10. Roy GB, Lorraine BW, Yves B, et al. Treatment of ARDS. Chest, 2001, 120：1347 - 1367

11. Julie H, Lawrence LL, Marcel L. Coagulation：Consultative Hemostasis. Hematology, 2002, 22：335 - 350

12. Narayana Iyengar RM, Hegde D, Chattuparambil B, et al. Postoperative management of pulmonary endarterectomy and outcome. Ann Card Anaesth, 2010, 13（1）：22 - 27

13. Winter V, Czeslick E, Sablotzki A. Sepsis and multiple organ dysfunctions-pathophysiology and the topical concepts of treatment. Anesteziol Reanimatol, 2007, （5）：66 - 72

14. Yoon CH, Hur J, Oh IY, et al. Intercellular adhesion molecule-1 is upregulated in ischemic muscle, which mediates trafficking of endothelial progenitor cells. Arterioscler Thromb Vasc Biol, 2006, 26（5）：1066 - 1072；Epub, 2006, 23

15. Mardi GM, David AB, Valentin F. Treatment of Congestive Heart Failure：Guidelines for the Primary Care Physician and the Heart Failure Specialist. Arch Intern Med, 2001, 161：342 - 352

16. de Nigris F, Balestrieri ML, Williams-Ignarro S, et al. Therapeutic effects of autologous bone marrow cells and metabolic intervention in the ischemic hindlimb of spontaneously hypertensive rats involve reduced cell senescence and CXCR4/Akt/eNOS pathways. J Cardiovasc Pharmacol, 2007, 50（4）：424 - 433

17. Salgado CJ, Moran SL, Mardini S. Flap monitoring and patient management. Plast Reconstr Surg, 2009, 124（6 Suppl）：295 - 302

18. Back MR, Bandyk M, Bradner M, et al. Critical analysis of outcome determinants affecting repair of intact aneurysms involving the visceral aorta. Ann Vasc Surg, 2005, 19（5）：648 - 656

19. Oto T, Excell L, Griffiths AP, et al. The implications of pulmonary embolism in a multiorgan donor for subsequent pulmonary, renal, and cardiac transplantation. J Heart Lung Transplant, 2008, 27（1）：78 - 85

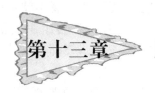 第十三章　腹部手术后多脏器功能障碍综合征

第一节　概　　述

多器官功能障碍综合征（multiple organ dysfunction syndrome，MODS）是指机体遭受严重创伤、休克、感染、中毒、大面积烧伤、急诊大手术等损害 24 小时后，同时或序贯出现两个或两个以上系统或器官功能障碍，以致不能维持内环境稳定的临床综合征，是外科加强治疗病房主要的死亡原因。

多器官功能不全首先由 Tilney 于 1973 年报道，当时命名为序贯性系统器官衰竭和多系统器官衰竭（multiple system organ failure，MSOF）。随着临床和基础医学的进展，目前认为，多器官功能障碍综合征（multiple organ dysfunction syndrome，MODS）更能真实反映患者机体的病理状况，现统一改称 MODS。MODS 是当今危重医学领域中研究的热点课题，也是腹部外科手术后最严重的并发症。尽管国内外学者作了很大的努力，但由于目前对 MODS 发病机制及早期诊断仍不明确，其临床发病率和病死率并没有降低。

一、病因及病理生理

（一）MODS 的分型

1. 原发型多器官功能障碍综合征（单相速发型）　该型 MODS 由损伤直接引起，可以是两个以上的器官功能障碍（如多发性损伤），或直接引起一个器官功能障碍，进一步导致其他器官功能障碍（如挤压伤引起肾衰竭）。该型 MODS 在多发性损伤后或休克后短时期内发生，因此曾被称为单相速发型（rapid single phase）MODS。

2. 继发型多器官功能障碍综合征（双相迟发型）　本型 MODS 不是直接由损伤引起，而是继发于全身炎症反应综合征（SIRS），这类患者在伤后经过治疗多已进入稳定期，又受到第二次打击后发生，因此也曾被称为双相迟发型（delayed two phases）MODS。第二次打击可以是手术、失液、感染等，但临床上最常见的、典型的为后者。

（二）MODS 的发病机制

有关 MODS 发病机制探索较多，但仍未清楚，一般公认以下几点。

1. 微循环障碍学说　微血管内皮损伤，白细胞黏附造成广泛微血栓形成，导致微循环障碍，组织缺氧，能量代谢障碍，溶酶体酶活性升高，造成细胞坏死。

2. 自由基学说　当心肺复苏后或休克控制时，血流动力学改善，但血流动力学改变对器官产生缺血再灌注损伤，随之而来细胞线粒体内呼吸链受损，氧自由基泄漏，中性粒细胞激活后发生呼吸爆发瀑布样效应，产生大量氧自由基，此外再灌注时将次黄嘌呤经黄嘌呤氧化酶作用分解为尿酸，在此过程中生成大量氧自由基损害组织细胞。

3. 炎性反应学说　当机体遭受感染，细胞和毒素及创伤打击刺激机体巨噬细胞、单核细胞、中性粒细胞等释放细胞因子和炎性介质，如肿瘤坏死因子（TNF）、白介素（IL-1, 2, 4, 6, 8）、血小板活化因子（PAF）、花生四烯酸、白三烯、磷脂酶 A2（PLA2）、血栓素 A2、β-内啡肽和血管通透性因子等作用下，机体发生血管内皮细胞炎性反应，通透性增加，凝血与纤维溶解，心肌抑制，血管张力失控，导致全身内环境紊乱，器官功能障碍。

4. 肠道动力学说　肠道是机体最大细菌和毒素库，由于禁食、制酸剂等不合理应用，肠道菌群失调，屏障功能破坏，动力丧失，有可能成为 MODS 患者菌血症来源。临床和实验研究证实：①约 1/3 菌血症患者死于 MODS 而未发现明确感染灶；②肠道对缺血再灌注损伤最为敏感，易发生功能障碍；③应用肠道营养、益生菌微生态制剂保持肠黏膜完整性可降低感染发生率，该理论渐被临床重视。

5. 二次打击学说　在 MODS 的发病机理研究中，Deitch 等提出二次打击假说，初步阐明 MODS 从原发打击到器官衰竭的病理过程，这是基本符合

临床演变规律。为此在 MODS 变化过程应注意：①过度的炎性反应与免疫功能低下；②高动力循环与内脏缺血；③持续高代谢与氧利用障碍。而肠黏膜屏障功能损害、肠源性感染、脓毒症（sepsis）、全身炎症反应综合征（SIRS）与 MODS 之间关系应予重视。

6. 代偿性抗炎反应学说 1996 年 Bone 首先提出代偿性抗炎反应综合征（CARS），正常时 SIRS/CARS 维持相对平衡，一旦失衡导致内环境紊乱，MODS 即可发生。前列腺素 E2（PGE2）、糖皮质激素、儿茶酚胺等增加 CARS。对于 CARS 占主导地位的 MODS，激素治疗疗效不佳。在总结了大量研究成果的基础上，提出了 MODS 的本质是免疫失衡，并把 MODS 的发生分为五个阶段：

（1）局限性炎症反应：各种损伤因素刺激损伤局部微环境中促炎因子释放，同时，机体还生成一定的抗炎因子，控制局部的炎症反应不至于产生破坏性，促炎因子和抗炎因子在局部共同发挥消灭致病因素、促进机体修复的作用，这时的炎症反应是局限的、可控制的。

（2）早期全身免疫反应：病原体或损伤刺激更多的炎症介质产生；另外，如果致伤因素持续存在，局部产生的炎症介质可以"溢出"到血管内，局部的微环境不足以控制始发的致伤因素，需要全身免疫系统的参与。此时，促炎因子可以募集免疫效应细胞、凝血因子、血小板等到达损伤局部，而抗炎因子则适当下调机体的炎症反应，这些都是机体对感染或损伤的正常反应，并能保持平衡，很少发生器官功能障碍。

（3）过度全身炎症反应：在一些患者中，由于全身性促炎因子产生大大超过抗炎因子，或抗炎因子释放不足，再或致伤因素不能控制或发生二次损伤，炎症反应程度继续加重而抗炎反应不能有效拮抗其发展，临床上则表现为过度的全身炎症反应即 SIRS。

（4）过度免疫抑制反应：在另一些患者体内，代偿性抗炎因子过度释放打破了炎症反应和抗炎反应的平衡，导致免疫抑制，主要表现为免疫效应细胞功能障碍、机体对感染易感性增加、损伤组织修复障碍，形成代偿性抗炎症反应综合征（CARS）。

（5）免疫失衡：MODS 的最终阶段是机体出现免疫失衡，即在出现持续的、过度炎症反应的患者中，炎症介质和免疫效应细胞介导的组织损伤进行

性加重，而在发生过度的抗炎反应的患者中，如果免疫系统得不到重建，严重感染就不可避免，并且最初炎症反应所造成的器官组织损伤也得不到修复，两种免疫失衡状态最终都可以导致器官功能障碍甚至衰竭。

根据 MODS 的免疫失衡理论，在 MODS 的发病机制探讨和临床防治中，既要重视炎症反应的作用，也不能忽视抗炎反应的作用；既要认识炎症反应对机体的损伤作用，也不能忽视炎症反应参与机体组织修复的有益作用。

二、临床表现及诊断

根据 1991 年美国胸科医师协会和危重病医学会的定义，凡具备下列四项中两项称为全身炎症反应综合征（SIRS）：体温 $>38.0℃$ 或 $<36.0℃$；心率 >90 次/分钟；呼吸频率 >20 次/分钟或 $PaCO_2 < 4.3kPa$；白细胞计数 $> 12 \times 10^9/L$ 或 $< 4 \times 10^9/L$，其中杆状核 >0.10。而 MODS 是指受到致伤因素打击后同时或序贯出现 2 个或 2 个以上的系统或器官功能障碍。

术后发生 MODS 的临床过程可有两种类型：①单相速发型：是指原发急症发病 24 小时后有两个或更多的器官系统同时发生功能障碍。如 ARDS + ARF、DIC + ARDS + ARF。此型发生往往是由于原发急症严重；②双相迟发型：是先发生一个重要系统或器官的功能障碍，常为心血管、肾、肺的功能障碍，经过一段近似稳定的维持时间，继而发生更多的器官系统功能障碍。此型的形成往往由于继发感染持续存在毒素或抗原。

MODS 主要表现及诊断标准如下：

（一）呼吸系统

早期可见呼吸频率（RR）加快 >20 次/分钟，吸空气时动脉氧分压（PaO_2）下降 $\leq 70mmHg$，氧合指数（动脉氧分压与吸入氧浓度之比，PaO_2/FiO_2）>300。X 线胸片可正常。中期 RR >28 次/分钟，$PaO_2 \leq 60mmHg$，动脉二氧化碳氧分压（$PaCO_2$）$< 35mmHg$，$PaO_2/FiO_2 < 300$。胸片可见肺泡实性改变（$\leq 1/2$ 肺野）。晚期则呼吸窘迫，RR > 28 次/分钟，$PaO_2 \leq 50mmHg$，$PaCO_2 > 45 mmHg$，$PaO_2/FiO_2 < 200$。胸片肺泡实性改变加重（$\geq 1/2$ 肺野）。

（二）心脏

心率增快（体温升高 1℃，心率加快 15~20 次/

分钟）、心肌酶正常，发展到心动过速、心肌酶（CPK、GOP、LDH）升高，甚至室性心律失常、Ⅱ～Ⅲ度房室传导阻滞、心室纤颤、心跳停止。

（三）肾脏

轻度肾功能障碍，在无血容量不足下，尿量能维持 40ml/h，尿钠、血肌酐可正常。进而尿量 <40ml/h，使用利尿剂后尿量可增加，尿钠 20～30mmol/L、血肌酐为 176.8μmol/L 左右。严重时无尿或少尿（<20ml/h，持续 6 小时以上），利尿剂冲击后尿量不增加，尿钠 >40mmol/L、血肌酐 >176.8μmol/L。非少尿肾衰者尿量 >600ml/24h，但血肌酐 >176.8μmol/L，尿比重≤1.012。

（四）肝脏

SGPT > 正常值 2 倍以上、血清胆红素 >17.1μmol/L 可视为早期肝功能障碍，进而血清胆红素可 >34.2μmol/L，重者出现肝性脑病。

（五）胃肠道

可由腹部胀气，肠鸣音减弱，发展到腹部高度胀气，肠鸣音消失。重者可出现消化道出血、麻痹性肠梗阻等。

（六）凝血功能

轻者可见血小板计数减少 <100×10^9/L，纤维蛋白原、凝血酶原时间（PT）及凝血酶原激活时间（TT）正常。进而纤维蛋白原可 ≥2.0～4.0g/L、PT 及 TT 比正常值延长 3 秒，优球蛋白溶解试验 >2 小时。重者血小板计数 <50×10^9/L，纤维蛋白原可 <2.0g/L、PT 及 TT 比正常值延长 >3 秒，优球蛋白溶解试验 <2 小时，有明显的全身出血表现。

（七）中枢神经系统

早期有兴奋或嗜睡表现，唤之能睁眼，能交谈，能听从指令，但有定向障碍。进而可发展为对疼痛刺激能睁眼、有屈曲或伸展反应，但不能交谈、语无伦次。重者则对语言和疼痛刺激均无反应。

（八）代谢

可表现为血糖升高或降低、血钠降低或增高以及酸中毒或碱中毒。

由此可见，MODS 并不是一个疾病的诊断，而只是一组症状的组合或概念。当临床上证实有细菌存在或有高度可疑感染灶时出现 SIRS 可以称为脓毒症，作为一类疾病的诊断，严重脓毒症或脓毒性休克是临床上 MODS 发生的主要原因。因此，对脓毒症的早期诊断和积极干预使得对 MODS 的预防成为可能。

三、预防

尽量减少手术创伤，积极治疗原发病是预防 MODS 发生和发展的关键。对于高龄，基础情况较差的患者术前需要改善伴随疾病的症状，如体液、电解质和酸碱度的平衡、营养状态、心理活动等，因为其与器官系统功能相关。同时适当减少手术创伤引起的应激反应。同时要注意预防或控制感染，原发严重感染和创伤后继发感染均可通过脓毒症而引发 MODS。术后密切观察患者的病情及生命体征变化，重视患者的循环和呼吸功能，尽可能及早纠正低血容量、组织低灌流和缺氧。及时发现 SIRS 的征象，及时治疗。及早治疗任何一个首先继发的器官功能障碍，阻断病理的连锁反应，以免形成 MODS。临床经验证明，治疗单一器官功能障碍的疗效远远优于治疗 MODS。

四、治疗

MODS 救治上应以祛除病因，控制感染，有效地抗休克，改善微循环，重视营养支持，维持机体内环境平衡，增强免疫力，防止并发症，实行严密监测，注意脏器间相关概念，实行综合防治。

（一）改善心脏功能和血液循环

MODS 常发生心功能不全，血压下降，微循环淤血，动静脉短路开放血流分布异常，组织氧利用障碍，故应对心功能及其前、后负荷和有效血容量进行严密监测，确定输液量、输液速度，晶体与胶体、糖液与盐水、等渗与高渗液的科学分配，血管活性药合理搭配，对感染性休克早期可用去甲肾上腺素。老年患者宜加扩冠活血化瘀药。白蛋白、新鲜血浆应用，不仅补充血容量有利于增加心搏量，而且维持血压胶体渗透压，防止肺水肿、脑水肿及组织水肿，对增加免疫功能可裨益。全血的使用宜控制，血细胞比容不宜超过 40%。血管扩张药使用有利于减轻心脏前、后负荷，增大脉压，促使微血管管壁黏附白细胞脱落，疏通微循环。洋地黄和中药人参、黄芪等具有强心补气功效。

（二）加强呼吸支持

肺是敏感器官，ARDS 时肺泡表面活性物质破坏，肺内分流量增大，肺血管阻力增加，肺顺应性下降，导致 PaO$_2$ 降低、随着病程迁延、炎性细胞浸润和纤维化形成，治疗更棘手。由于 ARDS 大量肺泡萎陷，严重者只有 30% 肺泡参与通气，故有"小肺"或"婴儿肺"之称。潮气量宜小，5～7ml/kg，防止气压伤和肺部细菌和其他病原体向血液扩散。吸氧浓度不宜长时间超过 60%，长时间（＞24 小时）吸纯氧可发生氧中毒和肺损害。加强气道湿化和肺泡灌洗是清除呼吸道分泌物，防治肺部感染，保护支气管纤毛运动的一项重要措施。合理应用激素、利尿剂、支气管解痉药和血管扩张剂，对 ARDS 治疗有好处。另有使用 NO、液体通气（liquid ventilation）、体外膜肺氧合（ECMO）和血管内气体交换（IVOX）等治疗措施，但疗效仍有待进一步验证。

（三）肾衰竭防治

注意保证一定血容量和维持灌注压，避免或减少用血管收缩药，保证和改善肾血流灌注。目前已经证实，小剂量多巴胺对肾脏无保护作用。床旁血液透析和持续动静脉超滤（CAVHD）吸附及血浆置换内毒素清除具有较好效果。呋塞米等利尿药剂对防治急性肾衰竭有一定疗效，但过大剂量反而有损于肾实质。

（四）胃肠出血与麻痹和肝衰竭处理

MODS 的研究热点转移至消化道，其难点是肠源性感染及其衰竭。消化道出血传统采用西咪替丁、雷尼替丁等 H_2 受体拮抗剂，但对于 MODS 胃酸低下者不利，反而促使肠道细菌繁殖，黏膜屏障破坏，毒素吸收，细菌移居，加剧 MODS 发展。有研究者采用中药生大黄维护肠功能，经临床和基础研究证明具有活血止血、保护肠黏膜屏障、清除氧自由基和炎性介质、抑制细菌生长，促进胃肠蠕动、排出肠道毒素等作用，对胃肠道出血、衰竭和防治肝肾衰竭均有较好疗效，剂量生大黄 5～10g/次胃管内注入，或可用灌肠法 30～50g/次。提倡使用益生菌微生态制剂。

（五）选择性滤过

许多炎症介质在 MODS 的发病中起重要作用，采用选择性过滤的方法，祛除有害的相关炎症介质，对器官功能具有重要的保护作用，这在临床应用中已得到证实。

（六）改善微循环

创伤后微血管内皮受损导致微循环障碍是 MODS 的重要发病机制，加强微血管内皮修复，改善微循环功能，对防治 MODS 的发生和发展具有重要意义。

（七）DIC 防治

需早检查早治疗，肝素不仅用于高凝期，而且亦可在纤溶期使用，但剂量宜小。给药方法采用输液泵控制静脉持续滴注，避免血中肝素浓度波动。低分子肝素在 MODS 中应用需谨慎，一旦过量引起出血常难以处理。采用普通肝素易掌握，过量者可用鱼精蛋白锌对抗。血小板悬液，新鲜全血或血浆、冷沉淀物、凝血酶原复合物和各种凝血因子等补充以及活血化淤中药均有较好疗效。

（八）营养与代谢管理

MODS 机体常处于全身炎性反应高代谢状态，热能消耗极度增加，由于体内儿茶酚胺、肾上腺素、胰高血糖素等升血糖激素分泌亢进，而内源性胰岛素分泌相对减少，又因肝功受损，治疗中大量激素应用和补糖过多导致难治性高血糖症和机体脂肪利用障碍，造成支链氨基酸消耗过大，组织肌蛋白分解，出现负氮平衡。救治中需增加胰岛素和氨基酸量。晚近采用中长链不用长链脂肪乳剂可减少肺栓塞和肝损害，且能提供热能，防治代谢衰竭。深静脉营养很重要，但不能完全代替胃肠营养，需合理掌握，重视纠正酸碱、水电解质失衡。腹部手术者行空肠造瘘，早期肠内营养是一合理方案。生长激素有利于机体蛋白合成，营养改善，抵抗力加强值得应用。

（九）免疫与感染控制

重点在于控制院内感染和增加营养。由于 MODS 患者细胞、体液免疫、补体和吞噬系统受损易产生急性免疫功能不全，增加感染概率。应选用抗革兰阴性杆菌为主广谱抗菌药，但尽量少用高档抗生素，防止菌群失调、真菌病发生。降阶梯治疗仅用严重感染者。真菌性败血症有所增加是直接死亡原因。结核菌在 MODS 有抬头趋势。警惕肠源性或呼吸机相关性肺炎和深静脉插管引起感染发热。

第二节 腹部手术后心功能障碍

一、概述

手术前后的心功能不全，主要是充血性心脏衰竭。在一些病例中，尤其在手术时或术后可出现急性心脏衰竭。心脏衰竭可由各种原因引起，如水、电解质平衡紊乱，输液、输血过量或过快、严重心律失常或低氧血症引起。其治疗常因不同的疾病或心脏病状况及不同的发病因素而各异。

二、病因

心脏衰竭的关键环节是心输出量的绝对减少或相对不足，而心输出量的多少与心肌收缩性的强弱、前负荷和后负荷的高低以及心率的快慢都密切相关。因此，凡是能够减弱心肌收缩性、使心脏负荷过度和引起心率显著加快的因素都可能导致心脏衰竭的发生。

1. 原发性心肌舒缩功能障碍（primary myocardial dysfunction）

（1）原发性弥漫性心肌病变：如病毒性心肌炎、心肌病、心肌梗死等，由于心肌结构的完整性遭到破坏，损害了心肌收缩的物质基础，故心肌的收缩性减弱。此时是否出现心脏衰竭，关键取决于心肌病变的程度、范围和速度。若病变轻、范围小或发展缓慢时，通过机体的代偿，患者可长期处于心功能不全的代偿阶段；若病变重、范围广、发展迅速，可导致急性心脏衰竭。

（2）能量代谢障碍：心脏要保持其正常的泵功能，必须有充足的 ATP 供应。当冠状动脉粥样硬化、重度贫血以及心肌肥大时，心肌因长期供血绝对减少或相对不足而缺氧，心肌能量生成障碍，从而导致心肌收缩性逐渐减弱，以致最后引起心脏衰竭。维生素 B_1 是丙酮酸脱羧酶的辅酶，当体内含量不足时，ATP 生成减少。此外，如果同时伴有能量利用障碍，则更易发生心脏衰竭。常见的心脏衰竭的基本病因见表13-1。

表 13-1 常见的心脏衰竭的基本病因

心肌舒缩功能障碍			心脏负荷过度	
心肌损伤	能量代谢障碍		前负荷过度	后负荷过度
	生成障碍	利用障碍	脑血管扩张和神经功能	
心肌炎	维生素 B_1	肌球蛋白头	抑制：头痛、精神错乱、昏迷	高血压
心肌病	缺血	部 ATP	动脉瓣膜关闭不全	动脉瓣膜狭窄
克山病	缺氧	酶活性降低	动 - 静脉瘘	肺动脉高压
心肌中毒			室间隔缺损	肺栓塞
心肌梗死			甲亢	肺源性心脏病
心肌纤维化			慢性贫血	

2. 心脏负荷过度（overload of heart） 心脏负荷分压力负荷和容量负荷。

（1）压力负荷过度：压力负荷（pressure load）又称后负荷（afterload），指收缩期心室壁产生的张力，即心脏收缩时所承受的后方阻力负荷。左心压力负荷过度时，主动脉压一般增高，临床见于高血压、主动脉缩窄、主动脉瓣狭窄等；右心压力负荷过度时，肺动脉压往往升高，临床见于肺动脉高压、肺动脉狭窄等。压力负荷过度的心脏，往往要经历代偿肥大阶段，最后转向心脏衰竭。

（2）容量负荷过度：容量负荷（volume load）又称前负荷（preload），指心脏收缩前所承受的负荷，相当于心腔舒张末期容积。一般以心室舒张末期压力的大小衡量心室容量负荷的高低。容量负荷的大小，决定心肌纤维收缩的初长度。容量负荷过度，临床可见于二尖瓣或主动脉瓣关闭不全时引起的左心室容量负荷过度；三尖瓣或肺动脉瓣关闭不全时引起的右心室容量负荷过度。通常，心脏对容量负荷过度较对压力负荷过度的适应代偿能力大，故发生心脏衰竭的时间较晚。

3．诱因　实际上，许多慢性心功能不全的患者通过机体的多种代偿措施，心功能维持在相对正常状态而不表现出明显的心脏衰竭症状和体征。通常在某些因素作用下，心脏负荷加重，而发生心脏衰竭。临床统计表明，约有90%的心脏衰竭病例伴有诱因存在。诱因的作用环节是增加耗氧和（或）减少供氧，或者降低心肌输出量或抑制心肌收缩力。

（1）感染：感染，特别是全身感染，可通过多种途径加重心脏负荷，易诱发心脏衰竭。主要机制为：①发热时，交感神经系统兴奋，代谢增加，加重心脏负荷；②交感神经兴奋，心率加快，既加剧心肌耗氧，又通过缩短舒张期，降低冠脉血液灌流量而减少心肌供血供氧；③内毒素直接损伤心肌细胞；④若发生肺部感染，则进一步减少心肌供氧。

（2）心律失常：心房纤颤、室性心动过速、室性纤颤等快速型心律失常也是心脏衰竭的常见诱因。其诱发心脏衰竭的机制主要为：①房室协调性紊乱，导致心室充盈不足，射血功能障碍；②舒张期缩短，冠脉血流不足，心肌缺血、缺氧；③心率加快，耗氧量增加，加剧缺氧。心律失常既可以是心脏衰竭的基本病因，也可使心功能不全患者从代偿期转向失代偿，发生心脏衰竭。

（3）酸中毒和高钾血症：酸中毒和高钾血症诱发心脏衰竭的机制见发病机制的有关内容。

三、临床表现及诊断

（一）临床表现

根据心脏排血功能减退的程度、速度和持续时间的不同，以及代偿功能的差别，有下列四种不同表现。

1．昏厥　心脏本身排血功能减退，心排血量减少引起脑部缺血、发生短暂的意识丧失，称为心源性昏厥（cardiogenic syncope）。昏厥发作持续数秒钟时可有四肢抽搐、呼吸暂停、发绀等表现，称为阿-斯综合征（Adams-Stokes syndrome）。发作大多短暂，发作后意识常立即恢复。主要见于急性心脏排血受阻或严重心律失常。

2．休克　由于心脏排血功能低下导致心排血量不足而引起的休克，称为心源性休克（cardiogenic shock）。心排血量减少突然且显著时，机体来不及通过增加循环血量进行代偿，但通过神经反射可使周围及内脏血管显著收缩，以维持血压并保证心和脑的血供。临床上除一般休克的表现外，多伴有心功能不全，体循环静脉淤血，如静脉压升高，颈静脉怒张等表现。

3．急性肺水肿　为急性左心功能不全或急性左心衰竭的主要表现。多因突发严重的左心室排血不足或左心房排血受阻引起肺静脉及肺毛细血管压力急剧升高所致。典型的发作为突然的严重气急；每分钟呼吸可达30~40次，端坐呼吸，阵阵咳嗽，面色灰白，口唇青紫，大汗，常咯出泡沫样痰，严重者可从口腔和鼻腔内涌出大量粉红色泡沫液。发作时心率、脉搏增快，血压在起始时可升高，以后降至正常或低于正常。两肺内可闻及广泛的水泡音和哮鸣音。心尖部可听到奔马律，但常被肺部水泡音掩盖。X线片可见典型蝴蝶形大片阴影由肺门向周围扩展。急性肺水肿（acute pulmonary edema）早期肺间质水肿阶段可无上述典型的临床和X线表现，而仅有气促、阵阵咳嗽、心率增快、心尖奔马律和肺部哮鸣音，X线示上肺静脉充盈、肺门血管模糊不清、肺纹理增粗和肺小叶间隔增厚，如及时做出诊断并采取治疗措施，可以避免发展成肺泡性肺水肿。

4．心脏骤停　为严重心功能不全的表现。其临床过程可分为四个时期：即前驱期、发病期、心脏停搏和死亡期。前驱期：常常表现为一些非特异症状，诸如心绞痛、气急、严重心悸等。发病期：通常不超过1小时，可表现为长时间的心绞痛或急性心肌梗死的胸痛，急性呼吸困难，心悸，持续性心动过速，或头晕目眩等，心电图可表现为心率增快、室性早搏、持续的或非持续的室性心动过速，其中以心室颤动导致心脏骤停多见。心脏骤停期：意识完全丧失为该期的特征。如不立即抢救，一般在数分钟内进入死亡期。罕有自发逆转者。死亡期：从心脏骤停向生物学死亡的演进过程，如时间超过4~6分钟，即使心肺复苏预后仍较差。

（二）诊断

1．无症状性心脏衰竭的诊断标准

（1）有器质性心脏病史。

（2）有原发病症状、但无劳力性胸闷、气促、呼吸困难等心脏衰竭症状。

（3）心电图、超声心动图或胸片示有左房、左室扩大或心室肥厚，舒张或（和）收缩功能不全，射血分数<50%，但无肺淤血表现。

2．症状性心脏衰竭的诊断

（1）左心衰竭：早期主要表现为容易疲劳、运动耐力下降，继之出现劳力性呼吸困难，阵发性夜间呼吸困难；严重时不能平卧，咯血性泡沫痰，最终呈端坐呼吸、发绀、低血压等肺水肿表现；体征有心率增快、心尖部出现舒张期奔马律、相对性二尖瓣关闭不全性杂音，两肺底湿啰音。

（2）右心衰竭：可有内脏淤血症状，如食欲不振、腹胀、恶心、呕吐、尿少、黄疸等，体征有颈静脉充盈，肝颈静脉反流征阳性，肝肿大和压痛，晚期出现下垂部位凹陷性水肿，有胸腔积液、腹腔积液、发绀等。可有相对性三尖瓣关闭不全，并在三尖瓣区出现吸气期增强的收缩期杂音，亦可有右室性奔马律与心率增快。

（3）全心衰竭时：可兼有上述两者的表现，但以右侧或左侧心脏衰竭的表现为主。

有典型心脏衰竭表现者诊断不难，但部分患者特别是老年人可无典型症状，而表现为疲倦、神志改变、恶心、腹痛、食欲不振等。但是，呼吸困难、疲倦、水肿等表现并非心脏衰竭的特征性表现，故心脏衰竭的诊断应结合具体病情全面分析，对不典型病例的诊断可参考下表。确诊心脏衰竭应同时具备两项主要标准或一项主要标准和两项次要标准（表13-2）。

表13-2　心脏衰竭的诊断标准

主要标准	次要标准
夜间阵发性呼吸困难或端坐呼吸	踝部水肿
颈静脉怒张	夜间咳嗽
肺部啰音	肝大
心脏增大	胸腔积液
急性肺水肿	肺活量比最大值降低 1/3
舒张期奔马律	心动过速（心率 >120 次/分钟）
静脉压增高（ >16cmH$_2$O）	劳力性呼吸困难
肝颈静脉反流征阳性	

四、治疗

任何治疗措施应能达到以下目的：①纠正血流动力学异常；②提高运动耐量，改善生活质量；③防止心肌损害进一步加重；④降低死亡率。

治疗措施应着重以下几个方面：①去除加重因素；②纠正存在的心脏衰竭病因；③控制心脏衰竭的现况（包括降低心脏工作负荷，加强心肌收缩力，干预神经体液紊乱及干预心室重塑）。

治疗时不能一概公式化，应依据临床表现及心脏衰竭的严重程度，可参考血流动力学改变来决定如何治疗。如心功能代偿Ⅱ级的患者只需一般限盐、应用血管紧张转换酶（ACE）抑制剂、利尿即可；心功能代偿不全Ⅳ级者属重度心脏衰竭，应严格限盐、给 ACE 抑制剂、利尿、血管扩张剂及正性肌力药。心功能代偿Ⅲ级者可视情况而定。

（一）减轻心脏负荷

1. 限制活动　根据心功能状态决定活动量，精神应激可行心理治疗或药物辅助治疗。

2. 限制钠盐摄入　如并用强力利尿剂时，钠盐限制不必过严，以免发生低钠血症。

3. 利尿剂的应用　利尿剂不仅有利尿作用，还有改善血流动力学作用，降低肺动脉阻力和肺毛细血管楔压，扩张静脉血管、降低前负荷，减轻肺、体循环的充血作用，故仍不失为充血性心脏衰竭治疗中的一线药物。给利尿剂时应尽可能避免引起电解质紊乱和酸碱平衡失调，或过度利尿导致血容量不足、循环衰竭和氮质血症。有时可合并给予排钾和保钾利尿剂。极严重心脏衰竭时，可联合应用噻嗪类、襻利尿剂和保钾利尿剂。应用噻嗪类应提防低钾高尿酸、高血糖不良反应，少数可有皮疹、颗粒细胞减少及血小板减少性紫癜。襻利尿剂加强钙的排泄，噻嗪类有相反作用。襻利尿剂对肺水肿及难治性心脏衰竭特别有效，对伴低蛋白血症、低钠、低氯、低钾血症仍可有效。

4. 血管扩张剂　通过扩张容量血管和外周阻力血管而减轻心脏前、后负荷，减少心肌耗氧，改善心室功能。

（1）适应证：①心功能Ⅲ、Ⅳ级的慢性充血性心脏衰竭（主要为左心衰竭）患者，无血容量不足、低血压及肾衰竭者都可应用；②血管扩张剂对瓣膜反流性心脏病（心尖瓣、主动脉瓣关闭不全）、室间隔缺损，可减少反流及分流，增加前向心输出量。注意不宜血压过低，以免冠脉灌注不足，诱发或加重心绞痛；③动脉扩张剂不宜用于阻塞性瓣膜病及其他左室流出道梗阻的患者，此时宜用静脉扩张剂；④血管扩张剂对舒张性心脏衰竭不能获益。

长期应用血管扩张剂，必须顾及神经内分泌作用，以免心脏衰竭恶化。尽可能在 ICU 或 CCU 血流动力学监测及血压调控下用药。

（2）常用药物：①硝普钠：为常用的静脉滴注药物，有同时扩张小动脉和静脉的作用，特别适用于急性左心衰竭伴重度高血压；重度充血性心脏衰竭伴二尖瓣和（或）主动脉瓣关闭不全；慢性充血性心脏衰竭急性恶化时。用法：初始量 10mg/min，每 5 分钟增加 5～10μg/min 直至发生疗效或低血压等不良反应。最大剂量 300μg/min。副作用主要是低血压，连续应用 1 周以上应注意氰化物中毒、变性血红蛋白症及维生素 B_{12} 缺乏等；②硝酸酯制剂：主要扩张静脉和肺小动脉，对外周小动脉扩张作用较弱，主要作用是降低静脉充盈压。制剂有二硝酸异山硝酸异山梨醇，口服 10～40mg，4 次/d；单硝酸异山梨醇，生物利用度高，作用维持时间长，常用量每次 10～20mg，3 次/d。静脉滴注 30～100μg/min。注意血压。因有耐药性，使治疗慢性充血性心脏衰竭的疗效受到限制。间歇用药，每天保留 12 小时的间歇，能减少耐药性的发生。硝酸酯制剂与肼苯达嗪合用可延长心脏衰竭患者的存活时间，但仍有争议，如长期应用肼苯达嗪可引起红斑狼疮样症候群等严重副作用，故应慎用；③乌拉地尔：能舒张小动脉降低外周阻力，使平均动脉压、收缩压及舒张压均明显下降，同时降低肾血管阻力，增加肾血流量，对心率影响极小，不降低心输出量，不影响心、脑、肾的血液供应，不引起水、钠潴留。具有外周和中枢双重作用。适用于急性收缩性心脏衰竭。不良反应偶见头晕、恶心、疲劳、瘙痒及失眠等；④哌唑嗪：有良好的血流动力学效应，但极易产生耐药性首次应用时再现严重直立性低血压等。长期疗效并不优于安慰剂。

（二）血管紧张素转换酶（ACE）抑制剂

作用机制：抑制血管紧张素 I 转变成活性很高的血管紧张素 II；抑制缓激肽的降解；增加循环的前列环素水平，从而扩张外周小动脉和静脉系统，减轻心脏前、后负荷。抑制心脏组织的肾素-血管紧张素系统，可能防止心室重塑。抑制交感神经系统，降低循环儿茶酚胺水平，故其扩张血管不伴有反射性心动过速和继发性去甲肾上腺素升高。此外尚可使心脏衰竭下调的 β-受体密度上升而改善心室功能。

血管紧张素转换酶抑制剂有助于纠正心脏衰竭患者的低钾、低镁血症，降低室性心律失常的发生率。适用于各种轻、中、重度心脏衰竭，对去甲肾上腺素、血管紧张素 II 活性水平较高的患者，效果更好。禁用于肾脏疾病伴肾衰竭、双侧肾动脉狭窄及低血压的患者。应用时应先给半量，如无直立性低血压时再增量，与利尿剂合用时，宜将利尿剂改成维持量，不宜与保钾利尿剂合用，严重心脏衰竭时应同时监测肾功能。如有咳嗽等不良反应而不能耐受时，需减量或停用。

（三）正性肌力药

正性肌力药包括强心苷和对环磷腺苷（cAMP）依赖性药物两大类，后者又包括儿茶酚胺类和磷酸二酯酶抑制剂（PDEL）。

1. 洋地黄类

（1）作用机制：通过抑制心肌细胞膜钠-钾-ATP 酶，使细胞内钠水平升高，转而促进 Na^+-Ca^{2+} 交换，细胞内 Ca^{2+} 水平随之升高，而产生正性肌力作用；降低交感神经系统和肾素-血管紧张素系统的活性；恢复压力感受器对来自中枢的交感神经冲动的抑制作用，从而发挥对心脏衰竭的有利作用。

（2）适应证：适用于心功能 III、IV 级收缩性心脏衰竭及心房纤颤伴快速室率的心脏衰竭患者；对窦性心律的心脏衰竭亦有治疗作用。

（3）常用剂型：①快速作用制剂适用于急性或慢性心脏衰竭急性加重时，毛花苷 C 静脉注射每次 0.2～0.4mg，24 小时总量 1.0～1.6mg。5～10 分钟后起效，0.5～2 小时达高峰。毒毛花苷 K、G，0.25～0.5mg 静脉注射，5 分钟后起效，0.5～1.0 小时达高峰；②中速效制剂适用于中度心脏衰竭或维持治疗，常用制剂是地高辛，给药方法有两种：一是负荷量加维持量：0.25mg，3 次/天，共 2～3 天，以后维持量 0.125～0.25mg；二是维持量法：每日 0.25mg，约经 5 个半衰期（5～7 天）后可达稳态治疗血浓度，此种用法可使洋地黄中毒的发生率明显下降；③地高辛半衰期约 1.6 天（35～40 小时），老年人（>70 岁者）可长达 70 小时。肾功能不全时明显延长，应酌情减量。

（4）洋地黄治疗终点：伴有心房纤颤的心脏衰竭患者，宜将心室率控制在 60～70 次/min，轻度活动后心室率增加不大于 10 次。窦性心律者可参考临床充血症状消失和血清地高辛浓度（适宜范围 1.5～2.0μg/L），大于上述范围，正性肌力作用不再增强，达到上述治疗终点后，即以维持量长期应用。临床试验表明停药后可使症状变化，因此如无洋地黄中毒，病因又不能去除时，原则上应长期应用。

（5）禁忌证：心脏衰竭伴二度或高度房室传导阻滞，病态窦房结综合征（无起搏器保护），单纯舒张性心脏衰竭，如肥厚性心肌病，尤其伴流出道梗阻者都不宜用洋地黄。

（6）药物相互作用：应用洋地黄时应注意其他药物的相互作用，如奎尼丁、普罗帕酮、维拉帕米、胺碘酮、硝苯地平、华法林及红霉素等与地高辛合用时，可使地高辛血清浓度升高 30%~100%，宜将地高辛减量，同时监测地高辛血清浓度。制酸药、甲氧氯普胺、多潘立酮、镇静药和抗忧郁药通过不同途径减弱地高辛作用。

（7）洋地黄中毒的临床表现：食欲不振是最早出现的胃肠道症状，继以恶心呕吐，属中枢性。神经系统症状有头痛、忧郁、无力、视力模糊，以黄视或绿视多见。心脏毒性可出现各种类型心律失常。常见为室性早搏（呈二、三联律）、交界处逸搏心律、非阵发性交界处心动过速伴房室分离，其他还有房性心动过速伴房室传导阻滞。洋地黄引起的心电图 ST-T 变化，只说明有洋地黄作用，不能据此诊断中毒。血清地高辛浓度，治疗浓度为 0.5~2.0ng/ml，平均 1.4ng/ml。治疗浓度与中毒浓度有较大范围的重叠。伴低血钾时，在"治疗浓度"即可出现地高辛中毒，应结合临床来判定。

（8）洋地黄中毒治疗：早期诊断、及时停药是治疗的关键。某些心律失常如单发室性早搏、Ⅰ度房室传导阻滞、心房纤颤伴缓心室率等，常可于停药后消失。快速心律失常的治疗可用苯妥因钠 100mg 加入 20ml 注射用水，5~10 分钟缓慢静脉推注 1 次，直至心律失常控制，总量不超过 200~300mg。以后改为口服维持，每日 400~600mg，适用室上性和室性心律失常。利多卡因 60~100mg 加入 40ml 5% 葡萄糖液，5~10 分钟缓慢静脉推注 1 次，总量不超过 300mg，维持量 1~4mg/min，适用于室性心律失常。钾盐可用于异位快速性心律失常伴低钾血症时，静脉点滴。禁用于有房室传导阻滞的患者。亦可同时给予镁盐。一般忌用电复律，因可导致心室纤颤。但如多种方法均失效时，可考虑用小能量直流电复律。缓慢性心律失常伴血流动力学障碍（如心源性晕厥、低血压）时，应临时人工起搏。

严重地高辛中毒时，可用特异性地高辛抗体，它可使心肌地高辛迅速转移到抗体上，形成失去活性的地高辛－片段复合物，解毒效果迅速而可靠，但可能导致心脏衰竭恶化。

2. 环核苷酸 依赖性正性肌力药，可分为 β-受体激动剂和磷酸二酯酶抑制剂。

（1）β-受体激动剂：通过激活腺苷酸环化酶，催化 ATP 生成 cAMP，cAMP 使 L 型通道的钙内流增加，细胞内 Ca^{2+} 水平增加而有正性肌力作用。

常见制剂和用法：①多巴胺：宜用小剂量起始 2~10μg/（kg·min），过大剂量［>10μg/（kg·min）］可明显增加后负荷反而影响左室功能；②多巴酚丁胺：剂量 2~7.5mg/（kg·min），较大剂量可增加心率，但收缩外周血管作用较多巴胺弱；③异布帕明：激动 $β_1$、$β_2$、$α_1$、D_1 及 D_2 受体，可供口服，有扩张肾血管，改善肾功能，故有明显利尿作用及中等强度的正性肌力作用及扩张血管作用。

（2）磷酸二酯酶抑制剂：通过抑制 cAMP 降解而升高细胞内 cAMP 水平，从而发挥正性肌力和正性松弛作用：①氨力农：用法先以负荷量 0.75mg/kg 缓慢静脉注射，继以 5~10μg/（kg·min）静脉滴注；②米力农：先按 37.5μg/kg 缓慢静脉注射 10 分钟，继以 0.375~0.75μg/（kg·min）静脉滴注，应根据临床效应调整用量；③维力农：临床应用于中、重度心脏衰竭，极少诱发严重心律失常。低剂量 60mg/d 可降低中、重度心脏衰竭死亡率 62%，不宜加大剂量，因可增加患者死亡率。

（四）β 受体阻滞剂

β 受体阻滞剂具有对心肌的保护作用，可减少儿茶酚胺引起的钙离子内流作用，减少儿茶酚胺代谢过程产生可直接损害心肌细胞的氧自由基；减慢心率，降低氧耗，改善心肌收缩及舒张功能；心脏衰竭时 β 受体下降 50%~60%，甚至耗竭，β 受体阻滞剂可通过生理反馈使 β 受体上调，增加心肌对儿茶酚胺的敏感性，切断恶性循环；抗心律失常，从而降低死亡率；降低血黏度，如普萘洛尔（心得安）有抗血小板功能，抑制血小板膜磷脂释放花生四烯酸，减少血栓素 A2 形成。

应用时应从小剂量开始，紧密观察，然后逐渐增量，如美托洛尔 6.25mg，2~3 次/d。血压维持在 100mmHg 以上，心率在 60 次/分钟以上，即可长期服用，至少 3 个月以上。

缺血性心肌病及心肌梗死合并心脏衰竭者，亦可考虑应用，方法及用量同上。

对风湿性瓣膜病合并心脏衰竭，同时有心房纤颤、心房扑动者，在应用足量洋地黄制剂后心率仍快者，使心脏衰竭难于控制，此时在应用洋地黄的基础上加用小量 β 受体阻滞剂，常可使心室率下降，转而改善心脏衰竭症状。

窦性心律偏慢、血压偏低，收缩压 < 100mmHg 及有房室传导阻滞忌用。

（五）抗凝治疗

长期心脏衰竭可因静脉血栓诱发肺栓塞，如有心房纤颤者更可引起体循环血管栓塞。根据具体情况给予肝素或华法林治疗。

第三节　腹部手术后呼吸功能障碍

一、概述

正常的呼吸功能保证机体摄入足够的氧，排出足够的二氧化碳以保持动脉血氧分压（PaO_2）及动脉血二氧化碳分压（$PaCO_2$）在正常值范围。如果肺泡内气体和肺毛细血管内血液之间的氧与二氧化碳的交换发生障碍，就可能使 PaO_2 降低以及/或者使 $PaCO_2$ 增高。这种状态被称为呼吸功能衰竭。呼吸功能衰竭的诊断，尤其是早期诊断，需要依靠血气分析的监测，仅有临床表现是不够的。腹部手术对肺部的损伤以术后急性肺损伤（acute lung injury，ALI）和急性呼吸窘迫综合征（acute respiratory distress syndrome，ARDS）最为常见。ALI/ARDS 是一种急性进行性缺氧型呼吸衰竭，多发生于休克、脓毒症、创伤，大手术后，是一种严重的并发症，死亡率高达 30%～60%。

二、病因及病理生理

（一）病因

ALI/ARDS 可以由多种因素引起，通常可将这些因素分为直接病因和间接病因：

1. 直接病因　是指那些对肺脏产生直接损伤的因素，主要包括误吸、弥漫性肺部感染、溺水、吸入有害气体、肺钝性挫伤等。

2. 间接病因　是指那些通过对全身其他器官或系统的损伤而间接导致肺脏损伤的因素，主要包括严重全身性感染、严重的非胸部创伤、大量输血、输液、体外循环等。有人将引起 ARDS 的危险因素根据其常见程度依次排列为，全身性感染、创伤、肺炎、休克、输血、误吸和急性胰腺炎。由此可见这些危险因素与外科手术创伤有着极为密切的联系。

（二）病理特点

ARDS 的病理基础是肺毛细血管内皮细胞的急性损伤，引起毛细血管壁的通透性增加及肺表面活性物质的减少。其病理生理特点为功能残气量减少、肺顺应性降低、肺内分流增加。病理解剖上可表现为广泛间质性肺水肿、肺不张和肺透明膜形成。临床上表现为呼吸窘迫和顽固性低氧血症。

ARDS 的病理变化可导致：①肺泡－毛细血管弥散功能减低：由于肺间质、肺泡水肿、肺泡上皮增生、肥厚及透明膜形成，是呼吸膜增厚，弥散距离增加，肺泡与毛细血管间的气体交换障碍，导致缺氧；②肺内血流动力学发生改变：缺氧使血流加速，肺泡周围毛细血管血液流经时间缩短，同时由于肺泡毛细血管膜增厚，气体交换不充分，流经肺泡的静脉血得不到充分氧合，使左心动脉血内有静脉血掺杂，发生低氧血症；③功能残气量降低：由肺泡塌陷、肺水肿和肺不张所致；④肺顺应性下降：呼吸变快、变浅，耗氧量增加，潮气量减少，肺泡有效通气量降低，缺氧加重。

（三）发病机制

在各种损伤因素的刺激下，体内释放大量血管活性物质，如儿茶酚胺、5-羟色胺、组胺、缓激肽等入血，导致肺毛细血管和肺泡损伤，内皮细胞肿胀，细胞间隙增大，毛细血管基底膜破坏，致使通透性增加，血液成分渗出，引起肺间质及肺泡水肿。随后，蛋白渗出增加，形成透明膜，既影响气体的弥散功能，又增加了血管的阻力，肺Ⅱ型细胞损伤减少，肺表面活性物质减少，表面张力增加，肺泡萎陷。病情继续发展，纤维细胞和肌纤维细胞进入到肺间质和肺泡，胶原沉着，肺泡内的渗出变成为致密的纤维组织，肺泡、毛细支气管纤维化。随着大量肺泡壁被胶原型结缔组织代替，肺功能逐渐减低。

ARDS 实际上不是一种单一的疾病，而是一个综合征。或者说，ARDS 所描述的是一个表现于临床的病理生理过程，是一个常伴随在大手术创伤或感染之后的临床表现过程。在 ARDS 发生发展的不同时期表现出不同的特点，这些特点对临床治疗的实施有着明显的影响。ARDS 的早期是以肺部渗出性改变为特征，主要表现为双侧肺间质和肺泡的水肿。这种水肿导致了肺泡被压迫或被液体所充盈，形成肺不张，肺内气体交换减少，从而引起肺内分流增加，氧合功能受损，肺顺应性下降。以往，ARDS 的这种改变曾被认为是弥漫性的，均匀存在于双侧肺部。但近年来经 CT 检查证实，这种改变并不是均匀一致的，而主要发生在依赖区，位于非依赖区的肺泡通气却是相对正常的。在重力的影响下，依赖区的肺泡更容易受到重力的影响和渗出液体的压迫，出现肺不张。根据这种不均匀的改变可将肺部分为三个区域，即正常的区域、肺泡塌陷但有可能恢复的区域和肺实变且难以恢复的区域。由病情严重程度的不同，ARDS 的肺部实变范围可占整个肺野的 70%~80%，从而导致正常的肺泡仅余 20%~30%。由此，Gattinoni 等人提出了 ARDS 时肺部改变的"婴儿肺"特征。"婴儿肺"的概念强调了在正常区域的肺泡可以保持相对正常的功能。如果这部分肺泡未受到进一步的损害，则可维持正常的气体交换。在这个阶段中，肺顺应性与正常区域的大小成正相关，而不是像通常所认为的那样顺应性的改变主要取决于实变的区域。所以说，ARDS 的肺是"小肺"，而不"硬肺"。此时，肺的气体交换功能受损明显与实变范围的大小有关。这是因为实变区域内产生的肺内分流可能是导致 ARDS 时低氧血症的主要原因。有人在对 ARDS 时肺内改变不均一性的研究中发现，虽然肺不张主要出现在依赖区，但渗出性改变却是在肺内均匀分布的，即使是在所谓正常的区域，也有水肿的出现。这种现象被认为是与渗出的液体无法在组织中自由移动和胸腔内压力梯度所致肺泡所受的外加压力不同有关。随着病程的进展，水肿可被部分重吸收，可通气的肺泡会有所增加。但与此同时，肺组织纤维化也在逐渐加重。这种肺内气体的重新分布和肺组织结构的改变，使得 ARDS 在晚期表现出限制性疾病的特点，并可发生类似于肺气肿的改变，出现肺大疱。另外，依赖区中容易合并的感染、缺血和组织坏死也加重了组织纤维化和肺大疱的形成。从而形成了肺大疱和间质纤维化同时存在的 ARDS 晚期特征。组织纤维化使肺泡受压力的影响减少，肺不张反而有所缓解。这时，肺内死腔通气增加、肺泡间血管减少或消失、气体弥散障碍，从而导致了有效通气量减少，氧合能力严重下降。

三、临床表现及诊断

（一）临床表现

ARDS 起病急骤，在发生症状之前有 12~48 小时的潜伏期，临床表现虽然以呼吸窘迫为特点，但在不同阶段的临床表现则有明显的不同。1968 年 Bone 将创伤后 ARDS 分为四期，目前仍然被临床上所广泛接受：

1. 创伤早期 创伤或感染后数天内，表现为进行性呼吸困难、鼻翼扇动、有窘迫感、呼吸频率大于 30 次/分钟，尚未出现发绀，患者有轻度烦躁不安，一般吸氧不能缓解，肺部听诊及胸部 X 线片多无异常，血气分析动脉血二氧化碳分压降低，但动脉血氧分压多可维持在正常水平，X 线胸片正常。

2. 相对稳定期 持续 1~3 天，该期患者呼吸逐渐平稳，X 线胸片正常。

3. 急性呼吸衰竭期 出现于创伤感染后 1 周左右。因肺部有弥漫性水肿，患者可出现明显的呼吸困难，呼吸窘迫明显，呼吸频速，发绀，呼吸道分泌物增多，有明显的意识障碍，可表现为烦躁、谵妄、昏迷等，体温开始升高。胸部 X 线片见有广泛点状、片状高密度阴影，血气分析 PaO_2 在 60mmHg 以下，动脉氧分压差增大，吸入高浓度氧不能纠正。酸性物质增多，pH 下降。

4. 终末期 表现为严重呼吸窘迫和发绀，严重的持续性低氧血症和 CO_2 蓄积，PaO_2 在 40mmHg 以下，血中乳酸含量急剧升高，血 pH 明显下降，肺部叩诊呈浊音或实音，听诊呼吸音减弱，晚期胸部 X 线片则可见双肺片状阴影，边缘模糊，可互相融合成大片实变阴影。患者可陷入深昏迷，出现心律失常、心跳变慢乃至停止。患者往往同时合并有其他器官的功能损害或衰竭。

从 ARDS 的临床表现中可以看出，ARDS 的早期可以没有非常典型的临床表现，不容易引起临床医师的重视，或者为患者所表现出的暂时性病情稳定所迷惑，而影响了早期预防和治疗。等到典型的临床表现出现，最佳的治疗时机已错过。

（二）诊断

1992 年危重症监护医学学会及呼吸疾病学会联席会议为急性肺损伤（ALI）和 ARDS 提出了诊断标准（表 13-3），逐渐成为临床学者的共识。

表 13-3　急性肺损伤和急性呼吸窘迫综合征的诊断标准

ALI	ARDS
急性起病	急性起病
$PaO_2/FiO_2 \leqslant 300mmHg$（无论 PEEP 水平）	$PaO_2/FiO_2 \leqslant 200mmHg$（无论 PEEP 水平）
正位 X 线胸片显示双肺对称斑片状阴影	正位 X 线胸片显示双肺对称斑片状阴影
肺动脉嵌压 ≤18mmHg，或无左心房压力增高的临床证据	肺动脉嵌压 ≤18mmHg，或无左心房压力增高的临床证据

从此诊断标准中可以看出，ALI 和 ARDS 只是一个动态变化的过程，其区别只是器官功能受损程度的不同。以往的一些 ARDS 的诊断将 $PaO_2/FiO_2 \leqslant 100 \sim 150mmHg$ 定为标准。相比之下，此诊断标准更为宽松，使得患者得以更早地得到诊断。在诊断 ARDS 的同时要排除心源性肺水肿，因为心源性肺水肿与 ARDS 的肺水肿在形成机制和临床治疗上有明显的不同。

四、预防

腹部手术后，尤其是老年患者，发生呼吸衰竭的概率明显上升，因此应针对老年的特点注意：

（一）术前准备

术前对于伴有呼吸系统疾病的患者应充分准备，包括急性呼吸道感染、慢性阻塞性疾病（包括慢性支气管炎、肺气肿、支气管哮喘等）、限制性通气障碍疾病（包括肺纤维化、胸膜炎、胸廓畸形等）等。术前和术中应进行针对性处理，如术前指导患者进行呼吸锻炼，改善机体营养状况，控制呼吸道感染，解除支气管痉挛，祛痰治疗等，以减少术后呼吸衰竭的发生。

（二）术后早期呼吸功能的维护

术后 3 天常规吸氧及气管内插管全麻的患者应掌握好拔管的时机，特别是术前已有低氧血症、循环或其他系统功能不稳定的患者，术后更应加强呼吸支持，适当延长呼吸支持的时间，待各方面情况稳定后才考虑拔管。同时需要有良好的镇痛；加强呼吸功能的监测；尽早松解腹带，恢复良好的通气状态；鼓励患者深呼吸，充分排痰，必要时可使用体外膈肌起搏器，预防呼吸衰竭的发生。

手术后呼吸功能衰竭的预防应首先从及早去除病因、减轻诱发因素、减少肺部损伤做起。如果患者在手术后表现为通气量不足，应积极寻找原因，如麻醉镇痛药物是否过强，肌松药物的作用是否尚未消失，或是与疼痛及强迫体位有关。如果是这些因素被去除后症状仍然不改善，则应积极进行呼吸机辅助通气。对于手术后的危重患者，尤其是有呼吸功能不全的高危患者应提倡手术后 12 小时的呼吸机辅助通气支持，即所谓“over night”。这时患者处于损伤后早期，机体的组织和多个器官对缺氧极为敏感。而同时肺部又处于低通气状态，非常容易出现低氧血症。即使肺脏能够维持动脉血氧在正常范围。麻醉药物作用逐渐消失，由于顾及药物副作用而不敢足量应用镇痛药物，导致患者处于镇痛镇静不全的状态，加强了患者的应激反应。所以说，手术后早期是危重患者的高危阶段。如果在这段时间内保留人工气道，给予机械辅助通气支持，可以保证通气和气道支气管分泌物的引流，充分应用镇痛镇静药物，保证氧输送，帮助患者度过危险期。人工气道的并发症与气道保留时间和气道的管理有极为密切的关系。所以，在手术后短时间保留人工气道的过程中要尽量发挥其优势，一旦情况允许则尽早拔除气管插管。撤除人工气道后要密切注意患者通气功能的改变。

对于低通气量的患者可应用无创性辅助通气支持，如间歇正压呼吸（IPPB）或持续气道正压（CPAP）通气。在一般情况下，机体受到创伤（尤其是肺部损伤后）后 24 ～ 72 小时肺水肿呈加重趋势。在这段时间内，对于手术后患者应放宽建立人工气道进行机械通气支持的应用指征，决不允许出现低氧血症。

另外，对手术后患者进行胸部物理治疗，围术期进行深呼吸锻炼，适当增加床上活动并鼓励患者及早下床等，对防治肺不张及肺部感染等并发症有积极作用。及时发现和治疗休克或败血症，补液避免过量等，均是预防 ARDS 的重要环节。

五、治疗

早期诊断，早期治疗是本病的关键，要在肺毛细血管壁，肺泡发生不可逆病变前进行治疗，以发病 24 ～ 48 小时内仅有毛细血管充血和上皮细胞肿胀时，治疗效果较好，时间越长，患者死亡率越高。对 ARDS 的治疗可分为病因治疗和支持治疗。

（一）病因治疗

及时去除损伤因素是治疗 ARDS 的根本问题。

病因治疗要强调早期、彻底，即使有些损伤因素不能立即被去除，也应该尽可能减轻损伤的程度（如减小手术打击、缓解患者的应激状态等）。

1. 病因治疗　首先要纠正和清除潜在的病因如感染、创伤、休克等。感染是 ARDS 的病因也可是 ARDS 的并发症，因此要积极抗感染治疗，根据痰培养及药敏试验选择敏感抗生素，及时彻底的脓肿引流，加强抗感染，以减少毒性物质的吸收。迅速纠正休克，恢复机体的有效循环。加强术后护理，定时给予翻身、拍背，鼓励咳嗽、排痰，注意口腔的卫生，防止胃内容物误吸，检测呼吸、心率、血压、尿量。

2. 调节机体的炎症反应　近年来也被认为是病因治疗的一个重要方面。但是，这部分工作仍然是以基础医学研究为主，距临床应用尚有一定距离。全身炎症反应综合征（SIRS）是导致 ARDS 的基本原因，通过维持机体促炎物质和抑炎物质作用的平衡，以避免产生过度的促炎反应或抑炎反应被认为是有效控制 ARDS 的基础。其中包括应用肿瘤坏死因子（TNF）、白介素-1（IL-1）和白介素-8（IL-8）等细胞因子单克隆抗体或受体拮抗剂（IL-1ra）直接中和炎症介质，以及糖皮质激素和环氧化酶抑制剂布洛芬、吲哚美辛对炎症反应的抑制作用等，在动物实验中都曾取得令人兴奋的结果。但这些方法的临床应用有待进一步验证。

（二）呼吸功能支持

ARDS 的呼吸功能支持应以提高氧输送为基本原则。机械通气的应用是对 ARDS 患者进行呼吸功能支持的主要措施。应高度警惕 ARDS 早期临床表现的发生，决不允许患者出现低氧血症。患者一旦发生过度换气，甚至出现血氧下降的趋势，就应立即进行呼吸功能支持，酌情选用适当的呼吸功能支持方法，如持续气道内正压通气（CPAP）等。如果病情仍然进行恶化，则应果断建立人工气道，进行切实有效的机械通气支持。应用呼吸机和氧气，给予人工通气，纠正低氧血症、改善肺泡换气功能。早期有些患者可能对高浓度面罩给氧有效，可使肺泡复张，增加换气面积，但会发生胃内容物反流误吸。因此主要还是依靠机械通气，一般认为 PaO_2 不能维持在 60mmHg，或低氧血症进行性加重而不能用增加吸入氧浓度加以纠正时，应作气管插管及机械通气。

进行机械通气支持应注意通气模式的选择。虽然目前在临床上有多种等级的呼吸机和众多的通气模式可供选择，但无论应用何种方法，机械通气都是通过对压力和容量的调节来完成呼吸功能支持的。一定水平的气道内压是保持肺泡开放的基本要求。要使已经塌陷的肺泡开放则需要更高的气道内压。应用呼气末正压（PEEP）是保持肺泡开放的重要手段。但是，肺泡的开放不仅取决于肺泡内的压力，而且更重要的取决于肺泡本身的顺应性。由于 ARDS 时肺组织顺应性的不均一性，一定的气道内压可能会导致一部分肺泡已经过度膨胀，而同时另一部分肺泡仍然处于塌陷状态。所以，几乎不可能有一个最佳的压力指标适合于整个肺脏的所有肺泡。理想的压力选择应该是，保持尽可能多的顺应性差的肺泡开放，不使顺应性好的肺泡过度膨胀。当呼吸机送气开始后，顺应性好的肺泡迅速膨胀，顺应性差的肺泡仍然处于塌陷状态。只有当压力达到一定的阈值时这些肺泡才突然开放。随着压力沿气道向远端传导，这种压力在不同水平上形成巨大的剪切力。因此，在 ARDS 治疗中应用 PEEP 不仅增加肺容量，减少死腔通气，到达减少分流提高氧合能力的作用。

主要用间断强制性通气（IMV）提供呼吸支持和用呼气末正压通气（PEEP）来复张塌陷的肺泡。在理论上，PEEP 应逐步增加，直至 PaO_2 达到 70mmHg。可以增加功能性肺泡的数量，提高残气量，使关闭的小气道和萎缩的肺泡复张，减少生理性死腔，增加肺泡的通气量，提高顺应性。同时还可以减少肺内分流，改善通气/血流比例。应用机械通气时应避免引起心肺并发症，如气胸和心输出量减少；应当预防氧中毒，长时间吸入高浓度的氧气，会使氧自由基加速形成，超过组织清除能力时就会损伤某些血管内皮。因此在维持一定氧合情况下，尽可能使 $FiO_2 \leq 60\%$，以使中毒危险减小到最小；应当允许肺泡容量和通气峰压的下降及 $PaCO_2$ 的升高。

应该注意的是，PEEP 在改善实变部位肺组织顺应性的同时，也使正常区域肺组织的顺应性下降。尤其是在 ARDS 的晚期，由于肺纤维化的形成，使得压迫及渗出所致的肺不张不再是肺部的主要病理改变，同时又由于肺大疱及气肿样改变的存在，PEEP 的治疗效应会明显减弱而且容易导致肺泡破裂。ARDS 的病理生理特点中所表现的"婴儿肺"的概念强调了小潮气量的必要性。目前一般临床提倡的小潮气量通气和允许性高碳酸血症，即潮气量一般选择为 5 ~ 8ml/kg，而 $PaCO_2$ 可大于 45mmHg。

（三）消除肺水肿

肺水肿可以加重病情，因此要维持液体平衡，以晶体为主，早期液体以负平衡为宜（ -500 ~ -1000ml/d），并可适当使用利尿剂，使水肿间质及肺泡水肿减退，改善肺水肿及肺顺应性。当水肿情况有所好转，毛细血管内皮通透性恢复后可适量补充胶体、血浆白蛋白等，以提高血管内渗透压，促进肺泡内或间质内液体回吸收。同时继续给予利尿剂，使回吸收的液体得以及时排出。

（四）俯卧体位

近年来，随着对 ARDS 的病理生理改变了解的逐渐深入，临床医师尝试一些治疗方法，如俯卧位通气。有报道表明，从仰卧位转为俯卧位后，在数分钟内就可出现肺部实质阴影的改变以及氧合指标的改善。体位改变的作用机制并不仅仅是实变区域的位移，而可能是因为俯卧位时胸腔内压力梯度的改变导致了肺功能残气量的增加、膈肌局部运动改善、血流重新分布和气道分泌物能得到更好的引流等原因。虽然危重患者采取俯卧位需要一定的条件和措施，尤其是对腹部外科手术后的患者采用俯卧位会有一定的不便，但应该看到这种方法与 ARDS 病理生理改变的相关性，以及对呼吸功能的改善作用。但现有研究示，俯卧位通气虽然可暂时改善患者的氧合状态，但对远期预后无明显影响。

（五）一氧化氮（NO）吸入治疗

ARDS 时发生痉挛的肺毛细血管扩张，更重要的是吸入 NO 对肺毛细血管的扩张具有明确的选择性。吸入 NO 时，NO 比较容易到达通气正常或接近正常的肺泡，并使其周围痉挛的毛细血管扩张，肺泡的血液灌注改善。与此同时，通气不佳泡内的 NO 浓度相对较低，从而导致了血流更多地流向通气好的肺泡，使肺内通气/血流比例改善，肺内分流减少。NO 同时也有解除支气管平滑肌痉挛的作用，可改善肺泡通气，使肺内分流进一步减少。大多数报道认为，吸入 5 ~ 80ppm 的 NO 均能明显改善气体交换，小剂量的 NO 即对肺内气体交换功能有改善作用。另外，有人注意到 NO 对肺内炎症反应有一定的抑制作用。但是，在另一方面，NO 及其代谢产物可导致血管内皮细胞的损伤，加重肺组织损伤。从临床上治疗反应来看，吸入 NO 对儿童 ARDS 的治疗效果较为明确，而对成人 ARDS 治疗的效果往往不甚确实。所以，有些国家或地区的学者现在还不提倡将吸入 NO 用于成人 ARDS 治疗。

（六）激素

激素在用于 ARDS 的治疗效果方面一直有较大的争议。由于目前对糖皮质激素在机体炎症反应过程中的作用位点及详细机制尚不十分清楚，临床上也缺乏特异性监测指标，所以，激素只能作为一种非特异性治疗方法。同时，又由于激素对创伤和感染患者所带来的副作用，使得激素在对 ARDS 的治疗中的应用剂量、投药方法和作用效果方面尚缺乏较统一的认识。但目前一般认为，适量应用皮质激素，除了明显的抗炎作用外，还可缓解支气管痉挛，增加肺表面炎性物质分泌，稳定细胞膜和溶酶体，减少纤维蛋白沉积，促进纤维蛋白的吸收等作用。

（七）肺外系统器官功能的支持

手术后 ARDS 的治疗在针对肺脏本身进行支持性治疗之外，应注意对肺外器官或系统的功能进行支持。应当看到，手术创伤、感染等因素都是引起多器官功能不全综合征（MODS）的重要诱因。ARDS 则是 MODS 的组成部分。如果手术后 ARDS 患者发生 MODS，则死亡率明显升高。随着支持性治疗方法的改进和技术水平的提高，ARDS 患者死于顽固性低氧血症的比例逐渐减少。因此，在积极进行支持呼吸系统功能的同时，须对肺外全身各系统器官功能进行支持和保护。

（八）改善微循环治疗

包括维持有效血容量、应用扩血管药物等。

第四节 腹部手术后肝功能障碍

一、概述

肝功能障碍是由于各种病因引起的肝细胞损害，出现轻重程度不等的肝脏变性和坏死性病变，临床表现从轻度肝功能障碍至肝衰竭。腹部外科手术是引起肝功能不全的常见诱因，这可由手术创伤、麻醉、低血压、缺氧、感染等原因所致。还有一种常见的原因是原有肝脏疾病，如病毒性肝炎、酒精性肝病、肝硬化等，尤其是临床呈隐匿性肝病，术前不易被发现，腹部外科手术后可引起肝功能不全和恶化，临床十分常见，值得注意。

二、病理生理

腹部手术后引起肝功能障碍的发病机制目前认为与下列因素相关：

1. 手术创伤　手术创伤是手术后发生肝功能不全的重要因素。手术创伤对肝脏的影响与手术的部位、性质、范围和时间有关。目前认为，腹腔手术和胆道手术对肝脏影响较大。范围大、时间长的手术对肝脏的影响亦较大。这些影响是通过减少肝脏血流量，使肝细胞缺血、缺氧引起肝脏发生病变而致肝功能不全。Gelman 研究证明，全麻下行腹腔手术时，比全麻而未做腹腔手术者，肝脏血流量减少 50%。

2. 麻醉　麻醉引起肝功能不全与麻醉药和（或）麻醉过程中发生的缺血缺氧等因素相关。一些麻醉剂如常用的氟烷可引起肝脏损伤。它的机制是麻醉药对肝细胞的中毒性损伤，也可以由于机体对氟烷等麻醉药发生变态反应，引起肝脏损伤。临床可发生氟烷性肝炎。氟烷还能抑制心肌收缩力，使心输出量减少，并可降低外周血管阻力，引起低血压，可导致肝血流量减少 16%～30%。

3. 低血压　腹腔手术由于手术创伤、麻醉、失血、缺氧等因素，引起低血压。低血压可导致肝动脉供血不足和腹腔内血管收缩而致肝血流量减少，造成肝脏缺血性损害。

4. 缺氧　手术、麻醉、低血压和呼吸道不畅等均可引起缺氧。缺氧可引起肝脏损伤而致肝功能不全。

5. 感染　术中及术后的感染，产生各种毒素，尤其是革兰阴性杆菌感染产生的内毒素。它可直接造成肝细胞的损伤，也可通过内毒素活化单核－巨噬细胞，产生肿瘤坏死因子（TNF）、白细胞介素 1、4、6 等细胞因子。而这些细胞因子是炎症坏死的介质，导致肝脏发生炎症和坏死性病变。此外，内毒素还能引起低血压和休克。这些因素均可引起肝功能不全。

6. 输血　输入大量血液，尤其是陈旧性库存血。由于输入的大量细胞被破坏，可发生溶血，引起溶血性黄疸和肝脏损害。其次，多次、大量输血容易引起输血后肝炎，以输血后丙型肝炎较多见，

可以发生程度不同的肝功能损害。

7. 药物　除对肝脏有损害的麻醉药外，在术前、术中或术后使用各种对肝脏有损害的药物，可以造成药物性肝炎，引起肝功能不全。

上述因素是引起腹部手术后肝功能不全的常见病因和诱因，并参与其病情的发生和发展过程。但就不同的患者来说，可能有不同的因素，也可能是几个因素综合作用的结果。因此，对手术后发生肝功能不全的患者，应具体查找其发生的原因和诱因，对预防和治疗术后肝功能不全，有着十分重要的意义。

原有肝病患者行腹腔手术后，较易引起肝功能不全，而且肝功能不全的程度亦较重，预后较差。此类患者的预后除受上述发病因素影响外，还取决于肝病的病因、性质和术前肝功能代偿的程度。一般病毒性肝炎、肝硬化和肝功能代偿不全的程度明显者，尤其是血清胆红素、血清白蛋白、凝血酶原活动度和肝性脑病异常程度愈重者，手术危险性愈大，术后合并症愈多，预后愈差。尤其是隐匿性肝病，此类患者不易被发现，而术后可出现程度不等的肝功能不全和并发症，应注意发现。

二、临床表现及诊断

（一）临床表现

1. 暴发性肝衰竭有以下表现

（1）肝性脑病：又称肝昏迷，为最具有特征性的表现。初期有行为和性格改变，不能正确回答询问，辨向力和计算能力下降，逐渐发展为兴奋或嗜睡，出现扑翼样震颤，脑电图异常，终至昏迷。

（2）黄疸：开始可见尿色加深，很快出现皮肤、黏膜及巩膜的黄染，并迅速加深。因肝细胞大块坏死，肝脏可迅速缩小，在叩诊时肝浊音界缩小，B 型超声检查可进一步证实。患者呼出气中有一种霉烂物的臭味，即肝臭，其浓淡与肝细胞坏死的程度一致。

（3）出血：由于肝脏生成凝血因子功能障碍，内毒素血症激活凝血系统等因素，可出现皮肤出血点、淤斑、衄血、呕血、便血等。

（4）脑水肿、肺水肿：可能与不适当地大量补液、缺氧等有关，易造成脑疝、呼吸衰竭。

（5）腹腔积液：门静脉高压、血浆白蛋白降低等因素可使 30% 的患者出现少至中量的腹腔积液。另外，还可出现继发感染、肝肾综合征、休克等严

重并发症。

2. 慢性肝功能障碍 多发生在慢性活动性肝病的基础上，一般有原慢性肝病的各种表现，可逐渐发生肝衰竭。也可在病程中因某些损害肝因素而突然出现肝衰竭的征象。

（二）诊断

腹部手术后引起的肝功能不全，因肝细胞坏死和肝功能障碍程度不同，临床可表现为轻度肝功能障碍甚至肝衰竭。因此，腹部手术后引起的肝功能不全，因临床表现和病情轻重程度的不同，可分为肝功能异常、重症肝病及肝衰竭和肝内胆汁淤积三种不同的临床类型。

1. 肝功能异常 腹腔手术后可出现肝功能异常。肝功能异常的程度、持续时间和对人体的影响，取决于术前有无肝病、肝功能的状态及损肝因素对肝脏的损伤程度。术后最常见的肝功能异常是丙氨酸转氨酶（ALT）升高，天门冬氨酸转氨酶（AST）亦可升高。一般为正常值的 2 倍以上或高达数百 IU/L，少数可达 1000IU/L 以上。亦可出现血清胆红素升高，临床可有黄疸。

血清胆红素升高时，应注意鉴别为溶血引起的黄疸，还是肝损伤引起的黄疸或是肝内胆汁淤积引起的黄疸。溶血性黄疸一般血清胆红素呈轻度升高，多在 85.5μmol/L（5mg/dl）以下。血清胆红素主要为间接胆红素，尿中不出现胆红素。血红蛋白降低，血中网状细胞明显增多。肝细胞损伤引起的黄疸，血清直接和间接胆红素均可明显升高，同时伴有其他肝功能异常如 ALT 和 AST 明显升高、凝血酶原活动度（PTA）降低等。肝内胆汁淤积表现为血清胆红素可明显升高，但以直接胆红素升高为主，并伴有血清胆汁酸明显升高。患者常有皮肤瘙痒、大便颜色变浅和发白。常无其他肝功能的明显损伤，PTA 常在正常范围，ALT 和 AST 呈轻度或中度升高。因肝细胞损伤引起的黄疸，如黄疸愈重，血清胆红素愈高，则预示肝细胞的损伤和坏死亦愈重。如血清胆红素 > 171μmol/L（10mg/dl），同时伴有 PTA 降低，降低程度 <40%，则可能出现重症肝病和肝衰竭，应积极进行抢救治疗。

此外，还应注意血浆蛋白改变。一般急性肝损伤多无血浆蛋白改变。在有慢性或严重肝损伤时，可有血浆白蛋白降低，可低于 35g/L。血浆白蛋白愈低，预示肝功能损伤愈重。血浆白蛋白明显降低时，腹腔手术后常可出现腹腔积液和水肿，影响腹

部手术创口的愈合，由伤口处不断漏出腹腔积液，很容易继发感染而致腹腔感染。此类患者预后不良，常因感染不易控制，发生肝衰竭而死亡。患者在术后发生肝功能异常的同时，部分患者可出现消化道症状，如食欲不振、厌食、恶心、呕吐、上腹部胀满和腹胀、腹泻等，并有乏力、困倦。凡肝功能明显异常又伴有明显自觉症状者，常预示肝脏损伤较重，应予积极治疗。

2. 重症肝病及肝衰竭 术前肝脏健康者，腹部手术后，很少发生重症肝病及肝衰竭。一般多发生在原有肝病如病毒性肝炎、酒精性肝病、药物性肝病和肝硬化等肝功能不良的患者，术后可诱发肝细胞急剧、大量坏死，肝功能严重障碍。最后导致重症肝病及肝衰竭。主要临床表现有以下几个方面：

（1）严重全身和消化道症状：患者可出现高度乏力、倦怠、精神不振。并有明显消化道症状，如高度食欲不振、厌食、恶心、呕吐、上腹部饱满、腹胀等。上腹部高度膨胀，叩诊呈明显鼓音，并出现胃型，持久不易消退，常为预后不良的标志。

（2）黄疸和严重肝功能障碍：患者在术后出现肝细胞性黄疸，直接和间接胆红素均有明显升高者，预示有肝细胞坏死。重度黄疸，血清胆红素升高超过 171μmol/L（10mg/dl），黄疸常迅速加重，血清胆红素升高每日超过 34.2～51.3μmol/L（2～3mg/dl），常提示肝细胞有急剧、大量坏死，是预后不良的征兆，须积极治疗。

严重肝功能障碍除黄疸外，尚应注意检查凝血酶原活动度（PTA）。在肝脏严重受损时，凝血因子在肝脏合成减少，尤其是 Ⅱ、Ⅴ、Ⅶ、Ⅸ 和 Ⅹ 凝血因子降低，PTA 亦降低，由于上述凝血因子的半衰期较短，在肝功能严重障碍时，凝血因子合成减少后，PTA 可迅速下降，它是反映肝功能损伤程度快速、可靠的指标。而且，PTA 下降愈低（<40%），预示肝细胞坏死病变严重，预后亦愈差。

此外，还有血浆白蛋白降低，A/G 比例减低或倒置。由于术后引起的肝功能严重损害，白蛋白合成减少而致血浆白蛋白降低和 A/G 比例的改变。

在严重肝功能障碍时，还有脂肪代谢的异常，表现为血清胆固醇、低密度脂蛋白和极低密度脂蛋白的降低。上述血脂降低的程度和肝脏损害的程度呈一致性关系，亦是预后判定的重要指标。

（3）腹腔积液和水肿：在腹部手术后，有严重

肝功能损害时，可出现腹腔积液和四肢水肿。发生的原因与血浆白蛋白降低，腹腔淋巴系统的结构受破坏导致淋巴回流受阻，肝脏病变引起的门脉高压和激素代谢紊乱，醛固酮增多而使水钠潴留等因素有关。腹腔积液形成后，必然影响腹腔手术切口的愈合，腹腔积液可从切口往外漏出，极易引起腹腔感染而加重病情和肝功能损害。

（4）出血：由于肝功能严重障碍，凝血因子合成减少，各种凝血因子降低可以引起出血。此外，在肝硬化患者，因有脾脏肿大，脾功能亢进，血小板明显减少，也是引起出血的原因。患者可有皮肤淤斑，尤其在注射部位的皮肤可呈大片皮肤淤斑。亦可有鼻出血、齿龈出血等。常见的还有消化道出血，可有呕血、黑便和血便等。严重或多处出血的患者，还应考虑由于弥散性血管内凝血（DIC）所致。

（5）肝性脑病：是肝衰竭的典型临床表现。随着肝性脑病的早晚和轻重不同而有不同的临床表现。

肝性脑病根据早晚或轻重的不同，一般可分为四期：Ⅰ期肝性脑病表现为性格和行为改变，昼夜睡眠颠倒。患者可出现扑翼样震颤；Ⅱ期肝性脑病表现为计数和定向力障碍，语言不清及嗜睡；Ⅲ期肝性脑病表现为昏睡但呼之能应，患者可有兴奋躁动不安，肌张力增强，出现巴彬斯基等锥体束病理反射，但腱反射存在；Ⅳ期肝性脑病表现为完全昏迷呼之不应，可有阵发性抽搐。各种反射包括腱反射、疼痛反应等均消失。肝性脑病愈重，病情亦愈重，预后差，病死率高。

3. 肝内胆汁淤积 手术后，药物、原有肝病如病毒性肝炎、酒精性肝病、肝硬化等，均可引起肝内胆汁淤积。临床表现有明显黄疸、皮肤瘙痒、大便颜色变浅呈陶土色，但一般情况较好，消化道症状有食欲不振、恶心、呕吐。困倦乏力感、精神状态等自觉症状缺如或较轻。血清胆红素明显升高，常超过 171μmol/L（10mg/dl），以直接胆红素增高为主。血清碱性磷酸酶（AKP）、γ-谷氨酰转肽酶（γ-GT）、胆汁酸和胆固醇也明显升高。尿胆红素强阳性而尿胆原和尿胆素减少或阴性。肝内胆汁淤积应与肝外梗阻引起胆汁淤积鉴别，因二者的病因和治疗方法不同。肝外梗阻引起胆汁淤积可由胆管结石、肿物压迫或阻塞胆总管引起，如胰头癌、乏特壶腹癌、胆管癌等，亦可因手术误伤胆总

管等原因所致。除不同疾病可引起不同的症状外，B超检测常有重要的鉴别意义。肝外胆道梗阻引起的胆汁淤积可见肝内、外胆管明显扩张。胆总管部位梗阻时有胆囊扩大。并有胆管结石或肿物的影像学改变。而肝内胆汁淤积则无上述影像学改变。还可作 ERCP 检查，有助于进一步鉴别诊断。

四、预防

外科施行创伤性较大的手术，术前应重视患者的肝功能情况，尤其对原有肝硬化、肝炎、黄疸、低蛋白血症等病变者，要做好充分的术前准备。麻醉应避免用肝毒性药物。手术和术后过程中要尽可能防止缺氧、低血压或休克、感染等，以免损害肝细胞；术后要根据病情继续监测肝功能，加强支持治疗，保持呼吸循环良好、抗感染和维持营养代谢，可有效预防暴发性肝衰竭的发生。

五、治疗

肝功能不全的治疗应根据其发生的原因，肝功能不全的程度及不同的临床类型，采取不同的治疗方法。

（一）去除引起肝功能不全的原因

根据引起肝功能不全的病因进行针对性的治疗。应在手术过程中减轻手术创伤、缩短手术时间，防止及纠正缺氧。预防和积极治疗围术期低血压。应用抗生素预防和治疗各种感染，并密切监测感染的发生。应选择对肝脏影响小的麻醉药和麻醉方法。药物是引起肝功能不全的常见和重要因素，在手术过程（包括术前、术中和术后）中，应选择对肝脏无损害或损害较轻的药物，以免发生药物性肝病。

术前应全面监测肝脏的情况，是否原有肝病。应根据肝脏情况，主要是评估肝功能状态，决定是否适宜手术和缩短手术的时间。对原有肝病患者应进行针对性治疗。对肝功能不良的患者，在术前、术中及术后应积极进行保护肝脏的治疗。

（二）不同临床类型肝功能不全的治疗

1. 肝功能异常的治疗 腹部手术后，常可出现肝功能异常。最常见的为 ALT 升高。有的呈一过性升高，有的呈持续性升高。达正常值的 2～10 倍或更高。单纯 ALT 升高者可静脉点滴 10% 葡萄糖液 500ml，并加入葡醛内酯 0.4～0.6g 和维生素 C 2～4g，每日 1 次。ALT 升高超过正常值 5～10 倍

时，可在上述葡萄糖液中加入强力宁（甘草酸）80~120ml或甘利欣30~40ml，静脉点滴，每日1次。甘草酸制剂有消炎、利胆、保护肝细胞膜的作用。因此，它能减轻肝脏炎症、坏死和淤胆等病变和改善肝功能。因其有类似盐皮质激素的潴钠、潴水及排钾的作用，可出现水肿、高血压和低血钾等不良反应，尤其是在大量、长期应用时更易发生，宜加注意。

部分病例在ALT升高同时可出现黄疸，血清胆红素升高。黄疸可呈肝细胞性黄疸，亦可为肝内胆汁淤积引起，二者应注意鉴别。肝细胞性黄疸常预示肝细胞有明显的炎症、坏死病变。黄疸愈重，肝细胞坏死的程度亦愈重。因此对发生肝细胞性黄疸的患者，应密切病情的发展，并积极进行治疗。一般可用10%葡萄糖液500ml，加用强力宁100~200ml或甘利欣30~40ml，静脉点滴，每日1次，同时，可静脉点滴天门冬氨酸钾镁液40~60ml及菌栀黄液40ml，加入10%葡萄糖液250~500ml中，每日1次。均有利胆、消退黄疸的作用。对重度黄疸，血清胆红素>171μmol/L（10mg/dl）及PTA低（尤其是<40%）的患者，常提示肝细胞有大量坏死，病情较重，预后较差。应积极按重症肝病及肝衰竭治疗。

此外，还可出现血浆白蛋白降低和A/G比例降低或倒置。腹部手术后出现血浆蛋白改变，多发生于原有慢性肝病和肝硬化患者。出现血浆白蛋白明显降低者，常可发生腹腔积液及水肿。血浆白蛋白下降患者，用以上保肝治疗，血浆白蛋白不恢复正常或血浆白蛋白下降明显者，可适当静脉输入人血白蛋白或血浆。合并有腹腔积液或水肿的患者，除静脉输入人血白蛋白外，还应给氢氯噻嗪、呋塞米、螺内酯等利尿剂，同时应注意检测血清电解质，避免电解质紊乱的发生，尤其是发生低血钾。如有电解质紊乱，应及时补充相应的电解质。

2. 重症肝病及肝衰竭的治疗 腹部手术后出现此型肝功能不全的表现者，提示病情危重，预后不良，须采用积极的综合性治疗。

（1）一般支持治疗：须卧床休息。饮食以低蛋白 [0.5/（kg·d）]，保证足够热量（1000~2000cal/d）和补充维生素B、C和K。保持出入量和电解质平衡。输液量不宜过多，以免发生肺水肿、腹腔积液和水肿。电解质应注意避免发生低血钾。应进行良好护理，密切观察病情变化和合并症

的防治。对昏迷患者，应注意翻身、保持皮肤清洁和呼吸道通畅，防止感染的发生。可输新鲜血浆和人血白蛋白。新鲜血浆不仅可补充白蛋白，还可补充血浆中的免疫物质和凝血因子。

（2）抑制肝坏死，促进肝细胞再生：腹部手术或其他损肝因素均可使细胞发生大量坏死，引起严重肝功能障碍，甚至发生肝衰竭。因此，抑制肝坏死，促进肝细胞再生，以代偿坏死肝细胞功能是十分重要的治疗措施。目前认为在这方面比较有效的，有以下两种疗法：①促肝细胞生长素（promoting hepatic growth factor，PHGF）：是从胎生或新生的猪肝或牛肝中提取的一种混合多肽。它可促进肝细胞DNA的合成和肝细胞再生。可对抗D-氨基半乳糖和内毒素所致的鼠实验性肝坏死。并可降低严重肝病患者血清中肿瘤坏死因子（TNF）水平，可以抑制肝坏死，具有保护肝脏的作用。剂量为100~160mg/d加入葡萄糖液250~500ml中，静脉点滴。对重症肝病有改善肝功能和降低病死率的作用，一般无明显的不良反应；②前列腺素E1（PGE₁）：具有扩张血管，抑制血小板凝聚的作用，可以改善微循环，增加肝血流量。并可使肝细胞DNA合成增加和促进肝细胞的再生。PGE₁也可减轻D-氨基半乳糖引起的动物性肝坏死，抑制TNF和IL-1的产生，因而有抑制肝坏死的作用。因前列腺素半衰期短，需持续给药，一般剂量为400μg/d，持续泵注。通常无明显不良反应，少数患者于注射部位可发生疼痛，循环容量不足或已经有低血压患者可出现血压进一步下降。

（3）并发症的防治：并发症是此型患者病情加重和死亡的主要病因，因此，积极防治并发症是重要的治疗措施。

1）肝性脑病的防治：①祛除诱因：肝性脑病的诱因有高蛋白饮食、感染、消化道出血、过量放腹腔积液和利尿、电解质紊乱，尤其是低钾等。应积极祛除和纠正肝性脑病的诱因；②减少肠道氨和内毒素的吸收：可用乳果糖，每次10~30ml，每日2~3次。应使大便呈酸性。乳果糖可引起腹泻，口服乳果糖后，大便次数以每日2~3次为宜。此外，亦可使用双歧三联活菌或整肠生等含有双歧杆菌、乳酸杆菌和肠链球菌的微生态调节剂，可纠正肠道菌群紊乱，抑制肠道中产氨和产内毒素细菌的生长，减少氨及内毒素从肠道吸收。应用新霉素、庆大霉素、氟喹诺酮类药物，

抑制肠道细菌生长，因弊多利少，目前已较少采用；③支链氨基酸的应用：在严重肝病时，血中支链氨基酸减少，芳香氨基酸增多，二者的比例减低或倒置，可引起肝性脑病。在预防和治疗肝性脑病时，应用支链氨基酸，提高血中支链氨基酸的含量，纠正支链氨基酸和芳香氨基酸的比例，可以防治肝性脑病。可用三合支链氨基酸和六合氨基酸液250ml，每日1~2次静脉点滴；④防治脑水肿：肝性脑病时，脑细胞膜上的 Na^+-K^+-ATP 酶活性降低，使钠在脑细胞内潴留引起脑水肿。此外，过量输液，尤其是含钠液更易诱发脑水肿。对肝性脑病的防治，应注意脑水肿的防治。适当限制液体入量，有脑水肿的患者可静脉输入20%甘露醇250ml，每4~6小时1次。亦可应用呋塞米等速效利尿剂，增加尿量，减轻脑水肿。

2）出血的防治：严重肝功能不全时，肝脏合成凝血因子减少，可引起出血。可应用新鲜血和血浆、凝血酶原复合物、纤维蛋白原等补充凝血因子。出血以消化道出血最为常见，除因肝硬化门脉高压引起食管静脉曲张破裂出血外，还有因胃肠黏膜发生炎症糜烂或溃疡引起出血。除补充凝血因子外，还可口服猪凝血酶500~2000U，加入水或牛乳30~50ml中，3~4次/d。制酸剂：奥美拉唑40mg/d，静脉点滴，亦可应用雷尼替丁。

3）感染的防治：此类患者由于免疫功能低下，极易发生感染，常见有腹腔、肺部、消化道和泌尿道等处的感染。防治措施：①加强对感染的监测：应注意体温、白细胞计数及分类，密切注意上述部位感染的发生；②良好的护理：口腔、皮肤清洁，定时翻身，保持呼吸道通畅，保持插管（导尿管、血管插管、气管插管等）的消毒和清洁，防止交叉感染等；③及时发现感染，并作细菌培养，确定感染的病原菌，同时作药物敏感试验，采用有效的抗菌药物及时控制感染。

4）肾衰竭的防治：严重肝病可继发肾衰竭，出现少尿、无尿和尿素氮、肌酐升高。防治的措施应注意出入量的平衡。维持足够血容量，避免因血容量不足，使肾血流量减少引起的肾衰竭。禁用损害肾的药物如氨基糖苷类抗生素如阿米卡星、庆大霉素等。增加肾血流量，可使用20%甘露醇静滴、前列腺素 E_1 等。监测电解质，注意因肾功能低下而发生高血钾。

5）人工肝支持系统：对上述治疗效果不佳，病情仍在继续加重或已达Ⅲ度以上肝性脑病者，可考虑用人工肝支持系统进行治疗。人工肝支持系统是由血浆置换、血液灌流和血液透析三部分组成。近年来，又加入培养的肝细胞灌流。人工肝支持系统有助于清除因肝衰竭而的毒素，代偿部分肝功能及代谢功能，促进肝细胞再生。部分肝衰竭患者可获得恢复。

3. 肝内胆汁淤积的治疗

（1）一般治疗：患者应卧床休息。应注意进高热量、易消化的饮食。应补给足够的维生素，尤其是脂溶性维生素如维生素 A、D、K。因胆汁淤积的患者常有脂溶性维生素吸收障碍，注意水与电解质平衡。

（2）对症治疗：肝内胆汁淤积患者常有明显皮肤瘙痒，影响休息及睡眠，患者深感痛苦。皮肤瘙痒是由于胆汁淤积，血中胆汁酸明显升高，刺激皮肤末梢神经引起瘙痒。可用考来烯胺，为阴离子交换树脂，可与胆汁酸结合，减少胆汁酸从肠道吸收，减低胆汁酸的水平，减轻皮肤瘙痒。常用剂量为6~10g/d，分3次口服。待瘙痒减轻后逐渐减量至1~3g/d。可有恶心、呕吐等不良反应。因本药可影响脂溶性维生素的吸收，应同时经肠道外补充维生素 A、D 和 K。此外，对瘙痒患者可加用苯海拉明、氯苯那敏、异丙嗪和地西泮等止痒。

（3）消退黄疸的治疗：除消除引起肝内胆汁淤积的病因如手术、药物等因素外，还可使用消退黄疸的药物，常用的药物有以下几种：①甘草酸制剂：有皮质激素样作用，可消炎、利胆，使黄疸消退。常用的制剂有强力宁和甘利欣。强力宁100~200ml/d 或甘利欣30~40ml/d，加入10%葡萄糖液500ml 中，静脉点滴；②苯巴比妥：为酶诱导剂，增强肝细胞葡萄糖醛酰移换酶活性，使间接胆红素与葡萄糖醛酸结合成直接胆红素；还能提高肝细胞滑面内质网内酶的活性和毛细血管上皮细胞膜上 Na^+-K^+-ATP 酶的活性，促进胆汁的分泌和排泄，具有利胆的作用。常用剂量为0.03~0.06g，每日3次；③腺苷蛋氨酸：因其具有转甲基作用，可维持肝细胞膜的流动性，消退肝内胆汁淤积。并有转硫基作用，可产生半胱氨酸、牛磺酸和谷胱甘肽，具有解毒作用。临床应用此药治疗肝内胆汁淤积，可减轻和消退黄疸，使皮肤瘙痒减轻。常用剂量为500~1000mg/d，肌内注射或静脉点滴。疗程为2周。黄疸减轻后可口服500~1000mg/d。一般无明显不良反应；④熊去氧胆酸：可促进胆汁生成，增加胆汁流量及排泄，具有利胆的作用。常用剂量为 500 ~ 1000mg/d。可使皮肤瘙痒减轻，血清胆红素和胆汁酸下降；⑤肾上腺皮质激素：有明显的消炎、利胆的作用。可以消退黄疸，减轻皮肤瘙痒。常用泼尼松或泼尼松龙 30 ~ 40mg/d。如应用 1 周后，血清胆红素无明显下降，则应及时停药。如见黄疸明显消退，可逐渐减量。亦可静脉点滴氢化可

的松或地塞米松。长期、大量应用时须注意其不良反应；⑥中医中药治疗：可用菌枝黄注射液 40ml/d，加入 10% 葡萄糖液 500ml 中，静脉点滴。对利胆和消退黄疸有一定的效果。国内亦有学者报道应用凉血、活血重用赤芍的方剂，亦有很好的消退黄疸的作用。药物有赤芍、丹参、大黄、葛根、茜草、当归、生地、丹皮。可随症加减。

第五节　腹部手术后肾功能障碍

一、概述

各种原因使肾脏泌尿功能发生障碍，体内代谢产物不能充分排出体外，从而引起水、电解质和酸碱平衡紊乱，同时还伴有某些内分泌功能的改变，由此所致的临床综合征既为肾功能不全（renal insufficiency）。任何腹部外科手术患者，必须在手术前、后检查肾功能情况是否正常，如有损害则了解其损害程度。

二、病因及病理生理

20 世纪 40 年代认为急性肾功能不全是以急性肾小管坏死（ATN）为主要的病理过程，近年发现其他细胞损伤也参与急性肾功能不全的发病。因此，肾内各种细胞受损而出现的代谢、功能以及形态结构的紊乱是急性肾功能不全时肾小球滤过率（GFR）降低、内环境紊乱的基本机制，细胞的损伤是急性肾功能不全病程经过的重要病理生理基础。

（一）肾功能不全受损的肾脏细胞及机制

1. 肾小管细胞损伤　表现为细胞功能紊乱和坏死等明显的形态结构病理变化。

（1）小管破裂性损伤表现：肾小管上皮细胞坏死、脱落、基底膜也被破坏，肾小管各段均可受累，但并非每个肾单位都会受到损伤，见于肾中毒和持续性肾缺血病例。

（2）肾毒性损伤表现：主要损伤近球小管，可累及所有肾单位，肾小管上皮细胞呈大片状坏死，但基底膜完整，见于肾中毒的病例。肾小管坏死后肾小管上皮细胞增生修复明显增强。

2. 内皮细胞损伤　肿胀使管腔狭窄，血流阻力增大。促发凝血、内皮细胞窗变小甚至减少使肾

小球超滤系数降低、释放扩血管物质减少、缩血管因子增多等。

3. 系膜细胞损伤　系膜细胞收缩使肾小球血管阻力增加和肾小球滤过面积减少、滤过系数降低促进肾小球滤过率降低。

（二）腹部外科手术后肾功能不全的常见原因

1. 手术创伤或腹部外科疾病　许多腹部外科疾病及其手术过程中都可能出现低血容量，如出血性休克、中毒性休克、脱水等，主要是心搏出量降低，导致肾前性的急性肾衰竭；腹腔内脏损伤、急性腹膜炎、腹腔脓肿及腹部大手术、肠梗阻引起恶心呕吐、门脉高压症引起的消化道出血、急性胰腺炎尤其是坏死性胰腺炎、胆道疾病引起的中毒性休克、坏死性肠炎等，无论是出血休克、感染中毒、严重脱水是经常导致急性肾衰竭的原因。

在肾脏灌注下降时，血管紧张素 II 选择性地作用于出球小动脉，而较少作用于入球小动脉。而扩张血管的前列腺素则使入球小动脉扩张，这样可以使肾小球的滤过压和 GFR 得以维持。任何药物如果可以抑制血管紧张素和前列腺素的合成，都会加重肾血流灌注的不足。脱水、肾血液灌注不足是腹部外科疾病引起肾功能不全的主要原因，但应注意有的患者有心脏衰竭、肝衰竭、肾病综合征，其细胞外液量很大，有水肿，但其动脉内灌注不足，也可出现氮质血症，必须针对其病因治疗，不是一般的补充血容量可以解决的。

2. 全身性病变引起肾功能不全　在腹部外科手术中，许多患者尤其是肿瘤患者往往年事已高，可能存在肾功能不全。有人统计 40 ~ 60 岁肾小球数目可减少 50%，70 岁以后肾单位减少 1/2 ~ 2/3。肾小球滤过率在 40 岁以后每年下降 1% 即 1ml/min 左右。肾小球滤过率在 20 岁时可达 122.8ml/min，

60 岁时降至 90ml/min，80 岁时降至 65.3ml/min。肾血液量 40 岁以后每年下降 1%，80 岁老人肾血流量可减少 47%～73%。肾小管功能 60 岁以后下降 30%，至 80 岁时仅存 50%。其他如尿浓缩稀释功能，调节酸碱平衡，以及内分泌肾素、前列腺素、红细胞生成素、激肽释放酶等都明显降低。加上膀胱逼尿肌萎缩，前列腺增生引起的尿路梗阻都可造成肾功能损害。高血压和糖尿病也是腹部外科疾病患者常伴有的全身性疾病，两者均可伴发肾功能的损害。

3. 肾脏疾病引起的肾功能不全　尿石症，成年人含钙肾结石是泌尿外科常见的疾病，尿石可以发生肾绞痛，出现急腹症症状。尿石症不仅影响尿液排出，双侧输尿管结石甚至可导致无尿。而肾绞痛发作时恶心呕吐，可引脱水、血容量不足，加重肾脏功能损害。肾小球肾炎、间质性肾炎、肾盂肾炎、放射性肾炎、高血钙症、恶性高血压等原发性肾病很容易伴有肾功能不全。

4. 抗菌药物对肾功能的损害　临床治疗药物绝大多数从肾排泄，抗菌药物尤其是氨基糖苷类抗生素被称为肾毒性抗生素，是目前急性肾衰竭较常见的原因，例如庆大霉素、卡那霉素、妥布霉素、新霉素、链霉素等。其肾衰竭的特点是没有少尿期，一般用药 5～7 天后发生，尤其是患者原有肾功能减退，加上肾缺血和使用氨基糖苷类抗生素等。

除了氨基糖苷类抗生素以外，其他抗菌药物如多肽类抗生素：黏菌素、多黏菌素、万古霉素等；头孢类抗生素：头孢霉素 Ⅰ 和头孢霉素 Ⅱ；抗真菌药物两性霉素 B 以及磺胺类药物等都可能损害肾脏功能，宜慎用，尤其是高龄老人或伴有高血压、糖尿病者。青霉素、头孢菌素、磺胺增效剂、利福平等尚可引起肾脏间质性肾炎。

5. 其他可能损伤肾功能的药物

（1）利尿药：呋塞米、氢氯噻嗪、氨苯喋啶等。

（2）治疗高血压药物：卡托普利（甲巯丙脯酸）、甲基多巴。

（3）抗癫痫药：苯妥英钠、苯巴比妥、卡马西平等。

（4）非类固醇抗炎药物。

（5）其他如西咪替丁、别嘌呤醇、硫唑嘌呤等以及放射诊断用造影剂，都可能导致肾功能严重损害。

三、临床表现及诊断

（一）临床表现

1. 少尿期　一般可持续 5～7 天，有时可达两周。患者尿量突然减少或逐渐减少，出现少尿（24 小时尿量少于 400ml）或无尿（24 小时尿量少于 100ml），血肌酐每天上升 44.2μmol/L 以上。

（1）水中毒：如果未能有效限制水、钠摄入，可使大量水分滞留在体内，进一步发展为水中毒，表现为全身水肿、体重增加、心脏衰竭及肺、脑水肿。

（2）电解质紊乱：①高钾血症：正常情况下，体内 90% 的钾是通过肾脏排出，在急性肾衰竭时，钾无法排出体外，血钾升高；酸中毒、缺氧可使 Na^+-K^+ 泵损伤，导致钾从细胞内外流，加重了高钾血症。高钾血症可引起严重的心律失常，心脏骤停，是术后急性肾衰竭的主要死亡原因；②高镁血症：正常人的镁 40% 通过尿液排出，在少尿或无尿时，血镁蓄积，可出现肌肉无力，腱反射消失，嗜睡或昏迷等；③低钙血症：正常人血清钙浓度为 2.25～2.75mmol/L，约半数为蛋白结合钙，只有约 45% 以离子的形式存在血液中，钙的代谢主要是通过肾小球的排出和肾小管的重吸收来维持，当发生急性肾衰竭时，由于肾小管的损伤，钙离子的重吸收能力下降，使血钙降低。60% 的磷通过肾脏代谢，其他可通过肠道排出，当肾衰竭时，磷的排出减少，肠道代谢增多，而钙与磷在肠道结合形成磷酸钙而影响吸收，进一步加重了低钙血症。患者可出现神经肌肉兴奋性增强的表现；④低钠血症和低氯血症：因呕吐，腹泻，体内水潴留，Na^+-K^+ 泵损伤，钠不能从细胞内泵出及肾小管损伤，钠重吸收减少等因素使血钠降低，同时伴有血氯降低。可出现恶心、呕吐、头晕、神经淡漠甚至昏迷等症状；⑤代谢性酸中毒：肾小管损伤导致产氨能力和泌氢能力下降，造成体内 pH 降低，机体内环境呈酸性。

（3）代谢物质堆积：由于少尿或无尿，体内产生的尿素、肌酐等含氮物质不能排出，使血中非蛋白氮含量增高，以及其他大量毒性物质如胍类、胺类、吲哚、激素、多肽等蓄积，形成尿毒症。临床表现为恶心、呕吐、头痛、失眠、精神异常、淡漠、惊厥等。

（4）出血倾向：由于血小板因子Ⅲ活力下降，血小板聚集和黏附能力异常，毛细血管脆性增加以及凝血因子的消耗，肝肾综合征导致肝功能的损伤，机体呈出血倾向，可表现为皮肤淤斑、鼻出血、齿龈出血、消化道出血等。

对于下腹部或盆腔手术后，出现无尿时，应警惕输尿管损伤。老年患者或留置导尿患者无尿时，并可伴下腹部胀痛，查体可发现膀胱区隆起。行B超检查易发现肾后性无尿的病因，还可行静脉肾盂造影或逆行肾盂造影、肾脏核素扫描以明确输尿管损伤部位。

2. 多尿期 是指尿量从少尿逐渐进行性增加以至超过正常的时期，此期通常持续1~3周。尿量可渐进性增加也可突然增加，主要是肾小管上皮细胞功能部分恢复，肾小管堵塞引起的尿液反漏基本停止，但是远端肾小管的重吸收功能尚未完全恢复，尿量排出增多，且由于肾小球的滤过功能有一定程度恢复，体内蓄积的毒性代谢产物排出增多，在通过肾单位时出现渗透性利尿，使尿量排除更加增多。每日可达3000~5000ml。此时，仍有水、电解质紊乱及氮质血症，但可逐渐恢复。

（二）诊断

在腹部外科手术治疗过程中，轻度的肾功能损害一般不需特殊处理，慢性肾功能不全往往在病史中即可发现，诊断的重点在于区别导致肾衰竭的病因，肾前性和ATN的鉴别尤为重要。

1. 病史 首先应询问慢性肾衰竭病史，如高血压、糖尿病肾病、肾炎、肾盂肾炎、肾结核等。梗阻性病变最常见为尿石症，腹腔或盆腔疾病和手术、排尿困难、尿酸肾病变等都可能发生梗阻性肾衰竭，一般尿量波动幅度大，甚至完全无尿。

腹部外科手术伴急性肾衰竭患者多数有低血容量史，出血性或中毒性休克、严重的呕吐或腹泻造成的脱水是最常见的肾前性急性肾衰竭、ATN原因。

询问病史时尚应询问是否输过血，有无溶血反应，是否用过肾毒性抗菌药物，尤其是氨基糖苷类庆大霉素等，肿瘤化疗是否用过顺铂等肾毒性药物，以及静脉注射放射造影剂都可能是损害肾脏功能的原因。

2. 体重 注意体重变化，体重迅速下降常为脱水，体液大量丢失。体重迅速增加有可能是肾实质病变、心肺功能不全、肝硬化腹腔积液、输液过多引起的水中毒即水负荷。

3. 体征 颈静脉充盈程度或测中心静脉压可以了解血容量，有助于决定治疗方案。水肿常在患者的后背最为显著，颈、肩、骶、四肢的背侧有凹陷性水肿。肺部有无啰音、心脏是否正常，对判断有无左心衰竭即输液过多有帮助。腹部检查要注意有无充胀的膀胱，即尿潴留。

4. 尿量和尿检查

（1）尿量：常是诊断肾功能的重要指标，少于100ml为无尿、100~400ml为少尿，尿量为0仅见于完全性尿路梗阻和肾皮质坏死、肾血管栓塞、急进性肾炎等。近年来，肾毒性物质如抗生素（庆大霉素等）可以引起无少尿性急性肾衰竭。血容量不足引起的肾前性肾衰竭常表现为尿比重增加，正常血浆比重1.010，低血容量时可刺激钠和水的重吸收，比重可达1.020以上。肾前性急性肾衰竭发展为ATN时，尿比重可与血浆相等即等渗尿。尿中蛋白、葡萄糖、甘露醇、抗生素等可以影响尿比重，可能使ATN时尿比重高于等渗尿。尿pH在肾前性肾衰竭时常极低，强酸性，ATN则尿pH5.5~7。

（2）尿镜检：在肾前性者可能有少量透明或小颗粒管型，也有可能有少量白细胞、红细胞。ATN患者尿有蛋白+~++，兼有白蛋白和球蛋白，有肾小管上皮细胞及其管型，粗的颗粒色素管型亦称为肾衰竭管型，是其特点。如发现红细胞管型伴蛋白尿可能是肾小球肾炎，尿中有多量白细胞管型可能有肾盂肾炎、间质性肾炎等。糖尿病肾病合并尿路感染患者尿中有大量白细胞外，尚可能发现坏死性肾乳头。尿检查时尚注意有无结晶，尿酸、草酸钙、磷酸结晶可能堵塞泌尿道引起肾后性肾衰竭。

5. 肌酐和尿素 血尿素氮和血清肌酐常作为诊断肾脏功能的重要指标。

（1）急性肾衰竭时，肌酐逐日上升，血肌酐上升的幅度可以估计急性肾衰竭发生的时间长短，粗略估计每日升高100μmol/L左右。挤压综合征是肌肉广泛损伤，横纹肌溶解，血肌酐升高的速度可能增加1倍。尿肌酐（Ucr）/血肌酐（Scr）比值有助于鉴别肾前性和肾性急性肾衰竭。肾前性Ucr/Scr＞40，肾性和肾后性Ucr/Scr＜20，比值在20~40间不易区别。

（2）尿素在血和尿内水平也可以反映肾功能情况，其测定值不如肌酐稳定，可以受到摄入蛋白量、消化道出血等影响，发热、败血症、挤压伤、烧伤等都是高分解代谢，增加组织蛋白的分解。尿素大部分经肾滤过，从尿中排出，少部分可从消化道排出。肾小管可重吸收相当部分尿素，因此尿素的形成和排泄受到许多因素的影响。

（3）临床上常用血尿素氮（BUN）和血肌酐（Scr）比值判断肾功能损害的程度，正常 BUN/Scr 为 10∶1～15∶1。肾前性肾衰竭时尿素的滤过和滤液内尿素重吸收增加，血尿素氮升高快，而肌酐不能吸收，不能和尿素平行升高，BUN/Scr 上升至 20 以上。尿路梗阻即肾后性肾衰竭，ATN 在有消化道出血、发热、败血症、烧伤或大量类固醇治疗时都可以使 BUN/Scr 可以降至 10 以下。

综上所述，肌酐和尿素在诊断肾衰竭时有重要意义，但受到许多因素的影响。

6. 肾钠管制试验　肾前性急性肾衰竭时，肾滤过压下降，肾脏的反应是加强重吸收钠和水，以维持血容量，由于尿钠重吸收增加，尿钠浓度下降。滤液水的重吸收增加，使尿的渗透压和尿肌酐上升。当发展到 ATN 时，肾小管内钠和水重吸收受损，因此通过尿钠排泄分数 FE_{Na} 试验可以区别肾前性急性肾衰竭或 ATN。

$$FE_{Na} = (U_{Na}/P_{Na}) \times (Pcr/Ucr) \times 100$$

U_{Na} = 尿钠、P_{Na} = 血浆钠、Pcr = 血浆肌酐、Ucr = 尿肌酐

FE_{Na} 用%表示：肾前性急性肾衰竭 <1，ATN >2 过去曾用过肾衰竭指数 RFI

$$RFI = U_{Na} \times (Pcr/Ucr)$$

RFI 的结果基本与 FE_{Na} 相似。

放射造影剂和脓毒血症引起的急性肾小管坏死（ATN），由于血管内成分改变是其发病机制，所以 FE_{Na} 和 RFI 均比较低。溶血或横纹肌溶解时 FE_{Na} 和 RFI 都比较低。早期急性尿路梗阻、急性肾小球肾炎、移植肾排异反应时 FE_{Na} 和 RFI 都低。肾前性肾衰竭时如血中 HCO_3^- 上升，因为在尿中 Na^+ 必须伴随 HCO_3^-，所以即使为肾前性、FE_{Na} 和 RFI 都升高。如果在这种情况下测 Cl^- 的排泄分数则可能 <1。

7. 影像学诊断　在肾衰竭时超声检查极为重要，如发现尿集合系统肾盏输尿管扩张或膀胱潴留，即可诊断为梗阻性即肾后性病变。超声尚可能发现肾内有结石，如发现肾缩小萎缩则可能为慢性肾炎。彩超还可检查双肾血运情况。

泌尿系造影一般不用于急性肾衰竭，因为造影剂本身为肾毒性物质，而且常常不能得到清晰的影像。尤其是腹部外科疾病常有腹胀，肠气多，难获得清晰的集合系统影像。

在临床上疑有尿路梗阻性病变时，可以用磁共振成像（MRI）检查，看到明确的梗阻部位及梗阻以上积水的图像。

四、预防

腹部手术术后患者早期出现急性肾衰竭，以肾前性为主要类型，早期预防至关重要。肾前性急性肾衰竭可通过保持良好血容量、心功能和血压、早期使用利尿剂、避免肾毒物、抗感染和预防性透析来预防。

（一）补充血容量和维持灌注压

术后患者应保证良好的血容量，目前常以详细记录出入量、非显性失水和内生氧化水等来评估血容量，但所得结果与机体实际情况可能有相当距离。监测 CVP（或 PAWP）有助于循环容量判断，但并不是唯一可靠指标，其同时受心功能影响。应同时注意患者多项体征，如血压、心率、末梢循环、尿量等。休克状态下，患者因容量缺失出现灌注压明显下降，此时应在积极补充容量的同时给予缩血管药物（如多巴胺、去甲肾上腺素等），维持机体必要的灌注压（MAP >55mmHg）。

（二）早期适当使用利尿剂

腹部手术后，存在心血管疾病及肺功能不全、糖尿病、败血症、创伤等的患者可导致肾小管细胞破坏的血流动力学改变或肾毒性损伤，故在维持一定血容量前提下可给予呋塞米等利尿剂，能起到保护肾功能作用，即使已发生早期肾衰竭，也有利于肾功能的部分恢复。由于利尿可通过减少远曲小管的耗氧以恢复早期肾功能，因此，可以用于术后预防腹部术后患者肾前性急性肾衰竭。

（三）加强抗感染、及时预防性透析和治疗原合并疾病

腹部手术常见病因有胆道、消化道手术、腹腔内重度感染、尿路感染及重度创伤，手术后导致内毒素败血症引起肾前性肾衰竭，此时需用抗生素才可有效预防，但应注意要避免使用有肾毒性药物，青霉素、头孢菌素三代可作为选择，但要调整好剂量，同时结合上述两种预防措施。如合并其他基础疾病，应及时治疗，如糖尿病应把血糖控制于

12mmol/L下，避免出现糖尿病并发症。对肝衰竭应尽可能扩充血容量，使中心静脉压超过8cmH$_2$O，尽量避免血容量减低和肾灌注下降，使用利尿剂应从小剂量应用，使利尿效果缓慢渐进，心肺功能不全患者更应结合中心静脉压及血气分析，合理及时使用强心剂和血管扩张剂。

目前对何时开始肾替代治疗仍无明确规定，可根据患者临床情况综合判断。若患者出现明显顽固性酸中毒、水中毒或高钾血症则可给予急诊床边血液净化治疗。

五、治疗

在腹部外科手术治疗过程中出现急性肾功能不全，给患者的治疗带来更大的困难，因此最理想的是尽一切可能防止和减轻其损害。在急性肾功能不全病因在腹部外科中极为常见，且多为循环容量不足，灌注压下降所致，尤其是急腹症如腹膜炎、肠梗阻等，应争取及时补充血、液体和电解质，如处理及时、正确，急性肾衰竭可以控制在肾前性，血容量恢复后肾功能也随之逐渐恢复。当肾前性急性肾衰竭发展为ATN时，恢复、改善或逆转其肾功能损害或改变其发生过程的治疗方法和效果非常有限。

急性肾衰竭的治疗主要针对其合并症。

（一）降低水负荷

在肾衰竭少尿期容易发生液体负荷即水中毒，有高血压、水肿、肺水肿。可能因为腹部外科手术治疗过程中静脉输入过量液体或静脉高营养，饮食中过量液体所致，近年十分强调应用大剂量呋塞米等利尿剂（1～3g/d），有可能使少尿变为无少尿过程。这种治疗一般适用于FE$_{Na}$低的即肾小管损伤比较轻的患者。

在急性肾衰竭，无论是无尿、少尿或无少尿都必须严格控制液体摄入量，一般为不自觉失水加量，如有呕吐、腹泻也应计入，必须注意的是在肠梗阻时肠内可以存留大量液体和电解质。如能测定肺毛细管嵌入压可以更准确地判断血容量。

（二）电解质平衡

急性肾衰竭容易发生电解质平衡失调，如酸中毒、高血钾症、高血镁症、高血磷症、低血钙症、低血钠症等。

1. 高血钾症 几乎所有急性肾衰竭时都有高血钾症，也是最严重的电解质紊乱。而开始血钾升高时可以没有任何症状，直到血钾升至6mmol/L，心电图可以发生改变，T波变尖，随之P波变窄，最后QRS波变宽，严重时可心跳骤停。血钾升高首先在于预防，当腹部外科手术患者出现肾衰竭时，禁止进食含钾高的食物，如果汁、肉类、鲜蘑菇、土豆等，避免输库血，禁用含钾高的药物如青霉素钾盐等。

在血钾超过6mmol/L时，应考虑下列治疗：

（1）静脉点滴胰岛素和葡萄糖，使葡萄糖与钾结合形成糖原，钾离子自细胞外转移到细胞内，降低血钾。

（2）静脉快速滴注5%碳酸氢钠80ml，提高钠的血浓度可以使细胞外钾离子转移到细胞内，从而控制高血钾症引起的心律失常，但仅维持30～90分钟。碳酸氢钠可以纠正酸中毒，也有助血钾向细胞转移。必须注意，快速输入碳酸氢钠在已经有水负荷的患者是有加重扩张血容量的危险。

（3）使用钙剂不仅可降低血钾水平，还可改善高血钾症引起的心脏传导功能障碍。可静脉注入5%氯化钙或10%葡萄糖酸钙10ml，作用时间仅20～30分钟，不能改变血钾浓度。必须注意洋地黄化患者不能应用钙制剂，因可加剧洋地黄对心肌的毒性。

（4）阳离子交换树脂磺酸多乙烯苯钠，可通过钠钾交换降低血钾浓度。用法：树脂15g加山梨醇30g口服，或树脂30g加山梨醇200ml灌肠保留30～60分钟。由于口服山梨醇可引起腹泻，有助于钾离子排出。

以上降低血钾都是暂时降低高血钾，更有效降低血钾的方法是血液透析。

2. 低钠血症和低钙血症 往往由于水潴留、血浆稀释引起，缺氧和能量不足使钠泵停止运转，细胞内的钠离子不能正常地进入组织间液和血浆内，均可致血钠相对下降。急腹症、肠梗阻和肾衰竭都可以有呕吐，丢失大量钠离子。血钠降低患者出现中枢神经功能障碍，可用3%～5%氯化钠静脉滴注100～150ml，在已经有水负荷时慎用。

3. 高血磷症 常和低血钙症同时存在，因钙磷有拮抗作用，高血磷可口服氢氧化铝30～60ml，每日4～6次，以降低血磷。在腹部外科手术时口服可能有困难，但在肾衰竭发生高血磷时，透析清除磷的力量有限，必须争取口服，所幸严重的高血磷症比较罕见。低血钙可静脉注射10%葡萄糖酸钙，必要时行透析治疗。

4. 酸中毒 脱水酸中毒是腹部外科患者常见的并发症，发生过程常常缓慢，亦可有呼吸功能代偿。但在急性肾衰竭和急腹症时，酸中毒发展快而严重，静脉滴注碳酸氢钠不易纠正，且可造成水负荷。由于循环系统不稳定，血透析常有困难。近年推荐持续肾替代治疗：连续动静脉血液滤过或连续静脉血液滤过。利用血流压力和重力作用进行体外持续超滤，在低血压、低血浓度量和低滤过压情况下使水分从体内排出。

（三）抗感染治疗

腹部外科手术的腹腔内脏感染性疾病如腹膜炎、胆道感染、胰腺炎等，手术过程中消化道的污染，气管内插管、胃肠减压、导尿管等在患者一般情况较差时极易发生呼吸道和泌尿系感染等，这一切都需要用抗菌药物治疗。

目前认为在肾功能严重损害时，三代头孢类抗生素不仅抗菌作用强、广谱，尤其对腹部外科疾病最常见的革兰阴性菌感染，有极强的杀菌力，对肾无毒性，对多种β-内酰胺酶稳定，是理想的药物。

（四）非保守治疗

急性肾衰竭发展为急性肾小管坏死，如果水和电解质平衡保守治疗无效，可以考虑非保守治疗。急性肾衰竭的非保守治疗包括腹膜透析、血透析、持续肾替代治疗即 CAVH、CVVH。

在腹部外科手术中，一般难以进行腹膜透析，因腹部有手术切口，灌注入腹腔的透析液容易漏出。如已经有腹膜炎时，腹腔内灌液可能使腹膜炎扩展至全腹腔，甚至形成膈下脓肿，增加了治疗的复杂性。

血透析可以迅速矫正水和电解质平衡失调，但需要透析设备，价格昂贵，尚需血管通路，治疗中应用抗凝剂。对于血压不稳定或有出血倾向者，不宜选用。

持续肾替代治疗于 1977 年开始应用，可利用患者自身血压（动脉或静脉）将血液送到血滤器，通过超滤排除水分和溶质，血液回到患者体循环时加入替代液。超滤每分钟 10~12ml。如将透析液通过滤器增加溶质清除，增加液体超滤，效果更好。持续肾替代治疗优点是可用于血压不稳定患者，不需血透析的特殊设备和技术训练，不那么昂贵，但仍需要有血管通路和抗凝药物。

第六节 呼吸机相关性肺损伤

一、概述

呼吸机相关性肺损伤（ventilator-related lung injury，VLI）是指与机械通气有关的或由机械通气直接或间接引起的肺组织损伤。近年来，VLI 越来越引起临床医师的重视。这种损伤可发生在原本正常的肺组织，也可表现为肺部原有的损伤加重。有报道认为其临床发生率约为 5%~15%。

二、病因及病理机制

（一）病因

形成 VLI 的主要原因包括四个方面：

1. 过高的压力或容量导致局部肺泡的过度膨胀，无论是气压伤还是容积伤都可导致肺泡内气体破入肺泡以外的部位。

2. 局部肺泡在膨胀的过程中产生过强的剪切力，剪切力是导致肺泡破裂的主要原因之一。过强的剪切力主要表现在肺泡过度膨胀时，尤其是顺应性不同的肺组织的结合部位和肺泡的塌陷与开放反复发生时。

3. 表面活性物质减少，机械性牵拉作用可损伤肺泡上皮细胞，影响肺泡Ⅱ型细胞分泌表面活性物质，肺泡上皮细胞的断裂和肺泡的反复塌陷与开放交替出现又严重地影响了肺表面活性物质的正常分布。

4. 肺部的自身损伤，机械性损伤所致的炎性反应和实变组织中所合并的细菌感染都可导致肺组织进一步损伤，并减弱表面活性物质的活性。

（二）发病机制

一般认为，气体由破裂的肺泡溢出后首先进入支气管血管鞘。这是因为肺泡的过度膨胀使支气管血管鞘受到放射性牵拉，而使鞘内的压力下降。在深吸气时支气管血管鞘内的压力可低于大气压力 $40cmH_2O$ 以上。这时，血管周围组织的压力与肺泡的容积成反比，气体沿支气管血管鞘进入纵隔，形成所谓 VLI 的典型表现纵隔气肿。然而，即使从纵隔气肿形成的过程中也可以看出，气体首先进入肺间质，形成间质气肿，之后才出现纵隔气肿。实际上，肺泡破裂的结果更主要的是出现肺泡的融合，导致局部肺组织中含气量增多。这些改变在机械通气数小时内就可发生，较所谓典型表现更早出现，也更为常见。但由于临床上 ARDS 患者常取仰卧位，实变多以背部为主。而 VLI 所致的肺间质气肿和肺泡融合则多发生在前部。接受机械通气治疗的患者多采用床旁前后位 X 线检查，由于实变区域与气肿区域的重叠而使该病情变化难以被发现。有时，因为肺内含气量的增加，X 线胸像示肺部的阴影变淡，而误认为肺内实变消散，病情好转。

VLI 的另一种主要表现是肺水肿的形成。由于 ARDS 也表现为肺水的增加，临床上通常难以对 VLI 所致的肺水肿予以充分的认识。有报道发现，给动物进行机械通气 1 小时，维持气道峰压 $45cmH_2O$，就可以发现肺泡内水肿和肺内血管周围的渗出。而在气道峰压维持在 $30cmH_2O$ 的动物，1 小时的机械通气也可造成肺间质水肿。这是因为肺泡的过度膨胀使间质的毛细血管受压，肺动脉压力要维持更高的水平才能维持局部的血流。肺血管内压力的增高导致了滤出压力的增高。另一方面，肺泡的扩张使毛细血管受到较大的牵拉，血管的内皮细胞及上皮细胞受损，通透性增加。通透性升高甚至可引起大量蛋白成分的漏出，组织中渗透压力的改变加剧了毛细血管滤出压的增高。这些因素的共同作用导致了 VLI 的肺水肿形成。所以，一般认为的 VLI 典型表现实际上是在 VLI 的较晚期才开始出现，而且发生率不高。而真实的情况是，VLI 在应用呼吸机治疗的患者中很容易发生，且较早出现，只是因为临床上不易鉴别，难以及时发现。

三、临床表现

VLI 临床主要表现为纵隔气肿、皮下气肿、气胸、张力性肺大疱，甚至心包积气和腹腔积气等。这种典型的临床表现曾在一定程度上引起了临床医师的困惑：一方面要强调认识 VLI 的重要性，而另一方面却感到临床上很少有患者发生 VLI。即便在严重 ARDS 并较长时间应用呼吸机的患者也很少出现上述典型临床表现。重要的是临床医师应有这方面的知识和意识，尽量防止 VLI 的发生，一旦出现应及时有效治疗。

四、防治

在应用机械通气时应仔细进行压力、容量参数的调节。机械通气不仅应改善肺部的氧合能力，提高整体氧输送，而且要以防止 VLI 的发生为原则。在 ARDS 的早期，除尽量维持气道内压在较低水平外，可选择适当小的潮气量，同时选用较高的 PEEP。如果能监测肺活量的改变，则可为确定潮气量提供更为准确的依据。呼吸周期的压力－容积曲线也可提供更多的参考数据。潮气量的确定应以不出现高位转折点为上限，以防止气道压力过高和肺泡过度膨胀。PEEP 的选择可以低位转折点为调节的依据。在 ARDS 的早期可选用较高的 PEEP（即使是在低位转折点不明确时）。尽可能地利用 PEEP 的治疗作用，同时降低肺泡所受的剪切力。随着病情的恶化、肺纤维化的发展及肺活量的减小，则应逐渐减低 PEEP 的水平，并相应地减少潮气量。机械通气模式的选择和具体呼吸参数的确定应摆脱仅根据不同的病种来设定呼吸机条件的方式。因为对于任何一种疾病来说，病程的不同阶段对机械通气的要求也不相同。要注意两个方面的内容：一方面要了解疾病的病理生理过程及动态变化；另一方面要熟悉不同通气模式的特点和呼吸机参数的实际意义。这样真正做到全面了解，才能切实地根据病情变化，在最大程度上发挥机械通气的治疗效应。在病情加重的过程中是如此，病情好转（所谓计划性脱机）时也应是如此，而不必仅限于某种模式中某一参数。不同通气方法都有一定的局限性。

第七节 腹部手术后弥散性血管内凝血

一、概述

弥散性血管内凝血（disseminated intravascular coagulation，DIC）是体内凝血与抗凝血、纤维蛋白溶解过程失去平常平衡状态，使机体促凝物质超过抗凝产物，造成凝血系统被激活，使毛细血管内纤维蛋白沉积、血小板聚集致凝血因子消耗、继发纤溶，引起微循环障碍，血栓形成、脏器功能障碍、衰竭、广泛出血、溶血等一系列临床综合征。DIC不是一个独立的疾病，而是疾病发展过程中的重要环节，它可涉及医学的多个领域。多数患者病情发展迅猛，预后凶险，如不及时治疗，常可致死亡。

二、病因及病理生理

（一）病因

临床上易于并发急性DIC的疾病如下：

1. 感染性疾病　重症病毒性肝炎，流行性出血热；感染中毒性休克；脑膜炎双球菌感染、沙门菌、假单胞细菌、肺炎球菌、葡萄球菌、厌氧菌、真菌、原虫等的感染。

2. 肿瘤性疾病　实体瘤如腺瘤、淋巴瘤；白血病如急性早幼粒白血病、急性淋巴细胞白血病等。

3. 血管性疾病　主动脉瘤、急性心肌梗死、血管炎、巨大毛细血管瘤。

4. 肝胆病　急性重型肝炎、肝硬化、胆道梗阻。

5. 产科并发症　羊水栓塞、前置胎盘、中期流产、子宫破裂、胎死宫内、妊娠中毒症。

6. 组织破坏　挤压综合征，外伤，烧伤，骨折，肺、胰、前列腺等手术。

7. 外科手术　血管外科、心脏搭桥术、肝移植。

8. 单核－巨噬细胞受损　脾切除可诱发、加重DIC。

9. 蛋白分解酶　见于毒蛇咬伤，急性出血性胰腺炎。

10. 外周循环衰竭　如感染中毒性休克、外伤性休克、失血性休克等。

11. 急性呼吸窘迫综合征。

12. 药物　免疫性药物反应、纤溶抑制剂。

13. 输血　血型不合血液的输入，产生重度溶血；大量库存陈旧或污染血的输入。

14. 局部血管病变　如Kasbach-Merritt综合征。

15. 其他　急性胰腺炎、急性血管内溶血、炎症性肠病等。

（二）病理生理

正常人体内有凝血、抗凝血及纤维蛋白溶解系统，保证了体内正常止血及防止血管内血栓形成，三者保持相互平衡状态，一旦由于多种原因使三者

维持的平衡被破坏，体内即可出现止血、凝血、纤维蛋白溶解（纤溶）的异常变化。临床上可有出血或血栓形成引起的一系列症状。导致发生DIC的发病机制相当复杂，简述如下：

1. 活化内、外源凝血途径　体内由于严重细菌性感染（特别是革兰阴性菌感染）产生细菌内毒素、手术创伤、病毒感染抗原－抗体复合物等，导致血管内皮细胞广泛受损、血管基底膜及胶原纤维暴露，激活因子Ⅻ，触发内凝血途径，顺序激活因子Ⅺ、Ⅸ、Ⅷ，在钙与磷脂参与下形成X酶复合物，使因子X转变为活化的Xa。

在启动内凝血途径的同时，手术、严重创伤、或病理性促凝物进入血液，使组织因子（TF）进入血液循环，在钙参与下，TF与因子Ⅶa结合形成TF/Ⅶa复合物，迅速激活因子X。内、外凝血途径活化的Xa与Va、在磷脂、钙的存在下形成凝血酶原酶复合物，进一步使凝血酶原转变为凝血酶，继之纤维蛋白原（Fbg）转变为纤维蛋白，最后微血管内可出现血栓。

2. 抗凝和代偿机制减弱　体内除有凝血系统外，尚有复杂的抗凝系统，可通过细胞及体液两方面产生抗凝作用。正常时可维持血液正常流动，当血液出现凝固时，又能在不同的凝血阶段发挥调节作用，主要通过AT-Ⅲ、蛋白C系统及组织因子途径抑制物（TFPI）、可灭活已活化的凝血酶及参与凝血的因子如Xa、TF/Ⅶa复合物的凝血活性，降低Ⅷa及Va，抑制X酶复合物和凝血酶原酶复合物形成，而呈现对凝血的负调控，这些抗凝机制在大量促凝物质生产并进入血循环后受抑制，失去二者的平衡而发生微血栓。

3. 凝血因子的消耗和纤维蛋白溶解　随着微血栓的形成，体内大量的凝血因子、血小板被消耗，体内可溶性的纤维蛋白原转变成纤维蛋白，凝血酶在上述作用转变的同时也活化因子ⅩⅢ，使纤维蛋白单体变成固态的纤维蛋白。在内源凝血途径活化Ⅻa的同时也激活了纤溶酶；血管内皮及组织中的纤溶酶原激活物使纤溶酶原转变成纤溶酶，启动了纤维蛋白溶解系统，最终导致纤维蛋白被降解为FDP（纤维蛋白降解产物），产生一系列碎片X、Y、D、E等，加重了消耗性低凝血期出血。

除上述机制外，单核－巨噬细胞系统尚有清除血循环中促凝物质的作用，如组织因子及可溶性纤维蛋白单体被识别而清除，对已激活的凝血因子也

有灭活的作用，因此在单核－巨噬细胞系统和肝功能受损时，易诱发、加重 DIC。

三、临床表现及诊断

DIC 发生后其主要症状、体征与原发病有关，由 DIC 引起的症状与所处的不同病期有关。

（一）早期高凝期

此期很难察觉，除抽血时发现血液迅速凝固外，往往无其他症状。此期持续时间短，主要是体内原发病中促凝因子出现，凝血酶形成，致成微血栓。由于凝血因子消耗尚不严重，且纤溶过程中纤维蛋白降解产物含量尚低，抗凝作用不强，故此时常无出血或出血很轻。尽管临床症状不显著，但病理过程仍在持续进行，主要为多发栓塞，逐渐出现相应脏器功能障碍。

（二）消耗性低凝血期

1. 出血　由于广泛微血栓形成，并启动纤溶系统，体内大量凝血因子、血小板被消耗，纤维蛋白分解产物产生的碎片也有抗凝作用，致使临床出现严重出血，并可出现致命性颅内出血。常见的出血部位是皮肤、肾、胃肠道，还有手术中及术后广泛渗血等。DIC 出血的特征是出血的广泛程度和严重度不能用原发病来解释。

2. 休克　DIC 是较早出现的症状，其特点常是突然发生且找不出明显的原因，用原发病不好解释致休克的原因；抗休克治疗效果较差，除休克外，常伴多发性出血，外周循环衰竭表现明显，早期即可出现多脏器功能障碍。

3. 微血管栓塞　视受累部位不同而症状各异。皮肤末梢小动脉阻塞可呈出血性坏死，甚至手指或足趾坏疽；肾脏受累可引起血尿、少尿及闭尿，有的患者出现肾小管坏死、急性肾衰竭等；肺内微血管栓塞易出现呼吸功能不全，以 I 型呼吸衰竭多见，且用原发病难以解释其原因，可有气急、发绀、鼻翼扇动、呼吸急促，甚至出现躁动、嗜睡、昏迷等。脑部受累或因脑部缺血而出现神志模糊、嗜睡、昏迷等。

4. 溶血　因 DIC 血管内可出现纤维蛋白丝的沉积，红细胞通过时易受机械性损伤，发生变形、破碎，出现微血管病性贫血；外周血涂片可见破碎红细胞增多，网织红细胞增多，有贫血及血红蛋白尿等。

（三）晚期 DIC——继发纤溶期

由于大量凝血因子、血小板消耗，纤维蛋白原重度降低，临床上出血广泛又严重，甚至出现血液不凝的现象。此期主要是在消耗大量凝血因子和广泛血栓形成下，使血液处于低凝血状态而纤维蛋白溶解亢进，纤维蛋白单体结合成可溶性复合物，阻止其聚合；纤维蛋白降解产物抑制血小板聚集、拮抗凝血酶；增加血管的通透性，加重了出血，而休克、酸中毒等损伤小血管也起了叠加作用。

（四）实验室检查

1. 血小板计数　DIC 时血小板计数减少，动态观察血小板计数呈进行性下降则更具有诊断意义。

2. 纤维蛋白原测定　DIC 发生时，一般 Fbg 水平均低于正常，但原发疾病如为感染、肿瘤或妊娠时，其 Fbg 水平可增高，因此发生 DIC 时虽有下降，仍可在正常范围内，故应动态观察以利诊断。早期高凝期时 Fbg 可升高。

3. 凝血酶原时间（PT）、激活的部分凝血酶时间（APTT）　均可延长。

4. 因子 V、Ⅷ：C 及 AT-Ⅲ（抗凝血酶Ⅲ）水平　这些指标均降低。

5. 纤维蛋白（原）降解产物（FDP）增高　说明体内有纤维蛋白（原）降解。

6. DIC 时 D-二聚体（D-dimer）明显升高，而原发纤溶时不增高，它比 FDP 更具特异性。

7. 3P 试验（副凝试验）　对可溶性纤维蛋白单体敏感，但特异性差。在肌肉血肿或腹腔非 DIC 出血时可呈现假阳性。

8. 凝血酶时间测定　DIC 时延长，其原因为血浆 Fbg 减少或体内有抗凝物存在。

9. 红细胞形态　破碎红细胞增多 >2%。

10. 其他　血红蛋白水平降低、网织红细胞可增高。

（五）临床分型

1. 按病程长短分型

（1）急性期：发病快，数小时或 1~2 天，病情凶险，出血症状严重。

（2）慢性期：病程长，可达数月，症状较轻。

2. 按病情轻重分型

（1）轻型：血小板 $>50 \times 10^9$/L，Fbg >1g/L。

（2）中间型：血小板 $>20 \times 10^9 \sim 30 \times 10^9$/L，Fbg $>0.5 \sim 1$g/L。

（3）重型：血小板 $< \times 10^9$/L，Fbg <0.5g/L。

（六）诊断标准

1994 年全国第五届血栓与止血会议制订诊断标

准如下：

1. 临床表现

（1）存在易引起 DIC 的基础疾病。

（2）两项以上的临床表现：①多发性出血倾向；②不易用原发病解释的微循环衰竭或休克；③多发性微血管栓塞的症状和体征；④抗凝治疗有效。

2. 实验指标

（1）血小板计数 $< 100 \times 10^9/L$ 或进行性下降。

（2）Fbg $< 1.5g/L$ 或进行性下降；亦可 $> 4g/L$。

（3）3P 试验阳性或 FDP $> 20mg/L$。

（4）PT 时间缩短或延长 3 秒以上，或呈动态改变（肝病患者延长 5 秒以上）。

（5）纤溶酶原含量及活性降低。

（6）AT-Ⅲ含量及活性降低。

（7）FⅧ：C 活性 $< 50\%$。

上述实验中有三项以上异常。

四、预防

（一）观察出血征象

每 15 分钟测量血压、脉搏，如出现脉搏细速，经快速补液血压仍不稳定提示有活动性出血。观察四肢肿胀程度，检查桡动脉和足背动脉搏动，并作双侧对比，以排除四肢大血管闭合性损伤的可能。观察患者有无恶心、呕吐、腹胀、有无排尿困难和血尿，以排除胸腹腔出血的可能。

（二）及时解除疼痛

特别是术后 24 小时内疼痛患者，避免造成血压波动，加重休克。

（三）防止感染

早期应预防性使用抗生素，注意伤口换药，充分引流分泌物及脓液，降低 DIC 诱发因素。

（四）积极预防及纠正休克

休克抢救过程中尽量避免使用血管收缩剂，以免加重微循环缺氧。避免大量使用库存血，因库存血中缺乏凝血成分，如大量使用可引起严重的凝血障碍。采用成分输血，可酌情使用血浆、红细胞悬液、血小板、冷沉淀、纤维蛋白原浓缩剂。在输血的同时，必须同时输入晶体液，这样可减少毛细血管内血液的黏稠度，改善微循环的血液灌注。

（五）低分子肝素（LMWH）应用

最近研究表明，如早期发现凝血倾向、渗血、出血等 DIC 早期征象，可及早使用低分子肝素。LMWH 可加速对 Xa 的灭活，而对凝血酶的抑制很弱。因此虽然 LMWH 在治疗暴发型 DIC 方面不如普通肝素。但在预防 DIC 的发生方面，却比普通肝素效果更好. 而且引起出血的机会远远低于普通肝素。

五、治疗

（一）治疗原发病

视基础疾病（如感染、产科及外伤处理、肿瘤等）而定，但应注意维持微循环的血流灌注、积极治疗休克、低氧血症、低血容量，纠正酸中毒等。

（二）替代治疗

以出血为主要症状者，应予替代治疗。

1. 输注新鲜冰冻血浆（FFP） 补充凝血因子。

2. 浓缩血小板悬液 按 1～2u/10kg 血小板补充。

3. 输注新鲜全血 轻型患者可每日或每 2 日输新鲜血 200ml。

（三）肝素治疗

既往在输注血浆或血小板时并用肝素，但肝素的应用与否仍有争议。

1. DIC 应用肝素治疗的指征

（1）经替代治疗后血小板及凝血因子水平不上升者。

（2）有微血栓栓塞表现，如皮肤坏死、华弗综合征、静脉血栓栓塞等。

（3）有下列疾病者：羊水栓塞、不合血型的输血、急性早幼粒白血病化疗前、感染性流产、存在高凝状态的基础疾病（如肾病、糖尿病等）。

2. 肝素治疗剂量 目前多应用小剂量（5～10u/kg·h）在输注血制品时或输注前给予。如应用低分子量肝素，以每日 0.75mg/kg 更安全、有效。

对血型不合输血所致 DIC 或暴发性紫癜，可予 10000 单位静脉注入，继之以 1000u/h 维持，每 6 小时复查凝血时间决定用量。

3. 肝素应用的禁忌证 有手术损伤创面未经良好止血；24 小时内有活动性出血的溃疡病；结核病咯血等。

4. 纤溶抑制剂 当 DIC 严重出血而替代治疗等均失效时，血中 FDP 极高，而纤维蛋白原极低，可予抗纤溶制剂。每次用氨甲环酸 100～200mg 静脉输注，每日 2～3 次。

进行上述治疗时，应特别注意原发病对治疗的影响，如肝衰竭时，由于抗凝血因子生成减少，故应慎用肝素；而 DIC 肾衰竭时应用肝素，由于目前应用的是低剂量主要由单核 - 吞噬细胞系统清除而不由肾清除，故剂量可不减少。

5. 低分子右旋糖酐　可补充血容量，防止血小板聚集，并可疏通微循环，可适用于早期、轻症的 DIC，每次静滴 500ml，总量不超过 1000ml/d。

6. 抗血小板药　对应用肝素禁忌，或早期疑有 DIC 者，可试用阿司匹林 0.1g，每日 2 次；双嘧达莫 50mg，每日 3～4 次，二者联合应用对终止慢性 DIC 有效。

7. 肾上腺皮质激素　DIC 时并无常规应用指征，应视原发病情况而定，对各种变态反应性疾病或本身肾上腺皮质功能不全合并 DIC 时可应用。

（吴　波　万小健　庞　涛　罗天航　邓小明　方国恩）

参 考 文 献

1. Narayana Iyengar RM, Hegde D, Chattuparambil B, et al. Postoperative management of pulmonary endarterectomy and outcome. Ann Card Anaesth, 2010, 13 (1):22 - 27

2. Joachim B, Thilo S, Jochen M, et al. The Value of an Albumin-Based Intravascular Volume Replacement Strategy in Elderly Patients Undergoing Major Abdominal Surgery. Anesth. Analg, 2006, 103: 191 - 199

3. 黄筵庭. 腹部外科手术并发症. 北京：人民卫生出版社, 2000, 62 - 106

4. Mariell J, Susan B. Heart Failure. N. Engl. J. Med, 2003, 348:2007 - 2018

5. Anju N, Eldrin L, Lynne W, et al. Medical Management of Advanced Heart Failure. JAMA, 2002, 287:628 - 640

6. Kuo IM, Wang F, Liu KH, et al. Post-gastrectomy acute pancreatitis in a patient with gastric carcinoma and pancreas divisum. World J Gastroenterol, 2009, 15 (36):4596 - 4600

7. DA Kelly. Managing liver failure. Postgraduate Medical Journal, 2002, 78:660 - 667

8. Rock P, Rich PB. Postoperative pulmonary complications. Curr Opin Anaesthesiol, 2003, 16:123 - 131

9. Renee DS, Bennet MW, Leonard DH, et al. Causes and Timing of Death in Patients With ARDS. Chest, 2005, 128:525 - 532

10. Roy GB, Lorraine BW, Yves B, et al. Treatment of ARDS. Chest, 2001, 120:1347 - 1367

11. Julie H, Lawrence LL, Marcel L. Coagulation: Consultative Hemostasis. Hematology, 2002, 22:335 - 350

12. Narayana Iyengar RM, Hegde D, Chattuparambil B, et al. Postoperative management of pulmonary endarterectomy and outcome. Ann Card Anaesth, 2010, 13 (1):22 - 27

13. Winter V, Czeslick E, Sablotzki A. Sepsis and multiple organ dysfunctions-pathophysiology and the topical concepts of treatment. Anesteziol Reanimatol, 2007, (5):66 - 72

14. Yoon CH, Hur J, Oh IY, et al. Intercellular adhesion molecule-1 is upregulated in ischemic muscle, which mediates trafficking of endothelial progenitor cells. Arterioscler Thromb Vasc Biol, 2006, 26 (5):1066 - 1072, Epub, 2006, 23

15. Mardi GM, David AB, Valentin F. Treatment of Congestive Heart Failure: Guidelines for the Primary Care Physician and the Heart Failure Specialist. Arch Intern Med, 2001, 161:342 - 352

16. de Nigris F, Balestrieri ML, Williams-Ignarro S, et al. Therapeutic effects of autologous bone marrow cells and metabolic intervention in the ischemic hindlimb of spontaneously hypertensive rats involve reduced cell senescence and CX-CR4/Akt/eNOS pathways. J Cardiovasc Pharmacol, 2007, 50 (4):424 - 433

17. Salgado CJ, Moran SL, Mardini S. Flap monitoring and patient management. Plast Reconstr Surg, 2009, 124 (6 Suppl):e295 - 302

18. Back MR, Bandyk M, Bradner M, et al. Critical analysis of outcome determinants affecting repair of intact aneurysms involving the visceral aorta. Ann Vasc Surg, 2005, 19 (5):648 - 656

19. Oto T, Excell L, Griffiths AP, et al. The implications of pulmonary embolism in a multiorgan donor for subsequent pulmonary, renal, and cardiac transplantation. J Heart Lung Transplant, 2008, 27 (1):78 - 85

20. McIntyre RC Jr, Pulido EJ, Bensard DD, et al. Thirty years of clinical trials in acute respiratory distress syndrome. Crit Care Med, 2000, 28:3314

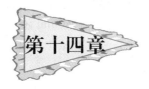

第十四章 腹部外科病人输血相关并发症的防治

目前，输血是维持正常血容量、改善血液功能的一种重要的治疗手段。自1900年维也纳大学Landsteiner首先发现了人类红细胞ABO血型以后，人类进入了科学安全输血的时代。输血挽救了许多病人的生命，但是输血一直存在潜在危险，从红细胞血型不合到20世纪80年代发现的艾滋病，各式各样的输血反应及副作用困扰着临床医师。输血不良反应的总体发生率为20%，其中绝大部分为轻微反应，并不对患者构成长期影响。尽可能少输血、少输全血、直至不输血一直是外科医师的追求。作为腹部外科医师，也必须正确掌握输血指征，科学用血，提升输血治疗效果，有效防范输血并发症，提高手术成功率，以确保病人安全。

第一节 一般输血的并发症

I 急性溶血性输血反应

一、概述

一般是输注了血型不相匹配的红细胞所致。其中绝大部分是ABO血型不匹配所致，其次为亚型间的输血及Rh系统等血型不合造成。总体发生率约为1/21 000～250 000，死亡率为1/100 000。

二、病因及病理生理

绝大多数是因误输了ABO血型不合以及ABO亚型不合的血液而引起，是由补体介导、以红细胞破坏为主的免疫反应。其次，Rh及其他血型不合或不适配时也可发生溶血反应。因病人曾多次接受过异型血或孕妇怀有异型血胎儿后，体内产生相应免疫抗体，当再次与异型血接触时即可发生溶血反应。此外，溶血反应还可因供血者之间血型不合或意外抗体引起，常见于一次大量输血或短期内输入不同供血者的血液时。少数在输入有缺陷的红细胞或已溶血血液后可引起非免疫性溶血；如血液贮存、运输不当，输入前预热过度，血液中加入了高渗、低渗性溶液或对红细胞有损害作用的药物等。受血者患自身免疫性贫血时，其血液中的自身抗体也可使输入的异体红细胞遭到破坏，诱发溶血。

三、临床表现与诊断

可在输入少量血液后即发生头痛、心前区紧迫感、腰背部酸胀与剧痛，并很快出现高热、寒战、恶心、呕吐、呼吸急促，患者焦虑不安，继而大汗淋漓、面色苍白、皮肤湿冷、血压下降，甚至休克，重者可致昏迷死亡。如果休克得到有效救治，则患者会出现黄疸、血红蛋白尿及急性肾衰竭表现。红细胞溶解破坏后释放的凝血活酶还可引起DIC、纤维蛋白原及血小板减少。凝血因子消耗和纤维蛋白溶解系统激活可引起广泛出血。其诊断并不困难，但遇轻度反应时，需与发热反应及早期细菌污染输血反应鉴别。首先要核对患者及所输血液有无错配，因为还可能涉及另一个患者也会输错血。早期实验室诊断是在寒战时或之后抽取患者的抗凝和未抗凝血样各一份，连同未输完的剩余血和输血器送检，迅速做以下检查：

1. 肉眼比较输血前、后血清或血浆内的游离血红蛋白。

2. 直接抗球蛋白试验（DAT） 血清或血浆内的游离血红蛋白于反应后短期内达到高峰，1～2小时后下降，24～48小时消退。DAT阳性证明血液不配合，但阴性也不能排除溶血性输血反应的可能性，因为输入的不配合红细胞有可能已完全溶解或所剩微量。如果上述两项检查中任何一项是阳性就需进一步检查。

3. 检查出现反应后第一次尿中的血红蛋白若为阴性结果，也不能排除溶血性输血反应的可能性。因为只有血浆内血红蛋白水平超过1.5g/L时，在大多数患者中才会出现血红蛋白尿。血浆胆红素于反应后 2～6 小时升高，血红蛋白转变成胆红素的平均时间约 3 小时。最好在反应后 5～7 小时抽血做肉眼和定量检查，与输血前血样本比较。如肉眼见血清或血浆呈黄色或棕色，即表明胆红素增加，是溶血性输血反应的证据。

4. 其他实验室检查　结合球蛋白水平下降，SCHUMAN 试验（正铁白蛋白）阳性和尿含铁血黄素阳性。1 周后可做进一步检查，包括：献血者血袋内和患者输血前、后血样本的 ABO 和 Rh 血型鉴定，交叉配血试验以及意外抗体测定。对所输袋内血液做革兰染色涂片的细菌检查。并在 4℃、22℃和 37℃对剩余血和患者血做细菌培养，以排除细菌污染血液输血反应的可能性。

5. 检查有无非免疫性输血反应的原因，如在保存期或运输中及输血时的温度不合适，加入了溶血的药物或低渗液以及患者有某种血液病等。

四、预防

1. 交叉配血，意外抗体筛查与鉴定。
2. 严格掌握适应证，严把血液质量。
3. 成分输血。
4. 了解患者过去有无输血史及输血免疫反应史。
5. 严格查对，输血时加强监护。

五、治疗

疑有急性溶血性输血反应发生时，应立即停止输血，将血样和尿样送实验室检查，包括重新作血型鉴定、交叉配血，测定血浆血红蛋白浓度，直接抗球蛋白试验等。对急性溶血造成的肾衰竭，其成因有很多假说，但目前多数人认为是由于血红蛋白以酸性血红蛋白的形式沉积在远曲小管内造成机械性梗阻所致，此种梗阻相当一部分可以通过增加尿量和提高尿 pH 来逆转。故治疗的首要工作是补充足够的水分、碱化尿液以保证足够的尿量（>100ml/h）并维持 24 小时以上。与此同时，可能还需要呋塞米来维持尿量。由于急性溶血造成凝血功能改变，应送血样做凝血方面的检查，包括血小板计数、PT、APTT、纤维蛋白原含量测定，以备后用。低血压常见，与激肽释放酶系统激活有关，溶血反应发生后，经过一系列反应，激肽原转化为缓激肽，并发挥强大的舒张血管作用。处理低血压可以按处理过敏性方案进

行。在去氧肾上腺素等常规升压药物作用不明显的情况下，在有通畅静脉通路的条件时，可采用小剂量肾上腺素治疗，在 500ml 液体中加入肾上腺素 0.1～0.2mg 静滴，并根据血压调节滴速。有关具体措施见表 14-1。

表 14-1　急性溶血性输血反应的处理

1. 停止输血。
2. 保持尿量在 75～100ml/h 以上：①大量静脉补液维持 CVP 10～14cmH$_2$O；②必要时在 5～10min 内快速滴注甘露醇 12.5～50g；③如果补液和输注甘露醇无效，则采用呋塞米 20～40mg 静注。
3. 碱化尿液通常采用碳酸氢钠滴注，40～70mmol 碳酸氢钠可以将尿 pH 提高至 6。
4. 复测尿 pH 以指导是否需要进一步补充碳酸氢钠。
5. 测定血浆和尿血红蛋白浓度。
6. 测定血小板计数、KPTT。
7. 纤维蛋白原含量测定。
8. 将未用完的血送至输血科重新作血型鉴定、交叉配血试验。
9. 将患者血、尿样送至检验科检查。
10. 防止低血压，保证充足的尿量

另一治疗严重溶血性输血反应的方法是换血疗法。利用血细胞分离装置，用约 3000ml 同型血将体内血液置换。但由于多数情况下患者的肾功能会很快恢复，故采用此方法应该慎重考虑。

Ⅱ　延迟性溶血性输血反应

一、概述

急性溶血反应是由于受体血中有足够高的抗体效价，以致形成即刻的红细胞破坏，而在更多情况下是异体血在受血者体内存活 2～21 天，而后崩解，从而产生迟发性溶血反应，主要属于血管外溶血。可分为原发性和继发性两种。女性病人和已存在同种异体免疫的患者中更为常见。

二、病因及病理生理

溶血反应的延迟出现是因为输血当时，体内抗体的浓度太低，不至于造成红细胞迅速破坏，在配血反应中不能反映出来。当再次输血时，抗原刺激免疫系统产生更多抗体，导致红细胞破坏。能引起迟发性溶血性输血反应的同种抗体的种类很多，包括 ABO 系统的抗 A、抗 B、抗 AB；Rh 系统的全部抗体；MN 系统和 Kell 系统的全部抗体；还有 FY、

JK、U、P1、LE、LU、DI 等抗体。

前者少见，较轻微，是输入不匹配红细胞刺激受血者产生原发性同种免疫的结果。开始产生抗体的时间是在输血后至少 10 天或更长，如几个月。Rh 血型系统中的 D 抗原是 A 和 B 抗原之外最有效力的红细胞同种抗原，但原发性 D 免疫所致迟发性溶血性输血反应尚无病例报告。继发性迟发性溶血性输血反应最常见，是患者在几个月或几年前输血或在妊娠被免疫的基础上，经过这次输血刺激后，产生继发性或回忆性抗体，溶解输入的红细胞的结果。最初免疫形成的同种抗体，随着时间的推移，将降低到这次输血前试验中检测不出来的水平，故交叉配血试验是相容的。但一般在输血后 1~5 天，在抗原刺激下产生回忆反应，IgG 同种抗体大量迅速增加，破坏输入的红细胞。如果同种抗体在输入的红细胞存活期内出现，就可破坏仍然留在循环内的外来红细胞。溶血程度取决于产生的抗体量和残存的献血者的红细胞数目。当抗体强度增加时，红细胞破坏也加速。

三、临床表现与诊断

如遇原因不明的发热、贫血及黄疸和血红蛋白尿，可考虑迟发性溶血性输血反应。溶血主要在血管外发生，但也可以发生于血管内，导致血红蛋白尿。血胆红素升高，黄疸常于输血后 5~7 天出现。此外，有球形红细胞增多，结合球蛋白降低，正铁蛋白阳性，DAT 阳性。但即使 DAT 阴性结果，也不能排除迟发性溶血性输血反应的可能性。因为输入的红细胞全部破坏后就不会出现阳性结果。输血后 4~7 天可在患者血清中检出同种抗体（抗体可以是一种或几种）。一旦查出抗体，间接抗球蛋白试验就变成阳性。

四、预防

与急性溶血性输血反应相同。

五、治疗

迟发性溶血性输血反应的进程很慢，不会引起凝血系统明显活化或触发大量血管活性物质释放，在大多数情况下，无症状或病情轻微，很少需要治疗。要监测病人的尿量、肾功能、凝血功能，补充足够的水分，维持尿量。若仍需输血，要选择没有该抗体所对应抗原之红细胞输血。

Ⅲ　非溶血性发热性输血反应

一、概述

非溶血性发热性输血反应（febrile nonhemolytic transfusion reaction，FNHTR）是输血反应中较为常见的一种反应。它是指患者在输血中或输血后体温升高 ≥ 1℃，并以发热与寒战等为主要临床表现，且能排除溶血、细菌污染、严重过敏等原因引起发热的一类输血反应。通常每输注一个单位的成分血液制品发生 FNHTR 的概率约为 0.5%~1.5%，特别是在输注多人份血小板浓缩液（PCs）时概率可能更高。FNHTR 在多次输血或多次怀孕妇女中尤为多见。

二、病因及病理生理

广义的致热原包括可以引起发热的一切物质（如蛋白质、死菌或细菌产物等）。狭义的致热原指在蒸馏水中生长的某些细菌所产生的一种超滤和耐热的可溶性致热物质，常为多糖或脂多糖类。热原随蒸馏水附着于采血、输血器具及制剂中，再随血进入患者体内，引起发热。随着一次性采血、输血器材的广泛应用，灭菌条件的改善，制药技术的改进，热原引起的发热已较为少见。

（一）与白细胞或（和）血小板抗体有关

早在 20 世纪 50 年代国内外学者认为 FNHTR 的发生是与受血者或献血者血中含有白细胞凝集素有关。受血者体内高效价的白细胞凝集素和献血者血液中含有一定数量不相容的白细胞是产生发热反应的条件；另外，献血者血浆内高效价的白细胞凝集素与受血者不相容的白细胞可以产生发热反应，此种情况多见于经产妇的献血者的血浆中。随着国内外研究进一步深入，逐步发现在临床输血反应中，FNHTR 与白细胞或（和）血小板抗体有关。白细胞抗体包括 HLA 抗体、粒细胞抗体，其中以前者最为多见。通常在多次受血者体内产生 HLA 抗体的频率约为 54.70%。白细胞抗体可见于受血者体内，亦可见于献血者（经产妇）体内。一般认为 FNHTR 的发生是由供、受者之间的 HLA 不相合引起的同种免疫反应；此外粒细胞也可与粒细胞特异性抗体作用而发生 FNHTR。虽然血小板上含有 HLA Ⅰ类抗原，但临床输血检测中血小板抗体引起的 FNHTR 较难确定，这是由于血小板有其自身特异性抗原产生特异性抗体；另外，PCs 内又混有白细胞，通常血小板同种抗体与白细胞的抗体共同存在，HLA 或白细胞抗原不合引起受血者体内抗原抗体反应，造成白细胞凝集并在单核巨噬细胞系统内破坏，释放出内源性致热原是引起 FNHTR 的原因之一。

（二）与血液保存中产生的细胞因子有关

Chamber 等报道在没有输血史或妊娠史的受血者中，第一次输注血小板时即发生了 FNHTR。Muylle 和 Heddle 等相继报道了随着保存时间的延长，患者输注后发生 FNHTR 概率也大大增加。经过研究发现，在血浆和血液细胞成分的上清液中存在着大量细胞因子包括白细胞介素-1β（IL-1β）、白细胞介素-6（IL-6）和肿瘤坏死因子（TNF-α）等，可导致 FNHTR 的发生。在 PCs 中检测到这些细胞因子随着保存时间的延长，其含量也增多，且与血袋中献血者的白细胞含量成正比。Heddle 等研究发现，将 PCs 分成生理盐水悬浮的血小板部分和上清液中的血浆部分，分别给患者输注，间隔时间为 2 小时，其发热反应的发生率在输注后者成分时要显著高于前者，并且测得含血浆成分的 PCs 中所含 IL-1β 和 IL-6 的水平明显比生理盐水悬浮的 PCs 高，作者认为，PCs 中含有细胞因子是引起 FNHTR 的重要因素。目前尚无法确定是何种诱因刺激白细胞产生细胞因子，推测可能与血液液体的应切力、细胞代谢、血液细胞与保存袋内所含增塑剂相互作用等因素有关。由于低温保存的红细胞制品可抑制细胞的新陈代谢，因此献血者的白细胞合成与分泌细胞因子的能力在 RBC 制品中要小于在 PCs（$22℃ \pm 2℃$）中保管。但在低温保存的 RBC 制品中，仍可测得 IL-1β 和 IL-8，前者产生 IL-1β 量极低（$\leqslant 20$ pg/ml）以至于不能引起机体显著的病理生理反应。保存期为 42 天的 RBC 制品中，其 IL-8 的含量为（$0.2 \sim 2$pg/L）。但也有文献报告当 IL-8 被进一步激活并显示有中性粒细胞趋化性时，它对机体并不产生致热原作用，因此，IL-8 在输血中及输血后的潜在作用有待进一步研究。目前研究表明，献血者血液中含有一定浓度的细胞因子，特别是其血制品中具有活性的单核细胞、淋巴细胞越多，细胞因子浓度也就越高。通常在异性蛋白质及细菌产物刺激下单核细胞或内皮细胞分泌细胞因子。后者在循环系统中达到足够水平时，可刺激视前区－下丘脑前部体温调节中枢，产生花生四烯酸包括前列腺素 E_2

（PGE_2），导致温度感受神经元调定点上移，以至于提高了温度平衡点，从而出现畏寒和寒战。近年来国内外研究表明，IL-1β 是机体发热反应的主要内源性致热原，IL-6 是急性期反应主要的诱导因子。它在 IL-1β、TNF-α 的协同下可诱导肝细胞合成急性期蛋白，引起机体发热。

三、临床表现及诊断

FNHTR 多发生在输血期间至输血完毕后 1～2 小时内，发热持续时间少则几分钟，多则 1～2 小时，通常不会超过 8～10 小时。常伴有颜面潮红、畏寒、脉率增快，血压多无变化。也可伴有出汗、恶心或呕吐，少数患者输血发热反应后数小时内可发生口唇疱疹。轻度发热反应体温升高 1～2℃，症状常呈自限性。倘若发热持续时间达 18～24 小时或更长，就应考虑其他原因所致。

FNHTR 要与细菌污染性输血反应鉴别，二者虽然均有发热，但前者停止输血，经对症处理后病情很快缓解，血压多无变化；后者多有高热、休克、皮肤充血三大特征，停止输血并经对症处理无效。当高度怀疑受血者有脓毒症时，血袋及受血者输血后的留血样需行血培养。同时必须联合应用大剂量抗生素，积极抗休克治疗，才有望抢救成功。FNHTR 与溶血性反应也都有发热，但后者与输注的血型及输血量有关，可出现心悸、胸腰背痛、呼吸困难、心率加快、血压下降、酱油色样尿，甚至发生休克、肾衰竭、弥散性血管内凝血等严重症状。通常须重新鉴定献血者及受血者的红细胞 ABO 血型，并重做交叉配血试验；输血后 6 小时左右检查患者血清胆红素、血浆游离血红蛋白含量、血浆结合珠蛋白、高铁血红蛋白均有增高，而外周血红蛋白下降；将输血前和输血后受血者的血样行直接抗球蛋白试验可以排除溶血性输血反应。另外，尚须排除药物反应、输液反应或与输血无关的其他因素所致的炎症反应。由于鉴定受血者血清中 HLA 抗体（多采用微量淋巴细胞毒试验）、抗血小板抗体、抗粒细胞特异性抗体及致热原性细胞因子（多用 ELISA 法检测）技术性较强，基层医院不易进行，因此，FNHTR 的诊断目前通常仍采取排除性诊断方法。

四、预防

国外采用无热原技术配制血液保存液，对于易感患者可在输血前用一些抗致热原性药物，如对乙酰氨基酚或阿司匹林，可有效减轻发热反应的程度。倘若患者既往无输血发热史，就不必输血前用药；倘若既往有过敏反应史，可使用苯海拉明等抗组胺药。切忌将任何药物直接加入血液制品内一同输注。另一种有效的方法是输注去除白细胞的血液制品。目前，国内外学者一致认为，发热反应程度与输注供者白细胞的数量和速度有关。值得一提的是，输血前应用第三代去白细胞过滤法虽可降低FNHTR的发生，但对有些血液制品的输注效果不佳，可能与抗血小板抗体的产生或血小板在储存中产生可溶性介质不能被过滤去除有关。国外诸多医院对于既往有二次以上输血发热反应的患者常规使用去除白细胞血液制品。此外，对于受血者血液中存在抗白细胞抗体时，应与献血者做白细胞交叉配合试验以寻找合适的血液。一般应用粒细胞免疫荧光结合试验，检测粒细胞特异性抗体以及淋巴细胞毒性试验检测 HLA 抗体。

五、治疗

一旦发生 FNHTR 后，首先应立即停止输血，并缓慢输注生理盐水保持静脉通路。将受血者血样及剩余血液制品一起送输血科（血库）进行有关方面实验室检查。倘若无其他禁忌证，受血者可给予阿司匹林口服；倘若伴有血小板减少症，可予醋胺酚口服。此外，须注意保暖。严重寒战者可用哌替啶肌肉或皮下注射以缓解寒战。高热严重者给予物理降温。倘若受血者出现轻度发热反应，又因病情需要须继续输血，应重新更换血液制品予以输注，但输注的速度宜慢，且须严密观察受血者的基本生命体征。

Ⅳ　过　敏　反　应

一、概述

过敏反应多见于有过敏史的受血者。输血后轻度荨麻疹发生率约为 1%，一般是自限性的，用抗组胺药可以防止或减轻。严重的过敏反应少见，但可导致呼吸困难、休克等严重后果，仍应引起足够重视。

二、发病机制

过敏反应的发生与多种因素有关，主要为抗原–抗体反应所致。IgG 的重链（γ链）有同种异型，具有抗原性，反复多次输血，受血者可以产生 IgG 同种异型抗体，再次接受同一抗原性的同种异型 IgG 类免疫球蛋白，即可发生特异性抗原抗体反应。某些患者先天性缺乏 IgA 类免疫球蛋白，接受正常血液后，即产生抗 IgA 抗体，再次输血时就与 IgA 特异性结合，产生速发性过敏反应。静脉注射的免疫制品，产生免疫多聚体（主要是 IgG 类多聚体），可以激活补体，产生血管活性物质引起过敏反应。另外，过敏体质的患者，体内 IgE 含量较高，或多次接受输血者因抗原的反复刺激致 IgE 含量增高至 500μg/ml 以上。当输注血浆时，容易发生过敏反应。如献血员是过敏性体质，将体内抗体转输给受血者，当受血者接触相应过敏原时即可发生过敏反应，或供血者血清中有青霉素抗体，当输给正在接受青霉素治疗的患者时，即能引起青霉素的抗原–抗体反应。

此外，有镍过敏史患者，输血时可通过镍钢针管发生反应，输注未充分升温的库血时也可发生过敏反应。各种血液成分，尤其是新鲜冰冻血浆在制备及储存过程中，白细胞活化产生生物活性物质如白三烯、组胺、嗜酸性趋化因子、髓细胞过氧化物酶等，这些物质的释放均可引起过敏反应。

三、临床表现与诊断

过敏反应的临床表现包括单纯性荨麻疹、血管神经性水肿，更严重者出现呼吸障碍、休克等。轻者只发生风疹，少的只有几个，多的可以遍布全身，为局部红斑、瘙痒，不发热，无寒战，一般对患者无危险。荨麻疹反应比较常见，发生率可达 1%~3%。中间型可以有皮肤潮红、出汗、不安、脉快、血压低、胸骨后痛；胸部压迫感、呼吸困难、喘鸣、干咳、恶心、腹绞痛、腹泻、血管神经性水肿，甚至会厌水肿，最严重者发生休克和神志不清或死亡。也可以发生寒战和发热。

四、预防

1. 不用有过敏史的献血员，供血者在采血前 4 小时应禁食。

2. 有过敏史或有输血过敏史者，在输血前半小时口服苯海拉明 50mg 或肌注异丙嗪 25mg 或使用类固醇。

3. 免疫球蛋白虽然 95% 以上含有 IgG，输注相对安全，但由于制剂质量问题，有时也含有 IgA 或多量的聚合体及其他一些组分，因此输注免疫球蛋白一定要选择适应证，切忌滥用。

4. 已有 IgA 抗体的患者需输血时，应选用冰冻红细胞或洗涤红细胞、血小板或缺乏 IgA 供者冰冻血液或血浆。

5. 受血者已有低球蛋白血症或必要时在输血前做血清免疫球蛋白测定，如低下，则要做好输血预防措施。

6. 对低温保存的库血，应加温到 25℃后方可输用。过敏反应发生后，应立即停止输血，同时用生理盐水保持静脉输液通畅。

五、治疗

如不伴有发热或任何提示溶血性输血反应的症状时，则没有必要停止输血。抗组胺药物有利于控制症状。严重过敏反应发展迅速，只需输入几毫升血或血浆即可发生反应。如出现呼吸困难、低血压、喉头水肿、胸痛甚至休克症状，应立即停止输血或血浆，如出现支气管痉挛应予吸氧，用肾上腺素喷雾剂喷喉，必要时予以气管切开。过敏性休克应予肾上腺素 0.5 ~ 1.0mg 抗休克治疗。

V 细菌污染反应

一、概述

1941 年美国报道了由于输入细菌污染的血液成分而死亡的病例。之后，此类输血事件不断发生。20 世纪 80 年代，在室温条件下保存的血小板细菌污染的报道也随之增加。尽管改善了无菌采血技术，但污染的血液成分造成的菌血症仍保持在一个较高的水平，并且时有致死的病例发生。

二、病因及病理生理

不遵守无菌操作规程的任何一环节，都可造成血液被细菌污染。如保存液、采血和输血器具消毒不严，血袋有破损；采血或成分制备中无菌操作不严格；献血者有菌血症（有局部感染灶）；血液贮存温度过高；血液在贮存前或输血前在室温中放置太久等。

Klein 等指出，造成血液污染的是普通细菌。且多为革兰阴性杆菌，少数为革兰阳性杆菌和球菌。多数细菌在 2 ~ 6℃生长受到抑制，少数嗜冷菌

可在 2 ~ 6℃生长。嗜冷菌和非嗜冷菌在室温条件下能快速增殖。

污染源包括献血者、针穿刺处的皮肤、四周环境、空气、仪器、人群以及采血过程。P. charache 强调微生物在血液中生长和繁殖的关键因素包括接种的数量、贮存的条件（主要指温度）和特殊生物的品种和株别。如葡萄球菌在输血时达到 10CFU 时，受血者可以耐受，并能被患者清除。耶尔森小肠结肠炎杆菌在 4℃时经过 10 ~ 20 天后便可迅速生长，即使细菌本身失去致病力，但是释放的内毒素，可使患者受害。

三、临床表现及诊断

细菌性输血反应的程度，随细菌种类、毒性、输入量和受血者机体抵抗力不同而异。毒性小的细菌如输入量不多，病人可不发生反应或只发生发热反应，如输入的细菌量多、毒性大，即可突然发生寒战、高热、气促、发绀等，也可有恶心、呕吐等症状，或出现弥散性血管内凝血症状或发生中毒性休克。

四、预防

（一）皮肤消毒

针穿刺部位的皮肤消毒对防止血液污染很重要。肥皂清洗不能杀死细菌，乙醇有较强的杀菌作用。皮肤涂抹酒精至少 30 秒后，1 分钟为最佳，待全部蒸发后才能起到最大的消毒效果。碘酊制剂与氯乙啶能与皮肤结合，并且有效地发挥抗菌作用。对碘过敏者可用氯乙啶。

（二）输血前的细菌检测

输血前的细菌检测是较理想的预防措施。近几年多用全自动细菌培养来检测血小板的细菌污染，其敏感、快捷，应用趋势不断增加，但费用较昂贵。

（三）采血和血液保存技术的改进

Klein 等指出，大多数细菌污染的血液出现在采血开始的 5 ~ 10ml 之内。欧洲一些国家已使用美国 Baxtre 公司生产的特制采血装置，将初采的 10ml 血流入一个小血袋、弃去。将保存红细胞的温度由 4℃降至 0℃，可减少了细菌污染。Rivera 等配制了一种新的血小板保存液，将血小板贮存在 4℃不振荡，既延长了保存时间，又减少了细菌污染。

（四）血液制品病原体的灭活

用光化学方法，即将 8-甲氧基-补骨脂素，加

长波紫外线照射，灭活高浓度的广谱病原体，并保持了足够的血小板体外功能。

五、治疗

1. 立即停止输血，通知医师，根据病情采取必要急救措施，并迅速检查原因，以供抢救措施参考。

2. 将未输完的库血和病人的血标本送化验室，做血培养和药敏试验。

3. 严密观察病情变化，定时测量体温、脉搏、呼吸和血压，以利早期发现休克的先兆。

4. 抗休克和抗感染治疗。

5. 高热者给予物理降温。

6. 留置导尿管，并记录出入液量。

第二节 大量输血后的并发症

大量输血是指 24 小时内输血量超过患者自身血容量的 2 倍，或 1～2 小时内输血大于自身血容量。

I 供氧能力降低

血液贮存后，其向组织释氧的能力下降。1954年 Valtis 和 Kenendy 首次描述了血液在体外出现的氧离曲线左移的现象，其程度与在 ACD 保存液中的时间成正相关。在输入保存 7 天以上的库血后，所有的患者均出现氧离曲线的左移，一般要持续 24 小时以上，且程度与输血量及库血贮存的时间相关。目前大多数学者认为，此种现象的发生与库血中 2,3-二磷酸甘油酸（2,3-DPG）的减少有关。2,3-DPG 减少后，血红蛋白对氧的亲和力增强，向组织释氧量减少，可能导致组织的缺氧，临床上也有证据证实这方面的推测：Marik 和 Sibbard 发现，输注贮存 15 天以上的库血后，胃黏膜的 pH（pHi）下降，推测有内脏器官的缺氧发生。但多数情况下，2,3-DPG 下降对重要脏器的功能并不产生影响，原因是因为输注库血后可使心输出量增加，使单位时间内通过脏器毛细血管的红细胞数量增加，从而代偿了由于红细胞释氧能力下降带来的影响。故对于术前脏器功能良好的患者应无这方面的顾虑，但对于一些器官功能处于代偿边缘的患者，必须考虑到这方面的影响，尤其是冠心病病人。

II 出血倾向

一、概述

出血倾向是指皮肤、黏膜自发性出血，或当微小血管遭受轻微创伤后，出血不易自行停止的一种临床表现，是由于出、凝血功能障碍而引起。这类出血与中小血管因外伤、手术、溃疡、肿瘤坏死等损伤及曲张静脉和血管瘤破坏而发生局部严重出血有根本的区别。

二、发病机制

大量输血后的出血倾向非常多见，这是一个多因素诱发的事件，但人们认为主要与输血量、低血压及低灌注持续的时间有关。如果患者术中血压维持良好，灌注充足，则即使输入较多的异体血，也不至于引发凝血功能障碍。如果患者术中存在长时间的低血压，同时又输入了大量的异体血，则有可能造成凝血系统异常，这种异常可有两个方面组成，一是弥散性血管内凝血（DIC），另一个是输注大量库血造成的凝血因子稀释，包括 V 凝血因子、VIII 因子的缺乏和稀释性的血小板减少症。

（一）血小板破坏

血小板在库血贮存的条件下破坏很快，4℃条件下，保存 6 个小时，血小板活力下降到原来的 50%～70%，24～48 小时以后，活力仅保存 5%～10%。被破坏的血小板进入体内后会迅速地被单核－吞噬细胞系统吞噬、清除，残余的血小板存活期也大大缩短。故大量输注库血，会导致机体内血小板稀释。一般认为急性条件下，血小板计数 $< 50 \times 10^9/L$ 时，出血的危险性显著增加，而慢性的血小板减少症，即便血小板计数达到 $15 \times 10^9/L$ 以下，也不出现出血倾向。此种现象尚未得到满意的解释。

（二）凝血因子破坏或被稀释

大量输用库血导致凝血因子 V、VIII 因子稀释，但研究表明只须正常水平 5%～20% 的 V 因子和 30% 水平的 VIII 因子即可满足外科手术凝血的需要。输血很少造成该两种凝血因子水平降到上述水平以下。Miller 的临床研究发现，在输红细胞液 5000ml 后，补充 500～1000ml 的新鲜冰冻血浆，虽然

APTT 恢复正常，但手术区的出血仍无明显减少，只有在输注了血小板后，出血才会明显趋于停止，表明 V、Ⅷ因子的减少在输血后的出血倾向中并不占主导地位，更重要的因素可能为稀释性血小板减少症，而该两个因子的减少只是加重了出血倾向。

另外，血细胞在肺血管、肾血管、肠系膜毛细血管等处凝集引起栓塞，引起凝血活酶的活化和释放，导致凝血系统异常，进而发生弥散性血管内凝血（DIC）及出血倾向。

三、临床表现与诊断

大量快速输注库血，常可引起出血倾向，表现为血压持续下降，手术区异常渗血，黏膜和皮下有出血点，静脉穿刺点出血，皮下淤斑，或有齿龈出血和血尿。若患者原无凝血功能异常而输血后出现上述表现，则应考虑输血所致出血。

四、预防

预防方法是每输库血 3～5 单位，应补充鲜血 1 单位。此外可根据凝血因子缺乏的情况，补充有关血成分，如新鲜冰冻血浆；凝血酶原复合物，富血小板血浆等。

五、治疗

1. 立即停输库存血，改输新鲜同型配合的全血及新鲜血浆、血小板悬液、纤维蛋白原。
2. 酌情静滴氢化可的松 100～200mg/次（成人）。
3. 酌情选用止血药物。

Ⅲ　枸橼酸中毒

一、概述

1914 年，Hustin 首先发现枸橼酸钠与血液中钙作用后能形成可溶性的复合物，阻止血液凝集。1918 年发现冷藏可以保存血液后，开始用枸橼酸钠作为血液抗凝剂保存血液，使最初的直接或半直接的输血法改为间接输血法，这是输血史上一大发展，枸橼酸钠作为体外抗凝剂，成人在 600ml 剂量下输血速度不很快且肝功正常时，不会产生不良反应。当输血速度太快或输血量过大时，可出现枸橼酸中毒反应。

二、病因及病理生理

供输血用的血液，一般用枸橼酸钠作抗凝剂，每 100ml 全血中加 2.5% 枸橼酸钠 25ml。钙为凝血过程中必需物质，可促进凝血质（凝血因子Ⅲ），凝血酶和纤维蛋白的形成，以及激活血小板释放凝血因子反应等。枸橼酸根离子与血中钙离子生成难解离的可溶性络合物枸橼酸钙，此络合物易溶于水但不易解离，使血中钙离子减少，凝血过程受到抑制，从而阻止血液凝固。枸橼酸钠一般在三羧酸循环中完全氧化代谢，其氧化速率接近正常的输血速度。静脉滴注输血时，大部分枸橼酸钠易在肝脏和肌肉代谢，部分由肾脏排泄，不致积蓄中毒。如输血过快，量过大（1000ml 以上），大量枸橼酸钠进入体内，机体来不及代谢，与体内血液中的 Ca^{2+} 络合，致使血中游离 Ca^{2+} 突然减少，引起中毒反应。因此枸橼酸的中毒并非枸橼酸离子本身的毒性，而是枸橼酸结合钙离子引发低钙血症的相关症状。低钙使心肌动作电位Ⅲ相缩短，钙内流减少，兴奋－收缩耦联作用减弱，心肌收缩力下降，造成低血压，脉压减小，心脏舒张末期容量增加，CVP 升高等。多数情况下，如果循环血量维持稳定，枸橼酸的中毒症状并不常见，只有当 ACD 保存的红细胞输注速度高于 150ml/min 时，才会出现上述症状，用改良后的含枸橼酸较少的保存液的血制品时，中毒发生的概率就大大减少。当然，有些特殊情况可以增加枸橼酸中毒的可能性，包括肝脏疾病、肝移植手术、低温、过度通气等。前三者主要是干扰了枸橼酸的代谢，过度通气则是因为 pH 升高，血清游离钙离子减少，从而加重了枸橼酸的中毒反应，低温和过度通气在临床上可以迅速解决，而肝脏疾患和肝移植手术中大量输血后补钙应成为常规。新生儿因肝内酶系统发育不全，即使缓慢输血，也有引起中毒可能。

三、临床表现与诊断

因低钙血症可发生肌肉颤动，手足抽搐、Chvostek 征和 Trousseau 征阳性、情绪不定、精神不安、意识障碍等；此外可出现出血、凝血机制障碍、血压下降、脉压增宽、CVP（中心静脉压）和 LVEDP（左室舒张末期压）升高等血液循环受抑制表现，并可发生心室颤动或心搏骤停而致死。

输血后出现舌头、口周麻木或者心电图 Q-T 延长时应考虑该病。

如果患者同时有代谢障碍，肝、肾功能不良，低温，休克等则可使体内枸橼酸聚集，加重毒性反应。

四、预防

为预防橼酸钠盐中毒反应，大量输血时可静脉注射适量葡萄糖酸钙或氯化钙。一般每输注 1000ml 含枸橼酸钠血可静脉注射 10% 葡萄糖酸钙 10ml 或 5% 氯化钙 10ml，以中和输入的大量枸橼酸钠，防止低钙血症发生。钙剂应单独注射，不能加入血液中，以免发生凝血。

五、治疗

如果患者在输血后出现低心输出量的表现时，可以考虑补充钙离子，主要是氯化钙，剂量 0.5 ~ 1.0g，给药速度 1.5mg/(kg·min)，并严密监视血清钙离子的变化，以决定是否需要追加剂量。这里须指出的是，即便出现低心输出量的表现，治疗的重点首先是纠正低血容量方面，而非忙于补钙，因为低血钙状态在停止输血后会很快得到纠正，其机制是输入体内枸橼酸很快会被肝脏代谢从而释放出钙离子以及机体调动内源性钙储备来维持血清钙的水平。应注意观察病情变化，酌情对症治疗。

Ⅳ 高 钾 血 症

一、概述

高钾血症是大量输血并发症之一，但机体对钾的代谢能力较强，故一般不易出现，但因其常常没有或很少有明显症状而可骤然致心脏停搏，应及早发现，及早防治，以免出现不良后果。

二、病因及病理生理

输血引起高钾血症并不多见，其发生主要与以下因素有关：

1. 库血中钾含量随存放时间延长而逐日上升，1 周后可升至 10 ~ 14mmol/L，3 周后可达 32 mmol/L。

2. 休克患者肾上腺素分泌增加，肝糖原分解，钾离子自肝细胞内释出。

3. 肾功能减退时，钾离子不易排出。

4. 合并酸中毒或软组织损伤时钾离子从细胞内释出。

三、临床表现及诊断

取决于原发疾病、血钾升高程度、速度等，病人一般无特异症状，主要是钾对心肌和骨骼肌的毒性作用。

1. 抑制心肌收缩 出现心律缓慢，心律不齐，严重时心室颤动、心脏停搏于舒张状态。低 Na^+、低 Ca^{2+}、高 Mg^{2+} 可加剧高血钾对心肌的危害。高血钾心电图的特征性改变是：早期 T 波高而尖、Q-T 间期延长，随后出现 QRS 波群增宽，PR 间期延长。

2. 神经肌肉症状 早期常有四肢及口周感觉麻木，极度疲乏、肌肉酸痛、肢体苍白、湿冷。血钾浓度达 7mmol/L 时，四肢麻木，软瘫，先为躯干，后为四肢，最后影响到呼吸肌，发生窒息。

3. 高血钾 可致代谢性酸中毒。

凡遇有引起高钾血症原因的病人，要提高警惕，应经常进行心电图检查，如发现心电图的高钾血症改变，即可确诊。血清钾测定常显示血钾增高。

四、预防

1. 尽可能用新鲜血或近期的库血。
2. 大量输血时予心电监护。

五、治疗

首先要控制引起高钾血症的原因及治疗原发病。一旦发现高钾血症时，应立即停止补钾，积极采取保护心脏的急救措施，对抗钾的毒性作用；促使钾向细胞内转移；排除体内过多的钾，以降低血清钾浓度。

急救措施：

1. 静注钙剂（10% 葡萄糖酸钙 10 ~ 20ml）可重复使用，钙与钾有对抗作用，能缓解钾对心肌的毒性作用，或用 30 ~ 40ml 加入液体滴注。

2. 静脉注射 5% 碳酸氢钠溶液 60 ~ 100ml，或 11.2% 乳酸钠溶液 40 ~ 60ml，之后可再注射碳酸氢钠 100 ~ 200ml 或乳酸钠溶液 60 ~ 100ml，这种高渗碱性钠盐可扩充血容量，以稀释血清钾浓度，使钾离子移入细胞内，纠正酸中毒以降低血清钾浓度，还有注入的钠，对钾也有对抗作用。

3. 用 25% ~ 50% 葡萄糖 100 ~ 200ml 加胰岛素

（4g 糖加 1U 胰岛素）做静脉滴注，当葡萄糖合成糖原时，将钾转入细胞内。

4. 注射阿托品，对心脏传导阻滞有一定作用。

5. 透析疗法　有腹膜透析和血液透析，肾功能不全，经上述治疗后，血清钾仍不下降时可采用。

6. 阳离子交换树脂的应用，15g，口服，4 次/d，可从消化道带走较多的钾离子，亦可加入 10% 葡萄糖 200ml 中作保留灌肠。

V　低体温

一、概述

因红细胞悬液及全血储存于 4±2℃，快速输血或大量输血容易造成低体温。低温可以对人体的生理带来很多不利的影响，尤其是对循环系统和凝血系统的影响，体温若迅速降低至 32℃ 以下，能造成心脏传导异常、心律不齐，甚至死亡。另外由于术中低温，患者在苏醒期往往出现严重的寒战，造成氧耗量急剧上升，心肺负荷加重，对心肺功能不全的患者造成威胁。

二、病因及病理生理

低体温会使柠檬酸盐（citrate）及乳酸盐（lactate）代谢减慢、血红蛋白对氧的亲和力增加、增加红细胞释出钾离子；低体温减缓酶反应，使凝血因子功能异常而致 PT 及 APTT 延长、血小板功能异常，诱发弥散性血管内凝血（DIC）；低体温时周围循环阻力下降，血液淤滞，组织缺氧。中心血循环量减少，心率减慢，尿量减少；低体温时呼吸减慢，有时呼吸暂停，易发生呼吸性酸中毒，又由于营养摄入量不足，造成代谢性酸中毒；低体温时糖代谢不完善，起初可能出现高血糖，但由于糖消耗增高，继而发生低血糖。

三、临床表现及诊断

1. 神经系统　由于体温的不断下降，则逐渐出现疼痛性发冷，知觉迟钝至痛觉丧失. 意识模糊、意识丧失至深昏迷，逐渐呈假死状态，最后死亡。

2. 循环系统　由于体液由血管内移至组织间隙，血液浓缩，浓度增加，同时外周血管收缩，循环阻力增大，冠状动脉血流降低，心输出量减少，血压下降，心率下降，出现传导阻滞，甚至心室纤颤等。

3. 呼吸系统　随着体温下降，呼吸中枢受到抑制，呼吸变浅，变慢，以至呼吸、心跳停止。

4. 泌尿系统　由于肾血管痉挛，肾小球滤过压下降，如持续过久，可导致代谢性酸中毒、氮质血症及急性肾衰竭。

四、预防

库血在使用前放入 38~39℃ 的水浴中加温，适当的加热还可降低红细胞制剂的黏滞度，有利于输注。需要快速输血时应采用快速输液系统或者输血加温仪，并配合其他的物理加温手段，如保温毯和充气加温被（air forced warmer system）。

五、治疗

（一）体表加温

减少皮肤散热是体温保护中的重要一环，有被动隔离和主动加温两种方法：

1. 被动隔离　单层隔离即可减少皮肤失热 30%，但即使是最好的隔离也很少能将热损失减少到 50%。增加隔离层的数量只能使热量损失轻微地减少，原因是覆盖物本身的作用较小，大部分热量是通过皮肤与覆盖物之间的静止空气层储存的。隔离保温的能力与覆盖的体表面积直接相关。

2. 主动皮肤加温　主动加温能比被动隔离更好地维持正常体温，其效力与皮肤面积呈线性关系。循环水床垫是经典的加温装置。但因为约 90% 的代谢产热是通过身体前表面丧失的，所以其效率有限。另外背部的毛细血管受病人自身的压迫限制了血流，所以这种方法还可能导致压力 - 热损伤。充气加温装置由电热充气装置和保温毯组成。通过两种机制加温：屏蔽辐射和对流。充气加温可以通过皮肤表面传导 30~50W 热量，同时被动隔热将皮肤散热从 100W 降到约 70W。因此远比单纯被动隔热和循环水床垫有效。对四肢加温比对躯干加温更有效。电热毯与充气加温效果相似。辐射加温器使用特制的白炽灯泡或热源来产生红外线。主要优点是加温器与病人没有接触，其他所有体表加温装置必须接近皮肤表面。通过将热水袋放置在血流丰富的部位（如腋窝）来为病人加温。但这种做法既缺乏效率又危险。缺乏效率是因为作用面积太小。危险的是，如果组织不能将热量充分地播散到身体其余部分，则意味着热量将在局部蓄积引起组织热损伤。

（二）内部加温方法

使用输液加温装置可以减少热量损失。给成人输入 1 单位冷藏血液或 1L 室温下的晶体溶液会将平均体温降低约 0.25℃。但输入的液体高于体温太多也不安全，所以其保温作用是有限的，并不能替代皮肤隔热加温，单独应用不会维持病人体温正常。

热量 – 水分交换滤器可以将大量的水分和热量保留在呼吸系统中。代谢产热有不到 10% 是通过呼吸道丧失的，用于为吸入气体加热和加湿，其中加湿需要 2/3 的热量。因为气道失热占总失热量的比例很小，所以气道加温加湿的效率较低。

有创加温装置包括腹膜透析和动静脉分流加温，其中最强有力的是体外循环。输注氨基酸可以引起代谢产热增加。

VI　酸碱平衡紊乱

一、概述

酸碱平衡紊乱指各种原因引起机体酸性或碱性物质的量（过多或过少），超过机体的调节能力，使血浆 pH 超越正常范围，（升高或降低）的病理变化。输血所致酸碱平衡紊乱主要为代谢性酸中毒。

二、病因及病理生理

新鲜血液在加入 ACD 液后使得 pH 即降至 7.0 ~ 7.2，丢失碱为 20 ~ 25mmol/L，主要是由于葡萄糖分解和红细胞代谢产生乳酸及丙酮酸所致。又因储血袋没有 CO_2 外逸装置，红细胞在保存过程中代谢产物及生成的二氧化碳不能被清除，所以库血都呈酸性，保存 21 天的库血 pH 仅为 6.9，PCO_2 达 150 ~ 220mmHg。碳酸氢盐不断减少，改变了碳酸氢钠和碳酸比例，也使 pH 下降。加之需要大量输血的患者往往伴有休克及代谢性酸血症，故大量输血也势必加重酸血症。

大量输注库血造成的患者体内代谢性酸碱变化是多变的，库血的大量代谢性酸性产物的输入固然可以造成受血者的代谢性酸血症，但库血中所含的枸橼酸进入体内后可以通过肝脏迅速转化为碳酸氢根，反而有可能造成代谢性碱中毒。所以仅凭经验

给予输注碳酸氢钠治疗是不可取的，应在动脉血气的指导下，对酸碱平衡进行调整，同时应掌握宁酸勿碱的原则，因为轻度的酸血症有利于氧向组织的释放。

三、临床表现和诊断

酸中毒较轻时无特殊表现，由于 H^+ 比较不易通过血脑屏障，因而呼吸代偿出现相对缓慢。其表现为通气增强，呼吸深而有力。酸中毒加重时，周围血管扩张，口唇樱红。可有软弱无力，恶心呕吐、神志恍惚、头痛、躁动、昏迷。血 pH 7.1 时，可致心血管衰竭。

碱中毒临床表现不明显，发展缓慢。逐渐可有口周和四肢麻木、抽搐或神经肌肉应激性增强。严重者可出现意识模糊、谵妄、木僵、昏迷，甚至死亡。使氧离曲线左移，组织缺氧，影响脏器功能。

诊断主要依靠实验室检查：

1. 血气分析　根据标准碳酸氢盐（SB），实际碳酸氢盐（AB），碱剩余（BE）PCO_2 等判断酸碱平衡紊乱。

2. 血清电解质测定　根据血清电解质推算阴离子间隙有助于病因诊断。

四、预防

1. 尽量使用新鲜血制品。
2. 严密监测动脉血气、电解质等。

五、治疗

1. 纠正酸碱失衡引起的水、电解质紊乱，恢复有效循环血量，改善组织血液灌流状况，改善肾功能。

2. 治疗酸中毒常用的碱性药物有 5% 碳酸氢钠、11.2% 乳酸钠、7.28% THAM（三羟甲基氨基甲烷）等。1g $NaHCO_3$ 含有 11.9mmol 的 HCO_3^-，1g 乳酸钠相当于 9 mmol 的 HCO_3^-，1gTHAM 相当于 8.2mmol 的 HCO_3^-。而 $NaHCO_3$ 溶液作用迅速、疗效确切、副作用小。纠正碱中毒可补充 NaCl，可促肾排出，或进行化学缓冲和透析，有充血性心力衰竭时可用碳酸酐酶抑制剂。严重碱中毒可应用盐酸治疗，应结合症状及血液化验结果，及时调整用药。

Ⅶ 微小血栓的输入

一、概述

1970 年代，Moseley 就报道了库血中小的血凝块和碎片随着血液贮存时间延长而增多。这些凝血块和碎片可以通过普通输血管道的过滤网进入受血者体内，并随血流阻塞孔径相当的微小血管，造成器官功能不全。

二、病因及病理生理

血液在贮存过程中，各种白细胞、血小板、红细胞碎片与变性蛋白及纤维蛋白等可形成大小不等、直径约为 $20 \sim 80 \mu m$ 的微聚物。在大量输血时，这些微聚物可以通过孔径为 $170 \mu m$ 的标准输血滤器而进入病人体内。微聚物输入机体后，可散布到全身微血管，造成栓塞现象。特别是大量输血时，大量微聚物循环到肺，可导致肺功能不全，急性肺损伤等损害血氧交换能力。实施心脏等体外循环手术时，输进的血不经肺处理，这些微聚物可直接到脑，导致脑栓塞发生。

三、临床表现及诊断

血栓形成和栓塞的临床表现及后果取决于血栓的大小、堵塞的部位及受累脏器或组织的种类。如肺毛细血管栓塞导致肺血管阻力急剧增高，右心室不能产生足够的收缩力以维持正常心排量，则出现低血压，中心静脉压和右心房平均压增高。栓塞发生后均会出现呼吸急促，常伴有呼吸困难。其发生可能系由于肺泡间隙肿胀刺激位于肺泡毛细血管膜上的毛细血管旁受体所引起。此种刺激增强迷走神经传入活性，进一步刺激延髓呼吸神经元，随之发生肺泡过度通气，表现为 $PaCO_2$ 降低。脑血管栓塞常有不同程度的意识障碍，可有头痛、癫痫发作、感觉和运动障碍等。冠状动脉血栓可导致心绞痛、心肌梗死。颈动脉或脑动脉血栓形成或栓塞常表现为偏瘫、意识障碍。肾血管内微血栓形成可能损害肾小球，出现肾功能损害及蛋白尿。肢体动脉血栓栓塞则引起肢端疼痛、缺血性坏死。肢体深静脉血栓形成可能引起局部肿胀、疼痛、皮温升高，发生淋巴水肿。

可结合病史、症状、体征、出、凝血功能的实验室检查或影像学检查得出诊断。

四、预防

1. 采用超微孔滤过网或聚酯纤维滤过网，可清除库血中 95% 以上的血细胞碎屑，有助于减少并发症的发生。
2. 选用保存期短（7 天内）含微聚物少的血液。
3. 选用成分输血，如少白细胞的红细胞或洗涤红细胞。

五、治疗

1. 血栓栓塞的初期治疗属支持性。
2. 溶栓治疗 链激酶、尿激酶等。
3. 抗凝治疗 抗凝治疗不能消除已存在的血栓，常与溶栓药合用。常用的是肝素与华法林。
4. 抗血小板药 用于抑制血小板活化，作为溶栓后的巩固治疗。常用为阿司匹林、双嘧达莫等。
5. 适当采用扩容和血管扩张剂治疗，可以改善局部血循环。
6. 中医中药。

Ⅷ 大量输血与多脏器功能衰竭

一、概述

在严重创伤病人，早期输血使全身炎性反应综合征（SIRS）的发生概率增加约 2.6 倍，早期输血量与多器官功能障碍综合征（MODS）、多脏器功能衰竭（MOF）的发生密切相关，大量输血能明显提高病人的病死率。

二、病因及病理生理

目前研究认为，SIRS 是导致 MODS 发生的重要机制之一，SIRS 是因炎性细胞广泛被激活，并大量释放引起失控性炎症反应因子，血浆中出现肿瘤坏死因子（Tumor necrosis factor，TNF-α）、白细胞介素等多种促炎因子和其他炎症介质，抗炎细胞因子亦显著增加，白细胞和内皮细胞大量表达黏附分子，若炎症反应失控，则出现细胞因子级联效应，引起组织细胞损伤，从而可能导致 MODS 的发生。

大量输血时，库存血中大量来自于白细胞和其他细胞的多种血管活性物质和细胞因子可启动机体炎性反应，造成对机体的二次打击，导致 MODS。

另外，库血中游离血红蛋白含量升高，大量输注后能迅速与受血者血液中的一氧化氮结合（游离血红蛋白与 NO 的反应较红细胞快 1000 倍），大量消耗血液中的 NO，引起全身和局部的血管收缩，导致MODS。

近年发现，微血管内存在微血栓是 SIRS 的重要特征之一，因此大量输血造成的凝血功能紊乱、DIC、微血栓等也是 MODS 形成的重要因素。

三、临床表现

MODS 主要表现为多系统、器官的功能不全甚至衰竭。

1. 呼吸系统　可见呼吸频率加快，吸空气时动脉氧分压（PaO_2）下降，早期 X 线胸片可正常。中晚期呼吸频率进一步加快，PaO_2 进一步下降，胸片可见肺泡实性改变，并可发展为呼吸窘迫，氧合指数 $PaO_2/FiO_2 < 200$。

2. 心脏　由心率轻度增快（体温升高 1℃，心率加快 15~20 次/分钟）逐渐发展到心动过速、心肌酶（CPK、GOP、LDH）升高，甚至发生室性心律失常、Ⅱ~Ⅲ度房室传导阻滞、室颤、心跳停止。

3. 肾脏　随病情进展可出现尿量逐渐减少，严重时无尿或少尿（<20ml/h，持续 6 小时以上），尿钠、血肌酐明显升高。非少尿肾衰竭者尿量 >800 ml/24h，但血肌酐 >176.8μmol/L。

4. 肝脏　SGPT >正常值 2 倍以上、血清胆红素增高，重者出现肝性脑病。

5. 胃肠道　腹部胀气，肠鸣音减弱或消失。重者出现麻痹性肠梗阻，应激性溃疡出血。

6. 凝血　血小板计数减少，纤维蛋白原、凝血酶原时间（PT）及凝血酶原激活时间（TT）延长，重者可有明显的全身出血表现。

此外尚有中枢神经系统、代谢系统等异常表现。

SIRS 的诊断标准：具有以下两项或两项以上者：体温 >38℃ 或 <36℃；心率 >90 次/分钟；呼吸 >20 次/分钟或 $PaCO_2 < 32$ mmHg；白细胞计数 >12.0 × 10^9/L 或 <4.0 × 10^9/L 或幼稚杆状细胞 >10%。

MODS 的早期诊断依据为：存在诱发因素（严重创伤、休克、感染等）；出现 SIRS；器官功能障碍。

四、预防

1. 积极治疗原发病　原发病是发生 MODS 的根本原因。

2. 控制感染　原发严重感染和创伤后继发感染均可引发 MODS。

3. 加强器官功能监测和支持，改善全身状况　尽可能维持水、电解质和酸碱平衡，提高营养状态等。

4. 及早发现 SIRS 的征象，及早治疗。

5. 及早治疗任何一个首先继发的器官功能障碍，阻断病理的连锁反应，以免形成 MODS。

五、治疗

1. 消除病因和诱因，治疗原发疾病。
2. 合理应用抗生素。
3. 保护心、肺、肝、肾等重要器官功能。
4. 营养支持及代谢调理。
5. 抗氧化剂、自由基清除剂的应用。
6. 针对各脏器的特异性治疗。

Ⅸ　高血氨症

大量输血时还会引起高血氨症。血液在 4℃ 条件下，保存 21 天，血氨可增加到 528μmol/L（0.9mg/dl），增加肝脏代谢负担。如果患者肝、肾功能不良，就会诱发肝性脑病。需要输血时应尽量应用浓缩红细胞和洗涤红细胞，避免大量库存全血输注。一旦发生血氨升高，诱发肝性脑病，则应使用谷氨酸、精氨酸、左旋多巴等纠正氨代谢紊乱。

第三节　输血对免疫系统的影响

Ⅰ　输血导致的免疫抑制

一、概述

1973 年 Opelz 等首先报道输血诱发的免疫耐受，降低对移植器官的排斥反应，提高异体肾移植的存活率。然而输血也同时增加了术后感染的机会，甚至促使恶性肿瘤的进展和术后的复发。Agar-wal 等在研究了 4000 例创伤病人后认为输血是创伤术后感染并发症的唯一危险因素，危险因素的增加与输血量有关，与疾病的严重程度无关。Tartter 统计结果表明，围术期输血患者其感染率由 4% 增加到 25%，多因素方差分析显示术后感染率与输血显著相关，并呈量效关系。Burrows 等回顾总结 122 例结肠癌患者复发情况，围术期输血者，术后 5 年生存率降低，复发率增高，与未输血患者比较有显著差异，且复发时间提前。

二、病因及病理生理

输血引起的非特异性免疫抑制主要与白细胞介素-2（IL-2）和前列腺素 E_2（PGE_2）有关，IL-2 主要由 Th 细胞产生，参与 B 细胞的激活和增殖，Tc 的产生，增强 NK 细胞的活性；PGE2 可减少巨噬细胞 II 类抗原的表达和抗原提呈功能，抑制 IL-2 的产生，降低靶细胞对 IL-2 的应答。输血后 PGE_2 增多，IL-2 表达减少，从而产生免疫抑制。特异性免疫抑制主要由封闭性抗体、抗独特型抗体等介导。现已基本证实，免疫抑制作用主要与异体血中白细胞产生的可溶性生物介质和血浆成分有关，其中白细胞 MHC II 抗原及 B 细胞表面抗原起主要作用。Ishijima 等研究表明，异体输血使受血者中性粒细胞脱颗粒，释放出大量细胞因子和炎性递质，如白介素-6（IL-6）水平，输血组在手术结束时显著升高，术后升高更加明显。过度强烈的细胞因子反应对机体是有害的，升高的血清细胞因子可以导致受血者组织损伤及免疫功能受损。Blumberg 的研究表明，异体输血增强体液免疫，减弱细胞免疫，认为异体输血介导的免疫调节机制可能与 2 型免疫反应（Th2）细胞因子的改变有关；同时，认为异体输血增加机体的免疫负反馈调节作用，抑制细胞毒性 T 细胞（Tc）的活性，减低 Tc 细胞对靶细胞的特异性杀伤作用，增加抑制性 T 细胞（Ts）的活性，抑制辅助性 T 细胞（Th）及 B 细胞的功能。

三、临床表现与诊断

主要表现为移植器官存活率提高，恶性肿瘤复发，并发各种感染。另外可有相应的实验室表现，如培养的混合淋巴细胞反应降低，细胞因子的产生减少，对促分裂素的反应降低，免疫抑制细胞的数量及功能增加，自然杀伤细胞的活力下降，单核细胞的功能降低，细胞介导的对靶细胞的细胞毒作用降低，可溶性介质产量增加，抗个体基因型抗体受抑制，混合淋巴细胞反应降低等。具体实验室表现可见表 14-2。

表 14-2　输血造成免疫抑制的实验室表现

1. 培养的混合淋巴细胞反应降低。细胞因子的产生减少。
2. 对促分裂素的反应降低，免疫抑制细胞的数量及功能增加。
3. 自然杀伤细胞的活力下降。
4. 单核细胞的功能降低。
5. 细胞介导的对靶细胞的细胞毒性作用降低。
6. 可溶性介质产量增加，抗个体基因型抗体受抑制，混合淋巴细胞反应降低

四、预防

1. 输全血可增加免疫抑制的危险，应积极开展成分输血。
2. 有条件的情况下应开展自身输血。

五、治疗

1. 一般治疗，保持充足的营养。
2. 预防感染，出现感染征象可给予抗生素治疗。
3. 过继免疫治疗。
4. 增强免疫系统的药物，如左旋咪唑、异丙肌苷和胸腺激素等。
5. 严重免疫抑制患者可行骨髓移植。

II　输血相关的急性肺损伤

一、概述

输血相关性急性肺损伤（TRALI）是威胁生命的输血并发症，死亡率达 5%~25%。病人在输血中或输血后 6 小时内出现呼吸窘迫和低氧，都应考虑 TRALI。在继续使用全血的国家中，TRALI 发生率高于单用红细胞。来自美国和英国的报告都强调，输 FFP 的 TRALI 发生率大于输红细胞。TRALI 不仅与输入相应量的白细胞抗体有关，还与输入速度有关。危重病人经常输用新鲜冷冻血浆（FFP），易发生 TRALI，在有并存疾病时死亡率更高。供者的人口统计学特征变异和血制品的类型将影响 TRALI 的发生率。

二、病因及病理生理

TRALI 的发病机制是供者血浆中存在白细胞抗体（如 HLA-I 抗体、HLA-II 抗体）或储血中存在

生物活性脂质，它们与受者白细胞起反应并激活补体，引起中性粒细胞黏附和肺内聚集，导致内皮损伤和毛细血管渗漏，产生急性肺损伤。活动性感染、近期手术和（或）大量输血是发生 TRALI 的危险因素或第一事件。体外循环下心脏手术、血液病输血和化疗，都有 TRALI 发生的危险。但也有 5%～10% 病例由受者白细胞抗体与供者起反应所致。白细胞抗体属于 IgM 或（和）IgG 类。动物和临床研究提示，即使没有白细胞抗体也可能发生 TRALI。

凡含有血浆的血液制品，包括全血、浓缩红细胞、浓缩血小板、新鲜冷冻血浆（FFP）和冷沉淀等，均与 TRALI 有牵连，输注少量血浆或单纯的白细胞抗体就足以诱发。静注由大量血浆制备的 γ 球蛋白也可引发 TRALI。妊娠过 2 次的妇女，大约 20% 会产生白细胞抗体，许多报告的病例都涉及经产妇供者的血浆。但有关抗体效价、抗体亲和力和白细胞抗原密度，对 TRALI 出现率和严重程度的影响目前尚知之甚少。有许多单位要求用白细胞抗体作出诊断，但不少临床单位未能证明 TRALI 中有这类免疫球蛋白。

三、临床表现与诊断

该并发症发作快，临床表现为呼吸浅快、短促、呼吸功增加和发绀等；胸部听诊呼吸音低，且劈啪作响；伴发症状有发热和低血压。实验室检查显示明显低氧血症，P/F < 300 mmHg；同时有中性粒细胞增多（个别报告中性粒细胞减少）；胸片显示肺水肿，双侧弥漫性和绒毛状浸润，但心功能正常。TRALI 须除外容量超负荷和与输血相关的细菌性脓毒症。总之，TRALI 的临床表现与急性呼吸窘迫综合征（ARDS）完全相似。但是，TRALI 是输用血制品导致的 ALI，临床表现与 ALI/ARDS 的重叠及影响因素不会妨碍对该并发症的诊断。如果肺功能因输血而明显变坏，则这种恶化应为 TRALI。

在 1991 及 1995 年加拿大亚伯达最大的有 90 例 TRALI 的报道中，研究者用四个标准确定 TRALI：a 呼吸功能不全（气促、呼吸短促、呼吸功增加以及发绀）伴有严重的氧饱和度降低，通过手指动脉氧和动脉血气定量；b 呼吸功能不全需即刻医疗干预的程度；c 同时出现输血相关的症状（4 小时内，多在 10～30 分钟内）；d 无呼吸衰竭的其他原因（ABO 血型不符、容量过度负荷、过敏反应或脓毒症）。

四、预防

预防 TRALI 的根本方法是，检出可能引起 TRALI 的供者和血制品，排除由妊娠妇女和有输血史男性提供的血制品。采用血浆去除法消除致病抗体，或采用去白细胞血都可降低 TRALI 发生率。

五、治疗

TRALI 的主要治疗是呼吸支持和保持血流动力学稳定。100% 的病人需要给氧，72% 的病人需要机械通气或加用呼气末正压（PEEP）。由于 TRALI 常见严重低血容量和低血压，因此测定右房压和左房压可除外心源性肺水肿。积极补液并使用高 PEEP，可防止肺水肿加重并改善转归。在水肿液得到控制后再使用白蛋白可能有益。积极利尿有可能导致进一步低血压、休克和死亡，应当避免，除非有发生容量超负荷的证据。激素应在 TRALI 发生之前给予，而在事件发生后再用药价值不大，但可能减轻进一步的损伤。

Ⅲ　输血相关性移植物抗宿主病（TA-GVHD）

一、概述

移植物抗宿主病是指一种免疫缺损或免疫抑制的患者不能清除输入血液中具有免疫活性的淋巴细胞，使其在体内激活、增殖，将患者的组织器官识别为非己物质，作为靶目标进行免疫攻击、破坏的一种致命性输血并发症。主要表现为高热、全身皮疹、腹泻、肝功能损害等，因无特效治疗方法，病人可于 30 天内死亡，死亡率高达 90%。

二、病因及病理生理

正常人体具有完善的免疫系统，主要通过细胞免疫和体液免疫，防止侵入机体的病原体的危害，并识别和排斥进入机体的异体组织细胞。健康血液离体后 4℃ 保存，其中淋巴细胞有丝分裂能力可以维持 17～22 天，输入患者体内的淋巴细胞至少生存 1 周。正常情况下，患者（受体）把输入献血者（供体）的白细胞视为异物加以排斥，使其供体淋巴细胞不能在体内生殖分化，并在患者免疫系统存在，对严重缺陷或严重抑制的受体（如大剂量攻击性化疗、免疫缺陷、急、慢性白血病、淋巴瘤、实体瘤等）这类病人缺乏识别和清除输入的异体淋巴细胞的能力，致使供体 T 淋巴细胞在受者体内激活、分裂、增殖，对受者组织器官视为异己加以攻击、破坏引起移植物抗宿主病。

三、临床表现及诊断

临床上 TA-GVHD 表现为含有免疫活性淋巴细胞的血制品输入免疫缺陷或免疫抑制的受者后 7～10 天出现发热，多数为高热，热型不规则，常在发热后 24～48 小时面部和躯干出现皮疹，多数为红斑、斑丘疹、麻疹样皮疹，可蔓延至肢端。严重者可发生全身红皮病伴大疱形成，表皮松解。病理表现为上皮角化或角化不良，真皮、上皮层分离和空泡变性，淋巴细胞浸润，上皮和真皮内有凋亡小体形成。TA-GVHD 胃肠表现为腹泻（可以每天多于 5～8 L），是由于大、小肠及胃部黏膜隐窝发生坏死导致的。病理特征为肠上皮细胞空泡变性，其中充满核碎片和细胞碎片，称为爆炸样细胞。其他表现是肠黏膜淋巴细胞浸润，隐窝脓肿及结构破坏。TA-GVHD 肝受累表现为肝细胞损害，直至坏死，丙氨酸转移酶（ALT）和门冬氨酸转移酶（AST）活性显著升高，胆红素和碱性磷酸酶（AKP）升高，可有黄疸和肝大，淋巴细胞浸润肝动脉、肝静脉、肝胆管三联区，甚至蔓延至肝门区。TA-GVHD 还可以影响到骨髓，患者骨髓的 MHC 抗原与供者不相合，造血细胞被供者免疫活性细胞攻击，造成骨髓抑制，甚至骨髓衰竭，表现为全血细胞减少以及相应临床后果。

诊断主要依据输注未经照射或未滤除白细胞的血制品后 2 周左右突然起病，以皮肤、胃肠、肝和骨髓功能障碍为特征。有前述与输血相关的临床表现，考虑 TA-GVHD 的可能，皮肤活检和（或）其他部位病理学符合 TA-GVHD 改变时即可作出临床诊断。TA-GVHD 的确切诊断，最好有受者体内存在供者 T 淋巴细胞植活的证据，如果供、受者性别不同，受者体内有供者 T 淋巴细胞的性染色体核型也是确诊证据。

四、预防

对 TA-GVHD 无公认有效治疗方法，目前强调以预防为主。一个易感者需要输注血制品时，主要预防 TA-GVHD 的方法是避免应用危险性大的输血，

其中最安全的对策是照射全部血细胞制品或者去除血液制品中的白细胞。

1. 避免输用同种异体血液　尽量采用自身输血。

2. 避免输用新鲜血液　采血后放置时间越短的血液，含有的活性淋巴细胞越多，就越危险。但是在使用保存 10 天左右的全血和红细胞悬液后，也有的发生 TA-GVHD 报道。

3. 避免输用近亲血液　有血缘关系者之间常有相同的 HLA 单体型，将 HLA 纯合子的血液输给拥有相同 HLA 单体型患者的可能性很大，应该尽量避免这样的输血。例如，日本人父母、子女间输血发生 TA-GVHD 危险是非血缘间输血者的 8.6 倍，兄弟、姐妹间的 4.5 倍。

4. 清除淋巴细胞　使用白细胞过滤器可以清除绝大多数白细胞，不过即使应用高性能的过滤器，每 1 袋血液中也有将近 1×10^5 个白细胞会通过，输入过滤白细胞后的血液，极少发生 TA-GVHD。

5. 淋巴细胞灭活　当前可行又有效的预防 TA-GVHD 的方法是应用 γ 射线照射血制品，灭活淋巴细胞。放射源采用 60Co、131Ce、137Cs 和直线加速器均可。美国血库协会（AABB）把照射剂量的最低标准定为 25 Gy。为了确保安全，Brubaker 及其他学者推荐以 30 Gy 的剂量照射血制品用于预防 TA-GVHD 更适宜。

五、治疗

采用通常治疗 BMTA-GVHD 的方法对 TA-GVHD 无效，临床曾经先后试用大剂量糖皮质激素、环磷酰胺、环孢素 A、抗胸腺细胞球蛋白（ATG）、甲基泼尼龙、FK506 等，效果均不明显。近年来逐渐明确细胞因子在 TA-GVHD 发病机制中的作用，遂试用单克隆抗体作用于细胞因子网络，试图逆转 TA-GVHD 的病程。日本 Murakami 等报道 1 例新生儿的致命性 TA-GVHD，试用抗 CD3 单克隆抗体联合环孢素 A 和糖皮质激素等药物治疗后，TA-GVHD 表现有改善，循环淋巴细胞 HLA 抗原发生变化，认为抗 CD3 单抗联合环孢素 A 和糖皮质激素治疗 TA-GVHD 有效。日本的安川正贵治愈 1 例 32 岁女性 TA-GVHD 患者，是采用抗 CD3 单抗联合环孢素治疗方案。美国 Anasetti 和 Storb 等用抗 CD3 单抗治疗 14 例 GVHD，8 例有效（5 例完全缓

解，3 例部分缓解），多数疗效持久、稳定，4 例完全缓解已达 1 年多。

IV　免疫性血小板输注无效

一、概述

多次输入血小板后，由于产生了免疫相关及非免疫相关因素的影响，致使血小板输注无效，出血趋势不减轻，甚至加重出血。发生率 30% ~ 70%，此外还可引起发热反应或输血性紫癜。血小板输注无效的最重要原因是免疫性破坏：①免疫因素是指当受血者因某种原因，如妊娠或输血史，引起异体免疫和致敏，产生血小板所具有抗原的相应抗体时，这种抗体迅速破坏输入的具有相应抗原的血小板而使输注无效。HLA 抗原不配合是引起免疫性血小板输注无效的主要原因，约占 70% ~ 80%；②其他因素如患者有发热、严重感染、DIC 和肝脾肿大等均可引起输入的血小板破坏而影响输注效果。此外，血小板数量不足，保存和运输不当也会影响输注效果。

二、病因及病理生理

1. 单核 - 吞噬细胞系统的破坏　发热、败血症时 IL-1、TNF、PGE_2 可激活单核 - 吞噬细胞系统，使血小板被快速清除 BMT 时供者 T 细胞直接破坏血管内皮细胞，增加血小板黏附。

2. 血小板的免疫性破坏　HLA 抗原不合的血小板输入后，供者混杂的单核细胞、激活的 B 淋巴细胞上的黏附分子作用于患者的 T 淋巴细胞，引起 $CD8^+$ 细胞的增殖，破坏输入的血小板。

ABO 不合或血小板抗原不合，输入血小板后，发生抗原抗体反应，或激活补体系统，或细胞毒作用，可破坏输入的血小板。

三、临床表现及诊断

临床表现为出血趋势不减轻，或出现输血性紫癜，出血加重。血小板计数较输注前又有下降。血小板纠正计数指数（CCI）若输注后 1 小时 CCI < 7500/μl，12 小时 CCI < 6000/μl，24 小时 CCI < 4500/μl，连续 3 次，可判断为血小板无效输注，或在输注血小板 24 小时后血小板恢复百分率（PR%）< 20%，可判断为血小板无效输注。

四、预防

1. 严格掌握血小板输注的适应证，减少预防性血小板输注。

2. 有条件者输注单采血小板，可以限制同种异体抗原接触，减少或推迟同种免疫反应的发生。

3. 使用 HLA-A、B 配型和血小板交叉配型，增加血小板的相容性。

4. 输注照射血小板制剂　用 0.3 ~ 0.6J/cm² 剂量的紫外线（波长为 280 ~ 320nm）照射血小板制剂，可以使白细胞失去活性，或失去抗原性。

5. 正确使用白细胞滤器，以去除血小板制剂中的白细胞，禁忌挤压滤器上方管道或用盐水冲洗滤器，以免将过滤后的白细胞再次输入体内。

6. 避免使用两性霉素 B、万古霉素、环丙沙星等药物。

7. 应避免各种诱发血小板输注无效的因素，如对患者实行全环境的保护，可住层流病房，防止感染发生。

五、治疗

1. 治疗原发病，增加输注血小板量。免疫为主的病例以预防为主。

2. 大剂量静脉丙种球蛋白的输注可暂时性封闭抗体，减少免疫性因素所致血小板的无效输入。剂量：0.4g/kg，连用 5 天，再输入血小板，若无效，可增大剂量 1 倍。

3. 血浆置换，每 2 ~ 4 天置换 1 次血浆 500ml，共 6 次。也可连续置换。

V　有关恶性肿瘤病人围术期输血的争论

围术期输血量和输血成分与肿瘤复发有关。Fong 等认为，输血量与肿瘤复发率不成比例关系，病人即使仅接受 I 单位（200ml）全血，术后 5 年存活率也较未输血组有明显的降低。红细胞成分输血是否可减少肿瘤复发尚有争论，但到目前为止，红细胞成分输血仍是比较好的方法。Blumberg 等对 216 例接受输血的肿瘤病人调查发现，输浓缩红细胞对肿瘤复发影响较小，输 3 单位以下浓缩红细胞病人术后复发率和 5 年存活率与未输血病人相似，而输 4 单位以上浓缩红细胞或 1 单位全血者，与未输血病人相比则差异有显著性意义。表明输注 ≥ 4

单位浓缩红细胞或 1 单位全血可明显影响肿瘤复发和病人存活率，并可作为独立的癌症预后指标。

同种异体输血对肿瘤病人的影响目前尚存在一些争议，在对输血与肿瘤复发的回顾性研究资料中，有作者提出了不同的观点。他们认为，尽管接受输血病人的存活期与未接受者存在差异，但影响肿瘤病人手术预后的混杂因素很多，其主要原因可能不是输血本身或由此引起的免疫抑制，而是与肿瘤本身的生物学特性和病人的身体状况有关，如病人的一般状态、肿瘤的部位及侵犯程度、手术创伤大小等。通常对于那些贫血严重、肿瘤切除困难、手术时间长或手术中失血量大的病人围术期往往需要输血。但从自体输血与同种异体输血的肿瘤病人来看，后者是肿瘤病人术后预后不良的独立危险因素，目前大多数学者还是倾向于输血可增加肿瘤复发的观点。

Ⅵ 输血与术后感染的关系

各项临床研究均发现异体输血可增加术后感染率和病死率。有作者通过对接受输血的外科手术、胃肠疾患、创伤等多组病人研究，发现输血是引起非恶性疾病术后感染的一个独立的危险因素。Blajchman 等报道，肿瘤外科围术期输注异体血，术后细菌感染明显增加，而且与所输注的血制品的种类及输血量有关。

Quintiliani 等统计的胃肠癌根治术后感染率，发现输血组为 28%，未输血组为 4.6%，亦证实上述结论。另有研究发现，输血量与术后感染发生率有剂量－反应相关性：病人接受一个单位全血时无感染并发症发生，感染率随着输血量的增加而增加，输血 0~3 单位或以上的感染发生率为 5%~30%。Pinto 等报道术后感染的发生率与输血量有关，在 196 例胃癌中，术后并发感染的 71 例（36.2%），平均输血 4.2 单位；而未发生术后感染的 125 例，平均输血为 2.7 单位。此外，有研究表明输血时间与术后感染有相关性，术中输血比术前、术后输血具有更大的危险性。Ford 等认为术前输血和术后感染无关联，但术中和术后输血尤其是输入红细胞悬液则与切口感染明显相关。当然，需要输血的病人，其疾病本身的复杂程度相对不需要输血的病人要大。

第四节　由输血造成的感染性疾病

凡能通过血液传播的疾病，都可能经过输血途径由供血者传播给受血者，人们目前所比较关注的除以往所知道的肝炎病毒乙~己（HBV~HFV），人类免疫缺陷病毒（HIV）外，1995 年又发现了三种新的病毒，GB-病毒-C（BGV-C）庚肝病毒（HGV）具有同丙肝相类似的传播特性，但发病率极低。人类麻疹病毒-8（HHV-8）被认为是与卡波希肉瘤及其他一些肿瘤发病相关的病毒。但 HHV-8 更多的是通过器官移植传播，而非输血传播。事实上，20 世纪 90 年代以前，多数血库只进行两项检查，梅毒和乙型肝炎表面抗原的检查。但随着社会的发展，许多血液传播性疾病有蔓延的趋势，包括，艾滋病和丙型肝炎，由于其一旦感染，后果严重，故受到关注，在发达国家和我国供血的人免疫缺陷病毒（HIV）和 HCV 的免疫学检查已成为常规。

脏炎性病变为主，并可引起多器官损害的一种传染病。本病广泛流行于世界各国，主要侵犯儿童及青壮年，少数患者可转化为肝硬化或肝癌。因此，已成为严重威胁人类健康的世界性疾病，也是我国当前流行最为广泛、危害性最严重的一种传染病。

乙型肝炎无一定的流行期，一年四季均可发病，但多属散发。近年来乙肝发病率呈明显增高趋势。避开流行区域、注意卫生习惯、居住条件、提高自身免疫水平、主动免疫等措施可以有效预防乙肝。

二、病因及病理生理

乙型肝炎病毒感染肝细胞并在其中复制，一般认为并不直接引起肝细胞病变，但 HBV 基因整合于宿主的肝细胞染色体中，可能产生远期后果。乙型肝炎的肝细胞损伤主要是通过机体一系列免疫应答所造成，其中以细胞免疫为主。表达在肝细胞膜上的 HBV 核心抗原（HBcAg）和肝特异性脂蛋白是主要的靶抗原，致敏 T 淋巴细胞的细胞毒效应是肝细胞损伤的主要机制，而抗体依赖的细胞毒作用

Ⅰ　乙　肝

一、概述

乙型肝炎是由乙肝病毒（HBV）引起的、以肝

及淋巴因子，单核因子等的综合效应也十分重要，尤其在慢性活动型肝炎的病理损伤机制中，在特异性T辅助性细胞持续性损伤中起重要作用。特异性抗体与循环中的相应抗原及病毒颗粒结合成免疫复合物，并经吞噬细胞吞噬清除。循环中的某些免疫复合物可沉积于小血管基底膜，关节腔内以及各脏器的小血管壁，而引起皮疹、关节炎、肾小球肾炎、结节性多发性动脉炎等肝外病变。受染肝细胞被破坏以及HBV被保护性抗体所清除可导致感染终止。

机体免疫反应的强弱及免疫调节功能是否正常与乙型肝炎临床类型及转归有密切关系。在免疫应答和免疫调节功能正常的机体，受染肝细胞被效应细胞攻击而破坏，使感染终止，临床表现为经过顺利的急性肝炎，且由于病毒数量的多寡及毒力强弱所致肝细胞受损的程度不同而表现为急性黄疸型或急性无黄疸型肝炎。若机体针对HBV的特异性体液免疫及细胞免疫功能严重缺损，可呈免疫耐受或免疫麻痹，受染肝细胞未遭受免疫性损伤或仅轻微损伤，病毒未能清除，则表现为无症状慢性带毒者。若机体免疫功能（主要是清除功能）低下，病毒未被彻底清除，肝细胞不断受到轻度损害，则表现为慢性迁延型肝炎，慢性活动型肝炎。慢性活动型肝炎的发病机制较复杂，机体由于特异性免疫功能低下，不能充分清除循环中以及受染肝细胞内的病毒，病毒持续在肝细胞内复制，使肝细胞不断受到免疫损伤，且由于抑制性T细胞的数量或功能不足，以及肝细胞代谢失常所致肝内形成的免疫调节分子发生质与量改变，导致免疫调节功能紊乱，以致T-B细胞之间及T细胞各亚群之间的协调功能失常，自身抗体产生增多，通过抗体依赖细胞毒效应或抗体介导补体依赖的细胞溶解作用，造成自身免疫性肝损伤；或由大量抗原-抗体复合物的形成，导致肝细胞和其他器官更严重持久的损害。重型肝炎的病理及损伤机制主要是由于机体的免疫功能严重失调，特异性免疫反应增强，自身免疫反应明显，通过肝内免疫复合物反应和抗体依赖细胞毒作用造成肝细胞大块坏死。近年来认为，内毒素血症所致肿瘤坏死因子-α（TNF-α）大量释放，引起局部微循环障碍，可导致肝脏急性出血性坏死及大块坏死；且发现自由基变化对肝损伤及肝性脑病等的发生有关。

三、临床表现与诊断

HBV感染的特点为临床表现多样化，潜伏期较长（约45~160天，平均60~90天）。其诊断主要依据临床表现及辅助检查。

（一）临床表现

急性乙型病毒性肝炎在很多地方与急性甲型病毒性肝炎相类似，只是一些症状不如后者典型（上腹部不适、恶心、厌油、呕吐等）。30%的患者可出现关节痛，多数持续时间较短，常呈对称性。皮肤改变也较常见，常为红斑或斑丘疹，持续数日或1周。偶尔可出现荨麻疹、血管神经性水肿、出血性皮疹或多形性红斑。慢性乙型病毒性肝炎患者的临床症状极不典型，大约1/3的慢性乙型病毒性肝炎患者的起始症状类似于急性乙型病毒性肝炎，可见上腹部不适、食欲不振、恶心、关节痛、皮疹，少数情况下有发热，偶有黄疸。随着时间的推移，病情加重，可出现乏力、食欲减退、腹胀等，并伴有肝病面容（面色晦暗）、肝掌、蜘蛛痣或肝脾肿大，肝区可有压痛。这些临床症状有助于初步诊断本病。

（二）实验室检查

实验室检查是确诊本病的关键。所有乙型病毒性肝炎患者ALT均升高，但个体差异仍十分明显。慢性乙型病毒性肝炎血清ALT可持续或反复升高，有时成为肝损害的惟一表现。肝损害时合成血清白蛋白功能下降，导致血清中白蛋白浓度下降。而慢性肝病期，来自肝门静脉的各种抗原性物质不能被肝脏过滤而进入血液循环，刺激免疫系统，产生大量免疫球蛋白而导致血清中球蛋白浓度上升，慢性乙型病毒性肝炎患者的白蛋白与球蛋白的比值下降，有时甚至倒置，反映出肝功能的显著异常。乙型病毒性肝炎病毒标记物的检测能帮助我们确诊本病，也就是人们常说的乙型病毒性肝炎（简称乙型肝炎）"两对半"检查。它们分别是乙型肝炎表面抗原（HBsAg）、乙型肝炎表面抗体（HBsAb）、乙型肝炎核心抗体（HBcAb）、乙型肝炎e抗原（HBeAg）、乙型肝炎e抗体（HBeAb）。HBsAg阳性表示近期存在乙型肝炎病毒（HBV）感染，但阴性也不能排除乙型肝炎病毒感染；抗-HBsAb阳性提示可能通过预防接种或过去感染过乙型肝炎病毒产生了对乙型肝炎病毒的免疫力，抗-HBeAb持续阳性提示乙型肝炎病毒复制处于低水平，乙型肝炎病毒脱氧核糖核酸可能已和宿主的 DNA 整合，并长期潜伏下来，表示病情进入恢复期，急性乙型肝炎患者预后良好，慢性乙型病毒性肝炎患者病情静止。低滴度的抗-HBcAb 阳性表示过去感染过乙型肝炎病毒，高滴度的抗-HBc 阳性则表示乙型肝炎病毒有活动性复制，可能是低水平的。除此之外，还可以检测 HBcAg（阳性意义同 HBeAg），乙型肝炎病毒脱氧核糖核酸（血清中乙型肝炎病毒脱氧核糖核酸阳性表明乙型肝炎病毒有活动性复制，传染性较大）。B 型超声波及肝穿刺活检对于诊断亦有一定帮助。

四、预防

1. 严格掌握输血适应证。
2. 提高血制品质量。
3. 应用病毒灭活血液制品。

五、治疗

乙型肝炎临床以综合治疗为主，增强自我保健意识，注意休息，合理营养，保证足够的维生素及蛋白质摄入，限制糖及过高热量的供应。药物治疗的总原则是以保护肝细胞、抗肝炎病毒、调节机体免疫功能为主要环节。治疗乙肝的药物品种比较多，而且都有其相应的要求，因此，要在传染科医师的指导下使用。

1. 抗病毒的主要药物有干扰素（IFN）与核苷酸类似物　前者有广谱抗病毒作用，治疗疗程要够，慢性乙型肝炎治疗一般为半年，延长疗程可以减少复发。使用干扰素要注意不良反应，最常见的为发热、全身酸软、流感样综合征、脱发，最重要的是外周白细胞和血小板减少等。因此，要注意掌握适应证和禁忌证。后者主要有拉米呋啶、阿昔洛韦、单磷酸阿糖腺苷、利巴韦林等。

2. 免疫调节剂

常用的有：胸腺毒 α_1、胸腺素、抗乙肝免疫核糖核酸、抗乙肝转移因子、苦参素、肝炎灵、各种多糖类制剂如香菇多糖、猪苓多糖、冬虫夏草等，还有皮质类固醇，强力宁、甘利欣、甘草酸等。

3. 其他降酶、解毒、保肝药

如五味子、垂盆草、联苯双酯、葡糖内酯、谷胱甘肽、特种磷脂、维生素类等。

4. 中医中药。

Ⅱ 丙 肝

一、概述

丙型肝炎是由丙型肝炎病毒（hepatitis C virus，HCV）感染所致，HCV 是 1989 年由美国 Choo 等从受感染的黑猩猩血液标本中，从 100 万克隆中仅找到 1 个阳性克隆，由此命名为丙型肝炎病毒。是输血后肝炎的主要病因，感染后易呈慢性化，并与肝硬化和原发性肝癌的发生关系密切，对人类健康危害极大。

丙型肝炎呈世界分布，以发展中国家发生率较高。丙型肝炎主要由血液/体液传播，占输血后肝炎的 70%；另有 20%～40% 的患者不能明确其感染途径，对其预防带来一定的困难；丙型肝炎是否存在母婴间的垂直传播问题仍未阐明。

HCV 携带者在我国较 HBV（乙肝）携带者为少，在健康人群中抗 HCV 阳性率为 0.7%～3.1%。

二、病因及病理生理

丙型肝炎是以肝细胞损伤为主的疾病，肝细胞破坏的机制有两种可能性：

1. 丙肝病毒直接破坏肝细胞，由于采用聚合酶链反应和原位杂交检测均显示血清及肝脏丙肝病毒核糖核酸（HCV-RNA）的变化与转氨酶异常变化相平行，认为病毒在复制过程中可能直接损伤肝细胞的细胞器，促使肝细胞膜对转氨酶的通透性增强。HCV 抗原肝细胞可见胞质明显疏松水肿，可见小空泡性脂肪变性及气球样变。均提示 HCV 具有直接破坏肝细胞的作用。

2. 较多实验证明，免疫因素也是肝细胞损伤的主要原因，尤其是细胞免疫可能是丙肝病毒导致肝细胞损伤的重要因素。

三、临床表现与诊断

丙肝的临床症状有轻度全身乏力、食欲不振或恶心、腹胀、肝区疼痛、低热、肝脾肿大、关节疼痛、黄疸等。丙肝较乙肝为轻，多为亚临床无黄疸型，转氨酶峰值较低，大多数患者不易被发现。常见单项转氨酶（ALT）升高，且长期持续不降或反复波动。短潜伏期丙肝，病情较重，症状突出，常有黄疸，但较少发展为慢性化。长潜伏期和轻型或无黄疸型丙型肝炎，易发展成慢性。据观察研究，丙肝病毒感染约 40%～50% 发展成为慢性肝炎，25% 发展成为肝硬化，少数患者可恶变成为原发性肝细胞癌。

丙肝的诊断有赖于病史，流行病学资料，临床表现及实验室及病理检查综合考虑。HCV-RNA 检测是诊断丙型肝炎病毒的"金标准"。即 HCV-RNA 阳性，就表明患者目前是丙型肝炎感染者。至于是否合并有肝硬化则要通过 B 超、CT 和病理活检等检查来确定。

四、预防

丙肝病毒感染后，人体并不产生对同源或异源病毒的免疫保护作用，目前尚无疫苗可用，主要预防措施有：

1. 尽量减少输血。
2. 提高血制品质量，筛查供血者的血清丙氨酸氨基转移酶，丙肝抗体。

五、治疗

丙型肝炎的治疗方法有许多，需进行综合治疗。患者应卧床休息或从事力所能及的工作，选择含蛋白质高的食物，不宜多吃高脂肪食物、高糖食物。药物治疗常用保肝药物如维生素 C、复合维生素 B、葡糖内酯、肌苷、辅酶 A 等，可以选择几种联用，有一定的效果；强力宁或甘草酸具有类固醇样作用，有抗病毒作用，可诱导产生 γ-干扰素，还能保护肝细胞膜，减轻肝细胞损害。此外，中药制剂如联苯双酯。齐墩果酸等也可选择应用。还有免疫促进剂如胸腺素。转移因子及干扰素等，可提高免疫活性细胞的功能，有助于丙型肝炎病毒的清除。

Ⅲ　艾滋病（获得性免疫缺陷综合征，AIDS）

一、概述

艾滋病全称为获得性免疫缺陷综合征（AIDS），是由一种名为人类免疫缺陷病毒（HIV）所导致的疾病。艾滋病病毒（HIV）是一种能生存于人的血液中并攻击人体免疫系统的病毒。它把人体免疫系统中最重要的 CD4+ T 淋巴细胞作为攻击目标，大量吞噬、破坏 CD4+ T 淋巴细胞，从而使整个人体免疫系统遭到破坏，最终人体丧失对各种疾病的抵抗能力而导致死亡。随着人体免疫力的降低，人会越来越频繁地感染上各种致病微生物，而且感染的程度也会变得越来越重，最终会因各种复合感染而导致死亡。

二、病因及病理生理

一般认为，HIV 感染 CD4+ T 细胞后，病毒通过基因组整合，以前病毒形式存在于 CD4+ 细胞，在感染的早期，通过 Th1 细胞分泌细胞因子 IL-2 等，在 IL-2 刺激下 CD8+ T 淋巴细胞对 CD4+ 细胞产生强大的免疫抑制作用，从而使病毒处于被抑制的潜伏状态。在感染的晚期，Th2 细胞的分泌占优势，通过分泌 IL-10 等细胞因子，使 CD8+ T 细胞失去对 CD4+ 细胞的抑制，病毒增殖并释放出新的病毒颗粒去感染更多 CD4+ 细胞，从而造成 CD4+ 细胞的大量死亡，最后耗竭而失去其免疫功能。

三、临床表现与诊断

典型艾滋病有三个基本特点：①严重的细胞免疫缺陷，特别是 CD4+ T 淋巴细胞缺陷；②发生各种致命性机会感染（opportunistic infection）特别是卡氏肺囊虫肺炎（pneumocystis carini pneumonia，PCP）；③发生各种恶性肿瘤，特别是 Kaposis 肉瘤（KS）。

从感染 HIV 2～12 周后，多数在 6～8 周，抗 HIV 抗体转为阳性，此时少数人呈现一过性急性感染症状，包括发热、皮疹、僵直、淋巴结肿大、关节痛、肌痛、斑丘疹、荨麻疹、腹痛、腹泻及个别病人出现无菌性脑膜炎，查白细胞正常，但单核细胞增多，淋巴细胞比例轻度降低，血小板轻度减少。其后持续呈无症状期，待细胞免疫功能低下时开始发病，无症状期可持续 2～5 年，也有超过 15 年以上，多数成人和青年感染 HIV 后，可长时间没有症状，但可检出病毒复制。随着免疫系统损伤，病毒不断增多，才出现相关症状，如开始时有倦怠感，发热持续不退，食欲不振和原因不明的体重减轻，继而出现腹泻、盗汗、淋巴结肿胀（首先腋下、股部等）全身症状。当 HIV 侵犯中枢神经系统时，常出现痴呆、健忘等症状。如果仅具有病毒抗体，而没有 AIDS 的特有的机会感染等症状时，称 AIDS 相关症候群（AIDS-related complex，ARC）以及持续性全身淋巴结病（PGL）。

四、预防

至今还没有研制出可以有效预防艾滋病的疫苗，预防艾滋病的关键措施是杜绝不洁性生活和安全输血。采用 ELISA 检测 HIV（Ⅰ/Ⅱ）抗体是筛选 HIV 阳性血的主要方法，其敏感度达 98%，但对窗口期或抗体效价低者还不能有效地检出。IgM 类抗体在 HIV 感染后 2 周即可出现，但一般在 3 个月内消失，而 IgG 类抗体在感染后 1 个月或更长时间才能出现。严格执行我国卫生部有关规定，对采供血检测 HIV（Ⅰ/Ⅱ）抗体，提倡公民无偿献血，提高血液质量，可有效预防经血传播 HIV。

五、治疗

直到现在，医学界仍未成功研究出可以彻底治疗艾滋病的方法，但却可以使用药物如蛋白酶抑制剂（PI），AZT，ddI，3TC，ddc 等减慢病毒的生长速度。目前最常用的是齐多夫定、双脱氧肌苷和双脱氧胞苷等，据有关资料显示，在感染早期如联合使用上述药物则效果更好。但是以上药物均系国外生产，且价格很贵，国内很少使用。

其他免疫调节药物有干扰素、IL-2 和丙种球蛋白等，都具有抗病毒、抗细菌感染和增强免疫调节的作用。其中 IL-2 还可使患者淋巴细胞数增加，改善人体免疫功能。

Ⅳ 梅 毒

一、概述

梅毒是由苍白螺旋体引起的一种慢性性传播疾病，临床表现甚为复杂，几乎可侵犯全身各器官，并出现各种症状和体征。早期主要侵犯皮肤与黏膜；晚期除皮肤、黏膜外，特别容易侵犯心脏与中枢神经系统。梅毒患者是本病主要传染源，其传染途径主要是性接触传染。尤其是未经治疗的病人，在感染后的 1 年内最具有传染性，一般疗程越长，传染性越小，在感染 4 年后，一般性接触无传染。另外妊娠或分娩时传染胎儿，接吻、毛巾、餐具、输血也可以传染。梅毒螺旋体进入体内以后受着多种因素的影响，发病时间早晚也不尽相同，但梅毒的经过还是具有一定规律性的。

二、病因及病理生理

梅毒的发病机制尚未完全阐明，目前认为主要

与 T 细胞介导的免疫反应有关，血清抗体仅有部分保护作用。Van Voorhis 等推测免疫系统正常的宿主在整个感染期间可能均以 Th1 细胞反应为主，从而导致早期损害消退和无表现潜伏期的持续。HIV 感染可改变梅毒的自然病程，出现皮损愈合延迟、神经梅毒发病率升高和早期/神经梅毒治疗失败率增加，这可能与免疫机制减弱有关。

三、临床表现与诊断

（一）临床表现

1. 一期梅毒 主要表现为硬下疳，初为无自觉性症状之小红斑，以后变为隆起之硬结，表面可有糜烂或溃疡，逐渐增大，浸润明显，具有软骨样硬度。硬下疳出现后数天到 1 周，近处淋巴结（多为腹股沟淋巴结）肿大，无疼痛、压痛及化脓。

2. 二期梅毒 二期梅毒疹常在 6~8 周后出现，掌跖易见有脱屑性斑疹，黏膜可有黏膜白斑，外阴、肛门可发生扁平湿疣或湿丘疹，头发可呈虫蛀样脱落，浅表淋巴结肿大及全身轻度不适。还可发生骨、眼、神经等损害。

3. 三期梅毒 表现为结节性皮疹或皮肤、黏膜、骨骼树胶肿（皮下小硬结，逐渐增长，在皮肤黏膜，形成浸润性斑块，中心逐渐软化，发生溃疡）。晚期可侵犯心血管系统，少数病例可累及神经系统。

先天梅毒表现为鼻炎及喉炎、口腔内黏膜斑、皮肤丘疹、扁平湿疣、基质性角膜炎、神经性耳聋、神经系统异常表现等。

（二）诊断

梅毒病程长，症状复杂，可与很多其他疾病的表现相像，故必须结合病史、症状、体检及实验室检查，进行综合分析，才能作出诊断。实验室检查包括暗视野显微镜检查、梅毒血清试验及脑脊液检查等。

四、预防

血制品贮存于 1~6℃ 的环境下，梅毒螺旋体无法存活，只有贮存于常温下的血制品才有可能传播梅毒，例如浓缩血小板。梅毒主要传播途径是性接触，但也可通过胎盘和输血传播，因此是我国供血必检项目。梅毒螺旋体抵抗力差，加热 39℃ 5 小时、40℃ 3 小时、60℃ 3~5 分钟、100℃ 即刻死亡。

4℃冷藏3~5天亦失去活性和传染性，一般消毒剂也能灭活梅毒螺旋体。

对献血者及采血后进行梅毒螺旋体血清学检查，不能完全防止输血相关梅毒传播。因为一期梅毒，血清学检测为阴性。有效防止经血传播梅毒病原体的方法是使用4℃贮存5天以上的血液或成分输血，不输3天之内的新鲜血液。

五、治疗

治疗要坚持早期、足量用药的原则。青霉素对梅毒螺旋体有杀灭作用，副作用又小，坚持治疗，可达到减少并发症、治愈疾病、及早恢复健康的作用。治疗期间，其配偶也需要进行检查，必要时接受治疗。治愈后要求定期复查，有复发征兆时，抗生素的用量要加大。二期梅毒发生时会出现全身反应，此时需要卧床休息。患病期间注意营养，增强免疫力。中医药可以土茯苓凉血除湿，解毒驱梅。

Ⅵ　Ⅰ型人T淋巴细胞白血病病毒

一、概述

Ⅰ型人T淋巴细胞白血病病毒（HTLV-Ⅰ）是一种反转录病毒，可经血行传播，并证实与T淋巴细胞白血病和进行性骨髓病的发生有关。世界许多地区有HTLV-Ⅰ感染，并在某些流行地区人群的感染率可高达10%。由于HTLV可通过输血感染，与患者密切接触人群的感染率也较其他人群高，故对献血者。虽然输有HTLV血液的受血者可能不发病，但作为携带个体，可能通过分娩、哺乳、性接触等途径，成为病毒传播的重要传染源。

二、病因及病理生理

1983年Seiki等对HTLV-Ⅰ型病毒基因组的全核苷酸序列进行了分析，结果表明是由9032个核苷酸组成，末端重复序列为754个核苷酸，基因组的排列次序为gag-pol-env，未发现有onc基因，表明为非缺失性病毒。但是Seiki等发现在HTLV-Ⅰ型病毒核苷酸序列的rnc基因与3′末端LTR之间有约含1600个核苷酸的特殊段，称为PX区域。Seiki等认为，该区域及其编码产物与HTLV-Ⅰ型病毒的转化作用有关。HTLV-Ⅰ型基因组内一个开放阅读框架的核苷酸序列称为LOR区域（long open reading region），可编码357个氨基酸。Sodroski等认为

当T细胞感染HTLV-Ⅰ病毒后，病毒基因组LOR区域编码产生一种蛋白质因子，能增进LTR内的病毒性启动子的转录作用，这种形式为反式调节（trans-regulation）。这种蛋白质因子除可以促进病毒性启动子的转录而增进病毒的增殖外，还可以加强细胞基因的转录和细胞的分裂，进而使细胞发生恶性转化。有关HTLV-Ⅰ型诱发ATL的机制有待进一步深入研究。

三、临床表现与诊断

HTLV-Ⅰ型病毒感染潜伏期甚长，一般在二三十年以上，仅约5%的病例将来会发病；临床表现有淋巴结肿大、肝脾肿大、有全身性或局限性皮损（53%），如红皮病、结节等、贫血、血小板减少偶有，白细胞增多，多在2.6万~8.5万/mm³，可高达10万/mm³以上。外周血原始淋巴细胞（>10%）呈多形性改变，核扭曲畸形及凹陷很深，具有独特核型，呈分叶状、棒球手套状、佛手状、花瓣状，也可见巨大细胞（比小淋巴细胞大4倍）。骨髓白血病细胞百分比较一般白血病为低。细胞化学染色，酸性磷酸酶及β-葡萄糖醛酸酶均为阳性，过氧化物酶阴性。白血病细胞表面免疫标志为CD3⁺，CD4⁺，CD8⁻及CD25⁺。扫描电镜下表面很少微绒毛。血清抗HTLV抗体及HTLV原病毒DNA（+）。细胞免疫功能低下，易感染，可有溶骨性损害及高血钙症。诊断从具有多形核的T淋巴细胞异常增生以及抗HTLV抗体和原病毒DNA（+）为主要依据，需与慢性T淋巴细胞性白血病、蕈样肉芽肿及Sézary综合征相鉴别。

目前HTLV感染的诊断可分为病毒核酸的检测和抗体的检测两类。病毒核酸的检测通过PCR方法进行。PCR十分敏感，而且核酸的检出是HTLV感染的最直接证据，但PCR操作复杂，成本高，而且极易因污染而出现假阳性，因此目前多用于HTLV感染的确证试验，而不适于作为筛检试剂。HTLV抗体的检测方法有间接免疫荧光法（IFA），明胶微粒凝集反应（GPA），放射免疫测定（RI-As），酶联免疫吸附试验（ELISA）和蛋白印迹试验（Western blot，WB）等。IFA需用传代培养的带毒T淋巴细胞制作抗原片，有一定的危险性，且IFA结果的观察需要昂贵的荧光显微镜，灵敏度和特异度也不高，使得IFA难以满足大规模筛选的要求。WB由于灵敏度较低，而且操作复杂，成本高

昂，也难以用于筛选试验，通常作为初筛阳性后的确证试验。

四、预防

进行献血人员筛查，提高血制品质量，严格掌握输血指征。

五、治疗

治疗效果差，化疗可使病情恶化或感染而致死亡，因此对隐匿型和慢性型仅用缓和化疗。对急性型可采用长春新碱 $1mg/m^2$，每周 1 次静注，环磷酰胺 $300mg/m^2$，每周 1~2 次，静注，阿霉素 20~$40mg/m^2$，每 3 周 1 次，仅 20% 不到的患者可获部分缓解。生存期 1 个月~6 年以上。文献也有报告应用脱氧肋间型霉素，或毒素标记抗 Tac 单克隆抗体治疗，取得疗效。

Ⅵ 巨细胞病毒

一、概述

CMV（巨细胞病毒）感染在全世界分布，人是 CMV 的唯一宿主。不同国家及不同经济状况的人感染率不同。成人 CMV 感染和免疫功能有密切关系。传染源是病人及其急性带毒者，病毒可由乳汁、唾液及尿排出，可持续数周到几年，人类易于感染，传播途径多种多样。属于性传播性疾病。多从精液、宫颈分泌物、泪液及粪便感染所致。同源性 CMV 感染是输血和器官移植的一种严重危害，多次输血或一次大量输血使原发和再发感染的危险性增高，输入含白细胞血液的危险性更高，器官或骨髓移植术后 CMV 感染率也高。

二、病因及病理生理

初次感染后，CMV 将在宿主细胞中无限期存在，成潜伏状态。可能累及多种组织器官，尸检提示肺、肝、胰、唾液腺、中枢神经系统及肠也可能是病毒潜伏场所。先天性感染的严重程度，与缺乏产生沉淀抗体的能力和 T 细胞对 CMV 的应答有关。儿童和成年人感染 CMV 后，在外周血中出现具有抑制细胞毒表型的活化 T 淋巴细胞，如果宿主的 T 细胞功能受损，潜伏的病毒就可能复活并引起多种症候群。组织移植后发生的慢性刺激，为 CMV 活化，诱发疾病提供了条件。某些针对 T 细胞的强烈

免疫抑制剂如抗胸腺细胞球蛋白，与临床 CMV 症候群高发率有关。此外，CMV 在功能上可作为辅助因子，使潜伏感染的 HIV 活化。

三、临床表现与诊断

CMV 感染的自然史很复杂，在原发性感染以后排毒，往往持续数周、数月甚至数年，然后感染转为潜伏。常有复发感染伴重新排毒。甚至在原发感染后很多年，潜伏病毒再激活，也可能有不同抗原性病毒株的再感染。CMV 感染的临床表现与个体免疫功能和年龄有关。不论从垂直感染、平行传播或医源性感染所出现的症状与体征都是多种多样的。

CMV 侵入人体后长期存在，多数无症状，少数有症状（发热、乏力、咽痛、淋巴结肿大、关节肌肉酸痛，多发性神经炎等）。部分患者可有与传染性单核细胞增多症相似的表现，表现为低热、黄疸、肝脾肿大、肝炎、血小板减少性紫癜、溶血性贫血，周围血中有不典型淋巴细胞等，由于免疫功能缺陷而发生血管、网膜炎、肺炎以及消化道感染。并且大多数患者合并吉兰-巴雷综合征。

仅靠临床表现，不能诊断 CMV 感染，必须依靠实验室手段，从临床标本中分离出病毒或其特异性抗体（呈 4 倍以上增加或持续抗体滴度升高）才能确诊。最常用的有补体结合试验（CF）、间接免疫荧光试验（IIF）、免疫酶试验（EIA）、间接血凝试验（IHA）和放射免疫试验（RIA）等检测 CMV-IgG 和 IgM 抗体。当单份血清标本已确定既往有 CMV 感染时，应当立即留血清标本，以及间隔 2 周、4 周、8 周再留血清标本，结合病毒分离可作原发感染诊断。

巨细胞病毒 CMV-IgM 主要用于诊断巨细胞病毒急性感染，巨细胞病毒 CMV-IgG 主要用于诊断巨细胞病毒既往感染。

四、预防

CMV 主要对早产儿，器官移植的受体，脾切除的患者产生严重影响，使用少白细胞红细胞、去甘油的冰冻红细胞以及 CMV 血清学阴性供体的血制品，有助于减少免疫抑制患者输血时感染 CMV 的风险。

五、治疗

巨细胞病毒感染的治疗，可应用各种抗病毒制

剂如 GCV、抗巨细胞病毒的免疫球蛋白制剂、干扰素及转移因子等。但这些药物并不能解决根本问题，往往停药后病毒又潜伏地回升，鉴于此种病毒可能作为艾滋病的病因之一，各国学者均在致力于控制其感染的研究。最近，美国学者研制出两种活疫苗，初试后颇见效。一种是由 AD169 菌株研制成的；另一种是从 TOWn 菌株制成的，经非肠道给药后，已明显表现出有抗巨细胞病毒的效能，CMV 抗体升高，导致免疫功能增强。

Ⅶ　疟　疾

一、概述

俗名打摆子，是由疟原虫经按蚊叮咬传播的传染病。临床上以周期性定时性发作的寒战、高热、出汗退热，以及贫血和脾大为特点。因原虫株、感染程度、免疫状况和机体反应性等的差异，临床症状和发作规律表现不一。

二、病因及病理生理

血内裂殖子侵入红细胞是通过红细胞膜上的受体。现已在体外证实恶性疟原虫的受体是膜涎糖蛋白中的一类血型糖蛋白 A（GP-A），间日疟原虫的受体为 Duffy 血型抗原 Fy（a/b），故 Fy（a/b）为阴性者不受间日疟侵袭。这种阴性血型抗原在西非土著人中多见。

疟疾临床发作和裂殖子从破裂的红细胞内逸出的周期是同步的。发热的原因以往认为系异性蛋白、致热原、毒素所致，但都未能证实。目前认为，原虫寄生的红细胞破裂的产物，一方面激活吞噬细胞的吞噬，另一方面促进单核细胞释放细胞因子，其中，白细胞介素-1 和肿瘤坏死因子是引起发热和细胞病理的原因。贫血不仅是原虫破坏红细胞的结果，尚有脾功能增强，以及感染原虫的红细胞被加快清除和存在 IgM 型抗红细胞基质的自身抗体等原因。

原虫在红细胞内不仅消耗血红蛋白，而且可插入原虫衍生蛋白，改变红细胞的性质和细胞形态。内皮细胞受体属血小板糖蛋白-4（Platelet Glycopro-tein-4）的血栓调节蛋白（thrombspondin），能将成熟型的原虫滋养体扣押，造成局部组织的循环和代谢障碍，这种细胞黏附过程是恶性疟发病机制的中心。

三、临床表现和诊断

多表现为发热、寒战、肌痛、头痛。每经 1~3 天的周期性寒战、发热、盗汗是疟疾的典型症状。有时出现呕吐、腹泻、咳嗽、黄疸。严重恶性疟患者可能会出现出血、休克、肝和肾衰竭，中枢神经系统失常和昏迷。

诊断主要依据：有在疟疾流行区居住或旅行史，近年有疟疾发作史或近期曾接受过输血的发热患者都应被怀疑；临床表现典型的周期性寒战、发热、出汗可初步诊断。不规律发热，而伴脾、肝大及贫血，应想到疟疾的可能。凶险型多发生在流行期中，多急起，高热寒战，昏迷与抽搐等。流行区婴幼儿突然高热、寒战、昏迷，也应考虑本病；实验室检查主要是查找疟原虫，通常找到即可确诊。血片找疟原虫应当在寒战发作时采血，此时原虫数多、易找。需要时应多次重复查找。并一定要做厚血涂片查找。如临床高度怀疑而血片多次阴性可做骨髓穿刺涂片查找疟原虫；临床表现很像疟疾，但经多次检查未找到疟原虫，可试用杀灭红内期原虫的药物（如氯喹），治疗 48 小时发热控制者，可能为疟疾。但注意耐氯喹虫株。

四、预防

输血后疟疾少见，但仍有可能发生。故血库采血前必须询问供血者是否有过疟疾疫区的居住史。

五、治疗

（一）基础治疗

发作期及退热后 24 小时应卧床休息；注意水分补给，对食欲不佳者给予流质或半流质饮食，至恢复期给高蛋白饮食；吐泻不能进食者，则适当补液，有贫血者可辅以铁剂；寒战、高热时注意对症处理，严密观察病情，及时发现生命体征的变化，详细记录出入量，做好基础护理。

（二）控制发作

磷酸氯喹（chloropuine phosphate）简称氯喹，该药吸收快且安全，疗程短，毒性较小，是目前控制发作的首选药。部分患者服后有头晕、恶心。过量可引起心脏房室传导阻滞、心率失常、血压下降。禁忌不稀释静注及儿童肌内注射。尿的酸化可促进其排泄。严重中毒呈阿-斯综合征者，采用大剂量阿托品抢救或用起搏器。值得注意的是，恶性疟疾的疟原虫有的对该药已产生抗药性。其余有盐酸氨酚喹啉、磷酸哌喹、硫酸奎宁、青蒿素等。发作前两小时针刺疗法治疗可控制发作，系调动了体内免疫反应力。穴位有大椎、陶道、间使、后溪等，中医药生石膏、知母、玄参、麦冬、柴胡、常山等可达到清热、保津、截疟的作用。对有抗性者应选用甲氯喹、青蒿素或联合用药。

（三）防止复发和传播

磷酸伯氨喹（primaquine phosphate，伯喹）能杀灭红细胞外期原虫及配子体，故可防止复发和传播。本品过量或者红细胞缺乏 G-6-PD，则易致溶血反应。伯喹可与控制发作的药物同时服用。

总体而言，临床工作中虽然已制定了供血的卫生检疫标准，大大减少了血行传播疾病的发生，但由于病原微生物存在检测窗口期，所谓检测窗口期是指：病原侵入人体到常规免疫学检测方法能检测到的时间。使仍有相当一部分已受病原微生物污染的血液用于临床，造成危害。目前对病原体的检测主要该是通过检测病原微生物的免疫学指标，如抗体、抗原。但病原微生物侵入人体后并不立即引起免疫应答，故常规的免疫学检查无法检测出，但此时病原已可致病。将来进一步的检测要求是直接检测病原微生物的核酸，将检查的窗口期减少至 1 天，使 HCV 及 HIV 的感染几率降至 1/1 000 000。

（杨　丰　钱宝华）

参 考 文 献

1. Dionigi G, Boni L, Rovera F, et al. Effect of perioperative blood transfusion on clinical outcomes in hepatic surgery for cancer. World J Gastroenterol, 2009, 15 (32): 3976－3983
2. 赵克森. 重症难治性休克的机制和治疗. 中华创伤杂志, 2003, 19: 325
3. Donalson MD, Seaman MJ, Park GR. Massive blood transfusion. Br J Anaesth, 1992, 69: 621
4. Hess JR, Lawson JH. The coagulopathy of trauma versus disseminated intravascular coagulation. J Trauma, 2006, 60 (6 Supp1): 12
5. Asai T, Inaba s, Ohio H, et al. Guidelines for irradiation of blood and blood components to prevent post-transfusion graft-versus-host disease in Japan. Transfus Med, 2000, 10 (5): 315－320
6. kegami K, Yamada K, Morimoto F, et al. Pathophysiologic changes in trauma patients and indications of damage control surgery. Nippon Geka Gakkai Zasshi, 2002, 103: 507
7. Como JJ, Dutton RD, Scalea TM, et al. Blood transfusion rates in the care of acute trauma. Transfusion, 2004, 44: 809
8. Gillespie TW. Anemia in cancer: therapeutic implications and interventions. Cancer Nurs, 2003, 26 (3): 119－128
9. Nagamura-Inoue T, Kai S, Azuma H, et al. Unrelated cord blood transplantation in CML: Japan Cord Blood Bank Network analysis. Bone Marrow Transplant, 2008, 42 (4): 241－251, Epub, 2008, Jun, 23
10. Ford BS, Sharma S, Rezaishiraz H, et al. Effect of perioperative blood transfusion on prostate cancer recurrence. Urol Oncol, 2008, 26 (4): 364－367, Epub; 2007, 7
11. Chiarugi Massimo, Buccianti Piero, Disarli Miguel, et al. Effect of blood trans-fusions on disease-free interval after rectal cancer surgery. Hepato-Gastroenterology, 2000, 47 (34): 1002－1005
12. Spirtos Nick M, Westby Cynthia M, Averette Hervy E, et al. Blood transfusion and the risk of recurrence in squamous cell carcinoma of the cervix: American Journal of Clinical Oncology, 2002, 25 (4): 398－403
13. Koelewijn JM, de Haas M, Vrijkotte TG, et al. Risk factors for RhD immunisation despite antenatal and postnatal anti-D prophylaxis. BJOG, 2009, 116 (10): 1307－1314, Epub, 2009, 17
14. Nozoe Tadahiro, Miyazaki Mitsuhiro, Saeki Hiroshi, et al. Significance of alloenic blood transfusion on decreased survival in patients with esophageal carcinoma. Cancer, 2001, 92 (7): 1913－1918
15. Veikutiene A, Sirvinskas E, Adukauskiene D. Transfusion of autologous blood, Medicina (Kaunas), 2008, 44 (6): 482－488
16. Marik PE. The hazards of blood transfusion. Br J Hosp Med (Lond), 2009, 70 (1): 12－15
17. Ohto H, Ujiie N. Cytomegalovirus transfusion through blood to newborn recipients. Nippon Rinsho, 1998, (56): 184－188
18. Ihara T. The prevention of cytomegalovirus infection and disease by administration biological products. Nippon Rinsho, 1998, 56 (1): 145－150
19. Webert KE. Blajchman MA. Transfusion-related acute lung injury. Curr Opin Hematol, 2005, 12: 480－487
20. Goodman M, Webert KE, Arnold DM, et al. Proceedings of a consensus conference: towards an understanding of TRALI. Transfusion Med Rev, 2005, 19: 2－31

21. Swanson K, Owyr DM, Krochmal J, et al. Transfusion-related acute lung injury (TRALI): current clinical and pathophysiologic considerations. Lung, 2006, 184 : 177 – 185

22. More SB. Transfusion-related acute lung injury (TRALI): clinical presentation, treatment, and prognosis. Crit Care Med, 2006, 34 : 114 – 117

23. Nikolsky E, Mehran R, Sadeghi HM, et al. Prognostic impact of blood transfusion after primary angioplasty for acute myocardial infarction: analysis from the CADILLAC (Controlled Abciximab and Device Investigation to Lower Late Angioplasty Complications) Trial. JACC Cardiovasc Interv, 2009, 2 (7):624 – 632